E. Estor,
Professeur à la Faculté de médecine de Montpellier.

Guide pratique de Chirurgie infantile

AVEC 165 FIGURES DANS LE TEXTE

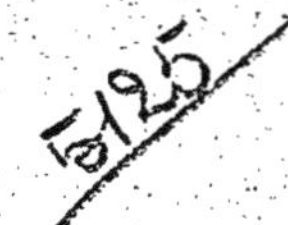

Paris, FÉLIX ALCAN, éditeur, 1904.

GUIDE PRATIQUE

DE

CHIRURGIE INFANTILE

GUIDE PRATIQUE

DE

CHIRURGIE INFANTILE

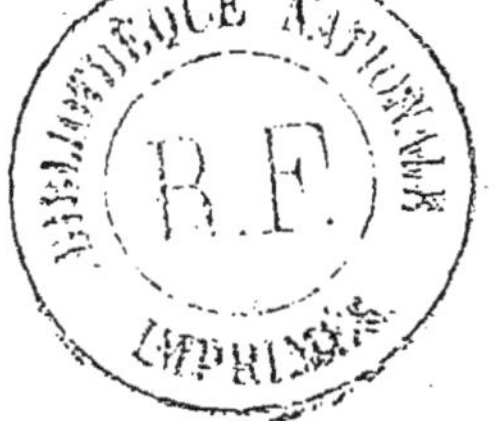

PAR

E. ESTOR

Professeur d'opérations et appareils à l'Université
de Montpellier,
Chargé de la clinique chirurgicale des enfants.

AVEC 165 FIGURES DANS LE TEXTE

PARIS

FÉLIX ALCAN, ÉDITEUR

ANCIENNE LIBRAIRIE GERMER BAILLIÈRE ET Cie

108, BOULEVARD SAINT-GERMAIN, 108

1904

INTRODUCTION

Le praticien, même lorsqu'il possède des connaissances assez étendues en chirurgie générale, éprouve de véritables difficultés à traiter la plupart des cas de chirurgie infantile. Quand j'ai été chargé à Montpellier d'un service de chirurgie des enfants, je me suis souvent trouvé dans l'embarras. Je voudrais éviter les mêmes hésitations à mes confrères qui n'ont pas spécialement étudié la chirurgie infantile et l'orthopédie. Je désire leur montrer, par quelles méthodes, dans la pratique de tous les jours, on peut, sans installation somptueuse, sans institut orthopédique pourvu d'un outillage précieux sans doute mais compliqué et coûteux, résoudre, la scoliose invétérée mise à part, les principaux problèmes de la chirurgie infantile.

Ce livre qui n'a aucune prétention à l'érudition est le résumé de ma pratique journalière. Voici comment il a été conçu : depuis sept ans, je suis chargé d'un service de chirurgie recevant des enfants à partir du premier âge jusqu'à quinze ans. J'ai pris dès le début l'habitude de dicter toutes les observations et de les conserver dans des registres soigneusement tenus. Les malades n'ont pas été perdus de vue et il m'a été possible de me rendre compte non seulement des résultats immédiats obtenus à l'hôpital, mais aussi des résultats éloignés. C'est ainsi que je me suis fait une opinion.

Je ne donnerai pas à propos de chaque maladie tous les procédés connus, j'indiquerai seulement celui qui m'a le mieux réussi. Je n'ai peut-être pas toujours choisi le meilleur, c'est bien possible; mais, dans la grande majorité des cas, si je conseille telle ou telle méthode, c'est parce que je l'ai employée et que j'en ai éprouvé l'efficacité.

Pour chaque question je résumerai d'abord quelques notions indispensables de pathologie externe; puis, le siège, la nature de la maladie, ses symptômes étant connus, le diagnostic une fois établi, je décrirai la méthode thérapeutique qui me paraît la meilleure.

J'ai de parti pris laissé de côté la pathogénie des malformations congénitales.

J'ai fait de très nombreux et de très larges emprunts aux travaux d'Ollier, de MM. Lannelongue, Kirmisson, Broca, Jalaguier, Redard, Piéchaud. Adoptant sans réserve, les principes défendus par MM. Kirmisson et Calot, je déclare être très conservateur dans le traitement des ostéoarthrites tuberculeuses et avoir une absolue confiance dans l'efficacité du traitement général dont la cure marine est l'agent le plus efficace.

Je remercie MM. Luning et Schulthess (de Zurich) qui ont bien voulu me montrer en détail leur institut orthopédique, remarquable non seulement par le nombre et la perfection des appareils, mais par le cachet original et personnel qu'ils ont su lui imprimer.

Ce livre est un vade mecum qui doit venir le plus vite possible au secours du praticien embarrassé. C'est pour lui qu'il est écrit. J'ai adopté l'ordre alphabétique qui facilitera ses recherches.

E. Estor.

Montpellier, le 23 novembre 1903.

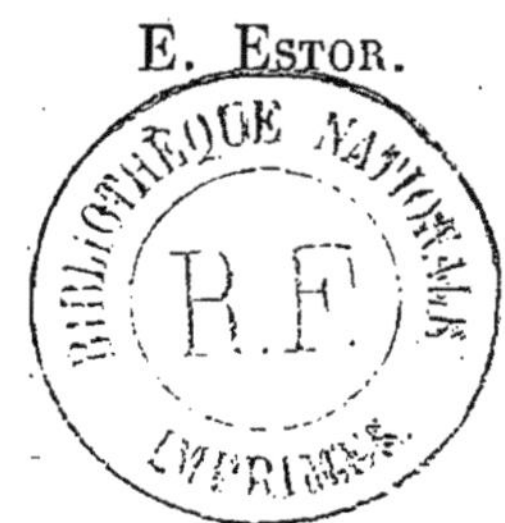

GUIDE PRATIQUE

DE

CHIRURGIE INFANTILE

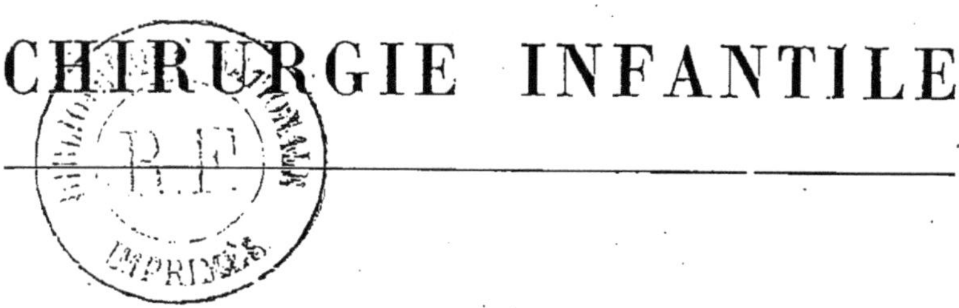

ABCÈS CHAUDS PÉRIPHARYNGIENS

Les abcès chauds péripharyngiens sont des adéno-phlegmons. Nous les diviserons avec Broca en latéro-pharyngiens et rétro-pharyngiens.

1° Abcès latéro-pharyngiens (adéno-phlegmons des ganglions carotidiens supérieurs). — Ces ganglions, recevant les lymphatiques de la paroi latérale du pharynx, du voile du palais et de ses piliers, de l'amygdale et de la base de la langue, c'est au cours ou à la suite d'une angine qu'apparaissent les abcès latéro-pharyngiens.

Ils sont, au point de vue clinique, essentiellement caractérisés par de la *dysphagie* et de la *dyspnée*. La dysphagie et la dyspnée sont beaucoup moins intenses que dans les abcès rétro-pharyngiens.

TRAITEMENT. — Dès que la fluctuation est nette il faut ouvrir.

Abordez ces collections par le cou et non par le pharynx. « La recherche d'un abcès carotidien supérieur par incision le long du bord antérieur du muscle sterno-mastoïdien, est une opération en somme assez facile, rapide et bien réglée. Elle exige la chloroformisation et dure quelques minutes; mais, si cela est incompatible avec l'état asphyxique dans lequel sont la plupart du temps présentés aux chirurgiens les nourrissons atteints d'abcès rétro-pharyngien proprement dit, il n'en est plus du tout de même pour les enfants beaucoup moins dyspnéiques et presque toujours plus âgés, qui souffrent d'un abcès latéro-pharyngien. Dans ces cas, la seule difficulté opératoire est de bien se rendre compte en opérant, si l'abcès est en dedans — cas le plus fréquent — ou en dehors des vaisseaux. Aussi, la conduite prudente, comme toutes les fois qu'on doit pratiquer une opération sur les ganglions du cou, est-elle d'inciser le long du bord antérieur du sterno-cléïdo-mastoïdien, à la limite inférieure de la tumeur, pour se repérer avec certitude sur le paquet vasculo-nerveux, en un point où il est dégagé de toute connexion avec l'adéno-phlegmon.

La plupart du temps on devra, pour bien explorer la région, enlever quelques ganglions enflammés, mais non suppurés, qui font saillie sous l'angle de la mâchoire; chose très facile, car ils n'adhèrent à rien et s'arrachent. Cela fait aux ciseaux courbes, on se porte, à la sonde cannelée, en haut, en dehors et en arrière, et en quelques coups on arrive sur la coque ganglionnaire suppurée, qu'on perfore. Pour se diriger sans encombre vers elle, on introduit l'index gauche dans le pharynx, sur la poche qui bombe et que l'on fait saillir de dedans en dehors vers la sonde cannelée qui va à sa rencontre.

L'orifice, ainsi ouvert par la sonde, est petit; mais on y introduit, fermée, une pince hémostatique qu'on en retire ouverte, ce qui l'agrandit sans danger pour les gros vaisseaux très voisins. Puis on met un drain et un pansement aseptique, et le reste du traitement n'a plus rien de spécial à la région [1]. »

2° Abcès rétro-pharyngiens (adéno-phlegmons des ganglions prévertébraux qui reçoivent les lymphatiques de la

1. Broca, *Bulletin médical*, n° 49, 20 juin 1903, page 579.

muqueuse pituitaire et du naso-pharynx). Ces collections apparaissent à la suite d'une inflammation naso-pharyngienne. Les abcès rétro-pharyngiens sont beaucoup plus graves que les latéro-pharyngiens.

Une dysphagie intense, une dyspnée parfois si accentuée qu'elle nécessite une trachéotomie d'urgence caractérisent au point de vue clinique ces abcès.

En portant l'index introduit dans la cavité buccale en bas et en arrière, vers la colonne vertébrale, on reconnaît une tumeur chaude qui donne à la pression la sensation de choc en retour. Dès que la fluctuation est nette, il faut inciser.

TRAITEMENT. — « Prendre un bistouri bien pointu, entourer sa lame avec une feuille mouillée de papier à cigarette, de façon à ne laisser libre qu'un centimètre environ du tranchant, et l'instrument étant tenu de champ, bien parallèle au plan médian, tranchant en haut, l'enfoncer au point culminant de l'abcès, en faisant un peu basculer le manche de haut en bas de façon que la pointe débride de bas en haut. Quant à déterminer sur l'abcès le lieu propre à l'incision, on peut le faire par l'inspection, en abaissant fortement la base de la langue, l'enfant étant tenu verticalement devant l'opérateur; mais avec de l'habitude, on arrive à bien sentir, avec la pulpe de l'index gauche, le point dépressible de la collection et l'on glisse le bistouri sur l'ongle dirigé en haut. C'est plus commode pour retourner vivement l'enfant dès que le pus jaillit, et le mettre sur le ventre, au besoin tête un peu bas, pour éviter l'asphyxie immédiate par irruption abondante du pus dans les voies aériennes, ou la pneumonie septique consécutive à une aspiration plus discrète mais infectante. Ces complications sont possibles après ouverture chirurgicale, mais bien moins fréquentes, évidemment, qu'après rupture spontanée, surtout lorsque celle-ci a lieu pendant le sommeil de l'enfant.

Souvent, il faut, pendant les deux ou trois jours qui suivent, rouvrir d'un coup de sonde cannelée, la petite incision trop tôt cicatrisée[1] ».

ADÉNITE AIGUE. — ADÉNO-PHLEGMON

L'adénite aiguë est fréquente chez les enfants. Elle a le plus souvent pour point de départ des ulcérations du cuir chevelu (impétigo), des infections gingivales ou amygdaliennes. Toute infection de la peau ou des muqueuses peut causer une infection ganglionnaire. La lymphangite n'est pas un intermédiaire obligé entre la région où siège le point d'entrée des micro-organismes et les ganglions infectés tributaires de cette région. Le ganglion peut s'infecter sans que les lymphatiques intermédiaires soient contaminés. L'inflammation porte toujours sur le groupe ganglionnaire auquel aboutissent les lymphatiques afférents de la région primitivement infectée : les ulcérations du cuir chevelu produisent des adénites occipitales et mastoïdiennes; celles des gencives et des lèvres des adénites sous-maxillaires; celles du pharynx des adénites de la chaîne du sterno-mastoïdien; les ulcérations du membre inférieur contaminent les ganglions cruraux parallèles à l'axe des vaisseaux; celles du périnée, de l'anus ou des organes génitaux externes infectent les ganglions inguinaux internes; si la plaie septique occupe la moitié externe de la fesse, ce sont les ganglions inguinaux externes qui sont pris, si elle siège sur le membre supérieur ou la glande mammaire elle contamine les ganglions de l'aisselle.

L'inflammation ganglionnaire présente deux phases : l'*engorgement* et la *suppuration*. Le ganglion *engorgé* est ferme, rouge brun à la coupe. Au microscope on voit que les leuco-

1. Broca, *Ibidem*.

cytes sont très nombreux, les cellules épithéliales tuméfiées et à noyaux multiples, les capillaires dilatés. Arrivée à ce stade, l'infection peut rétrograder et le ganglion revenir peu à peu à son état normal. S'il passe à la phase de *suppuration*, il devient plus mou. On voit à la coupe des petits foyers grisâtres qui en s'étendant se réunissent et constituent des foyers purulents. L'inflammation ne tarde pas à se propager aux tissus voisins. Le ganglion suppuré est toujours noyé dans un empâtement diffus de *péri-adénite*.

Un ou plusieurs frissons, une ascension thermométrique annoncent le début de l'adénite aiguë. Localement on constate un gonflement douloureux, d'abord localisé sur un seul ganglion, s'étendant ensuite à tout un groupe ganglionnaire. Une augmentation de la douleur, de l'empâtement caractérisent la période de suppuration. Peu à peu, l'empâtement se rapproche des téguments, la peau s'enflamme et la fluctuation devient évidente.

TRAITEMENT. — Désinfectez et pansez aseptiquement la plaie originelle, soignez l'impetigo, la gingivite ou l'angine qui ont été le point de départ de l'adéno-phlegmon. A la période d'engorgement, enveloppez la masse ganglionnaire dans un grand pansement humide. Dès que le pus est collecté, incisez. Opérez aseptiquement, ayez bien soin de désinfecter la peau de manière à ne pas introduire de nouveaux germes dans le foyer. Le plus souvent une seule incision dans les parties déclives sera suffisante. N'oubliez pas que généralement les ganglions sont sous-aponévrotiques et que même lorsque le pus paraît superficiel il est parfois encore assez profond. L'adéno-phlegmon siège très souvent au voisinage des gros vaisseaux (cou, aisselle, aine), pour ne pas vous exposer à les atteindre, contentez-vous de sectionner au bistouri la peau et l'aponévrose. Allez ensuite à la recherche du pus avec la sonde cannelée. Lorsque le pus aura jailli, agrandissez le trajet créé par la sonde cannelée soit au moyen d'une pince à forcipressure introduite fermée et retirée ouverte, soit à l'aide de la pince dilatatrice de Tripier. Après évacuation bien complète il est inutile de laver la poche avec des solutions antiseptiques. Drainez dans les parties déclives avec un tube en caoutchouc et non avec une mèche de gaze qui ne permettrait pas l'écoulement facile de la suppuration. Sans lavage, l'abcès se guérira vite si vous avez opéré aseptiquement et incisé assez largement.

ADÉNITE TUBERCULEUSE. — TUBERCULOSE DES GANGLIONS LYMPHATIQUES

Écrouelles.

L'adénite tuberculeuse est fréquente chez l'enfant, surtout chez l'enfant du sexe féminin. Elle peut se développer à la suite d'une lésion tuberculeuse extra-ganglionnaire (tumeur blanche, tuberculose cutanée ou muqueuse), mais le plus souvent elle est *primitive*. Le ganglion s'engorge sans qu'il se soit préalablement produit au niveau du point de pénétration des germes (effraction tégumentaire ou muqueuse) un chancre tuberculeux et sans que le territoire lymphatique ait été occupé par une lésion bacillaire.

Les écrouelles occupent souvent la région du cou.

La tuberculose ganglionnaire comprend deux variétés principales :

1° La tuberculose ganglionnaire pseudo-lymphadénique ou forme lymphomateuse, lymphome tuberculeux[1] ;

2° La tuberculose ganglionnaire proprement dite.

1. Paul Berger et Fernand Bezançon, *Académie de médecine*, 25 juillet 1899.

1° Tuberculose ganglionnaire pseudo-lymphadénique ; lymphome tuberculeux.

« Il existe des hypertrophies ganglionnaires tuberculeuses, qui, par leur aspect clinique, leur multiplicité et leur évolution, simulent à s'y méprendre aisément, les tumeurs néoplasiques vraies des ganglions lymphatiques. Bien des chirurgiens croient être en présence de lymphadénomes ou de lymphosarcomes ; les médecins prononcent les noms de lymphadénie, d'adénie, de pseudo-leucémies. Il n'en est rien ; l'examen histologique souvent, et l'inoculation chez les animaux toujours démontrent positivement la nature tuberculeuse de ces productions[1]. »

« On voit, à l'origine du mal, apparaître insidieusement, dans une région ganglionnaire, un ou deux ganglions hypertrophiés, ayant le volume d'un gros pois, d'une amande ou d'une noix. Bientôt autour d'eux se développent d'autres hypertrophies ganglionnaires et une masse multilobée, bosselée, formant pléiade, s'accole, sans se fusionner entièrement : la peau est souple, mobile, sans changement de coloration ; la consistance est ferme, résistante ; il y a mobilité sur les tissus profonds et aucune adhérence solide ne s'établit avec les parties voisines. Cette masse ganglionnaire, à peu près indolente, peut rester stationnaire un certain temps ; le plus souvent de petits ganglions satellites l'environnent ; et peu après toute la région ganglionnaire est envahie. Le lieu de prédilection de ces néoformations est la région ganglionnaire cervicale moyenne et profonde. Bientôt l'hypertrophie s'étend à toute la chaîne carotidienne, sous le sterno-mastoïdien et aux ganglions superficiels. Plus tard les régions sous-maxillaire, préauriculaire parotidienne, mastoïdienne sont aussi envahies ; on y trouve des glandes disséminées ou des amas

1. Duret, *Quatorzième Congrès de chirurgie*, 1901. *Le Lymphadénome tuberculeux*, page 741.

formant saillie. Le creux sus-claviculaire n'est pas épargné ; une tumeur polyganglionnaire, reliée à la chaîne carotidienne s'y développe. En même temps, ou peu après, les lésions deviennent symétriques... Rarement les ganglions de l'aine sont envahis en même temps que les cervicaux. Le volume des *tumeurs* est celui d'une pomme, d'une orange, d'un œuf de dinde, des deux poings ou d'une tête de fœtus... Le trait caractéristique de ces tumeurs multilobées est que les ganglions qui les composent ne se soudent pas, ne fusionnent pas entre eux ou très tardivement. Ils sont entourés par une capsule parfois épaisse. Ils n'ont aucune tendance au ramollissement, à la suppuration : on ne voit survenir ni abcès, ni fistules, ni aspect rougeâtre ou veineux de la peau, ni ulcères serpigineux à bords décollés comme dans les cas de mono-adénite tuberculeuse. Si on pratique l'examen du sang on ne trouve pas d'augmentation notable des leucocytes[1]. »

Sur la coupe de ces ganglions on ne découvre pas de granulations tuberculeuses caractéristiques ni de masses caséeuses. La méthode de choix pour fixer le diagnostic est l'inoculation aux animaux.

La durée de l'adénopathie tuberculeuse à forme lymphomateuse est beaucoup plus longue que la durée du lymphosarcome vrai. L'évolution au lieu d'être continue comme dans le lymphosarcome, se fait par poussées successives.

TRAITEMENT. — C'est au traitement général que l'on doit tout d'abord s'adresser. Le repos, l'aération, le séjour au bord de la mer, une alimentation reconstituante, exerceront sur l'état général et sur les lésions locales une très heureuse influence. Mais, en outre, il faut prescrire en même temps que ce traitement hygiénique, un traitement par l'arsenic et, dans ce but utiliser simultanément les ressources thérapeutiques

1. Durel, *Loc. cit.*, page 742.

que nous offrent les préparations pharmaceutiques contenant de l'arsenic et les eaux de la Bourboule. Celles-ci en particulier possèdent contre les tuberculoses ganglionnaires pseudo-lymphadéniques une efficacité indiscutable.

Si le traitement hygiénique et médical ne détermine pas au bout de quelques mois une notable amélioration, il faut extirper au bistouri les masses ganglionnaires. Au cas de tuberculose lymphadénomateuse occupant les deux côtés du cou sur une vaste étendue, l'extirpation doit être pratiquée en plusieurs séances.

On fait généralement une longue incision sur le bord antérieur du sterno-mastoïdien, incision qui est croisée par d'autres incisions secondaires et transversales permettant de découvrir largement le paquet ganglionnaire.

Si la région sus-claviculaire a été évidée, Duret conseille de drainer en plaçant un drain au-dessous de la clavicule. Tamponnez à la Mickulicz quand l'hémostase n'est pas assez complète pour éviter la formation d'hématomes sous-cutanés qui favoriseraient la formation de collections suppurées.

Dans la tuberculose ganglionnaire lymphadénomateuse, l'extirpation se fait avec plus de facilité que dans la tuberculose ganglionnaire suppurée. Elle est aussi moins dangereuse. On peut assez souvent par une incision relativement minime attirer au dehors des ganglions éloignés et extirper de volumineuses masses ganglionnaires.

2° Tuberculose ganglionnaire proprement dite.

Nous distinguerons trois périodes dans son évolution. Chaque période est justiciable d'un traitement différent.

A. Le ganglion est dur et mobile (*Granulation grise, granulation jaune et caséification*). — Au début, le ganglion n'a pas, macroscopiquement du moins, changé notablement d'aspect, mais il ne tarde pas à devenir le siège d'altérations :

sur un fond rouge et enflammé se détachent des granulations grises et jaunes qui, peu à peu par leur confluence, produisent la caséification. Le ganglion casiéfié est dur et généralement mobile. La lésion d'abord monoganglionnaire envahit ensuite les ganglions voisins (adénite polyganglionnaire).

TRAITEMENT. — *A*. Chez les malades atteints de ganglions *durs* et *mobiles*, il faut s'adresser au traitement général et ne pas intervenir localement.

B. LE GANGLION EST SUPPURÉ. — Il a contracté des adhérences et la fonte caséeuse a abouti à la suppuration. La fluctuation est manifeste. Afin d'éviter la fistulisation, n'attendez pas que la peau soit enflammée pour intervenir. « Dans les poches suppurées, l'injection modificatrice est le procédé de choix[1] ».

TRAITEMENT. — Videz aseptiquement la collection avec un trocart ayant un tiers de centimètre de diamètre et injectez de l'éther iodoformé à 5 p. 100. Ne distendez pas trop violemment la poche et quand la solution iodoformée sera restée pendant cinq minutes en contact avec ses parois, laissez sortir par la canule les vapeurs d'éther et l'éther iodoformé. Que la canule reste à demeure tant que des vapeurs s'échapperont. En opérant ainsi vous n'aurez pas d'eschares. N'employez pas le naphtol camphré qui est très dangereux. Si en effet, ce liquide injecté sous forte pression rompt la poche, dépasse ses limites et pénètre dans l'organisme, il peut, même à faible dose, déterminer à la suite de crises convulsives, la mort en quelques minutes.

Lorsque le contenu ganglionnaire, non encore complètement liquéfié, ne s'écoule pas après ponction par la canule du trocart, un grumeau caséeux obturant cette dernière, faites dans

1. A, Broca, *Congrès français de chirurgie*, page 685, 1901.

les parties déclives une petite incision au bistouri. Par cette ouverture lavez à l'éther iodoformé, puis introduisez une petite mèche de gaze préalablement trempée dans l'éther iodoformé que vous laisserez en place pendant deux jours.

C. LE GANGLION S'EST OUVERT SPONTANÉMENT. *Fistulisation et infection secondaire.* — « La maladie s'est notablement aggravée. Non seulement elle se guérira beaucoup plus lentement mais encore elle laissera après guérison des cicatrices très disgracieuses qui sont la marque indélébile de la scrofule. Au niveau des orifices la peau est violacée, amincie et décollée.

TRAITEMENT. — Enlevez avec des ciseaux les portions de peau qui ne sont pas adhérentes, cautérisez au nitrate d'argent les orifices fistuleux, injectez dans les trajets de l'éther iodoformé à 5 p. 100 ou du permanganate de potasse à $\frac{1}{500}$ ou à $\frac{1}{1\,000}$ et pansez soigneusement. Si au bout de quelques semaines, aucune amélioration ne se produit, extirpez toute la masse ganglionnaire.

L'opération est délicate, ne tentez pas une pareille opération si vous n'êtes pas un chirurgien de profession. Les ganglions sont fixés au paquet vasculo-nerveux par de solides adhérences. On est exposé à ouvrir les carotides, la jugulaire interne, à sectionner le pneumogastrique, le spinal ou le facial. On est souvent entraîné beaucoup plus loin qu'on ne l'avait pensé.

Manuel opératoire. — La technique[1] consiste à circonscrire au bistouri les orifices fistuleux, en traçant autant que possible une incision parallèle au corps de la mâchoire ou au bord antérieur du sterno-mastoïdien ; on pousse franchement jusqu'à la coque du ganglion, et à ce moment on quitte le bistouri pour les ciseaux courbes à bout mousse et pour la pince à griffes. Du bout des ciseaux, la concavité tournée vers le ganglion, et tout en épongeant à mesure, on coupe la

1. Broca, *loc. cit.*, page 694.

membrane conjonctive péri-ganglionnaire que l'on tend avec la pince ; il faut saisir cette membrane et non le ganglion qui friable, ne fournit aucun point d'appui. Même quand la péri-adénite est très dure, on trouve bien mieux qu'on ne le pense à l'avance un plan de clivage entre la substance ganglionnaire et l'enveloppe conjonctive indurée : sitôt que d'un coup de pointe on a mis à nu une surface lisse, on ferme les ciseaux et on les fait entrer, comme une spatule courbe dans le plan de clivage. On va ainsi de ganglion en ganglion jusqu'à ce qu'on ait vu la jugulaire, et c'est pour cela que même si la saillie principale est vers la nuque, on entre dans le cou en avant du sterno-mastoïdien. Quand, après ablation des ganglions antérieurs, on a vu ne fut-ce qu'un petit bout de la jugulaire, on est maître de la situation ; et quand la jugulaire est libérée, on va très aisément vers la nuque ; au lieu qu'après ablation de ganglions postérieurs, il est à peu près impossible d'aller d'arrière en avant aux lointains ganglions antérieurs, dont on est précisément séparé par la jugulaire qu'il importe de ménager. Donc notre premier repère doit être, en enlevant les ganglions que nous trouvons en route, d'atteindre au plus vite le paquet vasculo-nerveux : le voir c'est le meilleur moyen de le respecter, et si on ouvre un vaisseau, on est tout prêt à mettre sur l'orifice l'index gauche, puis une pince, puis un fil.

La jugulaire étant vue on la dissèque de haut en bas, aux ciseaux courbes, coupant chemin faisant les veinules courtes, qui vont directement d'elle aux ganglions ; veinules faciles à pincer puis à lier et on a exagéré les ennuis qu'elles créent à l'opérateur.

Après avoir enlevé les ganglions carotidiens antérieurs, il faut avoir grand soin d'explorer la nuque, la région sus-claviculaire et de ne pas laisser intacts les ganglions rétro-jugulaires, presque toujours engorgés ; mais quand ils ne sont pas suppurés, ou caséeux gros et durs, on ne les sent pas si on se borne à appuyer la pulpe de l'index sur les parties profondes de la plaie. Leur consistance molle fait qu'ils nous échappent si nous ne les prenons entre le pouce et l'index. D'après ce que j'ai vu en réopérant des malades, c'est là une des grandes causes de récidive.

S'il y a de la péri-adénite, on ne peut faire venir d'aussi loin les ganglions dans la plaie ; d'autant mieux que si on tire sur la jugulaire interne, elle s'aplatit, se vide, devient blanche, on la confond avec la capsule conjonctive périganglionnaire et on l'ouvre d'un coup de ciseaux intempestif. On se résoudra donc s'il y a des adhérences[1], à une incision dont la longueur sera proportionnée à l'intensité des lésions ; mais ces cas sont précisément ceux qui, abandonnés à eux-mêmes, balafrent le plus vilainement le cou.

En haut, sous la pointe de l'apophyse mastoïde, l'énucléation sera difficile, mais toujours possible : on doit reconnaître le nerf spinal et disséquer les ganglions en les faisant saillir au-dessus et au-dessous de lui ; presque toujours on peut le ménager. De là aux ganglions parotidiens inférieurs il n'y a qu'un pas ; en les énucléant on coupe quelquefois la branche inférieure du facial, d'où une déviation légère et habituellement temporaire, de la lèvre inférieure correspondante. C'est avec les ganglions parotidiens supérieurs et profonds que le tronc du facial court des dangers.

Si, autour de ce paquet carotidien fistuleux, les ganglions sous-maxillaires et sus-claviculaires ne sont pas adhérents, on les enlève par l'incision première. S'ils forment eux aussi des paquets fistuleux, on doit s'arrêter pour les aborder à leur tour par l'incision appropriée, lorsque la première plaie sera guérie. Et toujours qu'il faille une ou plusieurs opérations, on

1. Il y en a toujours lorsque les ganglions sont fistuleux.

explorera du pouce et de l'index gauche les parties voisines, pour enlever tout ce qu'on peut de la gaine ganglionnaire. »

Les ganglions une fois extirpés, il est bon de toucher la plaie avec un tampon imbibé de chlorure de zinc à $\frac{1}{10}$. Le drainage est indispensable.

Si l'on envisage dans son ensemble, le traitement des adénites tuberculeuses, on s'aperçoit qu'il est constitué par des moyens qui varient avec l'évolution de la maladie ; médical quand les lésions sont minimes, le traitement exige de larges délabrements quand les ganglions sont fistulisés.

Non seulement il faut baser les indications sur la *marche* de la maladie mais il faut aussi tenir compte de son *siège*. Au cou surtout, dans le sexe féminin, efforcez-vous d'obtenir une cicatrice aussi minime que possible. C'est pourquoi à la région cervicale, nous ne conseillons pas l'ablation des ganglions durs et mobiles à moins qu'ils ne se présentent sous la forme pseudo-lymphadénique. Vous pouvez être plus interventionniste quand il s'agit de ganglions tuberculeux arrivés au même degré de leur évolution mais siégeant dans l'aisselle ou au pli de l'aine.

A toutes les pérlodes de la maladie, le traitement général est de la plus haute importance.

ADÉNITE CHRONIQUE

Chez certains enfants cachectiques par tuberculose, dyspepsie intestinale chronique ou maladies infectieuses aiguës, principalement à la suite de la rougeole compliquée de bronchopneumonie, on trouve une *polyadénite chronique*, causée soit par la présence de micro-organismes, soit par l'action de leurs toxines.

En dehors de cette polyadénite généralisée qui est nettement caractérisée par le fait qu'elle apparaît chez des cachectiques, la plupart des adénites chroniques dites simples se montrent généralement chez des sujets bien portants. Elles sont cependant dans la majorité des cas de nature tuberculeuse. Mais il est hors de doute que certaines adénopathies entretenues par la malpropreté des téguments, par de l'impétigo, par des ulcérations muqueuses (carie et périostite alvéolo-dentaire) sont dues à des infections répétées de virulence atténuée. Sous l'influence d'un traumatisme, d'un coup de froid, ces adénites peuvent passer à l'état aigu.

ADHÉRENCES PRÉPUTIALES

Voyez Phimosis.

ADHÉRENCES VULVAIRES

Rarement fibreuses et serrées, ces adhérences sont le plus souvent membraneuses et peu solides. Leur incision au bistouri n'est indiquée que dans des cas exceptionnels. Généralement, une légère traction, quelques coups de sonde cannelée suffisent pour libérer les lèvres accolées.

AMPUTATIONS CONGÉNITALES

Absence d'un membre ou d'un segment de membre. Les amputations congénitales portent plus fréquemment sur les extrémités terminales (orteils, doigts, pieds, mains) que sur les segments supérieurs du membre. Le moignon est généralement bien conformé et ressemble parfois au moignon qui résulterait d'une amputation bien conduite.

AMYGDALES.

Hypertrophie des amygdales.

Nous ne pouvons pas exposer ici en détail la thérapeutique de l'hypertrophie des amygdales. Cette affection n'est plus soignée aujourd'hui que par des médecins spécialistes et c'est à leurs ouvrages qu'il faut s'adresser pour être complètement renseigné. Nous nous contenterons d'indiquer les règles générales du traitement de l'hypertrophie amygdalienne.

On dit que l'amygdale est hypertrophiée « lorsqu'en dehors de toute poussée inflammatoire elle écarte l'un de l'autre les piliers qui l'encadrent assez pour apporter à la déglutition une gêne permanente, ou qu'elle forme dans le pharynx une saillie assez notable pour en rétrécir l'isthme d'une façon appréciable [1] ».

On peut avec Moure diviser les hypertrophies amygdaliennes en trois classes : 1° amygdales *pédiculées* (faisant nettement saillie en dehors des piliers) ; 2° amygdales *enchatonnées* (ne débordant pas les piliers) ; amygdales *lacunaires* (caractérisées par la dilatation de leurs cryptes qui sont remplies de produits de sécrétion). On les a aussi divisées en se basant sur leur consistance, en type mou à prédominance lymphoïde que l'on rencontre presque exclusivement chez l'enfant et type dur à prédominance fibreuse qui appartient à l'âge adulte.

1. A. Sallard, *Hypertrophie des amygdales*. Bibliothèque médicale, Charcot-Debove, Rueff et Cie, éditeurs, Paris, page 13.

Les symptômes fonctionnels principaux sont les suivants : poussées aiguës et répétées d'amygdalite ; dysphagie ; troubles respiratoires ; toux amygdalienne (fréquente et tenace chez les enfants) ; altération de la phonation, surdité amygdalienne. Cette simple énumération suffit pour nous démontrer que l'hypertrophie amygdalienne doit être traitée.

TRAITEMENT. 1° *Amygdales pédiculées.* — Les amygdales nettement *pédiculées* et *saillantes* sont justiciables de l'amygdalotomie. Celle-ci peut être pratiquée soit à l'amygdalotome soit à l'anse galvanique. L'anesthésie au bromure d'éthyle facilite l'opération.

Manuel opératoire de l'excision amygdalienne au moyen de l'amygdalotome. — « Pour mener à bien cette opération, il n'est pas trop de deux aides patients et exercés. Le premier est installé face au jour et tient l'enfant assis sur ses genoux, ou plutôt entre ses genoux qui immobilisent les jambes du jeune opéré. Du bras et de la main droite, il entoure les bras de l'enfant et les maintient collés au tronc ; sa main gauche, placée largement sur le front, appuie la tête contre sa poitrine. La tâche de cet aide est beaucoup allégée par l'emploi d'un drap plié en quatre, enroulé autour du tronc, et embrassant en même temps les membres supérieurs du patient. Le second assistant se tient à genoux à côté de l'enfant et se charge de manier l'ouvre-bouche tout en rendant la fixation de la tête plus parfaite. Pour l'amygdale droite, il glisse d'abord, de la main gauche, les mors de l'ouvre-bouche. Pour l'amygdale gauche, inversement, ces derniers sont placés entre les molaires du côté droit et de la main droite. Cet instrument une fois fixé d'un côté ou de l'autre, il l'ouvre doucement et progressivement, mais d'une main ferme, de façon à abaisser la mâchoire inférieure et à maintenir la bouche de l'enfant largement béante. La main restée libre tient la mâchoire inférieure et aide à fixer la tête[1] »... « Le chirurgien placé en face de l'enfant sur un siège plus haut, après avoir exploré soigneusement l'organe à sectionner, applique franchement un abaisse-langue large et un peu long, charge l'amygdale dans l'anneau qu'il abaisse un peu pour engager d'abord la portion postéro-inférieure plus profonde de la tumeur, y enfonce vivement la fourchette, puis, sans trop attirer la glande vers la ligne médiane, ayant placé l'axe de l'instrument parallèlement à la paroi latérale du pharynx, fait jouer d'un coup sec l'anneau tranchant et retire aussitôt l'amygdalotome. On sectionne ainsi ce qui dépasse les bords de la loge; une fois la première tonsille enlevée, on peut répéter presque aussitôt la même manœuvre de l'autre côté[2]. »

Manuel opératoire de l'excision amygdalienne par l'anse galvanique. Méthode de Moure. — C'est le procédé de choix. Anesthésie à la cocaïne avec une solution à $\frac{1}{10}$ qui est appliquée sur l'amygdale et tout autour de sa loge. L'anse de fil de fer ou d'acier est placée à froid. La seule difficulté de cette intervention est de bien passer l'anse tout autour de l'amygdale, de bien l'enserrer à sa base. La section sera faite avec un fil porté au rouge sombre. Afin d'empêcher le fil de se chauffer outre mesure, on fera passer le courant par saccades. L'opération est indolore et n'entraîne qu'un écoulement sanguin insignifiant.

Le morcellement des amygdales, imaginé par M. Ruault et qui consiste à abraser les parties saillantes au moyen d'une pince spéciale, peut être employé dans le cas d'amygdales pédiculées.

L'hémorragie consécutive à l'amygdalotomie, complication parfois redoutable, est tout à fait exceptionnelle chez l'enfant.

1. A. Sallard, page 60.
2. *Ibidem*, page 59.

2° *Amygdales enchatonnées ne débordant pas les piliers.* L'*ignipuncture* est le procédé de choix. Au moyen de l'ignipuncture, on réduit le volume de l'amygdale, non seulement par suite des pertes de substance qui résultent de la cautérisation, mais surtout par le travail de rétraction cicatricielle et de sclérose qui en sont la conséquence. Faute de mieux on peut se servir du thermocautère qui présente le grand inconvénient de ne pouvoir être introduit que chaud dans la cavité buccale. Le galvano cautère est bien préférable. Il peut être porté à froid jusqu'au point à cautériser, sa chaleur ne rayonne pas, il se refroidit instantanément. C'est un instrument extrêmement pratique.

On fait à chaque séance de trois à six cautérisations. On multiplie les séances jusqu'à ce que l'atrophie des amygdales paraisse suffisante. Un intervalle de dix à douze jours sépare chaque séance. M. Moure a adopté un procédé rapide ; il se sert chez les enfants d'un couteau galvanique large et épais.

3° *Amygdales lacunaires, caractérisées par la dilatation de leurs cryptes qui sont remplies de produits de sécrétions.* Le procédé de choix est la *discision des amygdales.* Cette opération consiste dans la discision large des cryptes. Les instruments nécessaires sont : un abaisse-langue, un releveur de la luette et deux crochets, un mousse (crochet à strabisme) et un crochet pointu.

Manuel opératoire. — « Le chirurgien une fois placé bien en face de son malade, la langue suffisamment abaissée, cherche d'abord avec le crochet mousse un point douloureux fixe souvent précisé par le patient et qui répond exactement en général, à la crypte la plus malade, qu'il attaque d'abord s'il la trouve. Sinon il pratique successivement la discision des lacunes altérées, en commençant par les plus inférieures pour ne pas être gêné, dans la suite de l'opération, par le sang des premières incisées, et en agissant de la façon suivante : le crochet est introduit dans un orifice lacunaire par son extrémité mousse, que l'opérateur cherche à faire ressortir par l'ouverture d'une autre crypte, correspondant avec la première, disposition qui n'est pas rare dans le cas particulier, ou bien, si cette manœuvre est impossible, en un point de la surface tonsillaire où la paroi de la lacune soit assez mince pour être aisément perforée par le crochet. Lorsque le tissu de la glande est trop dur ou trop épais, on peut aider l'issue du crochet au dehors, en appuyant au voisinage du point où il doit émerger, l'extrémité du releveur de la luette. Une fois la pointe du crochet dégagée, on fait sauter par une traction brusque le pont de tissu friable compris entre celle-ci et sa base ; il cède, et, tandis qu'un peu de sang s'écoule, la masse caséeuse sort de la lacune qui l'emprisonnait. On répète la même manœuvre pour les autres cryptes atteintes, en employant le crochet pointu si la résistance des tissus l'exige, mais sans en faire abus, car il est plus difficile à manier que l'autre[1]. »

Au cours de chaque séance, on incise deux ou trois lacunes. Les séances sont séparées l'une de l'autre par un intervalle de huit jours environ.

Afin d'empêcher la réunion superficielle des trajets incisés, après chaque section, on badigeonne la plaie avec la solution suivante :

Iode métallique	0,20	cent.
I K	0,50	—
Glycérine	50	—
Eau	10	—

Si les lambeaux flottants sont exubérants on les enlève d'un coup de ciseau.

1. A. Sallard, *loc. cit.*, page 104.

ANESTHÉSIE GÉNÉRALE

Jusqu'à l'âge de sept ans environ, nous conseillons le chloroforme. A partir de sept ans, nous employons l'éther. Si nous redoutons cet agent dans les premières années de la vie, c'est à cause de son action irritante sur l'appareil trachéo-bronchique. Chez le jeune enfant, l'éther peut être la cause occasionnelle d'une broncho-pneumonie, affection fréquente et grave.

Le *chloroforme* sera administré à doses faibles et continues, versé goutte à goutte suivant la méthode exposée par Marcel Baudouin dans la *Gazette des hôpitaux* [1]. Nous n'avons pas à décrire ici le manuel opératoire de l'anesthésie chloroformique. Il est le même chez l'enfant que chez l'adulte.

Chez l'enfant le début de l'anesthésie s'accompagne parfois d'une émission involontaire d'urine.

On administre chez l'enfant, à partir de sept ans, l'*éther* comme chez l'adulte, en appliquant exactement le masque sur le visage du patient. On verse dans le masque d'abord une vingtaine de grammes d'éther puis une trentaine. Pour que l'anesthésie soit rapidement réalisée, il faut, lorsqu'on verse une nouvelle dose d'éther dans le masque, laisser pendant le minimum de temps le visage du malade à découvert [2].

Chez l'enfant, le *bromure d'éthyle* est l'anesthésique de

1. Marcel Baudouin, *Gazette des Hôpitaux*, 1890, pages 593 et 622.

2. Nous savons que l'éther congestionne la face, qu'il produit de l'hypersécrétion salivaire et trachéo-bronchique, qu'il est inflammable, qu'il ne peut être employé dans les opérations sur la face et le cou, qu'il est dangereux chez les malades dont l'appareil bronchique est lésé, rien de plus exact; mais, ces contre-indications une fois acceptées, nous conseillons d'employer chez l'enfant à partir de sept ans, l'éther de préférence au chloroforme parce qu'il n'expose pas à la syncope cardiaque. Il n'est nullement contre-indiqué dans les opérations qui exigent l'emploi du thermo ou du galvanocautère. Il suffit pour éviter tout accident, d'interposer entre le masque et le champ opératoire une grande compresse humide.

choix pour les opérations de courte durée. Nous ne rappellerons pas les règles principales du mode d'administration de cet agent anesthésique. Les indications en sont assez rares en chirurgie générale. Il est surtout employé par les spécialistes des maladies du nez et de la gorge parce qu'il permet d'endormir le patient dans la position assise.

ANGIOMES

Tumeur érectile, Nævus, Envie [1].

On appelle *Angiomes* des néoplasmes congénitaux, très fréquents, siégeant le plus souvent sur la tête et qui sont constitués par des amas de vaisseaux capillaires. Le sexe a une influence manifeste. Toutes les statistiques concordent pour montrer la prédominance des angiomes dans le sexe féminin. Nous distinguerons les variétés suivantes :

1° Angiomes circonscrits. *A.* ANGIOME CUTANÉ. — Tache ou tumeur de couleur rouge violacé présentant des modifications de volume et de coloration sous l'influence des efforts, des cris, de la position déclive. La coloration du nævus tantôt rouge, tantôt violacée varie avec la rapidité de la circulation intra-néoplasique.

B. ANGIOME SOUS-CUTANÉ. — Dans cette variété la peau est parfois normale mais généralement elle est colorée en bleu, en jaune ou en violet. La tumeur donne à la palpation la même sensation qu'un lipome.

1. Ne pas confondre le nævus vasculaire qui fait l'objet de ce chapitre avec le nævus pigmentaire constitué par des placards brunâtres recouverts de poils (voy. nævus pigmentaire).

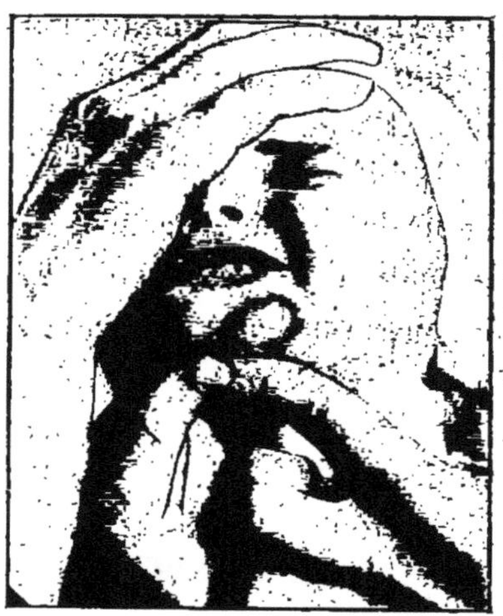

Fig. 1. — Angiome circonscrit.

Dans un grand nombre de cas l'angiome est à la fois *cutané et sous-cutané.*

Les angiomes des muscles, des glandes salivaires, des viscères sont des raretés.

2° **Angiomes diffus.** — Ils siègent de préférence au voisinage de la cavité buccale. Chez la malade dont nous donnons la photographie, l'angiome qui occupait la lèvre et la joue, avait envahi la peau, le tissu cellulaire sous-cutané, les muscles et la muqueuse buccale. Du côté de la muqueuse, les nodosités bleuâtres se prolongeaient en arrière jusque sur le voile du palais et la muqueuse pharyngée. Ces tumeurs diffuses ne présentent ni pulsations ni battements.

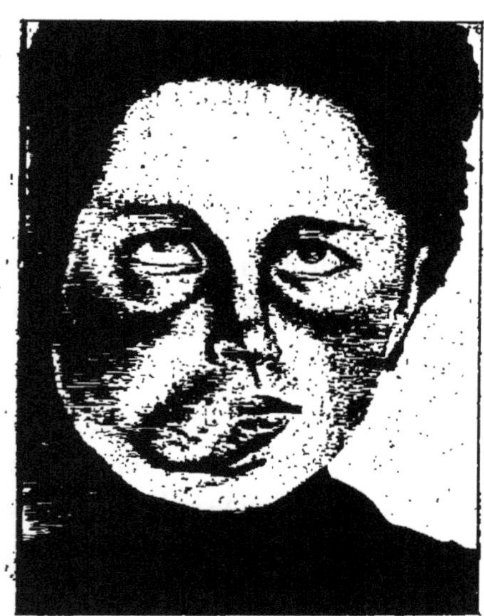

Fig. 2. — Angiome diffus.

L'angiome débute une quinzaine de jours environ après la naissance, sous la forme d'une petite tache à laquelle on n'accorde généralement aucune importance. Son évolution est variable suivant les cas. Il ne reste pas stationnaire : tantôt il diminue puis disparaît, tantôt il augmente de volume avec une rapidité plus ou moins grande. A la longue il peut acquérir des dimensions considérables et constituer une difformité très pénible. On voit parfois les artères afférentes subir la dégénérescence cirsoïde. Signalons enfin la transformation du nævus en angiome caverneux ; les parois vasculaires qui sont au contact s'atrophient, des communications s'établissent et il se forme peu à peu des tumeurs cavitaires gorgées de sang qui donnent naissance à de graves hémorragies.

Si vous n'instituez pas un traitement *très précoce*, les dimensions du nævus augmenteront et les transformations que nous venons d'indiquer pourront se produire. Ajoutons que dans certaines variétés rares de nævus formant dès la naissance de larges taches cutanées, vous n'aurez que bien peu de chances d'obtenir un résultat satisfaisant.

TRAITEMENT. — Il faut l'instituer dès que la tumeur augmente nettement de volume. Dès l'âge d'un mois on doit intervenir.

1° ANGIOMES CIRCONSCRITS CUTANÉS OU SOUS-CUTANÉS. — Nous distinguerons deux cas : ou bien le nœvus siège sur la partie supérieure du corps (tête, moitié supérieure du thorax), ou bien il occupe une autre partie de la surface cutanée. Dans le premier cas on peut le traiter par l'ignipuncture avec la fine pointe du thermocautère, mais le traitement de choix c'est l'*électrolyse*. Quand l'angiome occupe une partie du corps autre que la tête ou la moitié supérieure du thorax, traitez-le par la cautérisation au thermocautère qui agit plus vite que l'électrolyse, ou même si le nævus est volumineux, extirpez-le au bistouri en ayant soin de prendre les précautions que nous indiquerons plus loin.

Cautérisation au thermocautère. — Il faut employer la

plus fine pointe chauffée au rouge sombre. L'écoulement sanguin est insignifiant. Placez les pointes de feu à un centimètre l'une de l'autre et entourez l'angiome par une collerette de pointes de feu périphériques intéressant la peau saine. Cette méthode qui donne des résultats satisfaisants est à la portée de tout praticien.

Électrolyse. — Nous ne pouvons en décrire le manuel opératoire avec tous les détails qu'il faut connaître pour l'appliquer correctement. Je vous conseille de confier à un électricien de profession le traitement des angiomes par l'électrolyse.

On appelle électrolyse la décomposition chimique des tissus sous l'action des courants galvaniques. Cette décomposition s'obtient au moyen d'une, de deux ou de plusieurs aiguilles de platine irridié qui sont enfoncées dans la tumeur. L'aiguille positive produit la coagulation du sang et l'oblitération des vaisseaux qui, ultérieurement, se transforment peu à peu en tissu fibreux. Il en est de même des tissus avoisinants.

La peau, si les courants employés sont faibles et de peu de durée, ne devient pas cicatricielle ; elle conserve son aspect et sa coloration normales.

L'aiguille négative produit une véritable cautérisation, suivie d'hémorragie, d'eschare et de cicatrice apparente.

La méthode est dite monopolaire lorsqu'on n'enfonce dans l'angiome qu'une ou plusieurs aiguilles positives, bipolaire lorsqu'on fait pénétrer dans l'angiome des aiguilles positives et négatives. La monopuncture négative doit être absolument rejetée.

Quand l'angiome siège sur la tête ou la moitié supérieure du tronc, il faut employer l'électrolyse monopolaire qui donne des résultats parfaits. L'électrode négative est constituée (Redard) par une plaque circulaire en zinc malléable, perforée à son centre et recouverte de peau de chamois qui peut s'adapter facilement à toutes les surfaces. Il faut rapprocher autant que possible la plaque négative de l'aiguille positive. Celle-ci est seule introduite dans la tumeur. Nous avons déjà dit que plusieurs aiguilles peuvent être reliées au pôle positif et être implantées simultanément si la tumeur est volumineuse; c'est toujours de l'électrolyse monopolaire. Un courant de 25 à 30 milliampères passant pendant deux à trois minutes est suffisamment intense.

Le traitement par l'électrolyse demande un temps considérable.

Lorsque l'angiome n'occupe ni la tête ni la moitié supérieure du tronc vous pouvez vous contenter d'un résultat moins parfait mais plus rapidement obtenu. Attaquez-le au thermocautère, et s'il est très volumineux et se développe très vite, extirpez-le au bistouri.

Il faut pour que l'ablation au moyen de l'instrument tranchant ne présente pas d'inconvénient, éviter l'hémorragie (on opère des sujets très jeunes), éviter de produire une large plaie dont la réparation serait de longue durée. Dans ce but, avant d'exciser l'angiome, saisissez-le avec la main gauche, attirez-le fortement vers vous et placez au-dessous de lui une ou deux longues pinces semblables à celles qui servent pour l'hémostase des ligaments larges. Mettez ensuite au-dessous des pinces, une série de points en U distants l'un de l'autre d'un centimètre qui empêcheront, l'excision une fois faite, l'écartement des deux lèvres de la plaie. Les points en U étant bien serrés, sectionnez le pédicule au-dessus de la pince, puis enlevez cette dernière. Il suffira pour obtenir une cicatrice linéaire de placer quelques points complémentaires de suture cutanée.

2° Angiomes diffus. — Le pronostic est bien plus grave.

Il faudra le plus souvent dans ce cas combiner l'action de plusieurs moyens. Commencez par essayer l'électrolyse bipolaire permettant d'employer une intensité de courant beaucoup plus élevée et agissant avec plus de rapidité que si vous ne vous serviez que de l'aiguille positive. Pour éviter le suintement sanguin qui peut se produire à l'aiguille négative lorsqu'on la retire, renversez le courant après l'opération de façon à la rendre positive pendant quelques instants.

Si par cette méthode vous n'avancez pas assez vite, cautérisez au thermocautère les points qui vous paraissent les plus atteints.

Vous vous trouverez bien en pareil cas, de faire autour de l'angiome et sous la peau, des injections de chlorure de zinc au dixième d'après la méthode sclérogène de Lannelongue. Lorsque vous aurez produit une zone scléreuse et dure à la périphérie, enfoncez l'aiguille de la seringue de Pravaz dans la masse même de l'angiome (Morestin), lardez-la dans tous les sens et déposez dans toutes ses parties une ou deux gouttes de chlorure de zinc au dixième. « On doit cerner la tumeur par des piqûres de manière à l'entourer d'une masse sclérogène, l'enserrer dans des cercles de plus en plus étroits, réduisant chaque fois sa vitalité, enfin pénétrer dans sa masse pour en obtenir la solidification. Il faut procéder en plusieurs temps et par étapes. »

On se trouve vraiment désarmé, lorsque du côté de la muqueuse buccale, l'angiome diffus pousse des prolongements jusque sur le voile du palais et le pharynx. L'extirpation au bistouri ne peut dans ces cas très graves être proposée. Elle entraînerait des mutilations étendues et serait incomplète.

1. Morestin, *Congrès français de chirurgie*, 1899, page 305.

ANKYLOSES[1]

(GÉNÉRALITÉS)

« Il y a ankylose toutes les fois que les mouvements d'une articulation sont gênés d'une façon permanente, après une affection inflammatoire quelconque des éléments articulaires. L'étendue de cette gêne des mouvements peut varier de la raideur sans gravité, compatible avec un fonctionnement suffisant du membre, à la soudure complète osseuse, ne permettant pas la moindre mobilité[2]. »

On distingue deux grandes variétés d'ankyloses, les ankyloses *fibreuses* et les ankyloses *osseuses*.

Les ankyloses *fibreuses* plus ou moins serrées résultent des altérations suivantes : 1° de l'épaississement de la capsule articulaire qui s'est peu à peu transformée en un manchon fibreux inextensible plus épais au niveau des culs-de-sac dont les deux feuillets se sont soudés et se trouvent fixés l'un à l'autre par de solides adhérences; 2° de l'état des ligaments dont les limites sont devenues indécises et qui se trouvent emprisonnés dans une gangue fibreuse avec laquelle ils se confondent; 3° de l'état des muscles sclérosés et rétractés ainsi que les aponévroses, le tissu cellulaire sous-cutané et la peau. Les vaisseaux eux-mêmes peuvent être rétractés au point qu'ils sont exposés à se rompre lorsqu'on redresse la jointure ankylosée en position vicieuse.

Les ankyloses *osseuses* les plus solides et les plus fixes sont appelées *complètes* par opposition aux ankyloses fibreuses

1. Les ankyloses consécutives aux tumeurs blanches sont étudiées à la fin des chapitres consacrés aux tumeurs blanches en particulier (voyez coude, cou-de-pied, coxalgie, genou, etc.).

2. *Traité de chirurgie*, Simon Duplay, Paul Reclus, Masson, t. III, page 290.

dites *incomplètes*. On en distingue deux variétés : 1° l'ankylose centrale interstitielle ou par fusion dans laquelle les deux épiphyses se sont soudées sur toute l'étendue de leur surface articulaire par un véritable cal et l'ankylose périphérique constituée par des stalactites, des jetées osseuses formant une virole résultant d'un travail d'ossification périostique.

Les troubles fonctionnels sont d'autant plus accentués que l'ankylose est plus serrée et que l'attitude du membre s'éloigne davantage de l'attitude en bonne position. A la longue, les articulations voisines en suppléant dans une certaine mesure au fonctionnement de l'articulation ankylosée atténuent l'infirmité.

TRAITEMENT. ANKYLOSES FIBREUSES. 1° *Ankyloses fibreuses peu serrées.* — Elles sont justiciables du massage et de la mécanothérapie. Ces deux méthodes donneront des résultats d'autant plus favorables que leur emploi aura été plus précoce. N'oubliez pas que l'ankylose survient plus rapidement dans les articulations serrées que dans les articulations lâches. Cependant, malgré les avantages de la mobilisation précoce, il ne faut pas, surtout lorsqu'il s'agit d'anciens foyers tuberculeux, faire des tentatives de mobilisation tant que les phénomènes inflammatoires ne sont pas complètement éteints. Trop hâtif le massage rappelle l'inflammation. Les manœuvres de massage (effleurage, frictions, pétrissages, percussions, trépidation et mobilisation articulaire), ainsi que la mobilisation par les appareils, doivent être pratiquées avec une grande douceur. Par des manœuvres brutales on détermine des entorses et des poussées aiguës d'arthrite qui donnent naissance à de nouveaux épaississements fibreux. On ne s'improvise pas masseur. Si c'est possible, confiez ces malades à des masseurs de profession et ne vous chargez pas d'exécuter des massages sans avoir au moins sérieusement étudié les règles générales de la méthode. Quant à la mécanothérapie qui donne de si merveilleux résultats, vu la rareté des établissements mécanothérapiques, vu le prix de revient très élevé des appareils, elle n'est malheureusement pas à la portée de tous les praticiens et de tous les malades.

2° *Ankyloses fibreuses très serrées.* — Faites un examen radiographique afin de savoir si le squelette est intact. Elles résistent le plus souvent au massage et à la mécanothérapie mais il est cependant indiqué de les soumettre d'abord à ces deux méthodes. Si le massage et la mécanothérapie ne donnent aucun résultat, la conduite à tenir sera différente suivant que l'ankylose se sera effectuée en bonne ou mauvaise position.

A. Ankylose très serrée en bonne position. — Si elle siège sur le membre inférieur, le mieux est de la respecter, l'ankylose en bonne attitude étant pour le membre inférieur le plus souvent considérée comme une solution satisfaisante. Si elle siège sur le membre supérieur on peut ne pas agir mais il nous paraît indiqué de restituer des mouvements à la jointure ankylosée, en pratiquant une résection orthopédique qui, au coude en particulier, donnera d'excellents résultats. La néarthrose ainsi obtenue ne jouira d'une mobilité suffisante que si la résection a été largement faite (au coude il faudra enlever 3 centimètres environ de l'extrémité inférieure de l'humérus), et si l'articulation réséquée est soumise au massage dès le dixième ou le douzième jour.

B. Ankylose fibreuse très serrée en mauvaise position. — Nous ne sommes pas partisan du redressement forcé; si l'on entend par redressement forcé des manœuvres nécessitant un déploiement de force très considérable; c'est une méthode aveugle et dangereuse. Le malade une fois anesthésié, si l'on s'apercoit que le redressement nécessiterait de violents efforts, le mieux est de sectionner à ciel ouvert les tendons rétractés qui font obstacle. Ne multipliez pas trop ces sections; mieux vaut ouvrir l'articulation et réséquer très économiquement au membre inférieur, largement au membre supérieur les extrémités articulaires. Recherchez l'ankylose et faites une suture osseuse dans les interventions qui intéressent le membre inférieur; mobilisez pour obtenir une néarthrose au membre supérieur.

Ankylose osseuse. — *a*). En bonne position. Respectez-la lorsqu'elle occupe le membre inférieur; traitez-la par la résection orthopédique quand elle siège sur le membre supérieur.

b). En mauvaise position. Faites au membre inférieur l'ostéotomie qui sera suivant les cas linéaire, oblique ou cunéiforme et la résection orthopédique au membre supérieur. Basez votre conduite sur cette règle générale qui veut que l'on recherche la solidité pour le membre inférieur et la mobilité pour le membre supérieur.

ANUS ET RECTUM

(VICES DE CONFORMATION)

Les malformations ano-rectales comprennent les rétrécissements, les imperforations et les abouchements anormaux.

1° **Rétrécissements.** — Il s'agit de diaphragmes membraneux, perforés d'un étroit orifice et situés à 3 centimètres de l'anus sur la face postérieure du rectum. Ces brides gênent la circulation des matières stercorales et déterminent une dilatation de la partie de l'intestin située immédiatement au-dessus d'elles. La rétention des matières stercorales, dans la partie dilatée sus-diaphragmatique produit de la rectite et parfois des abcès périrectaux qui peuvent être guéris par la simple incision de la bride (Tillaux).

2° **Imperforations.** — La hauteur de l'imperforation est très variable. L'obstacle est tantôt constitué par une membrane mince au travers de laquelle transparaît le méconium et que l'on voit bomber sous les cris de l'enfant; tantôt au contraire il présente plusieurs centimètres de hauteur (absence du rectum). L'absence de l'anus est très rare. On constate généralement l'existence d'un anus fermé mais bien constitué. Dans le cas où l'anus ne s'est pas développé, le sphincter n'existant pas, lorsqu'on aura abouché le rectum au périnée, l'incontinence sera absolue. Il n'en sera pas de même si l'anus se trouve normalement conformé.

Le tableau clinique de l'imperforation rectale est celui de l'occlusion intestinale. On s'aperçoit que l'enfant n'a pas rendu de méconium et ne salit pas ses langes. Il refuse de téter puis vomit des matières d'abord claires puis fécaloïdes. Si l'on n'intervient pas la face se grippe, le pouls devient filiforme, l'enfant se refroidit et meurt.

Le cas d'imperforation par membrane transparente mis à part, il est impossible de savoir avant d'opérer quelle est la distance que sépare le plancher périnéal de l'extrémité terminale du rectum. Quoi qu'il en soit il est urgent d'intervenir.

TRAITEMENT. 1° OBLITÉRATION RECTALE PAR UNE MEMBRANE MINCE ET TRANSPARENTE. — Ne vous contentez jamais de ponctionner. L'enfant étant placé dans la position de la taille, les cuisses repliées sur le ventre, les jambes sur les cuisses, le périnée bien éclairé, incisez correctement la membrane. Lorsque l'intestin se sera complètement évacué et que l'expulsion des matières aura été complétée par un lavage rectal, excisez les débris flottants de la membrane et suturez circulairement la muqueuse à la peau.

2° LE BOUT TERMINAL DU RECTUM EST PLUS OU MOINS ÉLOIGNÉ DU PÉRINÉE QUI NE BOMBE PAS SOUS L'INFLUENCE DES CRIS DE L'ENFANT. — Il faut aller à la recherche du rectum par la voie périnéale.

L'enfant placé dans la position de la taille est anesthésié. Les recherches seront dirigées sur la ligne médiane et en arrière vers la face antérieure du sacrum, on ne peut en effet blesser en arrière aucun organe important. Il n'en est pas de même en avant, aussi faut-il introduire préalablement, comme conducteur, une sonde dans la vessie ou le vagin suivant le sexe de l'enfant. Dans le cas où l'anus est absent, on incise le périnée depuis le scrotum ou la fourchette jusqu'au coccyx; dans le cas contraire, Delbet conseille avec raison, de ne fendre le sphincter qu'une fois et en arrière. L'ampoule est parfois très éloignée et quand, après des recherches assez prolongées, la plaie est devenue profonde et anfractueuse, il est bon d'abandonner le bistouri pour la sonde cannelée. Il ne faut pas hésiter pour se donner du jour, à réséquer le coccyx, mais nous ne conseillons pas la section du releveur de l'anus, de l'aponévrose périnéale supérieure et du péritoine.

A. *On est arrivé à trouver l'ampoule rectale.* — On la fixe au moyen d'une ou plusieurs pinces à mors plats, on la libère avec la sonde cannelée et le doigt et on l'abaisse. Évitez les tractions violentes, évitez de la crever. Malheureusement, au cours des manœuvres d'abaissement, cet accident peu grave en somme, quoiqu'il puisse infecter la plaie, arrive encore assez souvent. Si l'anse est accidentellement perforée, il faut immédiatement, irriguer la plaie jusqu'à ce que l'intestin se soit complètement débarrassé. On fixe le rectum abaissé au moyen de quatre fils n'intéressant pas la muqueuse et placés en avant, en arrière et sur les côtés, puis on l'incise. Des lavages à l'eau stérilisée favorisent l'issue du méconium. Les lèvres de la section rectale sont ensuite suturées à la peau par des points au catgut traversant toute l'épaisseur de la paroi rectale.

Comme pansement, contentez-vous d'un bandage en T maintenant des compresses aseptiques qui seront fréquemment renouvelées.

L'anus ainsi constitué a une tendance à se rétrécir, aussi faut-il le dilater tous les jours avec une sonde.

Il peut arriver, pendant les jours qui suivent l'opération, que les fils sectionnent les tissus et que l'intestin remonte ; cet accident n'a pas de gravité.

Dans le cas où on ne pourrait pas abaisser l'ampoule très haut située, on la fixerait le plus bas possible.

B. On n'est pas arrivé à trouver l'ampoule rectale. — a) *L'enfant ne paraît pas pouvoir supporter une opération beaucoup plus longue.* — Le plus sage est de faire un anus iliaque. On connaît la technique de cette opération qui intéresse l'S iliaque, on connaît aussi les inconvénients lamentables qui en résultent. Si l'enfant se guérit de cette intervention, ce qui n'est pas fréquent, il ne faudra pas considérer la guérison obtenue comme suffisante et lorsque le patient aura repris des forces, il sera indiqué de tenter une nouvelle recherche par la voie périnéale, en se guidant sur un conducteur préalablement introduit par l'anus artificiel dans le bout inférieur. Il serait inutile de tenter une pareille intervention si le cathétérisme du bout inférieur indiquait que ce dernier est très peu développé et démontrait par suite l'impossibilité d'abaisser jusqu'au périnée le cul-de-sac intestinal.

b) *L'enfant paraît pouvoir supporter une opération beaucoup plus longue.* — On doit rechercher l'ampoule terminale par la *voie abdominale* (Delagenière, Chalot).

Incision courbe commençant au niveau de l'épine gauche du pubis, passant à un travers de doigt en dedans de l'épine iliaque antérieure et supérieure gauche et se terminant sur une ligne horizontale menée par l'ombilic.

Suture entre deux ligatures des vaisseaux épigastriques. Recherche de l'anse omega et libération de l'ampoule terminale parfois rattachée par un lien fibreux au détroit supérieur, au promontoire à l'utérus. Si l'intestin est trop distendu par du méconium on peut le vider par une courte incision, après l'avoir attiré à l'extérieur et l'avoir bien isolé par des compresses aseptiques. Cette ouverture sera immédiatement refermée.

On sectionne par le périnée, le releveur de l'anus, l'aponévrose périnéale supérieure et le péritoine, puis on saisit l'ampoule au moyen d'une pince à mors plats introduite par la voie périnéale.

La fixation sera exécutée comme nous l'avons indiqué plus haut.

Très forte est la mortalité des opérations pratiquées pour imperforation ano-rectale. Le résultat ne sera vraiment satisfaisant que dans les cas où le sphincter anal ne fera pas défaut.

3° Abouchements anormaux[1]. — L'intervention est moins urgente. La défécation s'accomplit péniblement mais elle

1. P. Puech., *Des abouchements congénitaux du rectum à la vulve et au vagin*. Thèse de Montpellier, 1890.

s'accomplit. Ce n'est parfois que plusieurs semaines après la naissance et en essayant de donner à l'enfant un lavement pour combattre la constipation que l'on s'aperçoit de la malformation.

La communication anormale peut siéger en un point élevé et intéresser la vessie, la partie profonde de l'urètre, le vagin, l'utérus, ou occuper un point plus rapproché du périnée : scrotum, vulve. L'anus vulvaire est une des formes les plus fréquentes. Dans le premier cas, l'intervention est extrêmement compliquée. Elle consiste à aller par le périnée à la recherche du rectum, à le libérer, à fermer au fond d'une plaie très profonde et relativement étroite, la communication viscérale (vessie) et à abaisser l'intestin au périnée. Lorsque l'abouchement anormal est peu élevé, l'opération est plus simple. Le procédé de choix (Rizzoli) est la transplantation de l'anus. Par une incision périnéale on libère le rectum et on le fixe au périnée. L'orifice anormal (vulve, scrotum) ne donnant plus passage à des matières fécales se ferme spontanément.

APPAREIL PLATRÉ

En chirurgie infantile on a fréquemment recours à l'appareil plâtré. Il faut pour construire cet appareil du plâtre à modeler et de la tarlatane. On obtient un appareil très dur et très solide en emprisonnant dans les mailles de la tarlatane un mélange de plâtre et d'eau.

On utilise la tarlatane de deux façons différentes : 1° sous forme de bandes, 2° sous forme d'attelles taillées en pleine étoffe. Celles-ci sont tantôt étroites, tantôt assez larges pour constituer de vraies gouttières.

1° Attelles et gouttières plâtrées. — Les attelles et les gouttières plâtrées sont surtout employées pour immobiliser les membres fracturés. On taille sur une pièce de tarlatane, une attelle généralement de forme rectangulaire ou trapézoïde, composée de 18 à 20 épaisseurs d'étoffe. On s'assure en l'appliquant sur le membre blessé, dans la position qu'elle doit occuper ultérieurement, qu'elle présente des dimensions convenables. On la trempe dans un mélange de plâtre et d'eau à parties égales. Puis, lorsqu'elle est bien imprégnée, on l'exprime entre les deux mains de façon à enlever l'excès de plâtre; enfin on l'applique. Quelques tours de bande en gaze suffisent pour la fixer. Le membre a été préalablement rasé, nettoyé et enduit de vaseline afin d'empêcher l'adhérence des poils au plâtre, adhérence qui rend très douloureuse l'ablation de l'appareil.

Les attelles et les gouttières plâtrées se moulent exactement sur les téguments dont elles ne sont séparées que par une mince couche de vaseline.

2° Bandes plâtrées. — On les utilise d'habitude pour immobiliser les articulations atteintes de tuberculose.

Il faut dans les tuberculoses ostéo-articulaires, non seulement immobiliser la jointure mais exercer de plus une légère compression. Aussi avant d'appliquer la bande plâtrée, a-t-on soin d'entourer le membre d'une couche d'ouate, de 2 centimètres d'épaisseur environ, légèrement renforcée au niveau des saillies osseuses et maintenue par des tours de bande en toile ou en gaze.

Trempez la bande en tarlatane dans de l'eau ou dans un mélange très clair d'eau et de plâtre. Pendant que le chirurgien déroule la bande autour de l'articulation, un aide étend sur toute la surface à immobiliser de la bouillie plâtrée épaisse qui est profondément emprisonnée et fixée par les tours de bande.

On peut rendre l'appareil plus léger et moins volumineux en remplaçant l'ouate par un maillot se moulant exactement sur le membre à immobiliser. On préférera le maillot à l'enveloppement ouaté, toutes les fois que le malade sera autorisé à marcher.

Enfin l'appareil plâtré peut être renforcé par des attelles métalliques qui sont fixées par les tours de bande en tarlatane, noyées dans le plâtre et font corps avec l'appareil.

APPENDICITE

L'appendicite est fréquente chez l'enfant, principalement dans la période comprise entre cinq ans et quinze ans. Elle atteint un peu plus souvent les garçons que les filles.

Le colibacille et le streptocoque en sont les agents pathogènes habituels. Généralement ces micro-organismes viennent de l'intestin, mais parfois ils sont amenés par la voie sanguine au cours ou sur le déclin d'une infection générale (grippe, variole).

La forme, la situation de l'appendice, l'étroitesse de sa lumière prédisposent à la rétention des micro-organismes et à la stagnation des produits inflammatoires. Ces conditions excitent la virulence des agents microbiens. La théorie du vase clos brillamment défendue par Dieulafoy et basée sur un principe de pathologie générale indiscutable, si elle n'éclaire pas la pathogénie de tous les cas, contient du moins une très grande part de vérité.

Les lésions varient dans de très grandes proportions suivant le degré de la virulence des micro-organismes pathogènes et suivant qu'on opère à froid ou à chaud. Dans les cas légers, à froid, l'appendice paraît normal; à chaud, on le trouve engorgé et turgescent. Dans les cas graves il est gangréné et perforé le plus souvent au voisinage de son sommet. L'inflammation de la muqueuse et du tissu lymphoïde sous-muqueux constitue la lésion initiale et fondamentale.

Assez rarement l'appendice contient un ou plusieurs calculs d'origine stercorale.

Les lésions péri-appendiculaires sont aussi très variables. Tantôt on ne rencontre que de très faibles adhérences que rompent facilement quelques coups de sonde cannelée. Tantôt au contraire on trouve d'épaisses adhérences résultant d'une péritonite plastique localisée qui s'est opposée à la diffusion des agents infectieux. Ces cloisons circonscrivent des abcès contenant un pus d'odeur infecte et parfois des gaz. Le pus se collecte en des points divers, le siège des abcès est variable comme celui de l'appendice qui leur a donné naissance : abcès iliaque situé au-dessus de l'arcade crurale, péri-ombilical, pelvien, rétro-cæcal. C'est l'abcès rétro-cæcal que nous avons rencontré le plus souvent.

Enfin, quand des adhérences ne se sont pas opposées à la diffusion de l'infection, il existe de la péritonite généralisée. Elle est caractérisée soit par de la suppuration et des fausses membranes qui agglutinent les anses intestinales, soit par de l'hyperhémie et la présence dans les parties déclives de quelques grammes d'une sérosité louche (péritonite septique).

Rappelons les *symptômes* principaux de la crise appendiculaire. Une douleur est apparue brusquement dans la fosse iliaque droite, elle est graduellement croissante et occupe un point situé à égale distance de l'ombilic et de l'épine iliaque antérieure et supérieure, sur la droite qui les réunit. Cette douleur est augmentée par une pression même légère. Défense musculaire ; hyperesthésie cutanée ; tumeur en boudin ; parfois véritable plastron inflammatoire ; fièvre ; accélération du pouls ; vomissements ; constipation.

Après avoir énuméré les *formes cliniques* principales, nous indiquerons la thérapeutique qui nous paraît la plus rationnelle pour chacune d'elles :

1° Appendicite aiguë. *A.* CRISE LÉGÈRE. — Douleur peu accentuée ; vomissements peu abondants et de courte durée ; fièvre ne dépassant pas 38 à 38,5 ; pouls à 90 ; légère induration au point de Mac-Burney.

B. CRISE ABOUTISSANT A LA SUPPURATION. — Douleur plus vive, vomissements plus fréquents et plus prolongés, fièvre à 39 ou au-dessus, pouls à 100. Localement plastron, puis suppuration. (La tumeur fait défaut quand l'abcès est pelvien ou rétro-cæcal.)

C. CRISE ABOUTISSANT A LA PÉRITONITE GÉNÉRALISÉE SUPPURÉE. — Ballonnement ; paralysie intestinale ; vomissements porracés, pouls à 120 ou au-dessus ; température souvent moins élevée que dans le cas précédent ; pas d'induration locale.

D. CRISE ABOUTISSANT A LA PÉRITONITE GÉNÉRALISÉE SEPTIQUE. — Mêmes symptômes, mais facies plus grippé ; pouls à 130 ou 140 ; température parfois au-dessous de 37.

2° Appendicite chronique. — Après une crise qui s'est spontanément guérie, des phénomènes douloureux persistent. Ils sont peu intenses à la vérité mais s'exaspèrent par la pression au point de Mac Burney. Sous l'influence d'une légère fatigue ou d'un écart de régime, de nouvelles crises se produisent et laissent après elles un reliquat inflammatoire toujours douloureux ou gênant.

TRAITEMENT. — S'il n'y a pas urgence [1], il vaut mieux opérer à froid, l'intervention étant moins dangereuse à froid qu'à chaud.

1. Il y a urgence : 1° lorsqu'il existe un abcès nettement collecté, 2° dès les premiers signes de péritonite généralisée.

Dès que le diagnostic d'appendicite est nettement posé, il faut surveiller attentivement le malade et le placer dans des conditions telles qu'il puisse être opéré dès que l'indication d'intervenir se présentera et sans perdre de temps. N'oubliez pas que les cas les plus bénins peuvent s'aggraver subitement (perforation appendiculaire, ouverture d'un abcès dans le péritoine).

1° Appendicite aigue. *A. Crise légère.* — Traitement médical : vessie de glace sur le point douloureux ; opium à l'intérieur. Comme alimentation; une cuillerée à café de lait froid chaque heure. Quand les symptômes s'atténueront, n'augmentez l'alimentation qu'avec beaucoup de prudence. Six semaines après que tout phénomène inflammatoire aura disparu, opérez.

Si, ou bout de deux ou trois jours, malgré le traitement médical, l'état est stationnaire, opérez à chaud.

B. Crise aboutissant à la suppuration. — Toute collection purulente doit être immédiatement ouverte.

C. Au cas de *péritonite suppurée* ou *septique* il faut opérer. Les chances de guérison sont minimes au cas de péritonite suppurée, à peu près nulles quand la péritonite est septique.

2° Appendicite chronique. — Seule l'ablation de l'appendice peut guérir le malade.

TECHNIQUE. Appendicite a chaud. *Incision de Roux.* — Cette incision dont la longueur varie de 8 à 15 centimètres suivant l'âge de l'enfant est parallèle à l'arcade crurale qu'elle dépasse en haut et située à un travers de doigt au-dessus d'elle. Son milieu est à la hauteur de l'épine iliaque antérieure et supérieure.

Sectionnez méthodiquement tous les plans qui constituent la paroi abdominale : peau, tissu cellulaire sous-cutané, aponévrose du grand oblique, petit oblique transverse, fascia sous-péritonéal et péritoine.

La recherche de l'appendice très aisée lorsqu'on opère à froid peut être fort difficile quand on opère à chaud, l'appendice se trouvant dans ce cas inclus au milieu d'épaisses adhérences. Elle est encore plus laborieuse quand on rencontre un grand abcès péri-appendiculaire. On a conseillé de prendre pour guide, dans la recherche de l'appendice, la bandelette longitudinale antérieure du côlon qui conduit à l'extrémité inférieure du cæcum et à l'appendice. Au toucher, l'appendice donne la sensation d'un ganglion lymphatique engorgé.

Une fois trouvé, l'appendice doit être libéré jusqu'à son insertion cæcale.

Traversez ensuite, avec une aiguille de Reverdin, le méso au ras de l'appendice en un point situé à un centimètre du cæcum. Placez un fil en ce point. Liez d'abord le méso, puis en ramenant les deux chefs en arrière enserrez l'appendice. Section au thermocautère et cautérisation de la surface muqueuse du moignon. Invaginez les bords du tronçon appendiculaire par quelques points de suture séro-séreuse au catgut et enfouissez-le dans un pli cæcal. Ce dernier temps n'est pas absolument indispensable. Suture de la paroi abdominale par trois plans et drainage.

Ouverture des abcès. — Incisez les téguments dans le point correspondant à la partie centrale de l'abcès. Dans la grande majorité des cas on pourra utiliser l'incision de Roux. L'abcès une fois ouvert, il faut enlever l'appendice. Assurément la simple ouverture et le drainage de l'abcès peuvent entraîner la guérison de l'appendice. Mais les cas sont nombreux, et nous en avons personnellement observé, où de nouvelles crises se sont déclarées après des interventions consistant en incision d'une collection sans ablation de l'appendice.

Appendicite a froid. *Incision de Jalaguier*. — Elle donne moins de jour mais expose moins à l'éventration.

Incision de 7 à 10 centimètres le long du bord externe du muscle droit. Le tiers supérieur de l'incision dépasse la ligne ilio-ombilicale. On sectionne la peau, le tissu cellulaire sous-cutané, l'aponévrose du grand oblique, puis le feuillet antérieur de la gaine du droit. Le muscle est alors refoulé et libéré en dedans. On incise ensuite le feuillet postérieur à 1 centimètre et demi du sommet de l'angle formé par les deux feuillets de la gaine, puis le péritoine.

La recherche, la libération et la résection de l'appendice seront faites suivant les mêmes règles que précédemment.

Suture de la paroi abdominale par trois plans. Le drainage est facultatif. Il peut y avoir des avantages et il n'y a aucun inconvénient à placer à la partie inférieure de la plaie un petit drain qui sera enlevé le troisième jour.

Péritonite généralisée. — Avant d'opérer, injectez dans le tissu cellulaire sous-cutané, suivant l'âge de l'enfant, de 500 à 1000 grammes d'eau salée à 7 p. 1000. Enlevez l'appendice par l'incision de Roux. Faites ensuite sur la ligne médiane une boutonnière péritonéale sous-ombilicale de 7 à 8 centimètres de long. Enfin, dans le flanc gauche, pratiquez une troisième ouverture de la cavité péritonéale au moyen d'une incision symétrique de l'incision de Roux et de même dimension. Lavez largement et assurez l'écoulement des liquides septiques par de gros tubes fixés dans les incisions.

ARTHRITES AIGUES SUPPURÉES

Nous appelons arthrites aiguës suppurées des inflammations articulaires qui sont causées par la pénétration de microbes pyogènes dans une articulation.

Les microbes peuvent être introduits par une plaie de la jointure (arthrites traumatiques). Les infections articulaires traumatiques ne présentent chez l'enfant rien de particulier à signaler.

Dans certains cas, l'infection se propage à l'article par continuité de tissus après avoir pris naissance dans son voisinage (arthrite suppurée compliquant l'ostéomyélite, les phlegmons, les lymphangites, les bursites, etc.). Nous ne nous occuperons que des arthrites aiguës qui se développent à la suite d'une infection générale. Toutes les maladies infectieuses peuvent être suivies d'arthrites secondaires.

Les maladies infectieuses qui, chez l'enfant, déterminent le plus fréquemment des inflammations articulaires aiguës sont : les fièvres éruptives, la rougeole, la variole et la scarlatine. Nous ne voulons pas parler des arthropathies précoces peu intéressantes au point de vue chirurgical, mais des arthrites tardives suppurées, des *pyarthroses*. Les microbes pyogènes le plus souvent rencontrés dans ces suppurations intra-articulaires sont le streptocoque, le staphylocoque et le pneumocoque.

Des phénomènes généraux graves, de la douleur, du gonflement, un épanchement intra-articulaire et plus tardivement une inflammation des téguments, une attitude vicieuse que prend la jointure enflammée, sont les *symptômes* essentiels des pyarthroses.

Le *pronostic* est grave, la mort peut être la conséquence de l'infection générale dont l'arthrite est une des localisations. La suppuration intra-articulaire entraîne généralement à sa suite une notable gêne fonctionnelle résultant d'une ankylose fibreuse ou d'une luxation pathologique. A la vérité, les luxations pathologiques apparaissent rarement au cours des pyarthroses consécutives aux fièvres éruptives. On les rencontre plutôt dans les ostéoarthrites ostéomyélitiques ou tuberculeuses.

Le pronostic est bien moins grave dans les suppurations pneumococciques que dans les pyarthroses à staphylocoques ou à streptocoques. Chez un petit garçon de trois ans que nous avons arthrotomisé pour une suppuration coxo-fémorale à pneumocoque post-rubéolique, la guérison s'est produite en quelques jours et nous avons pu nous assurer par un examen attentif pratiqué plusieurs mois après l'arthrotomie, que l'articulation était revenue à l'état normal.

Il est probable qu'une simple ponction serait suffisante pour guérir les collections suppurées intra-articulaires d'origine pneumococcique.

TRAITEMENT. — Tant qu'on n'est pas certain de la présence du pus, il faut se contenter d'immobiliser la jointure dans une gouttière ouatée en bonne position (position qui au cas où l'articulation s'ankyloserait, entraînerait le minimum de gêne fonctionnelle) et de la soumettre à une douce compression ouatée.

Dès qu'il y a du pus il faut ouvrir, pratiquer la taille articulaire, l'arthrotomie ou synoviotomie. Opérez aseptiquement, nettoyez avec soin les téguments qui pourraient, si leur désinfection était insuffisante, fournir de nouveaux germes au foyer que vous voulez guérir et alimenter l'infection intra-articulaire.

L'arthrotomie se fait au bistouri. L'incision suffisamment longue, pour que l'évacuation soit complète doit être pratiquée dans les parties déclives. Le pus une fois évacué, faut-il irriguer la synoviale avec des solutions antiseptiques ou la débarrasser des exsudats inflammatoires en la frottant avec des tampons imbibés de liquides caustiques ? Le lavage intra-articulaire, le brossage de la synoviale quoique généralement incomplet à la vérité, ne seront pas nuisibles, mais il est permis d'admettre que dans la majorité des cas ils seront inutiles. Suturez partiellement et drainez avec un tube en caoutchouc ayant environ un centimètre de diamètre, tube qui ne pénétrera dans l'articulation que sur une longueur de deux centimètres environ.

Le drain sera supprimé dès qu'une diminution très manifeste de la suppuration se sera produite d'un pansement à l'autre. Après l'arthrotomie, faites un pansement humide et immobilisez le membre en bonne position dans une gouttière.

Pour chaque jointure il faut étudier la voie d'accès, nous l'indiquons en traitant des tumeurs blanches de chaque articulation en particulier. L'arthrotomie n'est en effet que le premier temps de l'arthrectomie.

Lorsque l'incision sera complètement cicatrisée et que tout phénomène inflammatoire sera éteint, ordonnez le massage[1].

1. Thiriar (de Bruxelles) a conseillé l'emploi de l'oxygène dans les arthrites suppurées. (De la méthode oxygénée dans les infections chirurgicales et spécialement dans les arthrites suppurées du genou, *Bulletin de l'Académie royale de Belgique*, 1903). Ce procédé nécessitant malheureusement un outillage spécial, n'est pas à la portée du praticien,

« J'emploie, dit Thiriar, l'oxygène pur obtenu par l'électrolyse de l'eau; actuellement, dans mon service, je me sers de bonbonnes renfermant ordinairement 1,000 ou 1,500 litres de gaz comprimé à 120 atmosphères. Ces grandes bonbonnes sont indispensables lorsqu'il s'agit d'établir un pansement oxygéné permanent d'une certaine durée. Pour les affections qui ne nécessitent pas une persistance prononcée, on peut se servir, dans la clientèle civile particulièrement, de la petite bonbonne que M. l'ingénieur Jottrand a construite sur mes indications; elle renferme 30 litres d'oxygène pur comprimé à 120 atmosphères et est très portative. A l'extrémité de ces bonbonnes est adaptée une armature métallique qui se dévisse et laisse échapper le gaz. A l'hôpital, j'y adapte un manomètre que j'ai fait construire spécialement pour cela et qui me renseigne sur la valeur de la pression. Bientôt j'y adapterai un petit compteur à gaz que l'on construit sur mes indications et qui m'indiquera non seulement la pression, mais encore la quantité de gaz qui s'écoule. Un tuyau de caoutchouc conduit l'oxygène là où on veut l'appliquer; ce tuyau est terminé soit par une canule en verre à extrémité mousse et effilée, soit par une fine aiguille de Pravaz, selon que l'on veut imprégner de gaz des anfractuosités, des cavités, des surfaces de plaies infectées ou bien que l'on désire faire des injections dans les tissus mêmes (anthrax, furoncles, phlegmons, etc.).

Il faut être très large dans l'emploi de l'oxygène; il faut insuffler énergiquement et surtout lorsqu'il s'agit d'injections dans les tissus, il faut faire pénétrer le gaz partout, dépasser la zone atteinte, il faut faire pénétrer l'oxygène dans toutes les mailles du tissu infecté. Les rares insuccès

ATRÉSIES GÉNITALES

Accidents de rétention.

La rétention du sang menstruel au moment de la puberté peut être due à une imperforation de l'hymen, à l'atrésie ou à l'absence du vagin, à l'atrésie ou à l'imperforation du col utérin. Lorsque le sang est retenu dans le vagin, on donne à la collection sanguine le nom d'*hématocolpos*, celui d'*hématométrie* lorsque le sang s'accumule dans la cavité utérine.

sont dus, me semble-t-il, à la parcimonie apportée dans l'injection oxygénée et aussi au peu de durée de ces injections.

Au début, je m'en tenais à l'application passagère de l'oxygène; tout en étant très efficace, très utile, cette application temporaire ne me donnait pas, dans tous les cas, tous les résultats attendus. La durée d'action ne suffisait pas pour combattre avantageusement lorsque la lésion était très avancée, que la virulence était exaltée et que les tissus infectés étaient profondément affaiblis ou lésés. On en comprend facilement la raison. J'ai complété la méthode. Ce complément, c'est la partie la plus indispensable à la réussite certaine et entière du traitement. *Mettre toutes les parties lésées ou infectées en contact constant avec l'oxygène, et cela pendant tout le temps nécessaire à la disparition de l'infection :* voilà la règle indispensable au succès de la méthode ; il importe que les lésions soient imprégnées constamment d'oxygène. Sous les pansements aseptiques qui les recouvrent, on doit assurer un écoulement permanent de gaz sous pression en quantité suffisante pour imprégner continuellement tout le terrain envahi, je ne saurais pas insister assez sur ce point.

Pour obtenir cette imprégnation permanente, les procédés d'application du pansement oxygéné varient quelque peu selon les cas. S'agit-il, par exemple, de l'infection d'une extrémité, main ou pied, d'un écrasement de ces parties ? Après nettoyage complet, on peut recouvrir ces extrémités d'un sac en caoutchouc (un serre-tête imperméable pour bain, un sac à éponge peut suffire), on le fixe lâchement autour de la jambe ou du poignet et l'on y fait passer un courant constant d'oxygène de façon que la plaie en soit continuellement imprégnée. Le plus souvent, c'est un véritable pansement aseptique que j'applique, à travers lequel émergent un ou plusieurs tuyaux en caoutchouc dont une extrémité plonge dans les anfractuosités, dans les cavités suppurantes et dont l'autre extrémité se relie à la bonbonne d'oxygène. Le gaz est ainsi répandu d'une façon permanente sur toute la surface des lésions, il s'échappe à travers le pansement dont il assure l'asepsie complète; il favorise aussi singulièrement l'absorption des liquides par la gaze du pansement. Telle est la description succincte de mon pansement oxygéné permanent. On règle l'échappement de l'oxygène de façon à le laisser écouler lentement, à bien imprégner toutes les parties.

Dans les deux cas il se forme une tumeur augmentant régulièrement de volume à chaque période menstruelle. La période est caractérisée par tous les phénomènes (ballonnement, péritonisme) qui caractérisent les règles douloureuses, le flux menstruel excepté. Lorsque la tumeur est très développée, les phénomènes douloureux (coliques expulsives avec phénomènes de réaction péritonéale) deviennent continuels.

L'hématométrie est plus grave que l'hématocolpos. En effet il est possible que le sang contenu dans les trompes (*hématosalpinx*) reflue dans la cavité péritonéale (*hématocèle pelvienne*). Cette hématocèle susceptible de s'infecter peut donner naissance à une péritonite mortelle.

Le diagnostic qui sera basé sur les anamnestiques (âge de la malade, absence de règles, augmentation de la tumeur par poussées menstruelles) ne pourra être établi que par un examen très attentif des voies génitales, pour lequel le chloroforme sera parfois nécessaire, examen complété par le palper abdominal et le toucher rectal. C'est surtout par le toucher rectal combiné au palper hypogastrique que l'on se rendra compte de la forme et de la situation de la tumeur.

TRAITEMENT. 1° *Imperforation de l'hymen.* — Incisez au bistouri la membrane obturante. L'évacuation doit être lente et par suite l'incision petite. Lavez la poche à l'eau stérilisée au moyen d'un bock placé à 50 centimètres au-dessus de la table d'opération. Tamponnez le vagin avec de la gaze iodoformée.

2° *Atrésie ou absence du vagin.* — « Le traitement de choix consiste à créer un vagin artificiel et à assurer dans la même séance l'évacuation de la collection : sur le doigt introduit comme conducteur dans le rectum on incise dans le fond imperforé du vagin, comme pour la création d'un vagin artificiel. En refoulant le rectum en arrière, la vessie en avant, on se creuse ainsi un canal artificiel jusqu'à la collection, qui se reconnaît à sa tension. On la ponctionne avec un trocart, et le long du trocart on incise la poche[1]. »

3° *Atrésie du col.* — Ponctionnez le col avec un trocart, puis agrandissez avec un bistouri ou des ciseaux l'orifice ainsi obtenu. Lavez la cavité avec une solution antiseptique faible et tamponnez-la à la gaze.

4° *Hématosalpynx.* — L'évacuation de l'utérus amène souvent la disparition de l'hématosalpynx. Pour les cas où l'hématosalpinx persiste, c'est à la laparotomie avec ablation de la trompe qu'il faut avoir recours. La péritonite consécutive à une rupture d'hématosalpynx doit être aussi traitée par la laparotomie dès que les premiers symptômes de péritonite ont été reconnus.

L'hématocolpos *latéral* et l'hématomètre *latéral* se développent dans un vagin et un utérus mal conformés et sont consécutifs à une atrésie du canal génital dédoublé.

Pour évacuer l'hématocolpos latéral, débridez la cloison qui sépare la collection du vagin perméable. L'hématomètre latéral est justiciable de la laparotomie.

BASSIN

Ostéites iliaques.

Les ostéites cotyloïdiennes, étudiées à propos de la coxalgie, mises à part, la tuberculose iliaque occupe presque toujours la périphérie de l'os, elle est *marginale*. Tandis que la tuberculose cotyloïdienne est fréquente chez le jeune

1. *Traité médico-chirurgical de Gynécologie* par Labadie-Lagrave et Legueu, 2e éd., Paris, F. Alcan, 1901, p. 240.

enfant, la tuberculose marginale est assez rare. Celle-ci atteint plus souvent les adolescents que les enfants.

TRAITEMENT. (Voyez tuberculose osseuse en général.) — La trépanation iliaque est un bon moyen pour donner issue à un abcès de la fosse iliaque développé sur la face profonde de l'os.

BEC-DE-LIÈVRE

Pendant la vie embryonnaire la face est constituée par des bourgeons qui se trouvent séparés les uns des autres par des fissures. Normalement, au cours de l'évolution intra-utérine, ces bourgeons se soudent entre eux. Si, par suite de raisons encore inconnues, ce travail de soudure ne s'effectue pas, il en résulte des vices de conformation congénitaux désignés sous le nom de bec-de-lièvre. Dans la plupart des cas, la fissure occupe la lèvre supérieure.

Le bec-de-lièvre est *simple* lorsqu'il n'intéresse que la lèvre. Il est *compliqué* lorsque la perte de substance atteint non seulement la lèvre mais aussi le squelette, bord alvéolaire, voûte palatine. Il peut intéresser aussi le voile du palais.

Bec-de-lièvre simple. — Il est uni ou bilatéral. Le bec-de-lièvre unilatéral siège le plus souvent à gauche de la ligne médiane. Tantôt il n'intéresse que le bord labial qui présente une simple encoche, tantôt il occupe la lèvre sur une plus grande hauteur, tantôt enfin il se prolonge jusqu'à la narine qui se trouve alors notablement élargie.

Le bord interne de la fente est à peu près vertical, son bord externe est oblique en bas et en dehors. La muqueuse labiale borde les deux lèvres de la fissure. Au niveau de l'angle formé par leur réunion et sur sa face profonde existent des adhérences avec la gencive. La destruction de ces adhérences constitue un des temps importants de l'opération du bec-de-lièvre.

Si le bec-de-lièvre est bilatéral, les deux fissures sont séparées par un petit lobule médian à convexité inférieure.

Bec-de-lièvre compliqué. — Il est uni ou bilatéral : *a*) La difformité n'intéresse que le rebord alvéolaire. Rarement bornée à une simple encoche, la difformité occupe généralement toute la hauteur du rebord alvéolaire. La lèvre interne de la fente, saillante en avant, déborde de beaucoup la lèvre externe. Lorsque la fissure labio-alvéolaire est bilatérale, elle isole un tubercule osseux proéminent qui porte deux ou quatre incisives. Ces dents pointent en avant.

b) Dans les cas les plus graves, il existe en arrière de la fente alvéolaire, une division de la voûte palatine et du voile du palais à direction antéro-postérieure et qui met en communication la cavité buccale et les fosses nasales. Si cette division de la voûte palatine est bilatérale, on aperçoit une large perte de substance, séparée sur la ligne médiane en deux parties par la base du vomer.

Le bec-de-lièvre constitue une difformité très disgracieuse entraînant des troubles fonctionnels du côté de l'alimentation (succion de la mamelle), de la déglutition (reflux du lait par les narines), et de la phonation. Le bec-de-lièvre simple unilatéral ne gène pas notablement la succion ; il n'en est pas de même des becs-de-lièvre doubles et compliqués. Il faut dans ce cas nourrir le nouveau-né à la cuillère.

TRAITEMENT. — L'âge auquel il faut opérer varie suivant le degré de la difformité. Opérez le bec-de-lièvre simple au cours du troisième mois, après vous être préalablement bien assuré par des pesées successives que la nutrition de l'enfant s'accomplit normalement. *Attendez pour réparer les brèches* *du squelette jusqu'à la quatrième année.* Dans le bec-de-lièvre compliqué la suture des parties molles sera faite au troisième mois, l'intervention sur le squelette au cours de la quatrième année.

Voici pour chaque variété de bec-de-lièvre le procédé qui nous a donné les résultats les plus satisfaisants.

Bec-de-lièvre simple.

La lèvre supérieure n'est intéressée que sur une faible hauteur elle présente une simple encoche.

Procédé de Kirmisson. — « La lèvre étant bien tendue par les doigts d'un aide, je pratique à quelque distance au-dessus de l'encoche du bord labial, une incision transversale à l'aide d'un bistouri qui transperce la lèvre de part en part. Cette incision transversale se transforme, en exerçant une traction sur le bord libre de la lèvre, en une fente losangique dont le grand axe est vertical. Puis, je maintiens par la suture la forme que je suis arrivé à donner aux parties. Par ce procédé la hauteur de la lèvre est augmentée, et le bord labial, resté intact au niveau de l'encoche, se trouve placé sur le même plan que les parties voisines[1] » (fig. 3).

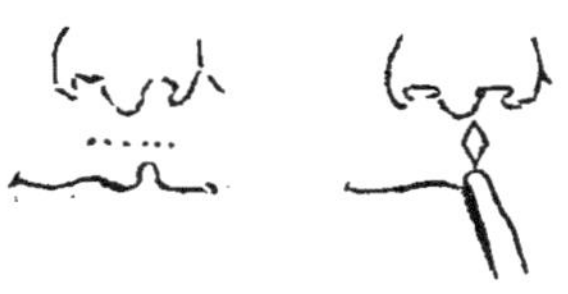

Fig. 3. — Procédé de Kirmisson.

La lèvre supérieure est intéressée sur une plus grande hauteur, mais la fente ne se prolonge pas jusque dans la fosse nasale. — On ne peut se contenter d'un simple avivement et d'une suture des lèvres de la fissure. En effet, quel que soit le soin apporté à l'avivement et à la suture, avec ce

1. Kirmisson, *Traité des maladies chirurgicales d'origine congénitale*, 1898, p. 113.

procédé, une encoche fort disgracieuse persisterait sur le bord libre de la lèvre.

Le procédé de Mirault remédie fort bien à cet inconvénient. L'hémorragie étant minime et facile à arrêter par la compression digitale de la lèvre, il ne nous paraît pas nécessaire de placer, près des commissures des pinces longuettes destinées à assurer l'hémostase préventive.

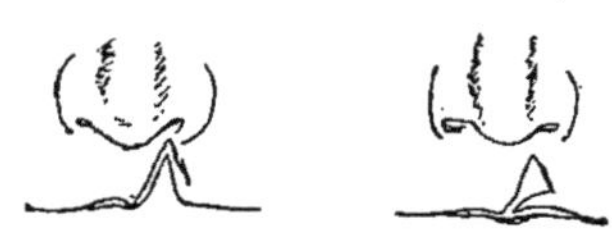

Fig. 4. — Procédé de Mirault.

Malgré une désinfection attentive de l'orifice buccal par les procédés habituels et des fosses nasales au moyen de petits tampons d'ouate montés sur des pinces à forcipressure on ne pourra pas opérer aseptiquement.

Nous savons que l'angle au sommet, formé par les deux lèvres de la fente, est fixé à la gencive par des adhérences; le premier temps consistera à les sectionner aussi haut que possible, pour faciliter le rapprochement des deux bords de la perte de substance, de préférence au thermocautère pour éviter une hémorragie non dangereuse mais gênante.

Le procédé de Mirault consiste à tailler aux dépens du bord externe, un petit lambeau à base inférieure, qui sera rabattu puis fixé à la partie inférieure de la lèvre opposée préalablement avivée. N'oubliez pas de bien aviver l'angle au sommet sous peine de voir en ce point se créer une fistule.

Pour tailler le lambeau, enfoncez un fin bistouri, tranchant en haut et traversant la lèvre de part en part en un point situé à l'union du revêtement cutané et muqueux du rebord labial et à quatre ou cinq millimètres du bord de la fissure. Dirigez-le ensuite en haut et en dedans de façon qu'il sorte un peu au-dessus de l'angle supérieur.

Avivez ensuite la lèvre interne et l'angle au sommet.

On renverse le lambeau de façon que son grand axe, primitivement vertical, devienne horizontal et on fixe son sommet à la partie inférieure de la lèvre interne avivée. Employez pour la suture du crin de Florence. Le fil doit comprendre la plus grande partie de l'épaisseur de la lèvre mais respecter la muqueuse.

Recouvrez la plaie de bandelettes de gaze préalablement imbibées de stérésol. Pour éviter que l'enfant n'arrache ces bandelettes, employez le procédé de Jalaguier qui consiste à engager les bras de l'enfant, du poignet à l'aisselle, dans des cylindres creux en carton fixés à la brassière. Faites donner le lait à la cuillère, les mouvements de succion détermineraient des tiraillements au niveau de la suture. Qu'on nettoie plusieurs fois par jour avec de petits tampons d'ouate l'orifice des fosses nasales. Changez le pansement tous les jours. Il faut enlever la moitié des fils le troisième jour et les derniers fils le cinquième. Jusqu'à complète guérison, la plaie sera recouverte d'une couche de stérésol.

Le procédé de Mirault est applicable au bec-de-lièvre double.

La lèvre supérieure est intéressée dans toute sa hauteur, la narine correspondante est très élargie. — Associez le procédé de Mirault à celui de P. Berger qui a pour but de reconstituer la narine. Le procédé de Paul Berger consiste à libérer l'aile du nez par une incision passant dans le sillon qui la sépare de la joue et de la lèvre et à suturer ensuite l'angle postérieur de l'aile du nez à la partie postérieure de la sous-cloison préalablement avivée. La forme de la narine une fois rétablie, on répare la lèvre par le procédé de Mirault (fig. 5 et 6).

Bec-de-lièvre compliqué.

1° Reconstitution du rebord alvéolaire. A. LA FENTE EST UNILATÉRALE. *Procédé de Duplay.* — Ce procédé a pour but de refouler l'os incisif après l'avoir libéré par deux sections horizontale et verticale et de le fixer en bonne position. Il se compose de plusieurs temps : on commence par aviver les deux bords de la fissure puis on libère la lèvre de ses adhérences à la gencive.

Celle-ci est ensuite incisée verticalement et jusqu'à l'os, dans le point où l'os incisif saillant s'unit au maxillaire, d'un coup de ciseau placé dans l'incision gingivale et dirigé

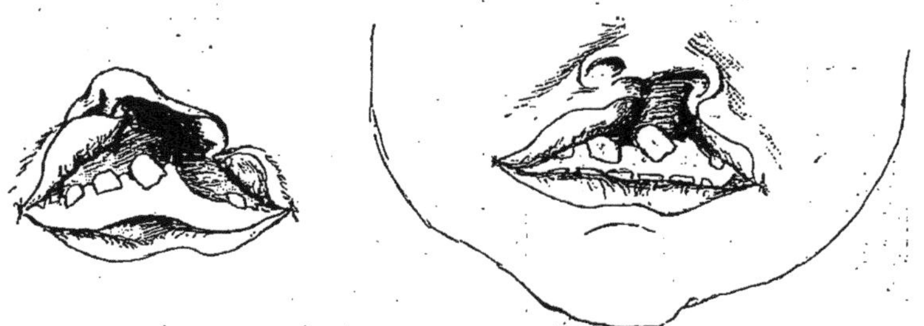

Fig. 5 et 6. — Narine déformée.

d'avant en arrière et de dehors en dedans on libère latéralement l'os incisif. Pour achever sa mobilisation, après avoir relevé aussi haut que possible la lèvre supérieure, on entr'ouvre d'un second coup de ciseau transversal le pédicule de l'os incisif constitué par la cloison ostéocartilagineuse des fosses nasales. Le fragment est alors facilement repoussé en arrière ; on le maintient en bonne position par quelques points de suture comprenant la gencive seule ou la gencive et l'os sous-jacent.

B. La fente est bilatérale ; le tubercule osseux est proéminent. — L'os incisif étant libre à droite et à gauche ne tient que par son pédicule. Pour sectionner ce dernier, opérez par la voie buccale. Incisez longitudinalement le bord inférieur de la cloison sur une longueur de deux centimètres environ ; ruginez la muqueuse et le périoste sur ses deux faces, puis avec de forts ciseaux, excisez dans le pédicule un triangle à base inférieure, ou contentez-vous de le sectionner.

Refoulez l'os incisif et fixez-le comme dans le cas précédent par quelques points de suture.

2° Reconstitution de la voûte palatine. Palatoplastie. Uranostaphylorraphie. Procédé de Dieffenbach Baizeau Langenbeck. — Il consiste à mobiliser deux lambeaux latéraux en forme de pont ABCD, A'B'D'C qui restent adhérents à la voûte palatine par leurs extrémités antérieure et postérieure (fig. 8).

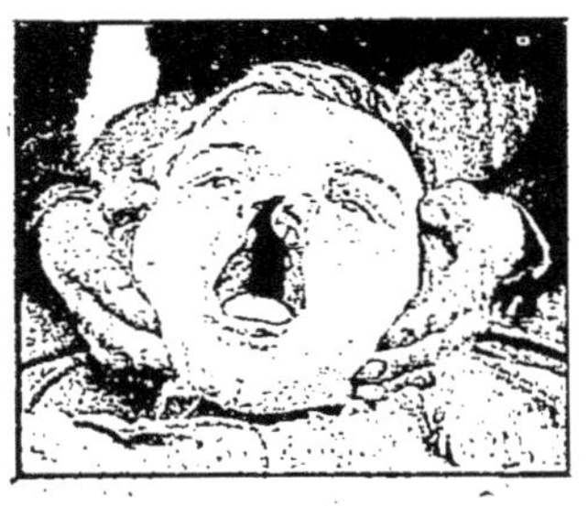

Fig. 7. — Bec-de-lièvre compliqué.

N'opérez pas les enfants atteints de coryza, de pharyngite chronique ou de végétations adénoïdes.

Avant d'opérer essayez plusieurs fois l'ouvre-bouche.

Le sujet chloroformisé est placé en position de Rose la tête pendante en arrière. Le chirurgien est derrière la tête de l'enfant.

1er Temps. *Avivement des deux lèvres de la fissure.* — La voûte palatine étant bien accessible à la vue grâce à l'ouvre-bouche et à la position de Rose « avec une longue pince courbe ou droite, à dents de souris, ou avec un crochet pointu tenu de la main gauche, l'opérateur saisit et fixe à sa droite le milieu du bord de la division palatine. Il plonge par transfixion, un peu en arrière de la pince, la pointe d'un bistouri à longue tige et à lame étroite, bien affilée, le tranchant dirigé vers le bord alvéolaire, et, par une série de coups successifs et répétés, il taille la partie antérieure du liséré d'avivement. L'avivement exécuté au niveau du palais, on procède à celui du voile. Pour cela, reportant le bistouri à son point de départ, cette fois tranchant arrière, on enlève une mince bordure du voile divisé, bien tendu par une pince qui a saisi la luette.

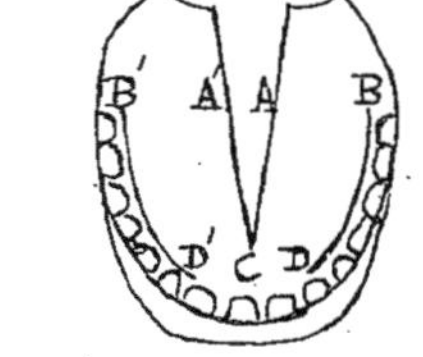

Fig. 8.

Les mêmes manœuvres sont répétées sur l'autre bord de la fissure[1]. »

2e Temps. *Dissection des lambeaux.* — L'incision commencera derrière la dernière molaire, suivra exactement la rangée des alvéoles et s'étendra en avant jusqu'en un point situé un peu en avant de l'angle d'avivement. Cette incision doit aller jusqu'à l'os.

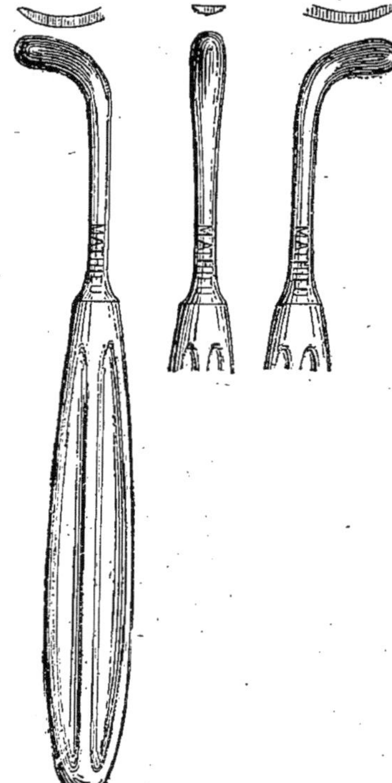

Fig. 9. — Rugines courbes de Trélat.

3e Temps. *Mobilisation des lambeaux.* — Les lambeaux comprendront toute l'épaisseur des parties molles. « Au milieu de l'incision libératrice dans sa partie palatine, on introduit une sorte de spatule emmanchée, étroite, légèrement courbe, à tranchant mousse. Rasant l'os, rampant sous le lambeau, le détachant peu à peu et le soulevant, l'instrument finit par venir faire saillie sous la ligne d'avivement. Cette première voie faite, on l'étend aussi loin que possible en arrière et en avant.[2] » On complète le décollement avec les rugines courbes de Trélat (fig. 9). On détache

1. Monod et Vanverts, *Traité de technique opératoire*, t. II, p. 10.
2. *Ibidem*, page 21.

ensuite les insertions aponévrotiques du voile au bord du palais. Évitez avec soin les échappées qui pourraient déchirer le lambeau.

4e Temps. *Suture.* — Employez l'aiguille de Reverdin et le crin de Florence coloré en bleu pour qu'il soit plus facilement reconnaissable au moment où il faudra l'enlever. Les points antérieurs seront plus facilement placés avec l'aiguille de Trélat (fig. 10). Les fils traversent les lambeaux de part

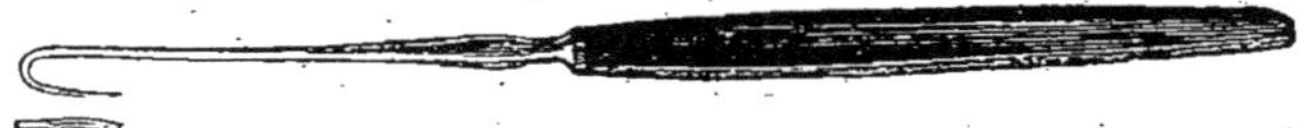

Fig. 10. — Aiguille de Trélat.

en part. Suturez d'avant en arrière. Ne nouez les crins que lorsqu'ils auront été tous placés et après vous être assuré que le rapprochement des lambeaux s'obtient sans effort.

Pendant les quinze jours qui suivent l'opération, le malade ne doit prendre que des aliments liquides. Quatre fois par jour, la bouche sera largement irriguée. La moitié des fils sera enlevée le sixième jour, la seconde moitié du dixième au douzième jour.

Ehrmann, dont l'autorité est si grande en pareille matière, conseille la palatoplastie en deux temps chez les enfants âgés de moins de six ans. « On n'entend pas par la dénomination de procédé en deux temps, la réparation en deux étapes du palais d'abord et du voile ensuite, ainsi qu'au début de la période uranoplastique moderne divers chirurgiens le conseillaient. C'est un mode qui consiste à détacher dans une première séance les lambeaux vélopalatins, à les libérer complètement, comme si l'opération devait être achevée, mais à ne pratiquer l'avivement et la suture qu'au bout de plusieurs jours, quand les tissus vascularisés par la fluxion collatérale, se trouvent dans des conditions de vitalité qui doivent donner toute garantie à la réunion [1]. »

1. *Académie de médecine*, Séance du 15 octobre 1901.

Lorsque la fente est trop considérable et qu'il n'est pas possible de tailler des lambeaux suffisants, on est bien obligé d'avoir recours aux appareils prothétiques.

BRONCHES

Corps étrangers.

Voyez : CORPS ÉTRANGERS DES VOIES AÉRIENNES.

BRULURES

Les brûlures sont fréquentes au cours des premières années de la vie, surtout dans la classe pauvre, l'enfant étant insuffisamment surveillé.

Tantôt il se laisse tomber dans le foyer, tantôt c'est par son tablier flottant et non retenu par une ceinture que le feu prend et se communique aux autres vêtements, tantôt il plonge la main dans un récipient plein d'eau bouillante ou de liquide caustique.

Rappelons la classification de Dupuytren : une douleur et une rougeur de courte durée auxquelles succède une desquamation épidermique caractérisent les brûlures du *premier degré*. Ces brûlures se guérissent spontanément et ne laissent pas de trace.

Dans le *second degré*, l'épiderme est soulevé par une phlyctène analogue à celle que déterminent les toiles vésicantes. Respectez cette phlyctène. Il suffit de la panser aseptiquement avec une compresse bouillie et humide pour éviter la suppuration ; si elle ne suppure pas la phlyctène ne laissera pas de trace.

Troisième degré : La peau en totalité est désorganisée. La cicatrice est inévitable.

Quatrième degré : Le tissu cellulaire sous-cutané est atteint.

Cinquième degré : Les muscles, de gros troncs nerveux et vasculaires sont compris dans la masse brûlée.

Sixième degré : C'est la destruction complète du membre.

Dans les brûlures profondes et étendues on observe des congestions viscérales intenses. La mort peut alors survenir rapidement dans le coma.

L'évolution des brûlures comprend trois périodes : l'eschare se forme et se limite ; elle se détache ; la brèche se répare.

TRAITEMENT. — *Il faut éviter l'infection.* Or elle a beaucoup de chance de se produire ; non seulement parce que la peau qui avoisine l'eschare est habitée par de nombreux micro-organismes pyogènes, mais aussi parce que les éléments anatomiques dont la vitalité est compromise, leur offrent une minime résistance.

Désinfectez la peau par les procédés employés pour désinfecter un champ opératoire. Si le sujet est trop indocile, endormez-le. Le pansement humide constitué par des compresses de tarlatane bouillies est le pansement de choix. Dans les cas où il sera applicable (avant-bras, main) adressez-vous au bain continu simplement aseptique. Si la brûlure siège sur la face, recouvrez-la de compresses aseptiques humides, fréquemment renouvelées et dans lesquelles vous aurez ménagé des orifices pour le nez et la bouche. Au cas de larges brûlures avec menace de coma, injectez sous la peau à haute dose (un litre) du sérum caféiné à un gramme de caféine par litre.

Lorsque les eschares se seront éliminées, pansement sec.

1. Le thiol et l'acide picrique en solution à $\frac{1}{100}$ sont considérés comme favorables à la réparation épidermique.

Tâchez d'éviter les rétractions, les cicatrices vicieuses, les symphyses, par la position des parties atteintes.

Certaines brûlures *mal soignées* et *profondément infectées* mettent un temps très considérable à se guérir. Nous avons eu l'occasion de traiter une petite fille âgée de dix ans, qui présentait au niveau du bras droit une ulcération occupant comme un large bracelet toute la circonférence du bras sur une hauteur de 7 à 8 centimètres, ulcération consécutive à une brûlure datant de trois ans. Cette enfant était envoyée à l'hôpital par son médecin pour que nous pratiquions une désarticulation de l'épaule. Nous avons pu par une désinfection très complète et un curettage énergique de l'ulcère, immédiatement suivi de l'application de larges greffes dermo-épidermiques obtenir une complète guérison.

La greffe par la méthode de Thiersch nous paraît être le traitement de choix en pareil cas.

Cette opération se compose de plusieurs temps :

1° *Préparation de la plaie.* Désinfectez-la pendant plusieurs jours par des pansements humides quotidiens jusqu'à ce que sa sécrétion soit réduite au minimum ;

2° *Anesthésie générale. Curettage de la plaie et abrasion de ses bords indurés à la curette tranchante ;*

3° *Taille des greffes.* Au lieu d'emprunt (face antérieure de la cuisse le plus souvent) la peau est préalablement aseptisée au savon, à l'éther et à l'alcool. Avec la main gauche, on saisit la demi-circonférence postérieure de la cuisse de manière à bien tendre la peau de la face antérieure. Un aide placé à la racine du membre attire à lui la peau de la cuisse de manière à en augmenter encore la tension. Avec un grand rasoir (rasoir des histologistes), tenu presque à plat, on détache par des mouvements de va-et-vient, un lambeau dermo-épidermique aussi large, aussi long et aussi mince que possible ;

4° *Transplantation des greffes.* — Obtenez au niveau de la surface à greffer une hémostase absolue en la comprimant avec des tampons de gaze. L'extrémité du lambeau correspondant au tranchant du rasoir est fixée par une sonde cannelée à une extrémité de la plaie puis, on dépose le lambeau en retirant lentement le rasoir. Étalez le lambeau qui est recroquevillé particulièrement au niveau de ses bords. Pour cela, pendant que vous le maintenez à l'aide d'une petite pince, vous l'étalez avec une aiguille à cataracte à laquelle vous imprimez de petits mouvements de va-et-vient perpendiculaires aux bords du lambeau.

On applique successivement plusieurs lambeaux, jusqu'à ce que toute la surface à réparer soit recouverte;

5° Faites le *pansement* au moyen de bandelettes de silk protective humides et préalablement bouillies. Il ne sera renouvelé que le huitième jour.

Cicatrices consécutives aux brûlures déterminant des troubles fonctionnels.

Non seulement les tissus néoformés ne présentent pas la souplesse des tissus normaux, mais par leur rétraction ils déplacent les parties voisines et les fixent dans une position vicieuse; (exemples : adhérence du membre supérieur au tronc consécutive aux brûlures du thorax et de la face interne du bras; adhérence des doigts entre eux; rétraction cicatricielle des doigts; rétrécissement de l'orifice buccal, etc.).

Les troubles fonctionnels produits par les cicatrices peuvent être combattus avec succès par la simple section de la bride fibreuse ou par l'extirpation de la cicatrice, à la condition expresse de recouvrir immédiatement par des tissus sains, la brèche résultant de la section ou de l'extirpation. Quelques exemples permettront de comprendre cette règle générale.

A. FACE. — A la face, les cicatrices vicieuses siégeant au

niveau des paupières sont assez fréquentes. Nous ne les étudierons pas car elles appartiennent au domaine de l'oculistique. Il arrive assez souvent de constater après de graves brûlures un rétrécissement cicatriciel de l'orifice buccal. On serait tenté en pareil cas de se contenter de sectionner la bride qui rétrécit cet orifice. En agissant ainsi on obtient un résultat immédiat satisfaisant ; mais on ne tarde pas à s'apercevoir que la bride se reforme et que l'incision n'a produit aucune amélioration. Pour obtenir une guérison durable, il faut après section de la bride, disséquer la muqueuse labiale, la libérer sur une certaine étendue de façon qu'elle puisse sans qu'il soit nécessaire d'exercer une traction trop forte recouvrir la surface de section et la suturer au bord libre de l'incision cutanée. Les deux surfaces cruentées tapissées de muqueuse ne se souderont plus, l'atrésie ne se reproduira plus. C'est un exemple de section cicatricielle avec autoplastie immédiate au moyen de la muqueuse buccale.

B. SYMPHYSE THORACO-BRACHIALE. — En pareil cas on aurait tort d'accuser le chirurgien qui a soigné la brûlure et ce serait une erreur de croire que des pansements exerçant une forte pression dans l'angle de la plaie sont toujours suffisants à empêcher la production de la symphyse.

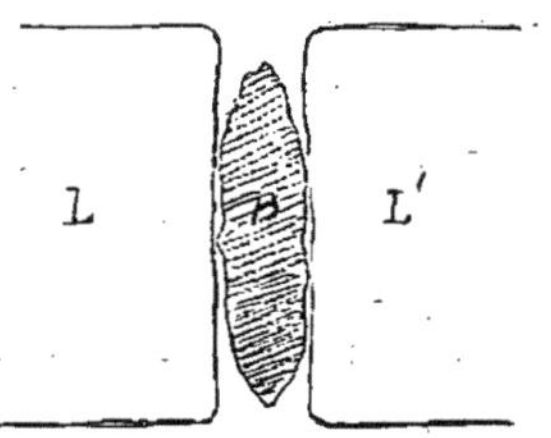

Fig. 11. — Suture des deux lambeaux.

Celle-ci une fois constituée, on aura recours, après excision de la cicatrice, à l'autoplastie immédiate par *glissement* de deux lambeaux latéraux. Ces lambeaux de forme et de dimension variables devront être notablement plus étendus que la perte de substance. Il faut qu'ils soient assez largement taillés pour qu'ils puissent être transportés sans effort. Ils sont constitués par la peau et une grande partie du pannicule adipeux.

Après avoir minutieusement assuré l'hémostase on suture les deux lambeaux (Voir fig. 11).

C. CICATRICES VICIEUSES DE LA MAIN ET DES DOIGTS. — Quel que soit le traitement employé, il ne faut pas s'attendre à obtenir de merveilleux résultats, souvent les tendons sont compris dans la cicatrice. Une fois libérés, ils restent rétractés. Les articulations se sont à la longue ankylosées, parfois même les surfaces articulaires présentent un degré très net de subluxation comme on peut le voir sur la figure 13.

Plusieurs cas peuvent se présenter :

1° *Adhérences n'intéressant que les doigts et les fixant en flexion ou en extension.*

Il faut avoir recours au procédé de Verneuil et sectionner la bride par deux incisions formant entre elles un angle très aigu. Comme on le voit sur le schéma ci-joint ce procédé permet de recouvrir par une suture en Y renversé toute la surface cruentée.

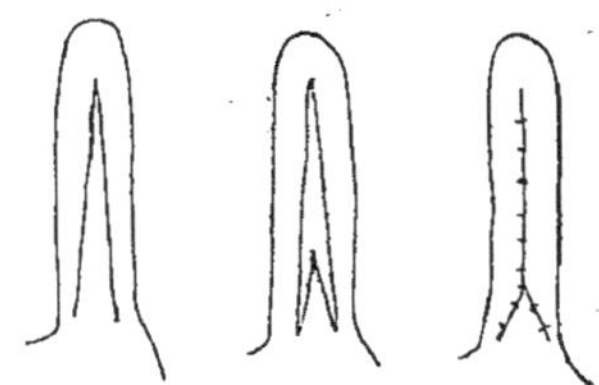

Fig. 12. — Procédé de Verneuil.

2° *Adhérences fixant les doigts entre eux par leurs faces latérales.*

Elles se produisent plus rarement. Comme nous l'avons déjà fait observer, la simple section de la bride qui relie les doigts entre eux ne servirait de rien. Quel que soit le soin qu'on apporte à isoler l'une de l'autre les deux surfaces cruentées, la cicatrisation les rapproche et les soude. Utilisez un des procédés inventés pour la cure de la syndactylie, celui de Didot (de Liége) en particulier (Voir *syndactylie*.)

Adhérences unissant les doigts à la face palmaire ou à la face dorsale de la main (fig. 13). — Pour guérir ou tout au moins améliorer très sensiblement les malades atteints de ces solides adhérences cicatricielles, il faut : 1° enlever complètement la cicatrice et libérer les tendons ; 2° recouvrir immédiatement la large plaie qui en résulte par un lambeau bien étoffé. De toutes les méthodes autoplastiques que nous avons employées, c'est assurément la méthode italienne modifiée (P. Berger) qui nous a donné les meilleurs résultats. Elle seule peut fournir en pareil cas un lambeau souple extensible et mobile grâce au tissu cellulaire dont il est pourvu. Quand la brèche à réparer siège sur la face dorsale de la main, il est facile de la recouvrir en empruntant des téguments à la face antérieure de la poitrine. On taille à ce niveau un lambeau en forme de pont adhérent à ses extrémités supérieure et inférieure. C'est ce que nous avons fait avec succès dans un cas qui est représenté par la figure 14. Lorsque la brèche occupe la région palmaire la position que l'on devra imposer au membre supérieur est plus pénible. Le mieux nous paraît en pareil cas de tailler sur la face externe de la fesse, en arrière du grand trochanter, un lambeau en forme de pont à bords adhérents antérieur et postérieur, sous lequel on engage la main, la face palmaire en contact avec le lambeau regardant en dehors. On peut aussi emprunter à la région du dos le lambeau nécessaire.

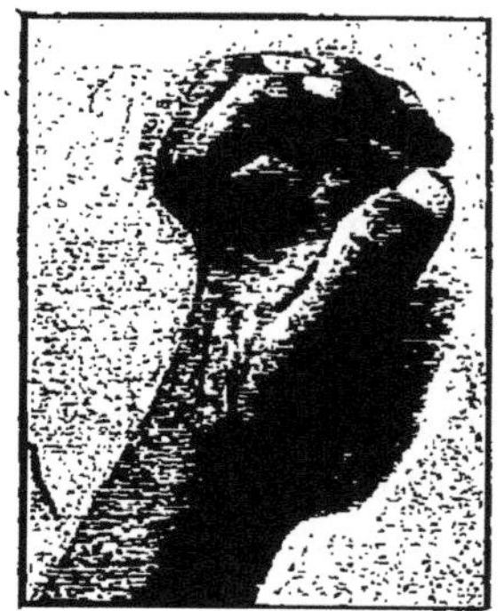

Fig. 13.

Autoplastie par la méthode italienne modifiée. Manuel opératoire.

A. MANŒUVRES PRÉLIMINAIRES. — Après avoir choisi la partie du corps à laquelle on empruntera le lambeau, on agira prudemment en taillant dans une étoffe une sorte de patron indiquant la forme présumée de la perte de substance. Il faut donner au patron et par suite au lambeau une surface mesurant dans tous ses diamètres un tiers environ de plus que les mêmes diamètres de la perte de substance. On reporte ensuite, au moment de l'opération ce patron sur le point où doit être pris le lambeau. Je conseille de tailler à l'avance ce patron sur un morceau de toile qui sera stérilisée immédiatement avant la taille du lambeau de sorte qu'on puisse sans inconvénient l'appliquer sur les téguments au moment ou l'on dessinera le lambeau au bistouri.

Pour maintenir le membre en place, il faut souvent avoir recours à des appareils parfois très compliqués et construits à l'avance. Dans les cas qui nous occupent un appareil plâtré est suffisant..

B. Exécution de l'opération. — Non seulement l'anesthésie générale est indispensable mais elle doit être poussée très loin. *a*) Extirpation de la cicatrice et dégagement des muscles, des tendons, des vaisseaux et des nerfs.

b) Dissection du lambeau. Le bistouri qui en délimite les contours doit intéresser toute l'épaisseur du tissu cellulaire sous-cutané. Le lambeau ABCD doit comprendre tout le pannicule adipeux. Tantôt il est en forme de pont, tantôt il ne reste adhérent que par un de ses côtés (fig. 14).

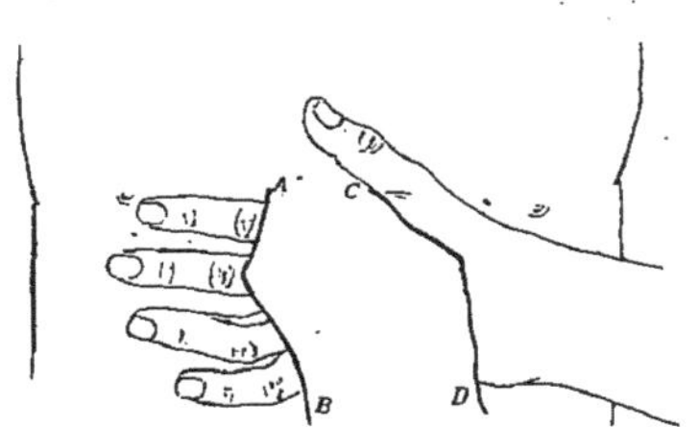

Fig. 14. — Autoplastie par la méthode italienne.
ABCD, lambeau en forme de pont.

c) On suture au crin de Florence les bords libres du lambeau aux bords de la perte de substance.

d) Pansement à la gaze et au coton. Application d'un appareil plâtré ou en cuir moulé.

e) Le pansement ne sera pas renouvelé avant le dixième jour à moins qu'il ne soit taché.

f) Le dixième jour, section du ou des pédicules du lambeau. Diminution ou oblitération de la plaie d'emprunt par une suture.

CALCULS DE LA VESSIE

Les calculs de la vessie ne sont pas rares dans le jeune âge. On les rencontre plus souvent chez les garçons que chez les filles. Ils atteignent plus fréquemment les enfants de la classe pauvre.

Leur composition est variable (acide urique, urates, oxalate de chaux, phosphate acide de chaux ou phosphate ammoniaco-magnésien, carbonate de chaux, cystine, xanthine). Les plus fréquents sont les calculs uriques. D'après J. de Bokay, l'urine du nouveau-né contient une quantité considérable d'acide urique qui assez souvent donne naissance à un calcul rénal. Cette concrétion rénale une fois descendue dans la vessie, jouerait un rôle prépondérant dans la formation des calculs. Quoi qu'il en soit, il est incontestable que chez l'enfant, le noyau central des pierres vésicales est presque toujours d'origine urique. Ce sont des calculs d'origine constitutionnelle et qui ne sont pas dus à l'infection vésicale.

La symptomatologie est moins nette que chez l'adulte. Douleur d'intensité très variable, exagérée par le mouvement, apparaissant parfois sous forme de crises au cours desquelles l'enfant trépigne et porte les mains à ses parties génitales. L'interruption du jet d'urine, la rétention, l'incontinence peuvent être observées. L'hématurie est extrêmement rare. Si vous soupçonnez l'existence d'un calcul, le mieux est de sonder l'enfant avec un explorateur de Guyon. Nous n'avons pas à rappeler ici les conditions nécessaires pour mener à bien cet examen vésical. L'essentiel est que le cathétérisme soit aseptique, pratiqué avec douceur et que la vessie soit modérément distendue avec de l'eau stérilisée. Chez l'enfant, le plus souvent indocile, on devra fréquemment avoir recours à l'anesthésie. La découverte du calcul est parfois immédiate, la sonde venant butter contre le calcul dès qu'elle a dépassé le col vésical. Pour apprécier exactement les dimensions de la pierre on substituera au cathéter un petit lithotriteur.

TRAITEMENT. — Taille hypogastrique ou lithotritie? Ce n'est point ici le lieu de tracer un parallèle entre ces deux interventions. Nous n'hésitons pas du reste à reconnaître que, chez l'enfant comme chez l'adulte, la lithotritie est l'opération de choix. Malheureusement elle exige un outillage spécial qui n'est point entre les mains de la plupart des praticiens et elle nécessite une habileté qui ne peut être acquise qu'après une assez longue pratique. Aussi, nous pensons que la taille hypogastrique, plus facile, mieux à la portée de tout praticien, efficace quel que soit le volume et la dureté du calcul, quelles que soient les dimensions de l'urètre reste encore, malgré une mortalité certainement supérieure, l'opération de choix chez l'enfant pour le chirurgien non spécialisé en chirurgie urinaire et qui opère rarement des calculs de la vessie.

TAILLE HYPOGASTRIQUE. — Elle a pour but d'ouvrir la vessie par la région hypogastrique sans intéresser le péritoine.

Comme dans toute opération, il faut désinfecter le champ opératoire qui est dans le cas particulier, constitué par la paroi abdominale et par la vessie. Au cas où celle-ci se trouve infectée, aseptisez-la, pendant les quelques jours qui précèdent l'opération, au moyen de lavages au nitrate d'argent à $\frac{1}{1000}$ si la vessie n'est pas trop sensible à la distension, par des instillations au nitrate d'argent à $\frac{1}{50}$ dans le cas contraire. Au moment de l'opération, un aide vide la vessie avec une sonde molle et la lave à l'eau boriquée tiède. Le même aide introduit ensuite dans la vessie une sonde métallique à robinet par laquelle il injecte une certaine quantité d'eau stérilisée (100 à 150 grammes) destinée à distendre la vessie, à la rendre accessible par l'abdomen. Il est en effet difficile par cette voie, de trouver une vessie vide et rétractée derrière le pubis. Cette injection doit être poussée avec douceur. Une injection brusque et forcée peut déterminer une rupture du réservoir urinaire. La vessie une fois distendue, on ferme le robinet de la sonde et on lie au moyen d'un tube en caoutchouc la verge sur la sonde de manière à empêcher le liquide de fuir entre l'urètre et le cathéter. Les opérations préliminaires doivent être exécutées par un aide qui ne prendra pas part à la cystotomie proprement dite, ses mains s'étant forcément infectées au contact de la seringue ou des membres inférieurs du malade.

Il est inutile d'employer le ballon de Petersen.

Faites une incision longitudinale et médiane de 8 centimètres de long environ dont le bord inférieur descende au-devant du pubis sur une étendue d'un centimètre au moins. On doit s'efforcer de passer entre les muscles droits à la partie supérieure de l'incision et pyramidaux dans sa partie inférieure. Maintenez éloignées l'une de l'autre les deux lèvres de l'incision au moyen d'un écarteur double se fixant de lui-même.

On reconnaît au ras du pubis, la graisse prévésicale puis avec l'index gauche enfoncé à ce niveau et recourbé vers en haut, on refoule vers l'angle supérieur de la plaie la graisse et le cul-de-sac péritonéal. On reconnaît ensuite la vessie dont la surface est sillonnée de veines assez volumineuses.

Fixez la vessie au moyen de deux pinces de Kocher placées aussi près que possible de son sommet, à droite et à gauche de la ligne médiane, puis ordonnez à un aide de laisser écouler le liquide qui la distend en ouvrant le robinet de la sonde (Bazy). Vous éviterez ainsi que le liquide sorti de la vessie ou moment où on l'ouvre ne vienne inonder la plaie et peut-être l'infecter.

Incisez la vessie entre les pinces de Kocher.

Repérez par des pinces à forcipressure les lèvres de l'incision vésicale et écartez-les. Enlevez le calcul au moyen d'une tenette droite ou courbe. Si l'incision vésicale n'est pas suffisante, agrandissez-la d'un coup de ciseau vers en haut. Explorez la cavité vésicale avec l'index.

Faut-il suturer la vessie ou la drainer ?

Les contre-indications à la suture totale sont l'hémorragie intra-vésicale et l'infection profonde du réservoir urinaire. Nous en ajouterons une troisième qui a trait au chirurgien. Assurément, un chirurgien de profession, habitué à pratiquer fréquemment des sutures viscérales, doit après la taille hypogastrique pour calcul suturer complètement la vessie. Il n'en est pas de même pour le chirurgien d'occasion qui opère rarement, sans installation convenable et sans le secours d'aides instruits et rompus à la pratique journalière de la chirurgie. Celui-là fera bien de placer un tube dans la vessie.

Suture totale. — Faites deux plans de suture superposés au catgut. La soie, au cas où elle tomberait dans la cavité vésicale, pourrait servir de substratum à un nouveau calcul.

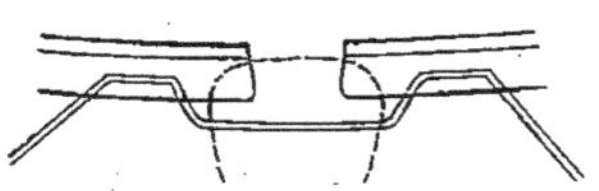

Fig. 15. — Suture totale.

Suture entrecoupée dont les points sont distincts de 6 à 7 millimètres. Les fils du premier plan pénètrent et ressortent à 5 millimètres des bords de la plaie et comprennent toute l'épaisseur de la paroi sauf la muqueuse. La ligne de suture commence en un point situé à un centimètre au-dessus de la plaie et se termine à un centimètre au-dessous de cette dernière. Le second plan (suture à la Lembert) par adossement de larges surfaces enfouit le premier (fig. 15). Fermez avec la plus grande attention la plaie au niveau de sa partie inférieure ; lorsqu'elle vient à céder c'est généralement en ce point. Il est prudent, la suture une fois terminée, d'éprouver sa solidité en injectant du liquide dans la vessie. Aussi hermétique qu'elle paraisse, mettez toujours un drain dans la cavité de Retzius.

SUTURE PARTIELLE. — Il n'est pas utile de placer dans la vessie, un tube double, tube syphon de Périer-Guyon, un

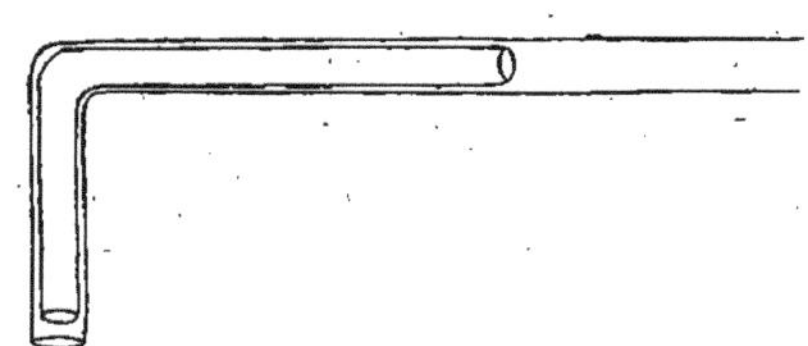

Fig. 16. — Tube-drain.

tube simple suffit. Ce tube doit présenter une courbure convenable et une rigidité suffisante pour qu'il ne s'affaisse pas sous la pression du pansement. Nous conseillons un tube de verre coudé ayant un demi-centimètre de diamètre intérieur et qui est recouvert d'un tube en caoutchouc. Sauf au niveau du point qui donne passage au drain, la vessie est fermée par deux plans de suture.

Comme nous l'avons déjà dit, le drainage de la vessie ne sera fait que dans des cas exceptionnels et pour les raisons que nous avons précédemment indiquées. La suture totale reste la méthode de choix.

Suture de la paroi abdominale par deux plans. — Dans le cas où on a placé un drain dans la vessie, il faut le fixer à la peau par un crin de Florence. L'extrémité libre du tube plonge dans un récipient situé sous le lit du patient. Sonde urétrale à demeure. Chez l'enfant, à cause de l'étroitesse de la lumière des sondes de Nélaton, on ne peut guère compter sur leur bon fonctionnement.

Dans le cas de suture totale, le drain prévésical sera enlevé le troisième jour.

Si l'on a fait une suture partielle, on supprimera le tube le cinquième ou le sixième jour; tant que le tube est en place on doit assurer son bon fonctionnement en injectant trois ou quatre fois par jour de l'eau stérilisée avec une seringue.

CÉPHALÉMATOME

Le céphalématome est un épanchement sanguin, siégeant entre les os du crâne et leur périoste, que l'on observe d'après Seux, une fois sur 290 naissances. Généralement unique, il siège au niveau de l'angle postéro-supérieur du pariétal et plus souvent à droite qu'à gauche.

Le pariétal commence à s'ossifier dès le quarante-cinquième jour de la vie intra-utérine par un point situé en son centre. De ce noyau central partent des rayons divergents, disposés sur deux couches parallèles qui formeront les deux tables de l'os. Au moment de la naissance, la table interne se trouve complètement ossifiée, alors que les fibres rayonnantes de la table externe sont encore séparées par des fissures. Sous l'influence d'un léger traumatisme, ces fibres se rompent en donnant naissance à un épanchement sanguin qui se collecte entre la table interne et le périoste. Parmi les fissures interfibrillaires il en existe une plus large que les autres au niveau de l'angle supéro-externe du pariétal, c'est ce qui explique la fréquence du céphalématome à ce niveau. Comme nous l'avons déjà indiqué, la collection sanguine siège dans le céphalématome entre la table interne et le périoste. Il n'en est pas de même dans la bosse sanguine qui se forme sur la partie fœtale non soumise à la pression exercée par la contraction utérine et laissée à nu par la dilatation du col utérin. Le sang occupe dans ce cas le tissu cellulaire sous-cutané.

Le céphalématome apparaît au moment de la naissance ou deux ou trois jours après. Fluctuant dans sa partie centrale, il présente à sa périphérie un bourrelet osseux très caractéristique qui est dû à un travail d'ossification périostique. Sa résorption demande deux ou trois mois tandis que la bosse sanguine disparaît en trois ou quatre jours. Le céphalématome se trouvant séparé de la cavité crânienne par la table interne du pariétal ne présente à la pression manuelle ni battements ni réductibilité.

TRAITEMENT. — C'est celui de tout hématome. On sait que les hématomes disparaissent spontanément et que la seule complication à redouter est leur transformation en phlegmon. On évitera la suppuration en protégeant les téguments contre l'infection. Dans ce but, recouvrez le céphalématome d'une couche d'ouate aseptique qui sera maintenue par un bonnet.

CHÉLOIDE

La chéloïde est une tumeur formée de tissu fibreux cicatriciel. Le mot tumeur est pris ici dans son sens le plus général et non dans celui de néoplasme. C'est une hypertrophie cicatricielle.

On en distingue deux variétés, la *fausse* chéloïde qui succède aux grandes cicatrices opératoires ou accidentelles et la chéloïde *vraie* ou *spontanée* qui succède à une cicatrice minime qui est passée inaperçue. Celle-ci est consécutive aux furoncles, à l'acné (acné chéloïdienne), à la vaccination, à la piqûre d'une sangsue.

Les scrofuleux, surtout dans le sexe féminin, sont prédisposés aux chéloïdes.

Elles siègent le plus souvent dans les régions présternale et intermammaire, mais elles peuvent occuper d'autres régions, le dos en particulier.

La chéloïde débute par une ou plusieurs papules rougeâtres d'abord séparées mais qui ne tardent pas à devenir coalescentes. Une fois constituée, c'est une tumeur saillante, luisante, de couleur variant du rose au violet, de forme irrégulière, présentant à la périphérie des arborisations vasculaires et des prolongements multiples. C'est en raison de ces prolongements qu'elle a été comparée à une écrevisse. Sa consistance est ferme ; la tumeur est mobile avec les téguments.

La chéloïde souvent prurigineuse est rarement douloureuse. Les picotements dont elle est le siège sont augmentés par les émotions, les fatigues, la période menstruelle, etc.

Contrairement à ce que l'on observe dans les vrais néoplasmes, au bout d'un temps variable la tumeur ne progresse plus, elle régresse parfois et peut se guérir spontanément.

Dans l'immense majorité des cas, après extirpation, la récidive est fatale, même dans les cas où les limites du mal ont pu être largement dépassées, alors même qu'on a pu, sans tiraillements, suturer la plaie et obtenir une réunion par première intention.

Ces récidives semblent bien démontrer l'influence de la santé générale sur le développement des chéloïdes.

C'est le plus souvent à cause du prurit, ou pour des raisons d'ordre esthétique, que le sujet atteint de chéloïde demande à en être débarrassé.

TRAITEMENT. — Il est prolongé et ne réussira que si le chirurgien et le malade font preuve d'une grande patience.

Nous ne pouvons pas indiquer une méthode de choix ; aucun procédé n'est fidèle dans tous les cas. Il faut en admettre plusieurs dont la valeur est indiscutable. On les emploiera successivement dans les cas rebelles.

L'*Électrolyse bipolaire* a donné des résultats satisfaisants à Quénu[1]. Il a utilisé des courants de 15 à 10 milliampères. Quénu pense que ce procédé modifie la nutrition des cicatrices en s'adressant directement aux vaisseaux et en les thrombosant. L'action thérapeutique de l'électrolyse serait la même que dans les angiomes. Brocq n'emploie que des intensités faibles, 5 milliampères.

On sait que l'électrolyse nécessite des séances multiples et douloureuses.

Delorme a employé avec succès, dans les chéloïdes peu volumineuses, la compression manuelle. La tumeur est saisie entre le pouce et l'index qui cherchent à l'écraser.

La compression avec des bandelettes de Vigo a donné des succès.

Vidal conseille les scarifications répétées. On se trouvera bien d'associer les scarifications et les applications de Vigo.

Besnier pratique des scarifications au galvano-cautère.

P. Berger a recours aux moyens émollients, à l'application de cataplasmes bouillis pendant la nuit.

Derville (de Lille)[2] a traité avec succès des chéloïdes récentes par l'électricité statique employée sous forme d'étincelles. « On se sert à cet effet d'une machine électro-statique, suffisamment puissante, dont l'un des collecteurs est mis en communication, par l'intermédiaire d'un conducteur métallique, avec un tabouret à pieds de verre sur lequel se trouve le patient.

Le médecin prend un excitateur à boule, relié au sol par une chaîne métallique qu'il approche lentement de la chéloïde jusqu'à production d'étincelles et qu'il promène ensuite sur toute l'étendue de la tumeur. Si la région sur laquelle porte l'électrisation est particulièrement sensible, on remplace

1. *Société de chirurgie*, Séance du 10 juin 1896.

2. *Semaine médicale*, 1899, page 240.

l'excitateur à boule par un excitateur à pointe qui donne des étincelles plus petites. La durée de chaque séance varie de cinq à dix minutes suivant l'étendue de la cicatrice, la susceptibilité du sujet et la force de la machine. »

CLAVICULE

Anomalies congénitales.

Elles sont extrêmement rares. On connaît un cas (Bennett) de clavicule bifide à son extrémité externe.

L'absence congénitale de la clavicule, partielle ou totale, s'accompagne souvent d'une anomalie dans le développement du membre supérieur correspondant.

Les troubles fonctionnels que détermine cette malformation sont très peu accentués.

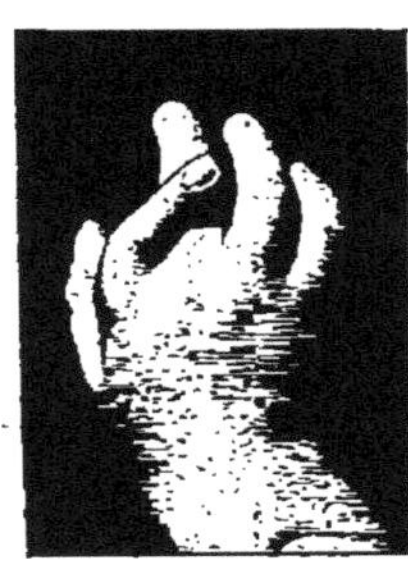

Fig. 17. — Clinodactylie.

CLINODACTYLIE

On appelle clinodactylie, une malformation congénitale caractérisée par la déviation d'un doigt dans le sens latéral.

Si cette déviation n'entraîne pas de gêne fonctionnelle notable, n'intervenez pas; dans le cas contraire, pratiquez l'ostéotomie d'une phalange. Si le résultat ainsi obtenu n'est pas satisfaisant, on est autorisé à désarticuler le doigt déformé.

CORDON

Kystes du cordon. Hydrocèles enkystées du cordon.

On désigne sous le nom de *kystes du cordon* des collections de liquide clair, ne dépassant pas généralement le volume d'une cerise ou d'une petite noix et qui sont situées sur le trajet du cordon spermatique. Ces tumeurs qui, donnent à la pression la sensation de rénitence, glissent facilement sur les tissus environnants, se laissent aisément refouler et donnent une fausse sensation de réductibilité qui les fait souvent confondre avec les hernies. Il est cependant assez facile, dans la majorité des cas, de les distinguer de ces dernières car, lorsque ces kystes ont été nettement refoulés en dehors du canal inguinal, ils ne présentent pas, comme les hernies, un pédicule se dirigeant vers l'abdomen et occupant le canal inguinal. En exerçant avec le doigt une pression immédiatement au-dessus du kyste, on constate qu'il est bien nettement limité.

TRAITEMENT. — Les kystes du cordon sont justiciables du même traitement que l'hydrocèle. Bénins comme l'hydrocèle, ils présentent eux aussi, une tendance marquée à la guérison spontanée.

CORPS ÉTRANGERS ARTICULAIRES

Certains troubles dans le fonctionnement des articulations sont causés par la présence d'un corps étranger mobile à l'intérieur de l'article. Ces troubles fonctionnels présentent une allure clinique spéciale. Chez un individu le plus souvent bien portant, mais dont une articulation a déjà été compromise, soit par un traumatisme, soit par une affection inflammatoire, se déclarent, au niveau de l'articulation préalablement atteinte, sans raisons connues, à l'occasion d'un simple mouvement, des crises douloureuses. Ces crises subites et généralement de courte durée, surviennent après une période parfois longue de bien-être complet ou relatif.

Les corps étrangers articulaires, *cartilagineux* ou *ostéo-*

cartilagineux dans la presque totalité des cas, peuvent être créés par un traumatisme intéressant plus ou moins profondément le squelette de la jointure, mais ils sont le plus souvent le résultat d'une arthrite déformante; l'arthrite sèche déformante, fréquente chez le vieillard, n'étant point exceptionnelle chez l'enfant et l'adolescent. Plus rarement les corps étrangers articulaires présentent une structure *fibreuse* ou *fibro-adipeuse* ; ce sont dans ce cas des fibro-lipomes synoviaux mobilisés par la rupture de leur pédicule. On observe enfin, mais exceptionnellement, des corps étrangers comparables aux grains hordéiformes des synovites et des bursites à grains riziformes.

Le nombre des corps étrangers articulaires est variable; tantôt il n'en existe qu'un, tantôt deux ou trois ; on en a parfois rencontré un très grand nombre, mais le tableau symptomatique n'est plus alors celui que nous avons esquissé.

Leur volume est généralement celui d'un haricot ou d'une fève.

TRAITEMENT. — Vous n'obtiendrez la guérison que par l'extirpation du corps étranger, l'arthrotomie aseptique est la seule méthode efficace. Assurément, en enlevant le corps étranger, vous supprimerez tous les accidents qui étaient sous sa dépendance, mais, vous n'obtiendrez pas une complète guérison, dans les cas ou des altérations étendues occupent la synoviale articulaire.

Comme il est indispensable que le malade reste absolument immobile pendant l'extraction, un mouvement brusque pouvant déplacer le corps étranger, nous conseillons l'anesthésie générale.

L'opération serait extrêmement simple, si le corps étranger n'avait pas la propriété de fuir sous la moindre pression et si on n'éprouvait pas de réelles difficultés à le retrouver et à le ramener à la même place après sa fuite. Lorsque, au cours de l'arthrotomie, le corps étranger vient subitement à disparaître, ne prolongez pas l'exploration digitale de l'articulation (on n'est jamais complètement sûr de l'asepsie d'un doigt) le mieux est de remettre l'extraction à une séance ultérieure.

La technique suivante s'applique plus particulièrement aux corps étrangers du genou qui sont les plus fréquents : assurez-vous que le corps étranger se trouve situé dans les parties supérieures des faces antérieure, externe ou interne du genou en un point où il est facilement accessible. Désinfectez ensuite vos mains pendant qu'un aide aseptise le champ opératoire. Reconnaissez le corps étranger une seconde fois et immobilisez-le de la façon suivante : faites placer immédiatement au-dessous du corps étranger un lien circulaire aseptique (petit tube en caoutchouc) bien serré qui, l'empêchera de glisser de haut en bas, puis fixez-le entre l'index et le médius de la main gauche, bien appuyés sur la peau du genou par leurs faces palmaires. Le corps étranger ne peut ainsi fuir ni vers en bas, ni dans le sens latéral, en haut il est bridé par le cul-de-sac synovial. L'anesthésie ne sera commencée que lorsque le corps étranger aura été mis dans l'impossibilité de fuir. La résolution une fois obtenue, incisez sur le corps étranger la peau le grand surtout ligamenteux et la synoviale. L'étendue de l'incision sera proportionnelle aux dimensions du corps étranger.

Tout drainage est inutile. Suturez complètement la plaie et immobilisez l'articulation pendant une douzaine de jours.

CORPS ÉTRANGERS DE L'ŒSOPHAGE

Ce sont le plus souvent des pièces de monnaie, des arêtes, des os, des boutons, des billes. Ces corps s'arrêtent au niveau des trois rétrécissements normaux de l'œsophage : orifice pharyngien, croisement de l'aorte, cardia.

Une contracture spasmodique immédiate, un gonflement inflammatoire secondaire les fixent à leur point d'arrêt.

Lorsque le corps étranger est enclavé au niveau de l'extrémité supérieure de l'œsophage, il détermine de la dyspnée et des phénomènes d'asphyxie ressemblant beaucoup aux symptômes des corps étrangers des voies aériennes. Une douleur bien localisée, de la dysphagie avec ou sans régurgitation, sont les symptômes habituels des corps étrangers œsophagiens. Ces deux symptômes, parfois peu accentués au début, deviennent plus intenses lorsque l'inflammation s'est déclarée.

Les arêtes ne déterminent le plus souvent que des phénomènes douloureux. Ceux-ci persistent même quand le corps étranger est arrivé dans l'estomac. Au point que, le patient affirme percevoir la sensation très nette du corps, alors que ce dernier n'est plus implanté dans la paroi œsophagienne.

Avant de pratiquer le cathétérisme de l'œsophage, faites déglutir à l'enfant des liquides, puis des solides et observez-le attentivement.

Pratiquez ensuite le cathétérisme avec l'explorateur à boule olivaire. Cette exploration n'est point facile chez l'enfant, on y arrive cependant en prenant les précautions suivantes : le patient est assis sur une chaise, la poitrine et les bras enveloppés dans une longue serviette, la tête bien maintenue par un aide. La mâchoire inférieure est abaissée par un ouvre-bouche. Avec l'index gauche, l'opérateur déprime la langue et guide l'olive vers la paroi postérieure du pharynx. Dans les cas où l'œsophage n'est obstrué que sur une petite surface, le cathétérisme explorateur peut ne donner aucun renseignement. Si vous avez affaire à une pièce de monnaie, le mieux est d'avoir recours à la radiographie ou à la radioscopie.

L'ulcération de l'œsophage et les fusées purulentes qui en résultent, la perforation des organes voisins (plèvre, aorte), sont des complications rapidement mortelles.

TRAITEMENT. — Gardez-vous de donner un vomitif. Commencez par essayer le procédé de Félizet. « Nous pratiquons le cathétérisme avec une sonde urétrale à béquille n° 18. Le contact une fois pris, nous imprimons à l'extrémité de la sonde des mouvements de rotation qui l'insinuent comme une vrille jusqu'au delà de l'obstacle, jusqu'à l'estomac. Nous injectons alors suivant l'âge de l'enfant, 200, 500, 800 grammes d'eau boriquée tiède et nous retirons doucement la sonde. Son œil accroche au retour la pièce de monnaie tandis que nous continuons notre irrigation ; un effort de vomissement survient ; il achève de dégager le corps étranger que nous enlevons avec une singulière facilité, fixé à l'extrémité de la sonde. »

Lorsque le corps étranger s'est arrêté au niveau du rétrécissement supérieur de l'œsophage, on réussit assez souvent à l'enlever au moyen d'une pince œsophagienne. Cette opération serait singulièrement simplifiée, si l'on pouvait, au moyen d'un dispositif spécial, pratiquer l'extraction pendant l'examen radioscopique. On opérerait alors à coup sûr puisqu'on apercevrait l'extrémité de la pince et le corps du délit.

Le panier de de Grœfe, l'éponge qui se trouve à l'autre extrémité de la tige sur laquelle le panier est fixé, le crochet œsophagien de Kirmisson sont de bons instruments. On les introduit suivant les mêmes règles que la sonde œsophagienne. Nous ne contestons pas les avantages du panier de de Grœfe mais nous déclarons n'employer jamais cet appareil sans une certaine appréhension. Il est sujet à s'accrocher à la paroi œsophagienne, à s'arc-bouter sur elle et à se fixer au point qu'on a parfois beaucoup de peine à l'extraire. « Introduisez-le sur l'index gauche, qui lui sert de guide aussi bas que possible, descendez jusqu'au contact du corps étranger, que vous sentez, que vous heurtez, et cherchez à passer au-dessous en inclinant la tige, en vrillant un peu ; dès que vous avez la sensation d'avoir « chargé » la pièce de monnaie, tirez en haut, directement en haut, en vous tenant aussi exactement que possible sur la ligne médiane, d'un mouvement rapide et *continu*, sans hésitations, sans brusquerie; êtes-vous arrêté ? ne forcez pas, tirez un peu obliquement à droite, à gauche, et, si rien ne bouge, abaissez un peu le panier, dégagez-le et « rechargez » le corps étranger. C'est en haut, à l'entrée du pharynx, qu'il faut accélérer le dernier temps et achever d'un seul coup le dégagement final »[1].

Lorsqu'on n'arrive pas à dégager le panier, Félizet a conseillé de le refouler ainsi que le corps étranger avec une éponge montée sur une baleine.

Dans les cas où l'on n'a pu extraire le corps étranger par les procédés que nous venons d'indiquer, il ne faut pas se presser d'opérer si le corps est bien toléré. Il peut arriver en effet, comme nous avons eu l'occasion de le voir pour une pièce de monnaie, que le corps descende spontanément dans l'estomac au bout de plusieurs jours.

L'indication d'intervenir est au contraire formelle si la dysphagie s'accentue. On a recours à l'œsophagotomie externe pour les corps arrêtés à la partie supérieure de l'œsophage et à la gastrostomie pour ceux qui siègent au niveau du cardia. Lorsqu'on a affaire à un corps fixé au voisinage du croisement de l'aorte, on aborde l'œsophage par la voie indiquée par Quénu et Hartmann (résection des 3e, 4e, et 5e côtes gauches et décollement de la plèvre), c'est là une intervention fort délicate. Que l'on aborde l'œsophage par le cou, le thorax ou l'abdomen, la technique de ces trois opérations est la même chez l'enfant que chez l'adulte et il n'y a pas lieu de la décrire ici.

1. Lejars, *Chirurgie d'urgence*. Paris, Masson 1899, page 134.

CORPS ÉTRANGERS DE L'OREILLE

Chez l'enfant, on a souvent à extraire des corps étrangers de l'oreille. Avant toute tentative d'extraction, assurez-vous avec le spéculum, de la présence du corps étranger. S'il s'agit d'un insecte, tuez-le en remplissant de glycérine le conduit auditif.

Le plus souvent vous réussirez à débarrasser votre malade, en faisant, avec une seringue, une injection forcée d'eau bouillie chaude.

En cas d'insuccès, anesthésiez l'enfant et tentez l'extraction au moyen d'un levier ou d'un crochet mousse. Glissez ce dernier entre le conduit et le corps étranger, lorsqu'il l'aura dépassé, imprimez-lui un quart de tour puis ramenez-le doucement vers vous.

Si vous ne pouvez arriver par ce moyen, décollez le pavillon par une incision pratiquée dans le sillon rétro-auriculaire et incisez transversalement le conduit. L'extraction avec une pince ou un crochet sera alors généralement très facile. Le corps étranger une fois enlevé, pour éviter le rétrécissement ultérieur du conduit, fendez longitudinalement, sur toute sa longueur, sa paroi postérieure et tamponnez-le de façon qu'il soit bien appliqué contre la paroi osseuse. Terminez en suturant l'incision cutanée.

CORPS ÉTRANGERS DU NEZ

Avant toute tentative d'extraction, assurez-vous par la rhinoscopie de la présence du corps étranger.

TRAITEMENT. — On doit d'abord employer la douche d'air. « On l'exécute avec le ballon de Politzer n° 8 ou 10, muni d'un embout nasal faisant corps avec le ballon (et non pas relié à lui au moyen d'un tube de caoutchouc). L'embout est placé à l'entrée de la narine du côté sain et dirigé directement d'avant en arrière. Il est maintenu en place par la main droite appliquée sur le corps du ballon. Avec le pouce de la main gauche dont les autres doigts servent à maintenir la tête immobile, on relève légèrement la pointe du nez, de manière à ouvrir le plus possible la narine du côté malade. On presse alors le ballon d'un coup sec. La chasse d'air suffit souvent pour débarrasser la fosse nasale.

Pour rendre cette manœuvre plus efficace, le malade au moment où elle va s'exécuter, gonflera fortement les joues en tenant la bouche fermée. La bouche et le pharynx étant distendus et sous pression, l'une des narines étant de plus fermée par le chirurgien, l'air injecté n'aura plus d'autre issue que la fosse nasale qui contient le corps étranger »[1].

En cas d'échec, on cherchera à extraire le corps étranger par l'ouverture antérieure des fosses nasales, au moyen d'un stylet recourbé ou d'une spatule ayant la forme d'une cuiller mousse, que l'on introduit entre le corps étranger et la muqueuse nasale préalablement anesthésiée à la cocaïne, puis que l'on ramène doucement d'arrière en avant.

Un serre-nœud ou des pinces spéciales sont rarement nécessaires.

CORPS ÉTRANGERS DES VOIES AÉRIENNES

On a trouvé dans les voies aériennnes, les corps étrangers les plus variés : cailloux, clous, os, arêtes, épis, épingles. Ils s'introduisent soit par la voie buccale, ce qui est le cas le plus habituel, soit par effraction à la suite d'un traumatisme.

1. Monod et Vanverts, *Traité de technique opératoire*, Paris, Masson, 1902, page 749.

Chez l'enfant, c'est dans l'immense majorité des cas, sous l'influence d'une aspiration brusque, résultant d'un accès de rire, qu'un objet placé dans la bouche en jouant, est inopinément entraîné dans les voies aériennes.

Si le corps étranger est assez volumineux pour obstruer complètement le conduit laryngo-trachéal, la mort par asphyxie peut immédiatement survenir ; si au contraire, les voies respiratoires restent partiellement perméables, on constate les symptômes suivants : toux convulsive survenant sous la forme d'accès de suffocation séparés par des intervalles plus ou moins prolongés ; douleur dans le point où le corps étranger s'est arrêté ; altération de la voix lorsque le corps s'est fixé dans les ventricules ou entre les cordes vocales, expectoration d'abord muqueuse, souvent striée de sang, muco-purulente dans la suite.

Si le corps occupe le larynx, on pourra, au moyen du laryngoscope, se renseigner sur sa situation, sa nature, sa forme, son volume. Abstenez-vous de pratiquer le toucher digital, manœuvre dangereuse qui expose à refouler plus profondément le corps engagé dans le larynx.

L'expulsion spontanée est possible. Il en est de même de la migration hors des voies aériennes, quand les extrémités du corps étranger sont tranchantes ou aiguës. Le corps peut, dans ces conditions, venir pointer en des régions très éloignées de son point d'entrée. Les corps étrangers solubles peuvent disparaître par dissolution. Enfin, l'accoutumance se produisant à la longue, certains corps restent parfois dans les voies aériennes en ne déterminant que de minimes troubles fonctionnels.

TRAITEMENT. — Dans la grande majorité des cas il est urgent d'intervenir. Le vomitif est dangereux. Non seulement il ne détermine pas l'expulsion du corps, mais dans bon nombre de cas, il a occasionné des accidents mortels en provoquant sa descente.

Le renversement brusque du sujet, la tête en bas, est un bon procédé qui facilite l'expulsion.

Lorsque ce dernier moyen aura échoué, votre conduite sera différente suivant le siège occupé par le corps.

1° Le corps étranger est placé a l'orifice du larynx. — Il faut l'extraire avec la pince guidée par le miroir laryngoscopique. Assurément une pareille intervention demande une éducation spéciale et n'est pas à la portée de tous les praticiens. N'anesthésiez à la cocaïne que le pharynx et l'entrée du larynx et non l'organe tout entier. Les contractures réitérées des muscles du larynx pourront faciliter l'expulsion du corps étranger ou l'empêcher de tomber dans la trachée au cas où, mal saisi, il aurait été simplement déplacé par la pince.

2° Le corps étranger est enclavé dans les ventricules ou entre les cordes vocales. — Vous pouvez tenter, prudemment et sans violence, l'extraction au moyen de la pince guidée par le miroir laryngoscopique, le pharynx et l'entrée du larynx étant anesthésiés à la cocaïne. Si vous ne réussissez pas, ne multipliez pas les tentatives.

Pratiquez la trachéotomie, puis la canule de Trendelenburg une fois en place, anesthésiez complètement à la cocaïne la muqueuse laryngée. Vous pourrez probablement, dans ces conditions, extirper le corps étranger par la voie buccale et vous opérerez en toute sécurité.

En cas d'insuccès, il faut ouvrir le larynx. On incisera, suivant le siège du corps étranger, soit au niveau des membranes thyro-hyoïdienne ou crico-thyroïdienne, soit sur le cartilage thyroïde (incision médiane).

3° Le corps est au-dessous du larynx. — C'est encore à la trachéotomie qu'il faut avoir recours. La trachée une fois ouverte, placez dans l'ouverture deux crochets mousses qui seront attachés derrière le cou du patient, tenant écartées les lèvres de la plaie trachéale. Il est rare que le corps ne soit pas projeté au dehors par une quinte de toux[1]. On place ensuite une canule pendant vingt-quatre ou quarante-huit heures. Si le corps étranger n'est pas expulsé, on laisse la canule en place pendant un temps plus prolongé.

COTES

Tuberculose costale.

La tuberculose costale est une affection fréquente, fort rebelle si elle n'est pas traitée par une large exérèse.

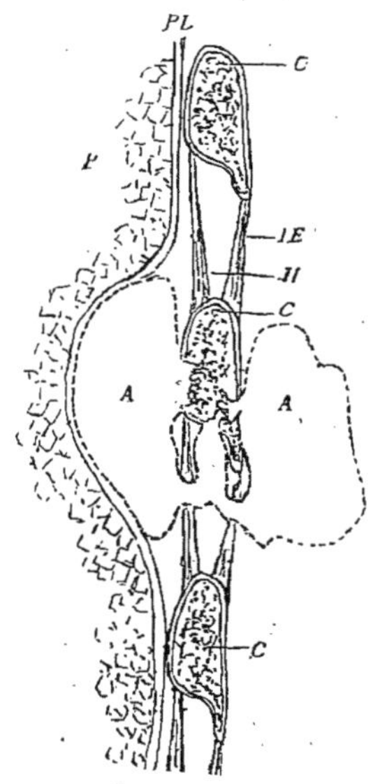

Fig. 18. — Tuberculose costale.

A, abcès; C, côtes; IE, muscle intercostal externe; II, muscle intercostal interne; P, poumon; Pl, plèvre.

Elle est primitive ou secondaire. Secondaire, elle succède parfois à une infection bacillaire du sternum ou plus fréquemment à une lésion tuberculeuse de l'appareil pleuro-pulmonaire (pleurésie purulente enkystée, péripleurite ou abcès froid du tissu cellulaire sous-pleural, lympho-adénite tuberculeuse) (Souligoux).

Les lésions ne sont point localisées sur le périoste, la côte est envahie dans toute son épaisseur.

Les abcès consécutifs à la carie costale siègent soit sur la face externe de la côte, soit sur sa face interne dans le tissu cellulaire sous-pleural, soit à la fois, en dehors et en dedans de l'os. Dans ce dernier cas les deux loges communiquent

1. E.-J. Moure, *Leçons sur les maladies du larynx*, Paris, Octave Doin, 1890, page 523.

souvent par un étroit pertuis obstrué parfois par des grumeaux caséeux.

Au début, la tuberculose costale se manifeste sous les apparences d'une tumeur solide, peu douloureuse à la pression, adhérente à la côte sous-jacente. On peut, à cette époque de crudité, éprouver quelque difficulté à la différencier d'une tumeur solide. Quand l'abcès est constitué et que la peau est encore saine, on peut confondre la carie costale avec un lipome, un kyste séreux; dans le doute, une ponction aseptique avec la seringue de Pravaz mettrait sur la bonne voie.

L'abcès froid une fois diagnostiqué, il faut déceler son origine, et dans ce but, examiner avec soin le squelette et l'appareil pleuro-pulmonaire (Voyez abcès froids du thorax).

TRAITEMENT. — Dans l'immense majorité des cas de tuberculose osseuse, nous avons proscrit, au début de la maladie tout au moins, les larges interventions. Il n'en est pas de même pour la tuberculose costale; en voici les raisons. Il est facile dans la carie des côtes, de découvrir toute la lésion, celle-ci n'intéressant généralement pas la côte sur une grande longueur. Vu le peu d'étendue des lésions, vu l'innocuité d'une résection costale même très large, on peut être à peu près certain de réséquer en tissu sain. Enfin, la résection costale est le seul moyen qui nous permette d'ouvrir largement et de bien désinfecter les abcès en bouton de chemise tel que celui qui est représenté sur le schéma (18). L'injection modificatrice à l'éther iodoformé, que nous considérons comme le procédé de choix dans le traitement des abcès froids, par suite de la disposition bilobée d'un grand nombre d'abcès costaux, se montre, dans le cas particulier, inférieure à la résection costale.

Nous repoussons aussi la simple ouverture de l'abcès avec

grattage de la face externe de la côte. Une pareille intervention est incomplète et peut laisser persister un abcès sous-costal.

Nous pensons que, dès que le diagnostic de tuberculose costale est nettement posé, il faut intervenir par une large exérèse.

Par une incision menée d'emblée jusqu'à l'os, taillez un lambeau cutanéo-musculaire en U à base supérieure dépas-

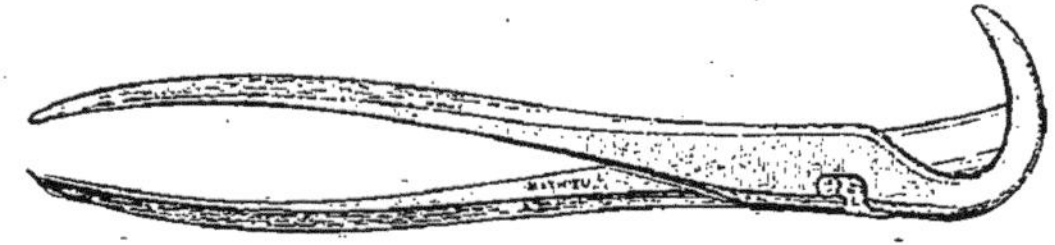

Fig. 19. — Costotome.

sant largement les limites du mal. Au cas où il existe un trajet fistuleux, excisez-le.

La résection costale doit-elle être sous-périostée ou extra-périostée ? La résection sous-périostée ne nous paraît, dans le cas particulier, présenter aucun avantage. Il est en effet sans importance que la côte ne se reconstitue pas et il vaut mieux enlever le périoste qui présente certainement des altérations tuberculeuses.

En plein tissu sain, à quatre centimètres environ en avant des parties cariées, faites sur le bord inférieur de la côte malade, au moyen de la sonde cannelée, une éraillure permettant le passage de la branche mousse du costotome et sectionnez la côte en ce point. Puis soulevez-la avec un davier et coupez-la avec le costotome quand vous aurez largement dépassé les limites du mal. Si plusieurs côtes sont atteintes, traitez-les de la même façon. Agrandissez la brèche en excisant l'espace intercostal de manière à bien explorer le foyer dans toute son étendue. Avec une compresse débarrassez-le des débris caséeux. Un curettage trop énergique pourrait ouvrir la plèvre. Du côté du lambeau cutanéo-musculaire, excisez tous les tissus suspects. Drainez au moyen d'un gros tube en caoutchouc et suturez après avoir fait une hémostase soignée.

Renouvelez le pansement dès qu'il sera extérieurement souillé, ce qui se produira probablement le lendemain de l'opération.

Vers le sixième jour, injectez de l'éther iodoformé par le drain, puis enlevez ce dernier. Si une fistulette persiste, injectez de l'éther iodoformé ou de la teinture d'iode.

COUDE

Tuberculose du coude.

D'après Piéchaud, « l'ostéosynovite du coude est la plus fréquente des tuberculoses des grandes articulations [1]. » Notre statistique ne confirme pas cette opinion. Elle nous indique que la tumeur blanche du coude est infiniment moins fréquente que la coxalgie et qu'elle ne s'observe pas aussi souvent que l'ostéo-arthrite tuberculeuse du genou.

Généralement, dans l'arthrite fongueuse du coude, le squelette est primitivement atteint. Le bacille de Koch se localise au début, dans la grande majorité des cas, sur le cubitus et plus particulièrement sur l'olécrâne. Les foyers caséeux ne sont pas rares au niveau de l'extrémité inférieure de l'humérus, on les observe moins souvent sur le radius.

L'articulation se trouvant plus superficielle en arrière, c'est sur la partie postérieure du coude, de chaque côté de l'olécrâne, que bombent les fongosités et qu'apparaissent ultérieurement les abcès et les orifices fistuleux.

1. Piéchaud, *Chirurgie infantile*, Collection Testut, page 605. Paris, Doin.

Les symptômes de l'ostéo-arthrite bacillaire du coude sont ceux de toute tumeur blanche : gêne, puis douleur qui est spontanée et provoquée par la pression ; gonflement ; atrophie musculaire ; contracture du biceps ; attitude vicieuse caractérisée par la flexion légère et la pronation ; diminution dans l'amplitude des mouvements ; engorgement des ganglions épitrochléens et axillaires ; sensation de fausse fluctuation ; abcès, fistules. La paralysie radiale, assez rare, est d'un mauvais pronostic.

TRAITEMENT. — Nous accordons la plus haute importance au traitement général.

Dès que le diagnostic est posé, il faut immobiliser dans un appareil plâtré le coude en bonne position (avant-bras placé dans une position intermédiaire entre la pronation et la supination et formant avec le bras un angle inférieur à l'angle droit mesurant environ 70°). Pour redresser un coude en attitude vicieuse, l'anesthésie générale peut être nécessaire dans les cas anciens.

Quand les culs-de-sac synoviaux et la peau sont distendus par des fongosités on se trouvera bien de circonscrire les bourrelets fongueux par des injections de chlorure de zinc suivant la méthode du professeur Lannelongue. Nous ne conseillons pas l'ignipuncture profonde qui assurément n'exposerait guère à la blessure de l'artère humérale et du nerf médian mais qui pourrait léser le radial ou le cubital. Traitez les abcès par les injections d'éther iodoformé.

Chez l'enfant, on obtient très souvent par ces moyens des résultats fort satisfaisants.

Ne vous hâtez pas de supprimer l'immobilisation. Attendez au moins trois mois après que tout phénomène inflammatoire aura disparu, pour renoncer à l'immobilisation dans l'appareil plâtré. Continuez à ce moment à prescrire une compression légère et une immobilité relative au moyen d'une bande de flanelle ou de crèpe Velpeau et ordonnez que l'avant-bras soit soutenu par une écharpe.

Dans le traitement de l'ostéo-arthrite tuberculeuse du coude nous sommes plus interventionniste que pour la plupart des tumeurs blanches. Si malgré la thérapeutique que nous venons d'indiquer aucune amélioration ne se produit, si le coude se fistulise, n'attendez plus pour pratiquer la résection du coude. C'est la meilleure de toutes les résections; elle donne de merveilleux résultats. Assurément elle entraîne un raccourcissement assez accentué, mais nous savons que l'inégale longueur des deux membres supérieurs ne détermine pas de notables troubles fonctionnels.

Résection du coude. Procédé d'Ollier. — Par ce procédé on est certain de ne pas léser le nerf cubital.

1er Temps[1]. *Incision de la peau et pénétration dans la capsule articulaire.* — Le sujet étant couché sur le côté sain, et l'avant-bras étant plié à 130° sur le bras, on fait une incision à la région postérieure et externe, au niveau de l'interstice qui sépare le long supinateur de la portion externe du triceps. On commence cette incision sur le bord externe du bras, à 6 centimètres au-dessus de l'interligne articulaire; on la poursuit en bas jusqu'au niveau de la saillie de l'épicondyle; de là on la dirige obliquement en bas et en dedans jusqu'à la base de l'olécrane. Le bistouri change alors sa direction et suit le bord postérieur du cubitus jusqu'à 4 ou 5 centimètres, selon la longueur d'os qu'on pense avoir à réséquer. Tout le long du cubitus, l'incision doit arriver direc-

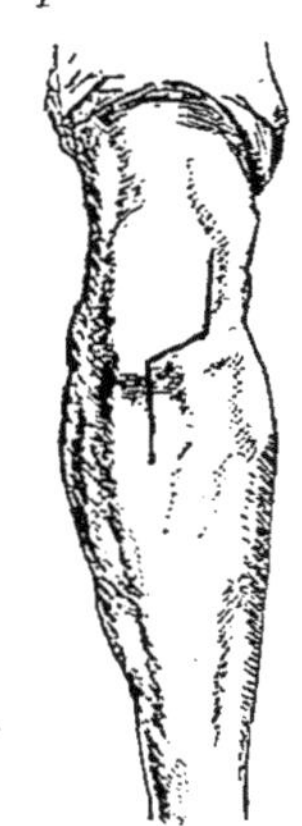

Fig. 20. — Résection du coude.

1. Ollier, *Traité des résections et des opérations conservatrices qu'on peut pratiquer sur le système osseux*, t. II, 1888, Paris, Masson, page 193.

tement jusqu'à l'os : on divise ensuite l'aponévrose dans la partie supérieure de l'incision pour pénétrer entre le triceps d'une part et le long supinateur puis le premier radial de l'autre. On commence la dénudation de l'os, et l'on ouvre largement la capsule articulaire dans le sens de l'incision extérieure. Dans la portion moyenne et oblique, l'incision suit approximativement l'interstice qui existe entre le triceps et l'anconé.

2me Temps. *Dénudation de l'olécrâne et renversement du triceps en dedans.* — On étend un peu l'avant-bras ; on fait écarter avec des crochets mousses la lèvre interne de la plaie, et avec le détache-tendon on sépare le tendon du triceps, en ayant bien soin de respecter sa continuité avec le périoste cubital : c'est le point le plus important. On écarte le muscle, on plutôt le lambeau cutanéo-musculo-périostique, à mesure qu'on le détache et on le renverse en dedans. On achève de dénuder le pourtour de l'olécrâne et l'articulation se trouve déjà largement ouverte en arrière.

3me Temps. *Détachement du ligament latéral externe ; luxation de l'humérus et complément de la dénudation de l'os.* — On reprend la dénudation sur le condyle externe de l'humérus ; on détache la lèvre externe de la plaie capsulaire, et l'on dépouille ainsi toute la tubérosité externe de l'humérus. Par un effort très modéré on luxe alors l'humérus en dehors, et son extrémité apparaît avec les attaches capsulaires et ligamenteuses internes et antérieures, qui se trouvant renversées de bas en haut par le fait de la luxation de l'humérus, sont successivement détachées avec le détache-tendon ; la luxation devient plus complète à mesure qu'on sépare ces adhérences. »

4me Temps. *Section des os.* — Si les os ne sont pas le siège d'altérations suffisantes pour nécessiter la suppression d'un segment plus ou moins étendu des extrémités articulaires, on se contentera de curetter les foyers circonscrits, de les cautériser au thermo-cautère, de pratiquer en un mot une arthrectomie osseuse. Dans le cas contraire on fait une résection typique.

Il est indispensable de placer dans la partie inférieure de l'incision un drain ne pénétrant que sur une longueur de deux centimètres environ. Le coude doit être immobilisé après la résection, en bonne position. Quelques tours de bandes amidonnées et une écharpe suffisent à le fixer en attitude convenable. Le pansement doit être renouvelé dès qu'il est extérieurement souillé.

Après cicatrisation de la plaie opératoire, continuez encore l'immobilisation jusqu'à ce que tout phénomène inflammatoire ait complètement disparu depuis trois mois au moins. Ne cherchez pas, par une mobilisation hâtive, à obtenir une néarthrose, le but que vous poursuivez, c'est l'ankylose en bonne position.

Ankyloses du coude consécutives aux ostéo-arthrites tuberculeuses.

1° Ankyloses en bonne position. — Lorsque, après une résection pathologique, pratiquée en pleine évolution de la tumeur blanche, on a obtenu une ankylose en bonne position, il faut considérer le résultat comme satisfaisant. Quand l'ankylose est survenue après un traitement non sanglant, on peut considérer aussi le résultat comme satisfaisant, mais on est autorisé à rechercher un résultat plus parfait et à pratiquer, alors que la tumeur blanche est guérie depuis plusieurs années, une résection orthopédique qui rendra au coude une très grande mobilité.

2° Ankylose en mauvaise position. — La résection du coude est indiquée.

La technique de la résection orthopédique diffère de la technique de la résection pathologique, quoique l'incision cutanée et la voie qui conduit dans la jointure soient les mêmes dans les deux cas. Les particularités qui appartiennent à la résection orthopédique sont les suivantes : pour obtenir une articulation mobile, il faut réséquer au moins trois centimètres de l'articulation ankylosée. En enlevant moins de trois centimètres on court le risque de créer une nouvelle ankylose, en réséquant plus de cinq centimètres on s'expose à obtenir un avant-bras ballant. La résection portera sur l'extrémité inférieure de l'humérus ; il est important de conserver le crochet cubital qui contribuera beaucoup à la formation d'une néarthrose dont la constitution rappellera celle d'une articulation normale. Il faut mobiliser hâtivement la nouvelle jointure. Dès le dixième jour, on commencera à provoquer des mouvements dans le coude réséqué. Chaque jour on fera exécuter des mouvements passifs avec douceur et patience. Leur amplitude sera limitée par la sensation du malade et l'on devra s'arrêter dès qu'il souffrira. La plaie une fois cicatrisée, on confiera le patient à un masseur de profession et l'on ordonnera l'électrisation des muscles du bras et de l'avant-bras. Les résultats que donne la résection orthopédique sont excellents.

COU-DE-PIED

Tumeur blanche du cou-de-pied.

L'ostéo-arthrite tuberculeuse du cou-de-pied est assez fréquente. Elle débute plus souvent dans le squelette que sur la synoviale et c'est généralement l'*astragale* qui est le siège primitif de l'infection bacillaire. On peut rencontrer sur l'astragale les diverses formes de l'ostéite tuberculeuse, superficielle ou profonde, diffuse ou circonscrite, s'accompagnant ou non de la présence d'un séquestre. Le processus tuberculeux ne reste pas longtemps localisé à l'astragale et il ne tarde pas, si par une thérapeutique efficace on ne s'oppose pas à sa marche, à envahir secondairement le tibia, le péroné, le calcanéum, le scaphoïde, le cuboïde et les cunéiformes. C'est ainsi que chez certains malades qui n'ont opposé à l'infection bacillaire qu'une insuffisante résistance ou qui n'ont pas été dès le début rationnellement traités, on constate l'existence de trajets fistuleux occupant toute la région tarsienne.

Les fongosités remplissent peu à peu la synoviale qui, bridée en dedans par le ligament latéral interne et en dehors par le ligament latéral externe, ne se laisse distendre qu'en avant et en arrière. Normalement le cul-de-sac postérieur n'est pas plus développé que le cul-de-sac antérieur ; cependant, dans l'arthrite tuberculeuse, la saillie du cul-de-sac postérieur apparaît plus nettement. Bien souvent, une articulation tibio-tarsienne qui ne semble pas très tuméfiée lorsqu'on la regarde par sa face antérieure, présente au contraire une tuméfaction très manifeste quand on l'examine par sa face postérieure. Examinez comparativement la partie postérieure des deux articulations tibio-tarsiennes placées en pleine lumière, rapprochées l'une de l'autre, le sujet étant debout. Tandis que vous apercevrez du côté sain une saillie longitudinale formée par le relief très accusé du tendon d'Achille, du côté malade, vous constaterez un empâtement diminuant la profondeur des gouttières rétro-malléolaires et le relief du tendon. Ce gonflement qui donne au cou-de-pied une forme régulièrement cylindrique sera d'autant plus apparent si, en même temps que la jointure, les gaines tendineuses sont prises, ce qui est assez fréquent pour celle des péroniers en particulier celle-ci, communiquant parfois avec la synoviale tibio-tarsienne. Cette synoviale envoie aussi un prolongement à l'articulation tibio-péronière inférieure, et cette communication peut dans une certaine mesure expliquer la diffusion des lésions bacillaires.

La tumeur blanche du cou-de-pied succède assez souvent à une entorse et c'est sans doute dans le cas de tuberculose tibio-tarsienne, que l'action pathogénique du traumatisme peut être le moins contestée.

Les symptômes du début sont ceux de toute tumeur blanche, gêne, claudication, douleur spontanée et provoquée par la pression de l'astragale, de l'interligne articulaire, du tibia et du péroné; gonflement et atrophie des muscles de la jambe. Comme dans toute ostéo-arthrite, il existe une attitude vicieuse que pendant toute la durée du traitement, il faudra s'attacher à combattre, c'est l'*équinisme*.

Les fongosités après avoir rompu la synoviale, se créent une voie à travers les aponévroses et la peau et constituent des trajets fistuleux qui s'ouvrent sur les téguments. L'articulation se trouvant alors secondairement infectée, le pronostic est de ce fait singulièrement aggravé.

Il sera parfois assez difficile de savoir si le mal siège dans les gaines synoviales tendineuses péri-articulaires ou dans la jointure elle-même; d'autant que bien souvent arthrite et synovite coexistent. Dans le cas où l'articulation étant indemne, une ou plusieurs synoviales tendineuses sont atteintes par le bacille de Koch, le gonflement est plus limité, sa forme nettement allongée dans le sens de la longueur du membre, l'interligne articulaire et les os adjacents ne sont pas douloureux à la pression, enfin les mouvements de flexion et d'extension du pied restent à peu de chose près aussi étendus qu'à l'état normal.

TRAITEMENT. — Dans la thérapeutique de l'ostéo-arthrite tibio-tarsienne, comme dans le traitement de toutes les tumeurs blanches, l'importance du traitement général est prépondérante.

Dès que le diagnostic est posé, il faut immobiliser le pied en bonne position, l'axe longitudinal du pied et de la jambe formant entre eux un angle droit. L'appareil plâtré constitue le meilleur agent d'immobilisation. Il sera renouvelé tous les deux mois. Ce n'est qu'après disparition complète de tout phénomène inflammatoire (douleur, gonflement) depuis trois mois environ que l'on pourra supprimer l'immobilisation. On enveloppera alors le cou-de-pied dans une bande en flanelle ou en crêpe Velpeau en ayant soin d'interposer entre la peau et la bande une couche d'ouate d'une épaisseur de deux centimètres environ et l'on permettra la marche avec des béquilles, à la condition que le malade porte du côté sain, une chaussure munie d'une semelle de cinq centimètres d'épaisseur. Au bout d'une nouvelle période de trois mois, on permettra la marche avec des béquilles sans chaussure spéciale puis la marche avec des cannes. On ne saurait être trop prudent et trop redouter les rechutes. Il est incontestable en effet, que même dans les cas ou les tumeurs blanches paraissent à l'examen clinique complètement guéries, en réalité le plus souvent les foyers ne sont point encore complètement éteints. On vérifie cette longue persistance des lésions osseuses, au cours des résections orthopédiques pratiquées pour la cure d'ankyloses très anciennes ayant succédé à des lésions tuberculeuses que l'on croyait cicatrisées depuis longtemps.

Lorsque l'arthropathie est arrivée sans avoir été traitée à une période avancée de son évolution, il est rare que le pied ne se trouve pas placé en position vicieuse, en équinisme. Le redressement sous chloroforme, précédera alors l'immobilisation dans l'appareil plâtré. L'ignipuncture profonde donne en pareil cas de bons résultats.

Dans le traitement de l'ostéo-arthrite tibio-tarsienne, nous déclarons être plus interventionniste que pour la plupart des arthropathies bacillaires. Nous conseillons, si malgré une immobilisation rigoureuse continuée pendant quatre mois environ, le gonflement augmente ou ne diminue pas, de pratiquer la résection de l'astragale; *a fortiori*, conseillons-nous cette intervention, lorsqu'on se trouve en présence d'une ostéo-arthrite fistulisée ou nettement fluctuante en certains points.

Depuis longtemps déjà, Ollier a bien montré que l'ablation de l'astragale était indiquée pour deux raisons : 1° par la résection totale de cet os, on supprime la plupart des lésions du squelette tibio-tarsien puisque la tuberculose envahit l'artragale primitivement et plus souvent que les autres os dans la très grande majorité des cas; 2° cet os une fois enlevé, tous les foyers voisins se trouvent largement ouverts et deviennent facilement accessibles au thermo-cautère et à la curette. Ajoutons que l'ablation de l'astragale ne diminue que dans de faibles limites la longueur du membre et que le raccourcissement résultant de cette résection ne s'accentue pas ultérieurement comme c'est la règle après les résections épiphysaires des os longs.

Enlevez d'abord l'astragale, puis vous éviderez, si vous le jugez nécessaire, la mortaise tibio-péronière ou vous pratiquerez, si vous rencontrez des lésions très avancées, la résection sous-périostée du calcanéum, du scaphoïde ou du cuboïde.

Technique. — L'extirpation de l'astragale est décrite à propos du pied bot varus équin congénital et l'on trouvera dans ce chapitre, les indications relatives aux divers temps de cette intervention. Nous devons cependant faire observer, que dans le cas d'ostéo-arthrite bacillaire, la technique est quelque peu différente. Il est, en effet, indispensable, afin de pouvoir poursuivre les fongosités dans tous les trajets diverticulaires de se donner tout le jour nécessaire. Aussi, au lieu d'extirper l'astragale au moyen d'une seule incision, conseillons-nous d'adopter les deux incisions d'Ollier :

« Le pied étant fléchi sur la jambe à 120° et porté dans l'adduction, on fait partir la première incision (antéro-externe) d'un point situé à cinq ou six centimètres au-dessus et en avant de la pointe de la malléole externe et correspondant au bord interne du péroné. On la dirige en bas dans la direction de l'articulation péronéo-tibiale inférieure dans laquelle elle doit pénétrer, en laissant en dedans le tendon du péronier antérieur et la masse des tendons extenseurs. Arrivée sur l'interligne articulaire, elle change légèrement de direction pour se porter en avant et en bas vers la commissure du quatrième et du cinquième orteil. Elle s'arrête au niveau du bord antérieur du cuboïde pour ne pas couper le tendon du péronier antérieur qu'on rejette en dedans s'il croise la plaie. A un centimètre au-dessous du point où cette incision correspond au bord antérieur de la malléole externe, on trace une seconde incision perpendiculaire à la première et qui se dirige en bas et en arrière vers l'angle du talon; elle s'arrête à trente-cinq millimètres en moyenne, pour ne pas diviser le tendon du court péronier latéral. On la conduit, du reste, prudemment aussi bas que possible et l'on s'arrête dès qu'on aperçoit le tendon. En repassant le bistouri dans cette incision on ouvre successivement l'articulation péronéo-tibiale inférieure, la péronéo-astragalienne en dehors du bord externe de la poulie astragalienne et on pénètre par la partie verticale de l'incision dans l'articulation calcanéo-astragalienne. Arrivé là on trouve toujours un certain obstacle dans le muscle pédieux pour aller inciser le périoste du col de l'astragale et aussi en dehors l'articulation astragalo-scaphoïdienne. On charge ce muscle avec un crochet et on le rejette en bas et en dehors, mais s'il est trop gênant, il vaut mieux inciser quelques fibres pour se donner du jour.

On fait ensuite la seconde incision sur le bord antéro-interne du cou-de-pied. On circonscrit par une incision courbe demi-circulaire, le pourtour antérieur de la malléole interne en s'arrêtant un peu en arrière de la pointe, puis, du milieu de cette incision qui correspond à la base de la malléole, on en fait partir une autre dirigée en bas et en avant, ce qui donne à l'ensemble de l'incision la forme d'un T à ailes recourbées en haut. La tige du T se prolonge en avant jusqu'au delà de l'articulation scaphoïdo-astragalienne, sans dépasser le bord du jambier antérieur.

On pourrait se contenter à la rigueur de ces deux incisions, mais il vaut mieux dans les ostéo-arthrites fongueuses suppurées, faire une ou deux incisions postérieures qui serviront d'incisions de décharge et qui permettront d'aborder l'articulation en arrière. On les fait derrière les malléoles, sur les côtés du tendon d'Achille. L'incision externe qui pourra suffire, si l'articulation paraît saine en dedans, passera en arrière et en dedans des péroniers, ou en avant de ces muscles lorsqu'il y aura une fistule à ce niveau et que la malléole est malade. L'incision interne doit aborder le tibia et la face postérieure de l'astragale en passant entre le long fléchisseur commun et le fléchisseur propre du gros orteil, ou bien en passant au-dessous et en arrière de ce muscle, selon le niveau où les culs-de-sac de la synoviale, distendus par les fongosités, feront saillie.

Le point important dans cette incision interne, c'est de ne léser en aucune manière le paquet vasculo-nerveux. L'artère se trouve généralement à égale distance du tendon d'Achille et du bord postérieur de la malléole, mais ce n'est là qu'un rapport approximatif qui varie d'un sujet à l'autre, surtout dans les cas où la région est distendue par des fongosités ou des abcès profonds ; il ne faut pas aller vite dans cette région, et donner son coup de bistouri en se fiant à cette donnée anatomique. Il faut chercher d'abord le paquet vasculo-nerveux et dès qu'on le voit, le retirer avec un crochet mousse pour le mettre à l'abri quand on incisera la capsule[1]. »

Le *deuxième temps* que nous décrirons en détail à propos de l'astragalectomie dans le pied bot varus équin congénital, consiste dans le détachement des ligaments périphériques, la section du ligament interosseux et l'extraction de l'os.

Dans le *troisième temps*, on fait la toilette de la cavité astragalienne, l'abrasion des malléoles, l'évidement des foyers profonds et on assure le drainage au moyen de deux tubes, placés l'un à droite, l'autre à gauche, dans les parties les plus déclives et pénétrant sur une longueur de deux centimètres dans le foyer de résection.

Le pied est ensuite immobilisé en bonne position dans une gouttière métallique bien garnie d'ouate. Le pansement devra être renouvelé dès qu'il sera extérieurement souillé, les drains enlevés lorsque l'écoulement paraîtra avoir diminué dans de très grandes proportions.

Ankyloses tibio-tarsiennes consécutives aux ostéo-arthrites tuberculeuses.

Quand l'ankylose est à angle droit ou que l'équinisme est très peu accentué, toute intervention opératoire est inutile et l'on doit considérer une pareille ankylose comme un heureux résultat.

Si l'ankylose s'est faite en mauvaise position, le mieux est, lorsque tous les phénomènes inflammatoires auront disparu, d'extirper l'astragale.

COXA VALGA

C'est une déformation de l'extrémité supérieure du fémur, dans laquelle l'angle formé par la tête et le col avec le corps de l'os est plus ouvert qu'à l'état normal (Mauclaire).

1. Ollier, *Traité des résections et des opérations conservatrices qu'on peut pratiquer sur le système osseux*, t. III, Paris, Masson éditeur, 1891, page 515.

COXA VARA

On appelle coxa vara une affection rare de l'extrémité supérieure du fémur caractérisée par deux déformations principales : 1° un abaissement de la tête et du col ; 2° une flexion du col soit d'avant en arrière soit d'arrière en avant. Le plus souvent cette flexion du col se produit d'avant en arrière. La première déformation (mouvement de descente) s'effectue sur un plan vertical, la seconde (déplacement en arrière ou en avant) sur un plan horizontal (fig. 21). De ces deux déformations, la plus grave est l'abaissement de la tête et du col parce que par suite du raccourcissement qu'elle produit, elle détermine des troubles fonctionnels plus importants.

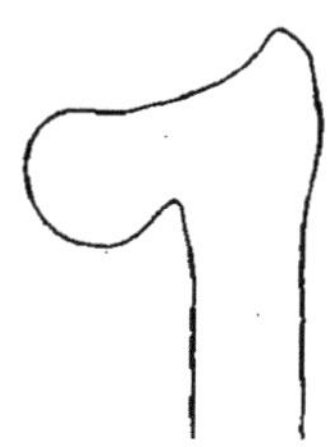

Fig. 21. — Coxa vara.

La coxa vara est le plus souvent bilatérale.

On admet une coxa vara *congénitale*, variété très rare, et deux variétés principales, la coxa vara primitive ou essentielle et la coxa vara secondaire ou symptomatique. Il faut distinguer aussi la coxa vara des jeunes enfants et celle des adolescents. La coxa vara symptomatique est la plus fréquente.

Toutes les causes qui modifient la nutrition de l'extrémité supérieure du fémur et compromettent sa résistance — infections osseuses aussi bien que traumatisme — peuvent engendrer la coxa vara. Dans ces conditions, le col du fémur étant moins résistant qu'à l'état normal, s'infléchit sous le poids du corps. Le rachitisme joue certainement dans la genèse de cette affection, un rôle pathogénique important ; mais, dans la coxa vara des adolescents dite primitive et qui généralement ne s'accompagne pas d'autres lésions squelettiques, on est obligé d'invoquer, comme pour le genu valgum, l'existence d'un rachitisme tardif. Récemment nous avons observé un cas dans lequel, coxa vara et arthrite sèche déformante coexistaient[1].

Outre la déformation osseuse, on rencontre dans la coxa vara, de l'atrophie musculaire portant sur les muscles de la fesse, de la cuisse et plus spécialement sur les muscles pelvi-trochantériens.

Comme dans la coxalgie, la maladie débute par une douleur sourde et profonde qui disparaît par le repos et se réveille dès que le sujet recommence à marcher. L'attitude vicieuse ne rappelle pas celle de la coxalgie. Le membre se place en adduction et en rotation externe. Dans la coxa vara bilatérale les membres inférieurs ont une tendance à s'entre-croiser. La claudication ressemble beaucoup à celle de la luxation congénitale.

A l'examen, on trouve de la raideur articulaire. Les mouvements d'abduction et de rotation interne sont limités. Le grand trochanter est surélevé et dépasse la ligne de Roser Nélaton. La tête du fémur occupe sa place normale. La mensuration pratiquée depuis l'épine iliaque jusqu'à la malléole externe indique un raccourcissement.

L'ascension du grand trochanter et le raccourcissement du membre inférieur existant sans déplacement de la tête fémorale nous paraissent présenter une très grande valeur diagnostique. Quoi qu'il en soit, avant d'accepter le diagnostic, toujours très difficile, de coxa vara, il est indispensable de soumettre le malade à l'examen radiographique.

TRAITEMENT. — Chez les *jeunes enfants* manifestement rachitiques, prescrivez le traitement médical et hygiénique du rachitisme (Voyez rachitisme). Défendez la marche et conseillez des promenades dans une petite voiture. Le malade pourra s'asseoir dans la voiture si le cas est léger, il sera étendu si le cas est grave ; on peut même pour les déformations très accentuées, associer l'extension continue au décubitus

1. Moulis, De la coxa vara symptomatique d'arthrite sèche, *Thèse de doctorat de Montpellier*, 31 juillet 1902.

dorsal, le mieux est alors d'adopter la gouttière de Bonnet.

Chez l'*adolescent*, si la gêne fonctionnelle est sérieuse, pratiquez l'ostéotomie sous-trochantérienne oblique. (Voyez pour le manuel opératoire, le chapitre consacré aux ankyloses consécutives à la coxalgie.)

COXALGIE

Coxotuberculose (Lannelongue). Tuberculose de l'articulation coxo-fémorale.

Le mot coxalgie n'a pas un sens bien défini, il indique seulement une affection douloureuse de la hanche (coxa hanche; ἄλγος douleur). Nous ne conserverons le nom de coxalgie que pour désigner la tuberculose de l'articulation coxo-fémorale.

La coxalgie est une affection que l'on rencontre souvent chez l'enfant, surtout dans la classe pauvre et dans la période comprise entre cinq et dix ans. C'est la plus fréquente de toutes les tumeurs blanches. Elle est généralement unilatérale, la coxalgie double est assez rare[1].

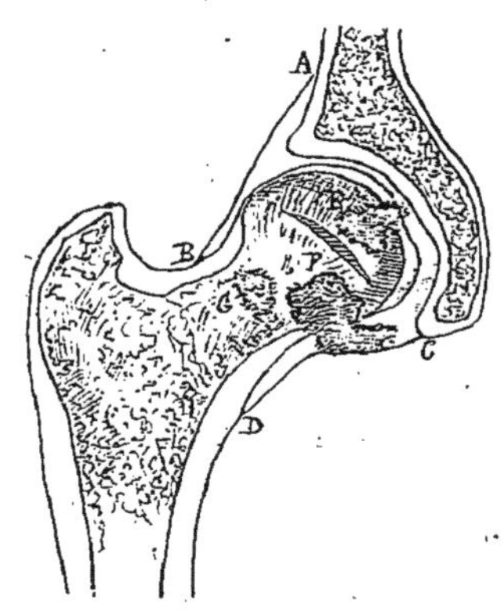

Fig. 22.
ABCD, capsule articulaire; FG, foyers tuberculeux.

Dans la grande majorité des cas, c'est sur le squelette que siège la lésion initiale, le fémur est, d'après Lannelongue, généralement envahi le premier. Le foyer tuberculeux s'étend peu à peu, se rapprochant de la surface de l'os, puis il fait issue, tantôt au niveau du cartilage diarthrodial, tantôt sur le col fémoral et pénètre dans l'articulation qui est envahie par

1. *La coxalgie double*, par MM. J. Calvé et P. Guillaume-Louis, *Revue mensuelle des maladies de l'enfance*, octobre 1903.

des fongosités, puis progressivement détruite dans toutes, ses parties constituantes (fig. 22). Parmi ces altérations articulaires, les plus importantes occupent la tête du fémur et le cotyle qui se déforment suivant un type qui est presque toujours le même. On peut se demander pour quelles raisons les déformations osseuses présentent généralement le même aspect? Nous ver-

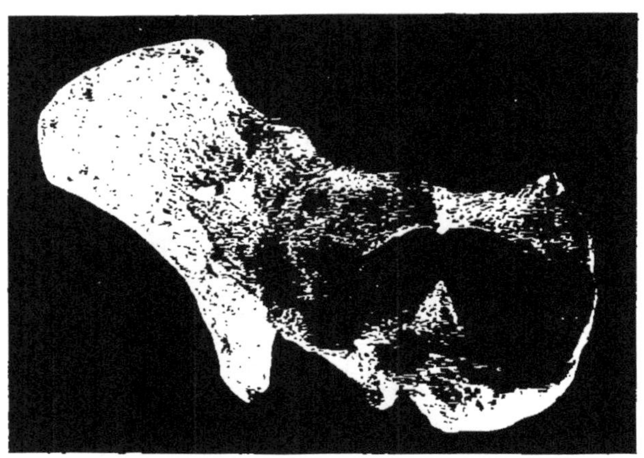

Fig. 23. — Cavité cotyloïde éculée et perforée.
(Musée de la Faculté de Montpellier.)

rons que, dès le début, l'articulation prend une attitude fixe due à la contracture musculaire et que cette contracture immobilise dans un contact permanent les mêmes points des surfaces articulaires. Au niveau des parties ainsi comprimées, l'os ramolli par l'ostéite se déforme, le rebord cotyloïdien dans sa partie postéro-externe et supérieure s'aplatit, la surface convexe de la tête fémorale dans ses portions supérieure et externe devient plane (décubitus ulcéreux de Volkmann, ulcération compressive de Lannelongue) (fig. 23).

Lorsqu'un foyer tuberculeux s'ouvre brusquement dans la jointure, il donne naissance à une arthrite suraiguë. Par suite de l'ulcération compressive, la tête fémorale se rapetisse tandis que la cavité cotyloïde s'agrandit et la tête n'étant plus maintenue remonte en empiétant progressivement sur la fosse iliaque.

Ce n'est qu'à une période fort avancée de la maladie, qu'on trouve dans l'articulation, un liquide puriforme caractéristique, chargé de grumeaux, de fongosités et de petits séques-

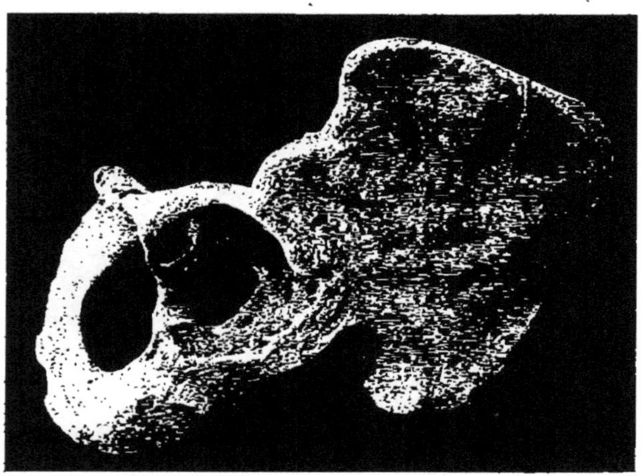

Fig. 24.— Cavité cotyloïde perforée.
(Musée de la Faculté de Montpellier.)

tres. A ce moment, la synoviale et la capsule fibreuse sont envahies par des fongosités et en grande partie détruites; les muscles sont atrophiés et sclérosés, les ganglions inguinaux et iliaques tuberculisés.

Les lésions ulcéreuses du squelette que nous venons d'indiquer et la destruction des ligaments articulaires expliquent les luxations du fémur en haut et en arrière. Ces luxations pathologiques spontanées sont généralement incomplètes. Elles se réalisent le plus souvent avec lenteur et insidieusement comme les altérations osseuses qui en sont la cause. Parfois, cependant, elles apparaissent brusquement, sous l'influence d'un traumatisme minime à la vérité. Les *luxations soudaines* au cours de la coxalgie sont aujourd'hui bien connues. Les fongosités perforent les muscles puis l'aponévrose et la peau formant des trajets fistuleux qui permettent l'infection secondaire de l'article par des agents pyogènes. Les abcès s'ouvrent à la racine de la cuisse quand ils proviennent du fémur, dans la cavité pelvienne lorsqu'ils ont pour origine le cotyle.

La coxalgie peut déterminer un arrêt de développement du membre qui est la conséquence des désordres survenus du côté des extrémités épiphysaires et une viciation du bassin dont l'importance peut être considérable chez la femme.

Division. — On divise l'*évolution clinique* de la coxalgie en trois étapes, trois périodes :

1° première période, période de début à signes peu nets, au cours de laquelle le diagnostic est incertain;

2° deuxième période, période d'attitude vicieuse due à la contracture musculaire;

3° troisième période, période d'attitude vicieuse causée par des lésions osseuses.

L'articulation coxo-fémorale est difficile à examiner à cause de sa situation profonde.

1re PÉRIODE. — Début insidieux. Gêne de la marche. L'enfant se fatigue vite et traîne la jambe quand il est fatigué. On attribue souvent ces troubles fonctionnels à la croissance. Le rythme de la marche est modifié, le pied malade se pose sur le sol avec plus de légèreté (signe du maquignon).

La douleur spontanée est souvent localisée dans le genou ou même dans le mollet, de là des erreurs de diagnostic. La douleur est provoquée par une pression exercée au sommet de l'angle obtus formé par l'arcade crurale et l'artère fémorale. Elle est aussi provoquée quand on comprime un point situé sur la face postérieure de l'articulation à deux travers de doigt en dedans du grand trochanter et un peu au-dessous du bord supérieur de ce dernier, surtout si préalablement on a fléchi la cuisse sur le bassin et si le membre inférieur a été placé en adduction et en rotation en dedans.

Par le toucher rectal on explore la face interne de l'os iliaque.

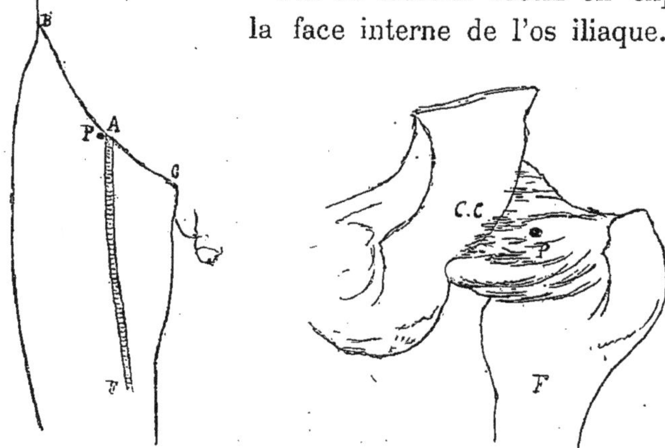

Fig. 25.
AF, artère fémorale ; P, point douloureux ; BC, arcade crurale.

Fig. 26
CC, cavité cotyloïde ; P, point douloureux ; F, fémur.

Il faut se rendre compte de la mobilité articulaire qui, toujours dès le début, est modifiée par la contracture musculaire.

L'abduction est le mouvement le plus nettement limité et met en évidence la contracture des adducteurs.

Examinez aussi avec attention, l'hyperextension pratiquée comparativement des deux côtés, le sujet étant couché sur le ventre.

L'atrophie musculaire est précoce. La région du triceps et celle du grand fessier sont aplaties.

L'adénite inguinale se montre dès le début.

Provoquez le signe de l'épreuve (Lannelongue[1]) : « L'im-

1. Lannelongue, *Coxotuberculose*, leçons recueillies par le Dr Ménard, Paris 1886, page 67.

puissance des forces musculaires du côté atteint se démontre par une petite expérience facile à répéter sur le malade. Qu'on le mette debout, les talons rapprochés et le poids du corps reposant également sur les deux pieds : si on l'observe dans cette attitude pendant quelques minutes, on ne tarde pas à voir que les saillies musculaires sont le siège de petits soulèvements; puis les tendons forment des cordes saillantes autour du cou-de-pied. Peu à peu le membre se met en contracture, et le corps se porte en totalité sur le côté sain ».

Si nous avons insisté sur les signes du début de la coxalgie, c'est qu'il est du plus haut intérêt de porter un diagnostic précoce. Le traitement, en effet, sera d'autant plus efficace qu'il aura été institué plus tôt.

2e Période. — Les signes que nous venons d'indiquer prennent plus d'importance, l'enfant souffre par crises la nuit, alors que les muscles relâchés par le sommeil, ne maintiennent plus l'articulation dans l'immobilité; le symptôme essentiel de cette seconde période est la position du membre malade. Cette attitude qui met la capsule dans le plus grand relâchement possible est aussi déterminée par la contracture musculaire. Cette contracture est généralisée, mais les muscles abducteurs et rotateurs en dehors étant les plus puissants entraînent le membre et il se place, sauf de rares exceptions, en *flexion*, *abduction* et *rotation* en dehors (fig. 27). Cette attitude entraîne un déplacement du bassin qui se transmet au rachis et produit une incurvation lombaire (ensellure) en même temps qu'un abaissement de la fesse et du pli fessier effacé par l'atrophie musculaire. L'abaisse-

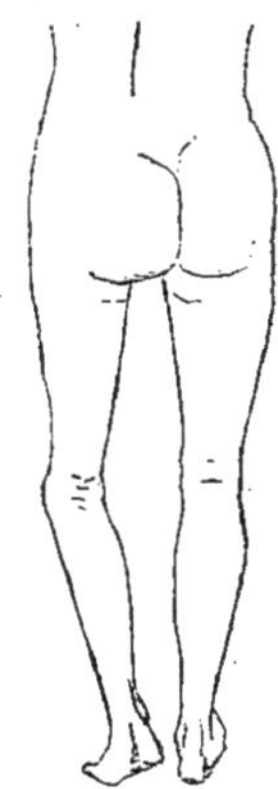

Fig. 27. — Coxalgie 2e période (Lannelongue).

ment du bassin produit un allongement apparent du membre malade. Or, si on mesure ce membre qui paraît allongé, on s'aperçoit qu'il est plus court. Ce raccourcissement, apparent lui aussi, est dû à ce que le membre est en flexion et en abduction (fig. 28). Comment l'abduction détermine-t-elle ce raccourcissement apparent ? N'oubliez pas que pour mesurer la longueur du membre inférieur, vous mesurez la distance qui sépare l'épine iliaque antérieure et supérieure de la pointe de la malléole externe. Le point supérieur n'appartient pas au fémur, il est placé en dehors de lui. Or, plus le membre est placé en abduction, plus la malléole externe se rapproche de l'épine iliaque antérieure et supérieure; plus il est placé en adduction plus elle s'en éloigne. Allongement et raccourcissement sont donc apparents au cours de cette seconde période ; vous n'observerez le raccourcissement réel que dans la troisième période, alors que des altérations osseuses profondes auront permis le chevauchement de la tête fémorale. Mettez les deux membres dans des positions symétriques et vous constaterez qu'ils ont même longueur.

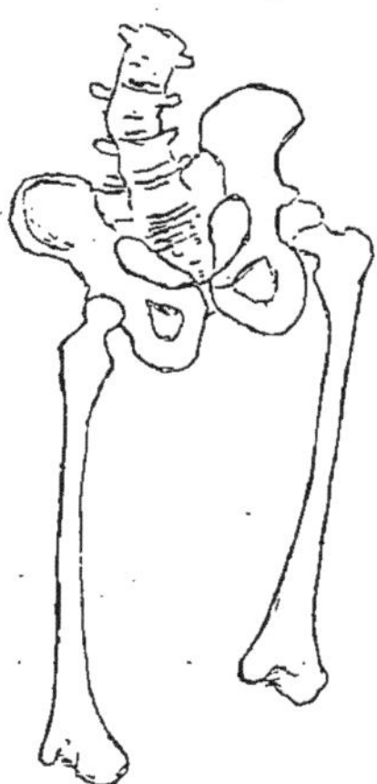

Fig. 28.
(Lannelongue.)

3e Période. — Elle est caractérisée par la *flexion*, l'*adduction* et la *rotation* en dedans, *inversion* de Kirmisson. Le membre paraît raccourci et il est en réalité raccourci. L'altération osseuse est la raison de ce changement d'attitude. « Diverses lésions anatomiques concourent à produire le raccourcissement, ce sont par ordre de fréquence : 1° l'usure de la tête fémorale et plus souvent l'agrandissement du cotyle en haut et en arrière; 2° les luxations véritables, iliaque, sus-pubienne; 3° la pénétration de la tête fémorale dans le bassin à travers le cotyle largement perforé; 4° le décollement épiphysaire du fémur; 5° l'arrêt de développement des os du membre malade, du fémur des os de la jambe et du pied [1] ».

A cette période appartiennent les luxations pathologiques et les abcès.

Examen du coxalgique.

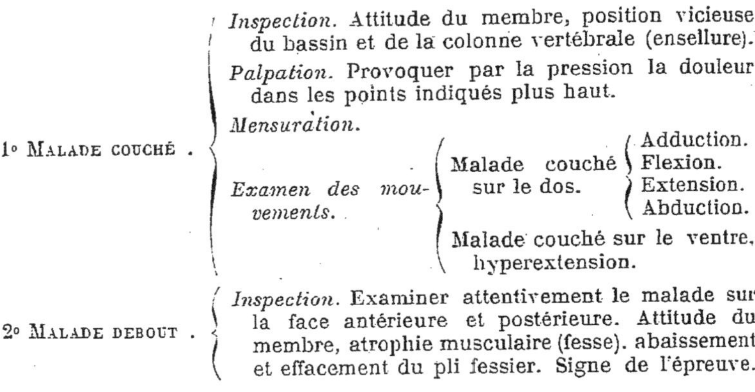

1° Malade couché.
- *Inspection.* Attitude du membre, position vicieuse du bassin et de la colonne vertébrale (ensellure).
- *Palpation.* Provoquer par la pression la douleur dans les points indiqués plus haut.
- *Mensuration.*
- *Examen des mouvements.*
  - Malade couché sur le dos. — Adduction. Flexion. Extension. Abduction.
  - Malade couché sur le ventre, hyperextension.

2° Malade debout.
- *Inspection.* Examiner attentivement le malade sur la face antérieure et postérieure. Attitude du membre, atrophie musculaire (fesse). abaissement et effacement du pli fessier. Signe de l'épreuve.

La coxalgie est une maladie grave, d'autant plus grave qu'elle est arrivée à un degré plus avancé de son évolution. L'existence de trajets fistuleux assombrit notablement le pronostic.

TRAITEMENT. — Le traitement *général* dont nous indiquons les règles générales à propos de la tuberculose osseuse, le séjour au bord de la mer en particulier, ont chez le coxalgique une importance capitale.

Les merveilleuses ressources que nous offre le traitement général doivent être mises en œuvre pendant toute la durée de la coxalgie et quelle que soit la période à laquelle le mal est arrivé.

Quant au traitement *local* il est différent suivant que la

1. Lannelongue. *Loc. cit.*, page 81.

coxalgie est plus ou moins ancienne, plus ou moins avancée dans son évolution; aussi, nous diviserons son étude et nous indiquerons le traitement qui nous paraît devoir être employé à chaque période de la coxalgie.

Traitement de la coxalgie à la première période. — Lorsque vous soupçonnez une coxalgie, prescrivez le repos au lit; dès que le diagnostic est bien établi immobilisez le malade dans un appareil. Cet appareil doit remplir deux conditions : il doit immobiliser l'articulation et permettre le transport facile du patient. On ne saurait trop répéter, en effet, que l'enfant ne doit pas être relégué dans une chambre mais qu'il faut le faire vivre au plein air. Nous employons la gouttière de Bonnet chez certains malades, je ne dirai pas riches, car il n'est point nécessaire d'être riche pour acheter un appareil qui coûte de 80 à 150 francs, mais en situation de faire cette dépense et un appareil plâtré inamovible chez les pauvres[1].

M. Ducroquet a proposé des appareils en celluloïde armé et ignifugé dont je n'ai aucune expérience.

Certains parents, peu confiants et peu intelligents, consentiront parfois avec peine à immobiliser un enfant qui ne leur paraît que très légèrement atteint. Pour les décider, il suffira de leur déclarer que si l'enfant n'est pas immédiatement immobilisé, vous êtes certain qu'il se formera des abcès qui nécessiteront une intervention chirurgicale. Il faut leur faire bien comprendre la nécessité d'une immobilisation absolue, les pénétrer de cette idée, que moins leur enfant remuera plus il aura de chance de guérir vite et d'échapper à une opération sanglante. Ils le surveilleront alors avec une grande attention et deviendront pour vous de précieux auxiliaires.

1. Nous ne conseillons pas pendant la période aiguë, l'immobilisation dans des appareils permettant la marche ; pour nous, ces appareils, ne conviennent que pendant la convalescence.

La gouttière de Bonnet, abandonnée aujourd'hui par la plupart des chirurgiens, n'est point *sordide* comme on l'a dit, elle n'est sale que chez les gens peu soigneux (fig. 29). Elle immobilise bien le malade et permet de le transporter facilement. Je ne veux pas dire qu'elle soit supérieure à l'excel-

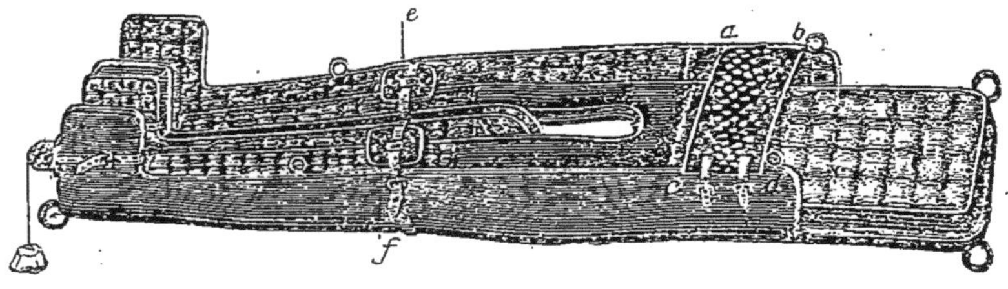

Fig. 29.

lent appareil de Lannelongue, mais j'ai l'habitude de conseiller la gouttière de Bonnet et je n'ai pas eu à me repentir de l'avoir adoptée.

Le dessin ci-joint indique mieux que toute description ce qu'est une gouttière de Bonnet. L'immobilisation est assurée par une sangle *a b c d* emprisonnant la partie inférieure de la poitrine, par des plaques de feutre *e f* portant sur les cuisses immédiatement au-dessus du genou et par des plaques semblables, qui ne sont pas indiquées sur la figure 29, s'appliquant sur les jambes. On peut interposer au-dessous de ces plaques, légèrement compressives à la vérité, une couche d'ouate qui rendra la compression moins pénible. Ainsi faite, l'immobilisation ne nous paraît pas encore suffisante et nous avons l'habitude, pour mieux immobiliser le thorax, de faire coudre sur la partie antérieure de la chemise du patient, de chaque côté en avant des épaules, une bande de toile large de huit centimètres et longue de 60 à 70 centimètres (fig. 30).

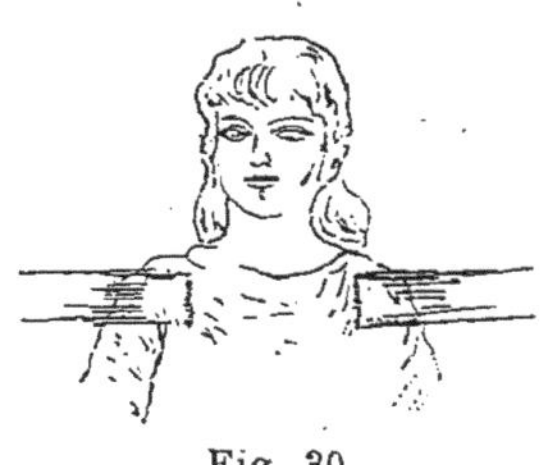

Fig. 30.

Ces deux bandes dirigées transversalement sont conduites au-dessous de la gouttière et nouées au-dessous d'elle. Il est de la plus haute importance de bien immobiliser le thorax, car si le malade se soulève, ce mouvement d'élévation du tronc se passe en grande partie dans les articulations coxo-fémorales.

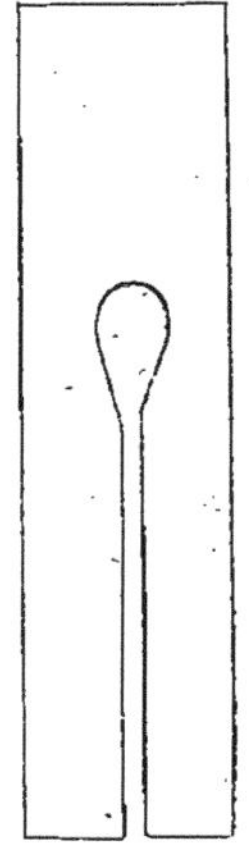

Fig. 31.

Je conseille de disposer sur le matelas de la gouttière un drap en toile fine ayant exactement les dimensions et la forme de ce matelas (voir le schéma ci-joint) drap qui sera renouvelé toutes les fois que l'on sortira l'enfant de la gouttière. Ce drap sera fixé au matelas par des épingles anglaises (fig. 31). En procédant ainsi, la gouttière ne se détériorera pas et la peau ne s'échauffera pas. On est, du reste, surpris de voir combien la peau résiste, au décubitus dorsal prolongé, dans la gouttière de Bonnet.

Les vêtements du patient immobilisé doivent être fermés en avant et ouverts en arrière, à la façon des tabliers d'enfant, de manière que le coxalgique repose directement par sa face postérieure sur le drap qui recouvre le matelas de la gouttière sans interposition de vêtements. Par-dessus la flanelle et la chemise, il portera une robe en flanelle plus large et plus longue que la gouttière et qui retombera en dehors de cette dernière.

On ne sortira l'enfant de la gouttière qu'une fois par semaine, en ayant soin de le soutenir délicatement et de bien maintenir le membre inférieur atteint. On le placera sur un lit pendant quelques minutes. Il sera épongé à l'eau chaude sur tout le corps et soigneusement nettoyé. Son linge sera renouvelé ainsi que le drap de la gouttière. Dès que la toilette sera terminée, il sera remis dans l'appareil. Si la situation matérielle des parents leur permet d'acheter deux gouttières, l'enfant sera placé dans une nouvelle gouttière préparée à l'avance et celle qu'il vient de quitter sera remise en bon état pour la semaine suivante. On fera bien de profiter du moment où l'enfant est sur le lit pour l'examiner.

En même temps que la gouttière de Bonnet, il faut se procurer des véhicules répondant à deux indications, ils doivent

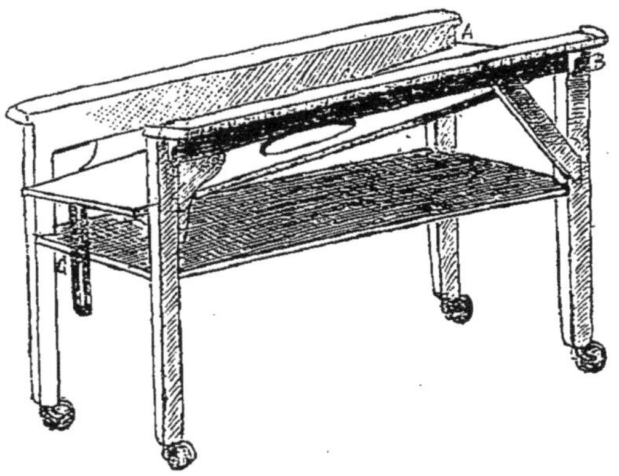

Fig 32.

1° permettre de faire passer facilement et sans le secours de porteurs l'enfant d'une pièce dans une autre ; 2° permettre de le promener au dehors.

Pour répondre à la première indication, j'ai fait construire par M. Schrantz orthopédiste à Montpellier, un appareil en bois blanc peint au ripolin très peu coûteux et très commode. Non seulement il permet, avec une faible traction, de transporter l'enfant d'une chambre dans une autre, mais aussi de le placer dans une position déclive au moment des repas. On sait que les parents sont portés, pour faciliter la déglutition, à relever au moment des repas, le thorax et la tête de l'enfant en plaçant un coussin entre le dos du patient et la gouttière. Cette pratique est très fâcheuse parce qu'elle provoque des mouvements dans les articulations coxo-fémorales. Avec l'appareil que nous avons adopté (fig. 32), nous plaçons le petit malade dans une position déclive sans qu'il perde le contact de la gouttière.

Il se compose essentiellement d'une planche horizontale, percée en son centre, pour le passage des déjections, qui est destinée à supporter la gouttière. Cette planche est soutenue

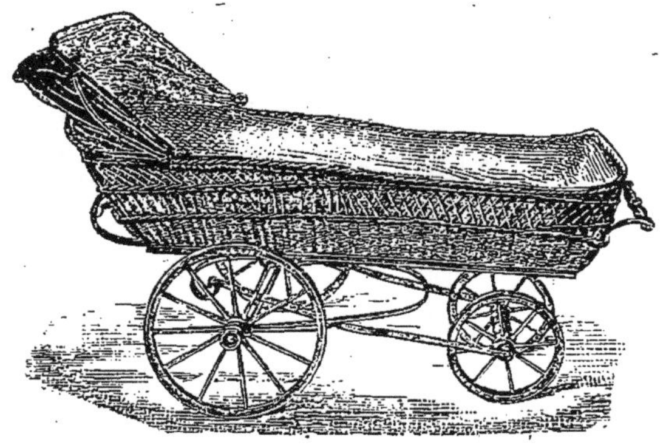

Fig. 33.

par un cadre en bois reposant sur des roulettes. Elle est mobile à une de ses extrémités autour d'une charnière AB, à l'autre extrémité un écrou C permet de la fixer dans la déclivité voulue. Au-dessous de la première planche et parallèlement à elle se trouve une seconde planche sur laquelle est placé un vase qui reçoit les matières et l'urine. L'appareil est entouré d'un rideau. Nos malades en gouttière restent jour et nuit sur cet appareil (fig. 32).

Quant au véhicule destiné à promener l'enfant, c'est une voiture se rapprochant plus ou moins du type que nous représentons (fig. 33).

Quand faudra-t-il supprimer l'immobilisation ? Attendez que tout phénomène anormal (douleur spontanée et provoquée, gonflement), aient complètement disparu depuis trois mois.

Jamais vous ne vous repentirez d'avoir laissé trop longtemps un enfant dans une gouttière, vous regretterez parfois de lui avoir permis trop tôt d'en sortir.

Chez les pauvres, voici l'appareil que nous employons :

Recouvrez tout le membre inférieur depuis les orteils, qui seront laissés libres, jusqu'au pli de l'aine d'une couche d'ouate ordinaire ayant deux centimètres d'épaisseur et fixez-la par des tours de bande en gaze.

Entourez ensuite le thorax à partir des mamelons ainsi que l'abdomen d'une couche d'ouate de même épaisseur également fixée par des tours de bande en gaze. (Au niveau des crêtes iliaques, la couche de coton doit être un peu plus épaisse.)

Appliquez ensuite sur la face externe du thorax et du membre inférieur une attelle en zinc épaisse, large de huit centimètres et ayant comme longueur cinq centimètres de plus que la distance qui sépare l'extrémité supérieure de la couche d'ouate du bord externe du pied. Cette attelle doit être préalablement recouverte surtout au niveau de ses extrémités tranchantes d'une couche d'ouate maintenue par des bandes en gaze. Elle est légèrement coudée à l'union de sa partie abdominale et crurale de façon qu'on puisse immobiliser le membre en faible abduction. Une fois en place, elle devra dépasser le pied de six travers de doigt.

Fixez-la à la face externe du thorax et de l'abdomen au moyen d'un bandage de corps et par des tours de bandes en gaze sur la face externe du membre inférieur.

Appliquez un fort tampon d'ouate sur le pli de l'aine ; puis, pour empêcher les mouvements de flexion, placez sur la face antérieure de l'articulation coxo-fémorale, une attelle en zinc non recouverte de coton ayant 8 centimètres de large et 40 de long, le milieu de l'attelle correspondant au pli de l'aine, et fixez-la solidement par un spica.

Les attelles une fois en place, recouvrez l'appareil de tours de bandes en tarlatane trempées dans du plâtre très liquide. Pendant que vous appliquez ces bandes, un aide étend sur l'appareil de la bouillie plâtrée. Tant que l'appareil n'est pas sec le membre inférieur doit être maintenu en légère abduc-

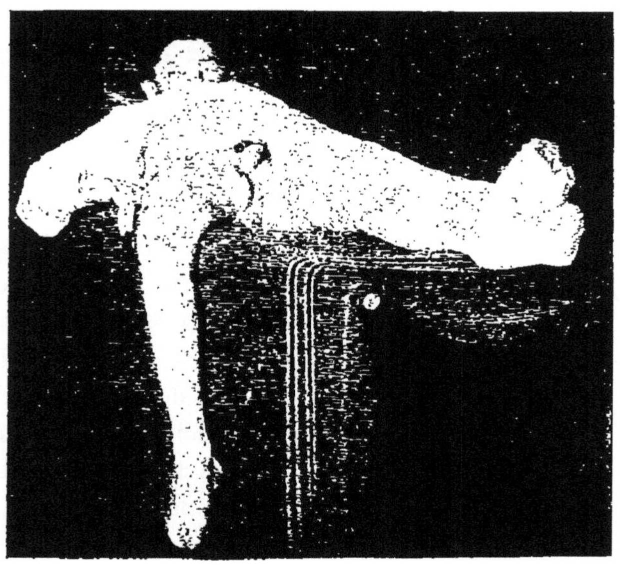

Fig. 34. — Grand appareil plâtré.

tion et en rotation externe. Que le pied fasse avec la jambe un angle droit; ayez grand soin d'éviter l'équinisme.

La couche d'ouate, aux limites de l'appareil, doit dépasser de deux travers de doigt les derniers tours de bandes plâtrées (fig. 34).

Si, une fois immobilisé, le malade ne souffre pas, si l'appareil n'exhale aucune odeur indiquant l'ouverture probable d'un abcès, s'il n'est pas souillé soit par des liquides provenant du foyer tuberculeux, soit par de l'urine ou des matières fécales, ne le renouvelez que tous les deux mois.

Traitement de la coxalgie à la deuxième période. — C'est encore à l'immobilisation, assurée par les appareils que nous venons de faire connaître qu'il faut s'adresser, mais on doit au préalable placer en bonne position, c'est-à-dire en extension et dans une position intermédiaire entre l'abduction et l'adduction, plutôt en abduction, le membre qui se trouve dans une attitude vicieuse (flexion, abduction, rotation en dehors).

Rappelons que, dans cette seconde période, l'articulation est fixée dans une attitude vicieuse, au début par la contracture musculaire seule, puis par les rétractions musculaire, aponévrotique et capsulaire.

Nous conseillons le redressement sous anesthésie générale (éther ou chloroforme), qui, ne nécessitera aucun effort quand la contracture seule est en cause et qui sera obtenu par un effort modéré lorsqu'il faudra vaincre la rétraction musculaire, aponévrotique et capsulaire.

Le bassin étant fixé par des aides, le chirurgien imprime au membre inférieur, avec prudence et sans violence, des mouvements d'extension, de flexion, d'abduction et d'adduction. Il perçoit quelques craquements et généralement arrive avec assez de facilité à un redressement complet. Que le malade ne se réveille pas avant que l'immobilisation soit complètement effectuée.

Vous immobiliserez soit dans un appareil plâtré (malades pauvres), soit dans une gouttière de Bonnet. Dans ce dernier cas, nous combinons l'immobilisation à l'extension continue. Voici comment vous appliquerez l'extension continue :

Tous les appareils qui prennent un point d'appui sur le pied et les malléoles sont mal supportés parce que leur pression permanente sur un même point osseux recouvert d'une mince couche de tissus mous produit à la longue des eschares. Il faut que les liens tracteurs s'attachent au mollet. Nous faisons porter à nos malades une guêtre en toile lacée sur sa face antérieure et comprenant tout le mollet dont elle a la forme, depuis le genou jusqu'à trois travers de doigt au-dessus des malléoles. Comme cette guêtre est notablement plus large que le mollet il faut interposer entre la guêtre et la peau une épaisse couche d'ouate. Puis elle est lacée et assez fortement serrée pour qu'elle n'ait pas de tendance à glisser. A sa partie inférieure et externe, de chaque côté, sont fixés deux rubans qui se réunissent à un travers de main au-dessous du pied, a une barette de bois transversale. A celle-ci est fixée la corde qui supporte le poids. La corde passe sur la gorge d'une poulie fixée à l'extrémité inférieure de la gouttière de Bonnet. Les liens qui son éloignés des malléoles ne peuvent produire aucune eschare, il en est de même de la guêtre qui en aucun point ne se trouve au contact de la peau (fig. 35). Un poids de deux à trois kilogrammes est suffisant. Comme nous ne conseillons pas un poids tracteur supérieur à trois kilogrammes, nous n'avons jamais observé de relâchement de l'articulation du genou par distension de ses ligaments. On pourrait du reste faire remonter la guêtre jusqu'à mi-cuisse.

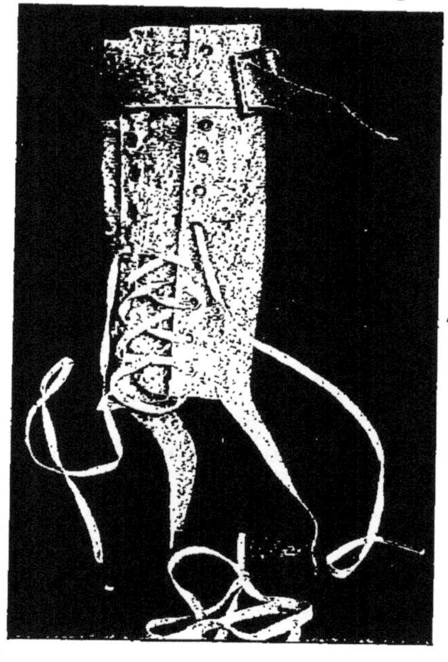

Fig. 35.

Traitement de la coxalgie à la troisième période. — Le redressement brusque sous chloroforme et l'immobilisation s'effectueront suivant les mêmes préceptes, mais on arrivera plus péniblement à mettre le membre en bonne position.

ABCÈS FROIDS. — Ils constituent une sérieuse complication. Leur résorption spontanée est possible sous l'influence combinée de l'immobilisation et de l'extension continue ; mais cependant il est prudent, dès qu'un abcès froid est nettement collecté, de le ponctionner et de l'injecter à l'éther iodoformé. C'est la méthode de choix, l'incision large expose à l'infection secondaire.

Avant de ponctionner l'abcès il faut toujours placer le membre en bonne position.

On doit prendre pour la ponction, opération sans gravité, des précautions antiseptiques très rigoureuses, afin de ne pas introduire dans le foyer des agents pyogènes, qui occasionneraient infailliblement une fistulisation de très longue durée.

Ponctionnez avec un assez gros trocart, sinon la lumière de la canule sera obstruée par des grumeaux caséeux. L'abcès une fois vidé, injectez de l'eau stérilisée jusqu'à ce qu'elle revienne limpide. Puis, après avoir par une assez forte pression, vidé la poche de façon à ce qu'elle ne contienne plus d'eau, injectez de l'éther iodoformé à 5 p. 100. Quand cette solution sera depuis cinq minutes au contact des parois de l'abcès, laissez sortir les vapeurs d'éther et l'excès de liquide injecté comme l'a conseillé Kirmisson. Vous éviterez ainsi la douleur consécutive, parfois très vive, et les eschares qui peuvent résulter d'une tension exagérée des tissus. Retirez enfin le trocart et fermez avec un tampon d'ouate bien imbibé de collodion iodoformé. Si après une première injection, l'abcès se reforme, ponctionnez et injectez de nouveau.

FISTULES. — Vous êtes consulté trop tard, l'articulation est fistulisée. Ici encore, l'immobilisation en bonne position est toujours la base du traitement, elle doit être réalisée avant de s'occuper des trajets fistuleux. Puis, tous les deux ou trois jours, injectez dans leurs orifices cutanés des liquides antiseptiques et caustiques tels que, permanganate de potasse à $\frac{1}{500}$, chlorure de zinc à $\frac{1}{20}$, teinture d'iode, éther iodoformé à $\frac{1}{20}$, naphtol camphré (sous faible pression).

Si au bout de deux ou trois mois, le mal reste stationnaire ou bien s'il s'aggrave, c'est que les trajets fistuleux sont trop anfractueux pour que les liquides pénètrent ou bien qu'un séquestre entretient la suppuration.

Faut-il alors aborder l'articulation en agrandissant les trajets fistuleux ou l'ouvrir par l'incision de la résection de la hanche? Nous pensons qu'il faut adopter l'incision de la résection et ne s'occuper des trajets qu'après avoir désinfecté le foyer articulaire. Le siège de l'incision pourra varier suivant les cas, mais dans d'étroites limites et elle ne s'écartera pas sensiblement de la zone d'incision indiquée par Ollier. L'incision se compose de deux branches, une inférieure qui répond à la face externe et au bord postérieur du fémur et une supérieure qui occupe une position variable dans la zone triangulaire indiquée sur le schéma ci-joint (fig. 36). Dans le cas d'abcès sous-fessiers on dirigera vers le sacrum, la portion sus-trochantérienne de l'incision.

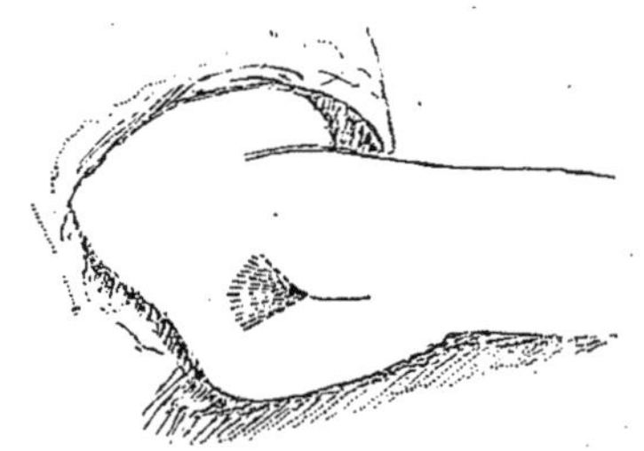

Fig. 36.

PROCÉDÉ D'OLLIER[1]. 1er Temps. *Incision cutanée et intermusculaire.* — Le sujet étant couché sur le côté sain, la cuisse légèrement fléchie sur le bassin, on fait une incision partant d'un point situé à quatre travers de doigt au-dessous de la crête iliaque et à quatre travers de doigt en arrière de l'épine iliaque antérieure et supérieure. Cette incision se

1. Ollier, *Traité des résections*, t. III, page 18.

dirige en bas jusqu'à la saillie postérieure du grand trochanter. Elle change alors de direction et se continue en bas dans l'axe de la diaphyse du fémur en suivant le bord postérieur de cet os sur une longueur de 8 centimètres en moyenne. On n'intéresse ainsi que le tendon du grand fessier, on ne touche pas à ses fibres musculaires.

2e Temps. *Dénudation du grand trochanter et du col du fémur.* — La lèvre postérieure de la plaie contenant le grand fessier est écartée avec de larges crochets mousses et le moyen fessier se trouve à découvert. Il faut traverser ce muscle par une incision longitudinale, qui écarte les fibres en les dissociant sans les couper en travers. Cette incision permet de rejeter de chaque côté une partie du moyen fessier et de conserver ses attaches au périoste trochantérien. On incise de la même manière le petit fessier. La gaine périostéo-capsulaire est alors incisée depuis le bourrelet cotyloïdien jusqu'à la cavité digitale du grand trochanter en suivant le bord supérieur du col fémoral. On procède ensuite à la dénudation de la cavité digitale et du col du fémur avec le détache-tendon en appuyant fortement le tranchant contre l'os et soulevant toutes les insertions tendineuses. Quand la gaine est largement détachée, on fait saillir la tête du fémur en arrière en portant la cuisse dans la flexion et l'adduction.

3e Temps. *Curettage et cautérisation au thermo-cautère.* — Si la tête fémorale se trouve en très mauvais état et ne tient plus que faiblement au col, supprimez-la. Curettez avec soin tous les foyers fongueux qui siègent dans le col et cautérisez-les au thermocautère. Examinez ensuite plutôt par le toucher que par la vue la cavité cotyloïde et traitez les parties ramollies de la même manière ; abrasion de la synoviale aux ciseaux puis à la curette tranchante.

Le foyer principal une fois désinfecté, faites la toilette de chaque trajet fistuleux. Dans ce but il faudra préalablement les agrandir par des incisions secondaires. Excisez-les dans la plus grande étendue possible, curettez et cautérisez au thermo-cautère ce qui n'aura pu être supprimé. Faites ensuite un grand lavage avec une solution chaude de sublimé à $\frac{1}{2000}$. L'ablation du foyer tuberculeux n'est complète que dans des cas exceptionnels, aussi nous ne conseillons pas, comme l'a proposé Ménard[1], en se basant sur de très beaux succès, de fermer la plaie opératoire. Drainez au moyen de gros tubes placés dans tous les anciens trajets fistuleux agrandis et désinfectés ainsi que dans la plaie opératoire.

Immobilisez ensuite. Si vous pouvez disposer d'une gouttière de Bonnet, associez l'extension continue à l'immobilisation. Si vous êtes dans l'obligation d'avoir recours à l'appareil inamovible, faites un appareil plâtré sans attelle externe. Confiez à un aide qui a solidement saisi le pied, le soin de placer le membre malade en extension et en légère abduction tant que le plâtre n'est pas sec. Il n'est pas nécessaire que l'appareil soit très solide car il sera bientôt souillé et devra être renouvelé.

Pansez votre malade dès que les pièces de pansement seront tachées. A chaque pansement, par les drains, lavez le foyer avec les solutions que nous avons indiquées. Au bout d'une dizaine de jours les drains peuvent être enlevés. Tant qu'un orifice cutané persistera, lavez le foyer à chaque pansement avec des liquides antiseptiques.

Dans les cas très rares, où la tuberculose a envahi la diaphyse fémorale sur une grande étendue il faudra se résoudre à désarticuler la hanche.

Des ankyloses en position vicieuse consécutives à la coxalgie.

Les méthodes thérapeutiques dont nous venons de conseiller l'emploi, le plus souvent ne conduisent à la guérison qu'en

1. Ménard, *Discussion de la Société de chirurgie sur la coxalgie*, 1897.

ankylosant la hanche en bonne position, c'est-à-dire dans l'attitude où le membre inférieur peut rendre le plus de service. Malheureusement tous les coxalgiques ne sont pas traités par des procédés rationnels et certains guérissent avec une ankylose en position vicieuse déterminant une gêne fonctionnelle considérable. On comprend combien sont graves les troubles qui résultent d'une ankylose en flexion, adduction, et rotation interne, surtout lorsque la cuisse placée transversalement, cache les organes génitaux (fig. 37). De plus, la marche est impossible lorsqu'il existe une ankylose des deux hanches, alors même que cette ankylose s'est effectuée en bonne position. Si l'ankylose en mauvaise position est unilatérale, il faut se contenter d'obtenir une ankylose en bonne position. Si elle est bilatérale, la marche étant très difficile quelle que soit l'attitude des deux membres inférieurs, il est dans ce cas de toute nécessité de créer une néarthrose au moins d'un seul côté.

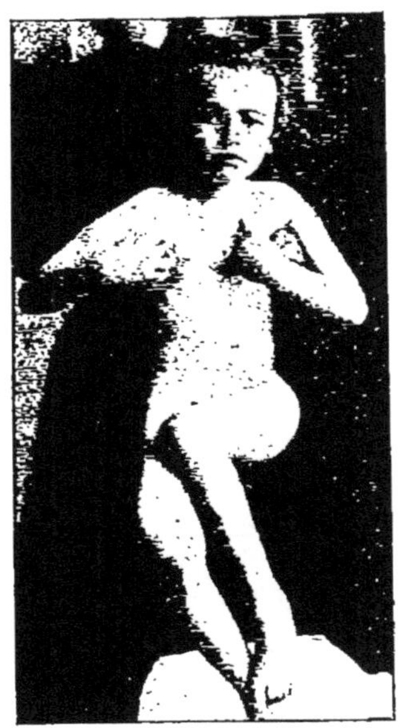

Fig. 37.

On ne doit entreprendre ces opérations orthopédiques que lorsque tous les phénomènes inflammatoires qui ont produit l'ankylose ont complètement disparu depuis une longue période, un ou deux ans.

Ces ankyloses qu'elles soient osseuses ou fibreuses très serrées sont extrêmement résistantes. C'est dire que l'extension continue à elle seule ne peut rien contre elles ; mais, elle constitue un adjuvant indispensable des méthodes vraiment efficaces que nous étudierons plus loin.

Le *redressement forcé* et l'*ostéoclasie* ont sans doute donné de bons résultats, mais nous leur préférons les manœuvres qui exigent un déploiement de force moins considérable et qui permettent de voir plus clairement ce qu'on fait.

1er Cas : *l'ankylose en mauvaise attitude est unilatérale.* — Le procédé de choix est l'*ostéotomie sous-trochantérienne oblique*. Mais nous ferons remarquer que par suite de la saillie formée par le fragment supérieur, on ne peut avoir recours à cette opération si

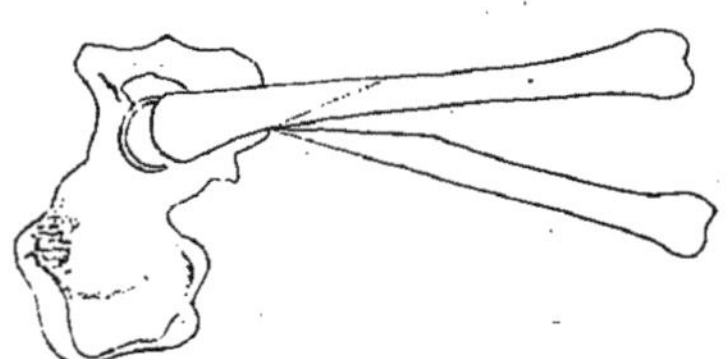

Fig. 38. — L'ostéotomie sous-trochantérienne est possible.

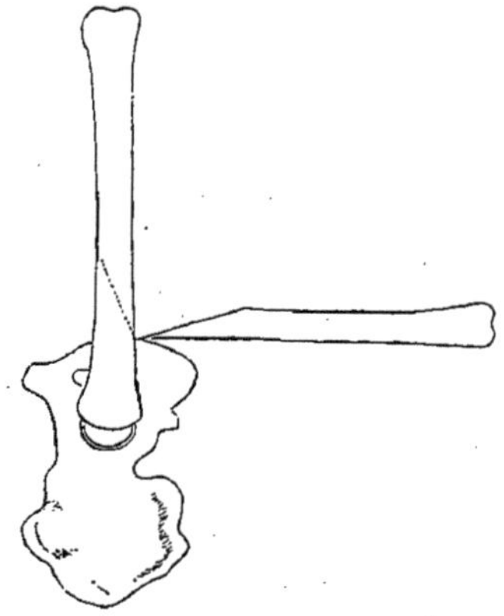

Fig. 39. — L'ostéotomie sous-trochantérienne est impossible par suite de la saillie du fragment supérieur.

la flexion de la cuisse sur le bassin est très accentuée. Il est facile de s'en rendre compte en examinant les deux schémas ci-joints (fig. 38 et 39).

Manuel opératoire. — Incision de 15 centimètres qui commence au niveau du bord supérieur du grand trochanter, longe son bord antérieur puis le fémur. Elle est oblique comme le fémur qu'elle est destinée à découvrir. Le bistouri divise d'un coup toutes les parties molles jusqu'à l'os[1]. Les

1. Henri Rouault, *Ankylose de la hanche*, Thèse de Paris 1900, n° 101, page 49.

deux lèvres de la plaie sont fortement écartées, et l'opérateur cherche la ligne intertrochantérienne antérieure qui lui sert de point de repère; à un centimètre au-dessous de cette ligne et parallèlement à elle, le périoste est incisé depuis la partie moyenne du grand trochanter en haut jusqu'à 10 centimètres

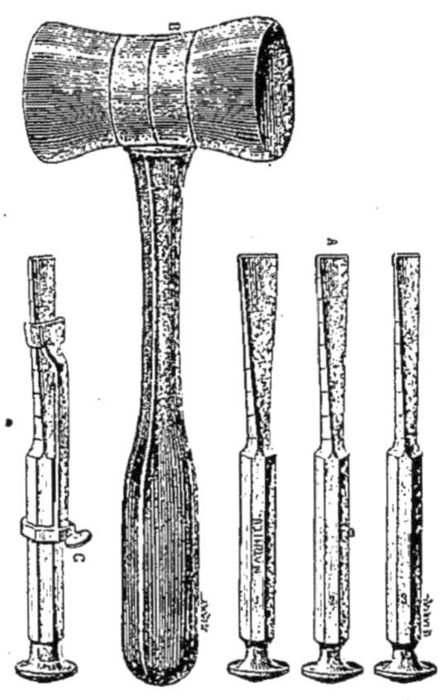

Fig. 40.

plus bas à la face interne du fémur, au-dessous du petit trochanter; puis de chaque côté de cette ligne d'incision, le périoste est légèrement décollé de deux à trois millimètres au moyen de la rugine.

A la partie moyenne de ce sillon périostal on enfonce un ostéotome plat et large (de Mac Ewen ou d'Hennequin peu importe) sur lequel on frappe à petits coups avec un maillet (fig. 40). Il faut avoir bien soin d'incliner un peu le manche du ciseau en bas afin que la section osseuse remonte davantage en arrière qu'en avant; on le tient obliquement par rapport au plan antéro-postérieur de la cuisse, de façon qu'il fasse avec celui-ci un angle de 40° environ ouvert en dehors.

Cet ostéotome étant laissé en place, la section est continuée en dehors par un second ostéotome introduit de la même manière et qui entame peu à peu le grand trochanter sur sa face externe. Un troisième ostéotome est enfoncé dans le sillon du périoste, à la partie interne au-dessous du petit trochanter.

Ces trois ciseaux doivent amorcer assez profondément la section en avant en dehors et en dedans. L'ostéotomie est achevée en arrière par un ciseau plat que le maillet fera descendre rapidement de dehors en dedans. On se servira avec avantage, pour ce temps de l'opération, du ciseau de Mathieu ou du ciseau à onglet et à tranchant oblique d'Hennequin. Les deux fragments du fémur sont définitivement disjoints par un ciseau en forme de coin très épais que l'on repasse entre les surfaces de section.

L'ostéotomie terminée, on imprime à la cuisse plusieurs mouvements de rotation, dans le but de rompre les derniers liens fibreux qui peuvent encore retenir les fragments. Ceux-ci devenant bien indépendants, le redressement se fait avec la plus grande facilité, par enroulement du fragment inférieur derrière le supérieur.

On termine en plaçant un gros drain dans la partie inférieure de la plaie et en faisant la suture des parties molles. Pour maintenir les fragments en bonne position et obtenir un allongement du membre, il faut appliquer un appareil à extension continue, celui d'Hennequin est le meilleur. Le membre opéré est enfermé jusqu'à mi-cuisse, dans une épaisse botte d'ouate ordinaire par-dessus laquelle on fait un bandage roulé avec une bande de toile neuve, le bandage est lui-même recouvert d'une bande en tarlatane humide destinée à le fixer. On applique ensuite la cravate à extension : c'est une large serviette pliée de façon à former une cravate large de 7 à 8 centimètres; elle est placée à plat par son milieu sur la face antérieure de la cuisse, au-dessus du genou; puis, les deux chefs portés en arrière sont entre-croisés au niveau du creux poplité, enfin ramenés en avant de la jambe et noués solidement; la cravate décrit ainsi un huit de chiffre et elle est maintenue en place par deux ou trois tours de tarlatane. L'opéré est alors porté dans son lit qui a été préalablement préparé. Pour permettre la demi-flexion de la jambe sur la cuisse, le matelas a été vidé de sa laine dans la partie qui répond à la jambe, ou bien plus simplement le matelas est replié un peu au-dessous de son milieu. Le sujet étant couché, on place la cuisse dans une gouttière en fil-de-fer, échancrée à son extrémité inférieure pour loger le mollet. Cette gouttière est matelassée par une couche d'ouate comprise entre les deux moitiés d'une serviette repliée qui doit être assez grande pour recouvrir la face antérieure de la cuisse. De gros rouleaux d'ouate sont encore enfoncés entre la cuisse et les bords de la gouttière. Enfin le tout est fixé par des lacs.

La cuisse est placée dans l'extension complète et dans une légère abduction; cette abduction aura l'avantage si le raccourcissement n'est pas absolument corrigé de forcer le bassin à s'incliner de ce côté, compensant ainsi le défaut de longueur réelle.

La jambe portant à faux au niveau du creux du matelas, se fléchit à 40° environ et le talon vient s'appuyer sur le sommier.

Enfin dans l'anse de la serviette à extension, on fixe une solide ficelle qui va se réfléchir sur une poulie au pied du lit et à l'extrémité de laquelle sont suspendus des poids.

On se comporte en somme comme dans le cas de fracture accidentelle de la diaphyse fémorale.

« L'extension portée à 3 kilogrammes le premier jour est

augmentée progressivement de façon à atteindre 7 et 8 kilogrammes vers le quinzième jour. Elle est continuée pendant deux mois ou deux mois et demi. »

2e **Cas.** *Deux éventualités peuvent se présenter : ou bien vous avez à traiter un malade atteint d'ankylose unilatérale, la flexion de la cuisse sur le bassin étant trop accentuée pour qu'on puisse pratiquer l'ostéotomie sous-trochantérienne oblique, ou bien vous avez affaire à une ankylose bilatérale.* La résection orthopédique de la hanche est dans ces deux cas la méthode de choix.

Il est bien entendu que si l'ankylose est bilatérale, il suffit de faire une résection d'un seul côté, de l'autre on pratiquera de préférence l'ostéotomie, si du moins la flexion n'est pas trop accentuée. En somme, faites l'ostéotomie oblique toutes les fois qu'elle sera possible, elle donne de meilleurs résultats que la résection orthopédique.

Manuel opératoire de la résection orthopédique. — L'articulation sera découverte par la voie déjà indiquée à propos de la résection atypique.

Le chirurgien[1] cherche à se rendre compte de ce que sont devenues les parties osseuses, il tâche de retrouver la tête fémorale ; cette exploration est loin d'être toujours facile à cause des changements survenus dans la forme et dans les rapports des os ; parfois le bourrelet cotyloïdien s'est hypérostosé en avant, formant une sorte de mur qui masque la tête du fémur et qu'il faut faire sauter avec la gouge pour rendre la tête accessible.

Pour libérer le fémur, on enfonce à petits coups de maillet un ciseau-gouge tout contre l'os iliaque, au siège même de l'ankylose qui est attaquée successivement en avant, en arrière et en haut.

1. Henri Rouault, *loc. cit.*, page 54.

La libération faite, l'extrémité fémorale est façonnée, arrondie en forme de tête.

La cavité cotyloïde est recreusée à sa place normale; on peut y arriver en se servant d'une forte gouge, mais il est préférable d'employer dans ce but la fraiseuse de Doyen qui, par une simple rotation de son axe, creuse facilement une cavité très régulière. La nouvelle tête fémorale est amenée dans ce nouveau cotyle.

Pour obtenir une articulation plus mobile, C. Nélaton a conseillé d'interposer un fragment musculaire entre la tête du fémur et la cavité cotyloïde. Nous n'avons aucune expérience personnelle du procédé de C. Nélaton qui nous paraît fort ingénieux et très rationnel. C'est au droit antérieur qu'il emprunte une bande musculaire. Après la résection il faut aussi appliquer l'extension continue.

Dès le quinzième jour, on commence à imprimer à la cuisse quelques mouvements de flexion, d'abduction et de rotation. Tous les jours et même plusieurs fois par jour la hanche subit une séance de mobilisation. Vers la quatrième semaine, on autorise le malade à s'asseoir dans son lit et bientôt il imprime des mouvements actifs à son membre opéré. Au bout d'un mois et demi il marche avec une béquille. Pendant deux mois et demi l'extension est continuée pendant son séjour au lit.

Tuberculoses juxta-coxales sans coxalgie[1].

Le diagnostic de tuberculose juxta-coxale sans coxalgie ne pourra être porté qu'après un examen très attentif de l'articulation de la hanche. Le foyer tuberculeux n'occupe dans certains cas que les parties molles mais le plus souvent il siège sur le squelette. (Extrémité supérieure du fémur, grand tro-

1. Lance, *Revue d'orthopédie* 1901, pages 283, 379 et 441.

chanter, os iliaque, ischion, pubis.) Ces tuberculoses osseuses péri-articulaires seront traitées comme toutes les tuberculoses osseuses. Ajoutons cependant que, si sous l'influence du traitement conservateur, il ne se produit pas une *rapide* amélioration, il faut, afin de protéger l'articulation de la hanche toujours menacée, évider largement le foyer et le détruire au thermo-cautère.

CUBITUS

(**Valgus, varus, recurvatus.**)

Voyez : fractures de l'extrémité inférieure de l'humérus et déformations rachitiques des membres.

CUBITUS

(**Déformations rachitiques.**)

Voyez : DÉFORMATIONS RACHITIQUES DU MEMBRE SUPÉRIEUR.

CYPHOSE

La cyphose est une déviation de la colonne vertébrale, à convexité postérieure. On en distingue deux variétés principales, la cyphose *rachitique*, qui apparaît dans la première enfance et la cyphose des *adolescents* généralement produite par des attitudes vicieuses répétées et prolongées (lecture, piano, travaux d'aiguille). La cyphose, exagération d'une courbure normale, occupe le plus souvent la région dorsale. A la longue elle détermine un affaissement des vertèbres dont le corps prend la forme d'un coin à sommet antérieur. Comme conséquence de cette déformation, le diamètre antéro-postérieur du thorax est augmenté ; le sternum est plus saillant qu'à l'état normal, les omoplates sont détachées du tronc par leurs angles inférieurs.

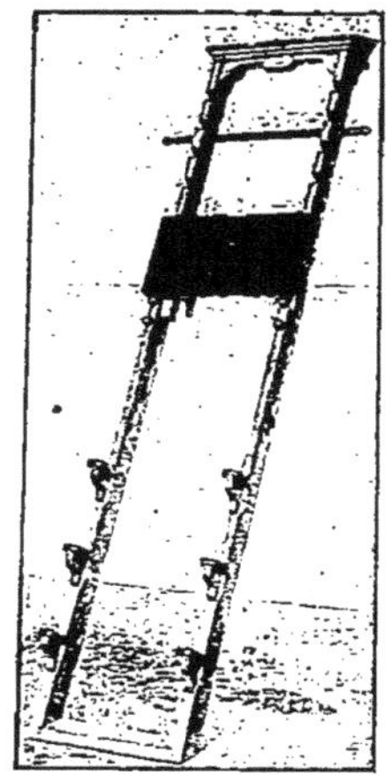

Fig. 41.

Gardez-vous de confondre une cyphose avec une gibbosité pottique. Celle-ci est irrégulière, angulaire et douloureuse à la pression. La cyphose rachitique se reconnaîtra à l'âge de l'enfant et aussi à ce qu'elle s'accompagne généralement d'autres déformations de même nature.

TRAITEMENT. — La cyphose rachitique est surtout justiciable du traitement général qui convient à toute lésion rachitique et du décubitus dorsal.

Quant à la cyphose des adolescents, elle doit être traitée par les exercices de gymnastique qui ont pour effet de mettre la colonne vertébrale en extension et de repousser les omoplates en avant (voir fig. 41). L'hygiène du cyphotique est sensiblement la même que celle du scoliotique.

DÉCOLLEMENT TRAUMATIQUE DES ÉPIPHYSES[1]

Il faut distinguer le décollement *traumatique* des épiphyses du décollement *pathologique* qui est une complication de l'ostéomyélite.

La diaphyse et les épiphyses sont unies, jusqu'à la fin de

1. Cette question vient d'être très complètement étudiée par E. Jouon. *Revue d'orthopédie*, 1902, page 217.

la période de croissance, par un cartilage appelé cartilage conjugal, cartilage épiphysaire, zone de moindre résistance au niveau de laquelle s'effectue l'accroissement de l'os. Le décollement épiphysaire est une solution de continuité qui porte sur le cartilage de conjugaison ou sur un point très rapproché de lui. Si, chez certains sujets, la période de croissance se prolonge plus longtemps que normalement, la disjonction épiphysaire peut se produire à un âge relativement avancé, au delà de vingt ans. Mais, c'est dans les quinze premières années de la vie, que l'on rencontre le plus souvent cette variété de fracture. Plus un sujet est jeune, plus il est exposé au décollement épiphysaire. Cependant, s'il est permis d'admettre, en se basant sur des observations sérieusement prises, que le décollement épiphysaire peut se produire pendant la vie intra-utérine ou au cours d'un accouchement, il faut reconnaître qu'il est à la vérité très rare avant et pendant la naissance.

Le mécanisme de ces décollements est variable. Ils sont rarement produits par des tractions parallèles à l'axe longitudinal de l'os ou par des causes directes. L'abduction, l'adduction, l'hyperextension forcées, la flexion latérale, quand l'articulation voisine du cartilage est privée de mouvements latéraux, jouent dans la pathogénie du décollement épiphysaire un rôle prépondérant. Il siège par ordre de fréquence au niveau de l'épiphyse inférieure du fémur, de l'épiphyse inférieure du radius, de l'épiphyse supérieure de l'humérus et de l'épiphyse inférieure du tibia.

Ce n'est que chez le nouveau-né et pendant la première année de la vie, que l'on observe le vrai décollement épiphysaire, dans lequel le trait de fracture passe exactement par le cartilage conjugal. Chez les enfants au-dessus d'un an, le trait de section traverse l'extrémité juxta-conjugale de la diaphyse, il intéresse le tissu osseux de nouvelle formation.

Dans le plus grand nombre des cas, on a plutôt affaire à une fracture qu'à un véritable décollement.

Il est fort difficile de différencier le décollement épiphysaire d'une fracture. On tiendra compte de l'âge du sujet; on se basera sur ce que la crépitation est moins nette dans le décollement que dans la fracture, alors même que la mobilité anormale et le déplacement sont très étendus. Dans le cas ou on hésiterait entre un décollement épiphysaire et une fracture intra-articulaire, le mieux serait de s'en rapporter à l'examen radiographique.

Les complications sont les troubles qui peuvent se produire ultérieurement dans l'accroissement du membre et les raideurs articulaires.

Le traitement est le même que celui des fractures.

DIPHTÉRIE

« La diphtérie est une maladie contagieuse, produite par un microbe, le bacille de Klœbs-Lœffler ; elle est caractérisée essentiellement par la production de fausses membranes sur une muqueuse ou sur la peau dépouillée de son épithélium et en outre par des symptômes généraux plus ou moins accusés, résultant de l'action sur l'organisme des toxines élaborées par le bacille[1]. » Les associations microbiennes influencent la diphtérie et l'aggravent.

L'enfant est plus prédisposé que l'adulte à l'infection diphtérique. Une érosion muqueuse consécutive à une rhinite, une angine ou une laryngite, permettent l'implantation du bacille.

La *fausse membrane* constitue la lésion essentielle de la diphtérie. Elle occupe le plus souvent les amygdales. De

1. *Traité des maladies de l'enfance*, J. Grancher, J. Comby et A.-B., Marfan, Paris, Masson, 1897, page 516, t. I.

dimensions variables, elle n'est parfois pas plus étendue qu'une lentille, tandis que dans certains cas elle tapisse toute la surface amygdalienne. Sa couleur est blanc grisâtre. Agitée dans de l'eau, elle ne se désagrège pas ce qui permet de la différencier des enduits pultacés. Elle est constituée par des leucocytes retenus dans un réseau de fibrine coagulée. Indépendamment des effets produits par la toxine, cette fausse membrane détermine une gêne plus ou moins considérable, suivant la région qu'elle occupe. Elle peut entraîner mécaniquement la mort en obstruant le larynx. Les phénomènes d'asphyxie qui sont alors sous sa dépendance, appartiennent au domaine de la chirurgie et sont justiciables d'actes opératoires.

Diphtérie du larynx. Croup. — Généralement le croup succède à l'angine diphtérique, de même que la diphtérie de la trachée et des bronches succède à la diphtérie laryngée. Le croup d'emblée est rare.

Une élévation de la température annonce l'invasion du larynx.

On distingue trois périodes dans l'évolution du croup : 1° *Période initiale*, voie enrouée, éraillée à tonalités différentes, toux quinteuse et enrouée ; 2° *période de spasme*, gêne respiratoire continue et compliquée d'accès de suffocation parfois suivis de l'expulsion d'une fausse membrane. Si la maladie s'aggrave, les accès deviennent de plus en plus fréquents. La dyspnée détermine dans les mouvements respiratoires des modifications connues sous le nom de *tirage*. Le tirage *sus-sternal* et *sus-claviculaire* se traduit par une dépression de la base du cou au moment de l'inspiration ; le tirage *épigastrique* est caractérisé par une dépression de la région xyphoïdienne ; 3° *période d'obstruction mécanique*. La dyspnée est continue. L'enfant tantôt bouffi et violacé, tantôt pâle et livide, asphyxie. Si au cours de cette période on n'intervient pas, la mort est la terminaison constante.

Le diagnostic du croup est très simple lorsqu'il succède à une angine dont la nature a été antérieurement démontrée par un examen bactériologique. Dans le croup d'emblée, le diagnostic est plus obscur. Cependant, l'expectoration de fausses membranes à la suite d'une quinte de toux, est un signe d'une valeur absolue. Dès qu'on a pu se procurer une fausse membrane, il faut la recueillir aseptiquement dans un tube de verre et la confier à un bactériologiste.

TRAITEMENT. — Le chirurgien n'étant appelé que dans le cas de diphtérie laryngée, de croup, nous n'avons pas à nous occuper en détail du traitement local de l'angine diphtérique ni de la technique des injections de sérum qui auront été faites avant votre arrivée. Au cas où le diagnostic n'aurait pas été posé et où l'on aurait omis d'injecter du sérum, il faudrait au plus tôt réparer cet oubli. On sait que l'injection de sérum doit être pratiquée aseptiquement, avec une seringue de Roux, de préférence au niveau du flanc, dans le tissu cellulaire sous-cutané. Le sérum doit être très transparent. Il ne faut pas se servir d'une seringue chaude, la chaleur coagulerait le sérum. La piqûre une fois faite, on place sur le point piqué de l'ouate aseptique qui est maintenue par un bandage de corps.

Depuis que l'emploi de la sérumthérapie s'est généralisé, les interventions chirugicales sont devenues beaucoup plus rares. Cependant, même dans les cas de diphtéries peu malignes, on est parfois obligé d'opérer lorsque les fausses membranes se sont localisées au niveau de l'orifice glottique.

Contre l'asphyxie produite par la laryngite diphtérique, deux opérations peuvent être employées : *la trachéotomie et le tubage.*

Trachéotomie. — La trachéotomie est une opération d'urgence, toujours émouvante et demandant beaucoup de sang-froid, qui consiste à introduire par une incision de la trachée une canule destinée à permettre la pénétration de l'air dans les voies aériennes.

Cette incision peut être faite à une hauteur variable. Chez l'adulte, il est possible de placer la canule dans l'espace intercrico-thyroïdien. Cette voie ne peut être utilisée chez l'enfant par suite du peu d'étendue de la membrane intercrico-thyroïdienne. De Saint-Germain pratiquait la crico-trachéotomie; cette opération est aujourd'hui abandonnée. Dans le procédé classique (procédé des internes), on incise les premiers anneaux de la trachée (trachéotomie haute). Trousseau ponctionnait la trachée au-dessous du deuxième anneau (trachéotomie basse ou inférieure). Ce procédé a été abandonné à cause de l'hémorragie et de la situation profonde du conduit trachéal.

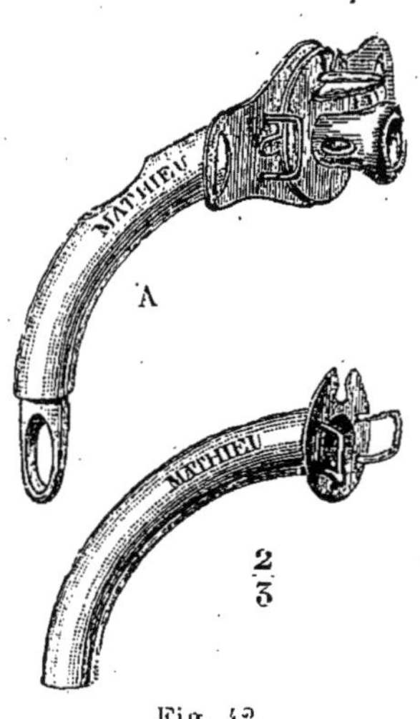

Fig. 42.

INSTRUMENTS NÉCESSAIRES. *Canules.* — Elles sont constituées par une canule externe et une canule interne. Pour faciliter leur introduction, Krishaber a inventé une canule (voir fig. 42) qui présente de très grands avantages.

Dilatateurs. — Les dilatateurs sont des pinces à deux ou trois mors divergents.

Il faut enfin un *bistouri ordinaire*, un *bistouri boutonné* et des *pinces hémostatiques*.

De manière à développer et à mettre en pleine lumière la région à opérer, on dispose sous le cou et les épaules de l'enfant un coussin cylindrique que l'on peut improviser au moyen d'une bouteille enveloppée dans une serviette. L'enfant est roulé depuis les épaules jusqu'aux pieds dans un drap modérément serré qui maintient appliqué sur les parties latérales du corps les bras en extension et tombant verticalement.

Assurément l'*anesthésie* facilite l'opération, mais elle nous paraît le plus souvent inutile; elle devient dangereuse quand l'enfant est gravement atteint.

Un aide, placé à une des extrémités de la table, maintient solidement la tête; un second aide placé à l'autre bout et penché sur la table, fixe entre ses coudes, les membres inférieurs de l'enfant et lui maintient avec ses mains les bras appliqués le long du corps.

PROCÉDÉ DES INTERNES. — C'est le procédé de choix. Pour que l'opération soit correctement exécutée, il est de la plus haute importance que l'opérateur fixe solidement la trachée avec sa main gauche. Reconnaissez de haut en bas l'os hyoïde, le cartilage thyroïde et le cartilage cricoïde, placez ensuite sur ce cartilage l'index gauche, tandis que le pouce et le médius de la même main sont placés à droite et à gauche de la trachée afin de l'immobiliser.

Incisez sur la ligne médiane et sur une longueur de deux centimètres et demi à trois centimètres en commençant immédiatement au-dessous de l'index gauche. Sectionnez jusqu'à la trachée sans vous préoccuper de l'hémorragie veineuse. Dans les pays à goitre, elle peut présenter une telle importance qu'il est nécessaire de l'arrêter par la forci-pressure. La section de l'aponévrose doit être égale en longueur à celle de la peau.

L'index gauche se déplace ensuite vers en bas et accroche le bord inférieur du cartilage cricoïde. La pointe du bistouri ponctionne la trachée au ras de l'ongle de l'index gauche, s'enfonce sur une longueur de cinq millimètres et sectionne les anneaux de la trachée bien exactement sur la ligne médiane jusqu'à ce que l'incision paraisse suffisante pour introduire la canule. L'ouverture de la trachée est annoncée par un sifflement caractéristique. L'index bouche alors cette ouverture tandis que la main droite saisit la canule ; celle-ci est engagée perpendiculairement à la trachée et l'on ne doit conduire son pavillon sur la ligne médiane que lorsqu'elle a bien nettement pénétré.

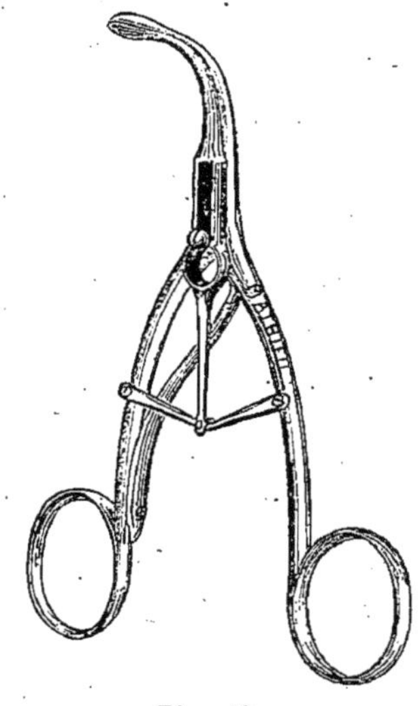

Fig. 43.

Si l'on éprouve quelques difficultés, il est indiqué d'utiliser la pince dilatatrice (fig. 43). Pour introduire cet instrument, il est bon de ne le saisir que par un de ses anneaux ; lorsqu'on le prend comme une pince à forci-pressure, on rapproche instinctivement les anneaux, ce qui écarte les branches et rend l'introduction de la pince impossible.

Dès que la canule est en place, on la fixe au moyen des liens préalablement noués, aux anneaux du pavillon.

Après avoir appliqué une cravate de mousseline aseptique, on porte l'enfant dans son lit et on lui fait boire une cuillerée de potion tonique. Dans un grand nombre de cas, l'opéré immédiatement soulagé s'endort d'un sommeil paisible.

Après la trachéotomie, on continue à traiter la diphtérie par les injections de sérum.

On place auprès de l'enfant une personne à laquelle on a bien expliqué le maniement de la canule interne et qui est chargée de la nettoyer dès qu'elle est obstruée.

Au bout de vingt-quatre heures, on change la canule externe, le pansement doit être fait tous les jours.

Vers le troisième jour, on peut généralement supprimer la canule. Il faut auparavant, en bouchant avec le doigt l'orifice de la plaie, s'assurer que le larynx est redevenu perméable.

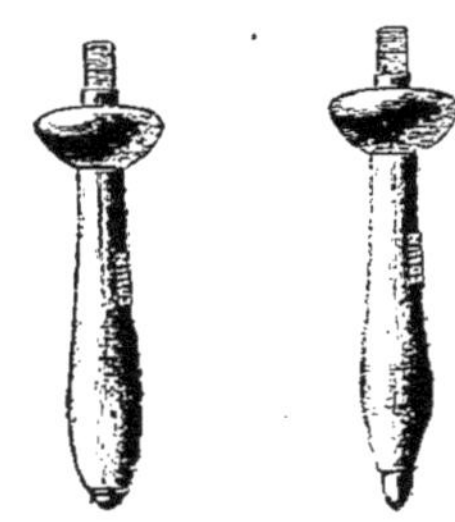

Fig. 44. — Tube court et son mandrin du Dr Sevestre.

Tubage du larynx. — L'opération du tubage (intubation du larynx) a pour but de placer dans le larynx, par les voies naturelles, un tube permettant à l'air de pénétrer dans l'appareil trachéo-bronchique.

Cette opération exige des instruments spéciaux qui sont :

1° Des tubes longs et courts (fig. 44). Les tubes courts présentent l'avantage de pouvoir être enlevés par énucléation et sans le secours d'un instrument particulier;

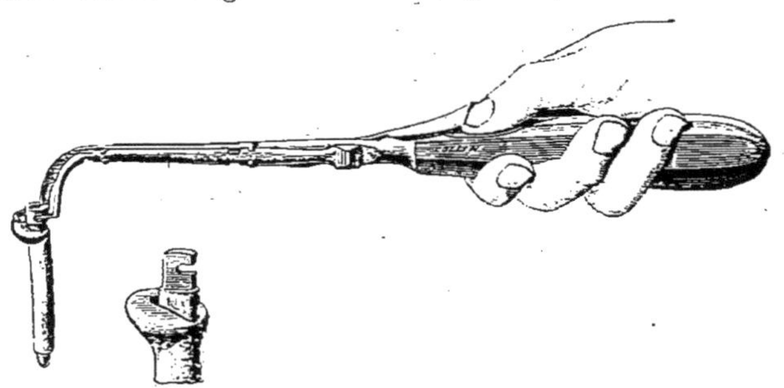

Fig. 45. — Intubateur de Collin sur lequel les mandrins sont fixés par un verrou.

2° Des mandrins porte-tubes. Le mandrin qui peut être réuni à l'introducteur par son extrémité supérieure pénètre à frottement doux dans le tube;

3° Un introducteur (intubateur) possédant la double propriété d'introduire le tube par l'intermédiaire du mandrin et de se séparer de lui grâce à un propulseur au moment où l'on juge que le tube a été convenablement placé (fig. 45 et 46);

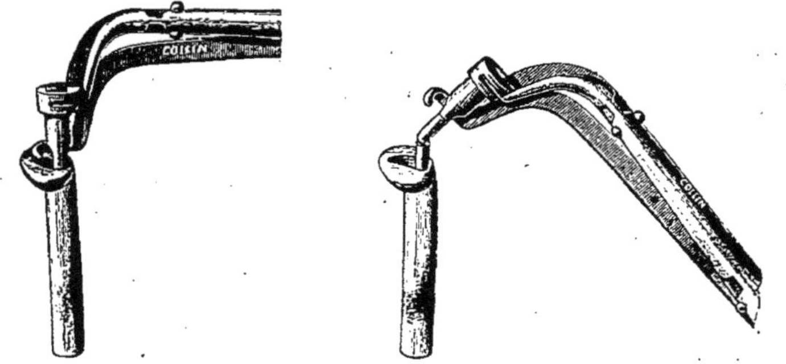

Fig. 46. — Extraction des mandrins.

4° Un extracteur, instrument rarement utile composé de deux branches divergeantes à volonté. Pour enlever le tube, il faut

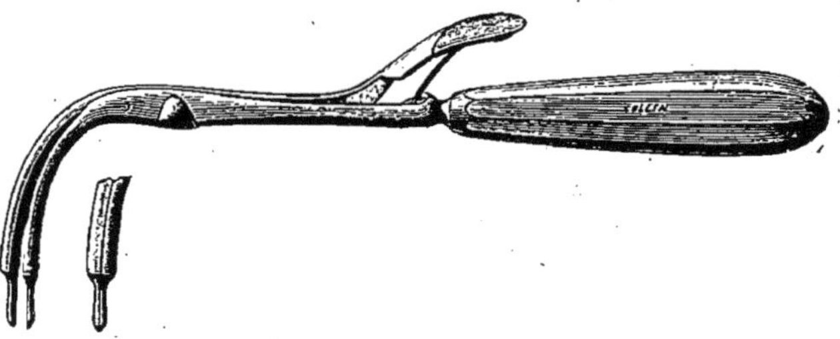

Fig. 47. — Extracteur des tubes (*mod. Collin*).

introduire cet extracteur les branches rapprochées dans la lumière du tube puis les faire diverger (fig. 47).

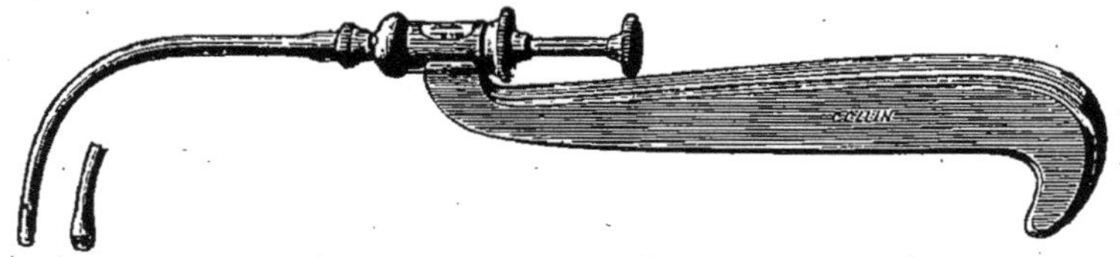

Fig. 48. — Seringue du Dr Bayeux pour l'huile mentholée.

5° Enfin une seringue de Bayeux destinée à injecter dans le larynx une huile antiseptique (fig. 48);

Technique du tubage. — L'opérateur, après avoir vérifié le fonctionnement des instruments, se place assis en face du malade. L'enfant est enroulé dans une couverture qui immobilise ses bras.

« Les aides doivent avoir été par avance instruits du rôle qu'ils auront à remplir; deux peuvent suffire, mais si l'on peut en avoir un troisième cela vaut mieux. Le premier placé sur une chaise doit être assis franchement dans le fond du siège; il prend l'enfant entre ses jambes et, lui maintenant les bras, le tient solidement appliqué contre sa poitrine bien en face de l'opérateur ; il doit s'appliquer surtout à empêcher tous les mouvements de l'enfant et en particulier les sautillements. Le second aide se tient debout derrière le premier et applique largement ses deux mains de chaque côté de la tête de l'enfant les pouces maintenant l'occiput. La tête doit être solidement fixée, bien droite, sans torsion ni inclinaison d'aucun côté ; il faut éviter surtout qu'elle soit dans l'extension, position que les médecins, lorsqu'ils servent d'aide pour un tubage, ont une certaine tendance à faire prendre à l'enfant, probablement par habitude de la trachéotomie ; une très légère flexion en avant est plutôt favorable [1]. »

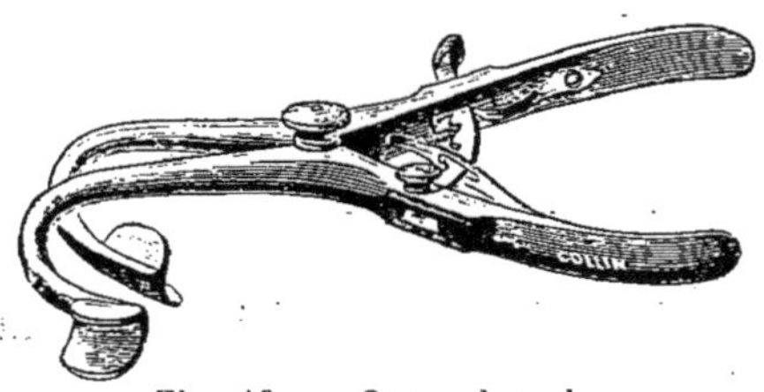

Fig. 49. — Ouvre-bouche.

Recherche des points de repère. — Placez l'ouvre-bouche au niveau des molaires gauches, ses branches encadrant l'oreille gauche du patient (fig. 49). L'index gauche pénètre dans le pharynx et atteint l'épiglotte qu'il repousse d'arrière en avant et applique sur la base de la langue, puis il recherche et reconnaît les cartilages aryténoïdes. Une fois

1. Sevestre et L. Martin.

arrivé sur le larynx l'index gauche ne doit plus le quitter.

Introduction du tube. — L'opérateur saisit de la main droite l'introducteur muni du mandrin et du tube. L'index gauche est déplacé vers la commissure droite pour lui permettre de passer. Le fil attaché au tube est placé à la droite de l'instrument. Le tube une fois enfoncé dans le pharynx, on ramène le manche de l'instrument exactement sur la ligne médiane un peu plus rapproché de l'arcade dentaire inférieure que de la supérieure. Le tube arrive d'abord sur la face postérieure de l'index gauche, puis le contournant, se place sur son bord droit et enfin entre sa face palmaire et l'épiglotte (fig. 50).

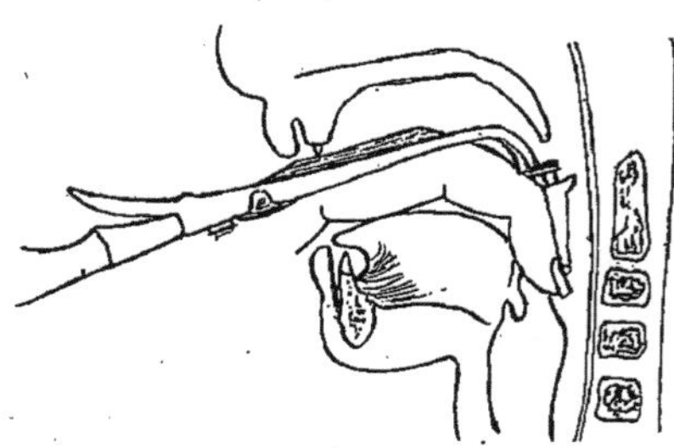

Fig. 50. — Introduction du tube.

Introduction du tube dans le larynx. — On cherche à le faire pénétrer, on l'engage dans le larynx, mais avant de le pousser on s'assure qu'il est en bonne position ; pour cela avec l'index gauche on cherche à reconnaître le tube de haut en bas. On le trouve jusqu'à son entrée dans le larynx, mais à un moment donné on est séparé par le voile musculo-membraneux tendu entre les deux aryténoïdes ; on peut alors l'enfoncer. Pour cela l'index gauche fixe la tête du tube et pendant que l'on retire le mandrin, achève en pressant son introduction dans le larynx. Lorsque le tube est bien placé il a disparu et sa tête n'est guère perceptible qu'en arrière. Avant de retirer l'ouvre-bouche on injecte de l'huile mentholée à 5 p. 100.

Si la respiration se fait bien on retire le fil.

Détubage. — Le détubage s'impose dans deux conditions : au cas d'obstruction du tube et quand l'enfant paraît guéri. Il peut être exécuté soit au moyen d'un extracteur (procédé difficile) soit par énucléation (procédé de Bayeux).

Procédé de l'énucléation. — L'enfant étant débarrassé de tout ce qui recouvre son cou et le haut de sa poitrine, est placé sur les genoux d'un aide. Celui-ci maintient entre ses cuisses les jambes de l'enfant, saisit les bras vers leurs parties supérieures et les porte en bas et en arrière de façon à effacer les épaules.

Le médecin ou la personne chargée de l'énucléation s'assied sur une chaise en face de l'enfant. Alors, dans un *premier temps*, il saisit la tête de l'enfant avec une main (n'importe laquelle, la gauche par exemple) de façon que les doigts soient en arrière sur l'occiput, le pouce en avant sur le front. En même temps embrassant le cou de l'enfant dans la concavité de l'autre main, il va avec le pouce à la recherche du tubercule du cartilage cricoïde et applique la pulpe de ce doigt au niveau du bord inférieur du cartilage où se trouve l'extrémité inférieure du tube. L'opérateur attire alors vers lui le tronc de l'enfant jusqu'à ce qu'il fasse un angle de 45 degrés environ et par contre relève fortement la tête en arrière.

Dans un *second temps*, le pouce droit appuie d'une façon modérée mais persistante sur la trachée jusqu'à ce qu'il ait la sensation de la fuite du tube et aussitôt la main gauche abaisse rapidement la tête de l'enfant de façon que celui-ci regarde le sol. Au même moment, on dit à l'enfant : « Crache, crache » et presque toujours le tube est alors rejeté.

Pour les enfants tout jeunes auxquels on ne peut commander de cracher, on conseille la position horizontale ou même la position les pieds en l'air.

L'introduction du tube dans le larynx peut être rendue très difficile par le spasme ou par l'œdème du larynx. En poussant le tube doucement et sans forcer on arrive à vaincre le spasme. Quant à l'œdème, qui est le plus souvent le résultat de tentatives d'introduction réitérées et infructueuses, il constitue un obstacle plus sérieux qui oblige à laisser reposer le malade et à retarder l'introduction du tube.

Pendant les deux premiers jours, le tubage exige la surveillance d'un médecin habitué à l'opération. Le tube en effet peut s'obstruer lentement ou brusquement, il peut être rejeté ou dégluti. La déglutition n'a aucune gravité, le tube est sans accident rejeté par l'anus.

Le tubage produit dans quelques cas des ulcérations de la muqueuse laryngée et pour cette raison détermine, rarement à la vérité, des rétrécissements cicatriciels parfois très serrés.

Nous n'avons pas la prétention d'établir un parallèle entre le tubage et la trachéotomie, mais il nous sera bien permis de dire que le tubage, excellente méthode dans un milieu hospitalier, par suite de la surveillance, de l'éducation, de l'instrumentation spéciale qu'il exige, ne doit pas être conseillé au praticien. Les sténoses consécutives au tubage constituent une raison de plus en faveur de la trachéotomie.

ECTOPIE TESTICULAIRE

Le testicule est en ectopie lorsqu'il n'occupe pas sa place normale dans le scrotum. Cette malformation congénitale, anomalie de migration, est souvent héréditaire.

L'ectopie peut être définitive, le testicule ne descendant jamais dans le scrotum; mais elle est généralement temporaire, il s'agit alors d'un simple retard dans la migration testiculaire.

L'ectopie est simple ou double, suivant qu'elle porte sur l'un des testicules ou sur les deux. D'après le siège occupé par la glande, on en distingue plusieurs variétés : ectopie lombaire, iliaque, inguinale, abdominale, crurale ou périnéale. La variété inguinale, la plus fréquente, est interne ou interstitielle quand le testicule occupe la lumière du canal, externe quand la glande est située en dehors de l'orifice inguinal externe.

Généralement, chez les enfants et les jeunes gens, les testicules ectopiés ne sont pas sensiblement atrophiés et fonctionnent normalement. Il n'en est pas de même chez les individus arrivés à l'âge de trente ou quarante ans. Ce fait doit nous engager à ne pas trop attendre pour libérer le testicule.

Le cordon spermatique est plus court qu'à l'état normal, ce qui, au cours de l'orchidopexie, rend très difficile l'abaissement complet de la glande.

Le scrotum est peu développé. Par suite du peu de profondeur des bourses, le testicule, même après l'orchidopexie la mieux conduite, reste situé au voisinage de l'orifice inguinal externe.

Jusqu'à l'âge de quatorze ou quinze ans, l'enfant atteint d'ectopie testiculaire ne souffre pas. Mais, au moment de la puberté, le testicule augmentant de volume, devient douloureux. Il peut même, sous l'influence d'un brusque déplacement, d'un traumatisme, d'une infection blennorragique, donner naissance à des accidents graves ressemblant beaucoup aux phénomènes qui accompagnent l'étranglement herniaire. Vu la possibilité de pareils accidents, nous ne devons pas attendre jusqu'à la puberté pour libérer le testicule.

La hernie inguinale est très souvent associée à l'ectopie testiculaire. (Voy. *Hernie inguinale compliquée d'ectopie testiculaire.*) C'est la hernie interstitielle qui accompagne le plus souvent l'ectopie.

TRAITEMENT. — Dans le premier âge, contentez-vous de favoriser par de douces tractions la descente testiculaire. Lorsque, vers l'âge de dix ou douze ans, la migration ne s'est pas spontanément effectuée, pratiquez l'orchidopexie. (Le manuel opératoire de l'orchidopexie est décrit au chapitre des hernies.)

ECTRODACTYLIE

L'ectrodactylie est une affection congénitale caractérisée par l'*absence* d'un, de plusieurs ou de tous les doigts.

Elle est dite *totale* dans ce dernier cas. Parfois, les doigts du milieu faisant seuls défaut, la main présente l'aspect d'une pince de homard.

ECTROMÉLIE

On appelle ectromélie une malformation congénitale caractérisée par l'absence totale d'un ou de plusieurs membres.

ENCÉPHALOCÈLE [1]

Affection congénitale très rare (5 cas sur 12.900 accouchements, Trélat). Ce n'est point une hernie du cerveau, car la substance nerveuse qu'elle renferme ne présente pas la structure de la substance cérébrale. L'encéphalocèle est une tumeur congénitale, un encéphalome (P. Berger) constituée par un sac, une poche contenant du liquide et de la substance nerveuse qui ne présente pas la structure propre à une portion déterminée de l'encéphale. Cette tumeur est reliée à la dure-mère par un pédicule qui traverse le crâne. L'innocuité de l'excision de masses nerveuses considérables contenues dans

1. On a publié des observations d'encéphalocèles traumatiques consécutives à des fractures du crâne produites par des applications de forceps. Il s'agit de véritables hernies traumatiques du cerveau, absolument différentes comme étiologie et comme structure de l'encéphalocèle congénitale.

l'encéphalocèle montre bien qu'il s'agit de masses néoplasiques d'origine congénitale et non d'une véritable hernie du cerveau.

VARIÉTÉS. — On en distingue trois : 1° *la méningocèle*, dont le sac ne contient que du liquide analogue au liquide céphalo-rachidien ; 2° l'*hydrencéphalocèle* constitué par un sac renfermant une tumeur encéphalique creuse et remplie par du liquide. La substance nerveuse refoulée à la périphérie peut être très mince et ne sera reconnaissable qu'au microscope ; 3° l'*encéphalocèle* caractérisée par la présence d'une masse nerveuse pleine.

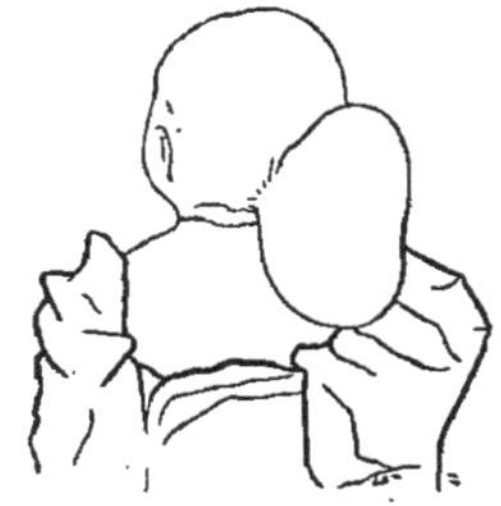

Fig. 51. — Cas de Galavieille Lapeyre et Guérin [1].

L'encéphalocèle a deux *sièges* d'élection : le plus souvent elle occupe la partie postérieure du crâne, plus rarement sa région antéro-inférieure à l'union

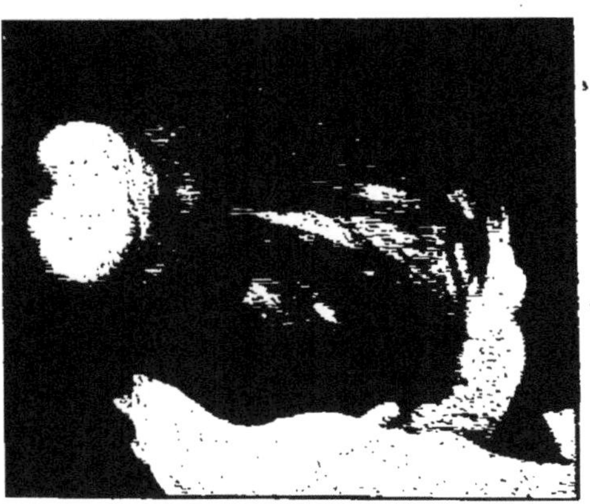

Fig. 52. — Encéphalocèle.

du crâne et de la face. Les encéphalocèles occipitales siègent généralement sur la ligne médiane (fig. 51). Cette règle souffre des exceptions. En effet dans le cas que nous représentons

1. Société des sciences médicales de Montpellier, séance du 9 juin 1902.

(fig. 52) et que nous avons avec succès opéré par l'extirpation, la tumeur paraissait médiane ; mais, en réalité, l'orifice cranien par lequel pénétrait son pédicule n'était pas médian et se trouvait situé environ à un centimètre de la ligne médiane. L'orifice cranien est le plus souvent arrondi ou ovalaire ; il avait l'aspect d'une fente transversale dans notre cas. La poche paraît constituée par la pie-mère et l'arachnoïde très épaissies ; la dure-mère n'existe pas.

Quant au tissu nerveux, sa structure est très variable et, comme nous l'avons déjà fait remarquer, très différente de la structure d'une partie de l'encéphale. Dans une pièce examinée par Ranvier on a constaté en certains points des cellules appartenant à l'écorce cérébrale et dans d'autres points de la même encéphalocèle des cellules appartenant au cervelet.

L'encéphalocèle se présente sous la forme d'une tumeur, sessile ou pédiculée, arrondie, parfois bilobée, de volume variable et pouvant atteindre dans certains cas exceptionnels les dimensions d'une grosse orange. La peau qui la recouvre est amincie, dépourvue de cheveux, parfois tachée de plaques angiomateuses. Au palper on perçoit une sensation d'empâtement, de fausse fluctuation. La réductibilité fait défaut ou n'est que partielle. Elle s'accompagne parfois de troubles nerveux. La tumeur se tend sous l'influence de l'effort. Elle présente rarement des mouvements d'expansion en rapport avec les battements du cœur.

L'encéphalocèle a généralement une tendance, surtout lorsqu'elle siège dans la région occipitale, à augmenter de volume et à se rompre. La rupture détermine la mort par méningo-encéphalite.

TRAITEMENT. — Toute encéphalocèle qui augmente de volume doit être opérée. Les succès obtenus par l'*extirpation* sont aujourd'hui assez nombreux pour qu'on puisse considérer cette opération comme la méthode de choix. En nous basant sur les observations publiées et sur deux cas personnels, nous croyons pouvoir dire que le danger de cette opération paraît être surtout le choc opératoire.

Tracez au bistouri sur la surface cutanée et disséquez deux petits lambeaux destinés à recouvrir la plaie résultant de l'excision. Taillez-les sur les faces les plus larges de la tumeur. Libérez le sac jusqu'à son pédicule, placez aussi bas que possible une ligature sur ce dernier et sectionnez-le. Réunissez ensuite les lambeaux par une suture au crin de Florence.

ENGELURES

Chez certains enfants, le froid détermine sur la face dorsale des doigts et des mains, plus rarement au niveau des pieds, du pavillon de l'oreille ou du nez, des élevures de la peau bien circonscrites donnant une sensation de tension, de chaleur et de prurit qui ont reçu le nom d'engelures. Elles ne présentent pas de phlyctènes comme les brûlures superficielles.

L'engelure se termine par résolution ou par ulcération. Cette ulcération ne tarde pas à s'infecter.

TRAITEMENT. — Les engelures disparaissent spontanément avec la saison froide.

Tant que l'engelure n'est pas ulcérée, le mieux est de la recouvrir d'une bandelette de Vigo. L'ulcération doit être traitée par les pansements humides.

ENTORSE JUXTA-ÉPIPHYSAIRE

On désigne « sous le nom d'entorse juxta-épiphysaire l'ensemble des lésions produites dans la portion juxta-épiphysaire de la diaphyse des os longs, par les mouvements forcés des articulations voisines, ou par certaines violences exercées sur les os eux-mêmes » (Ollier).

Cette entorse est le premier degré du décollement épiphysaire.

Les lésions sont les suivantes : « arrachement, tassement, fractures trabéculaires du tissu spongieux dans le voisinage de l'épiphyse, au-dessous du cartilage épiphysaire ; inflexion, torsion, effraction de la mince couche compacte périphérique, et, comme conséquence de ces ruptures : expression du suc médullaire, épanchements sanguins dans le tissu spongieux et sous le périoste plus ou moins décollé. Si l'effort continue, dépression permanente de la couche compacte périphérique du côté de la flexion (encoche juxta-épiphysaire), fracture par arrachement, tension et déchirure du périoste du côté de l'extension. C'est à ce moment, que se préparent et que bientôt s'effectuent la fracture et le décollement de la diaphyse et sa luxation hors de la gaine périostique » (Ollier).

L'entorse juxta-épiphysaire est une cause occasionnelle fréquente de tuberculose osseuse et surtout d'ostéomyélite.

On comprend combien il est difficile de différencier cette entorse du décollement des épiphyses. Le mieux, pour trancher la difficulté, est de soumettre la partie blessée à l'examen radiographique.

Traitez ces entorses par l'immobilisation et la compression légère jusqu'à ce que la douleur et le gonflement aient à peu près disparu.

ÉPAULE

Paralysie infantile.

Le membre supérieur est rarement atteint par la paralysie infantile.

C'est généralement sur la racine du membre au niveau du moignon de l'épaule que la paralysie se localise.

L'épaule est très amaigrie par suite de l'atrophie musculaire particulièrement évidente sur le deltoïde. Les surfaces articulaires, pour la même raison, perdent leur contact, l'articulation est ballante ainsi que le membre supérieur qui pend le long du tronc. Le bras et l'avant-bras ne sont privés de tout mouvement que lorsque la paralysie a atteint la totalité des muscles.

TRAITEMENT[1]. — Si le membre supérieur n'est pas paralysé en totalité, c'est à l'arthrodèse de l'épaule qu'il faut avoir recours. Les deux os avivés doivent être maintenus en contact par une suture au fil d'argent. C'est encore à l'arthrodèse qu'il faut s'adresser au cas de luxation paralytique de l'épaule.

Nous ne pouvons rien contre la paralysie totale du membre supérieur.

ÉPISPADIAS

L'épispadias est une difformité congénitale constituée par une fente de l'urètre, médiane et antéro-postérieure, occupant la face supérieure de la verge (fig. 53). Lorsque l'urètre est fendu sur toute sa longueur, ce qui est le cas le plus fréquent, l'épispadias s'accompagne, presque dans tous les cas, d'une autre difformité, l'exstrophie de la vessie.

L'épispadias est exceptionnel dans le sexe féminin.

On distingue plusieurs variétés d'épispadias : l'épispadias *balanique*, n'occupant que le gland ; c'est une forme très rare ; il en est de même de la variété *pénienne ;* la forme

1. L'électrothérapie ne donnera des résultats satisfaisants que si l'on a recours à elle au début de la maladie ou plus exactement, immédiatement après la période fébrile.

habituelle est l'épispadias *péno-pubien*, la gouttière occupe alors toute la face dorsale de la verge jusqu'à la vessie.

La verge est atrophiée et relevée sur le pubis. Il faut l'attirer en bas en saisissant le prépuce exubérant de sa face inférieure pour apercevoir la gouttière médiane.

Cette difformité entraîne des troubles très graves du côté de la miction et de la génération. Quand l'épispadias est

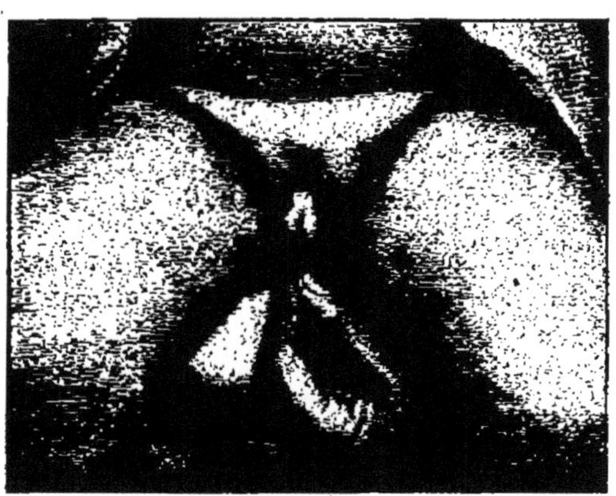

Fig. 53. — Epispadias.

partiel, l'urine peut être retenue, mais le jet anormal s'étale au dehors et souille les parties voisines. Lorsque l'épispadias est total, l'incontinence d'urine est absolue. Les fonctions sexuelles sont troublées dans une aussi grande proportion : le coït est impossible par suite de l'atrophie du pénis et le sperme qui s'écoule en bavant, ne peut être projeté dans les voies génitales de la femme.

TRAITEMENT. — Dans l'épispadias avec incontinence d'urine, qu'il y ait ou non coexistence d'une exstrophie vésicale, il faut traiter l'épispadias de la même façon que l'exstrophie vésicale, en abouchant les mamelons uretéraux dans la partie supérieure du rectum, d'après la technique que nous indiquons au chapitre de l'exstrophie vésicale.

Au cas d'épispadias incomplet (variété fort rare à la vérité), on a recours aux méthodes autoplastiques.

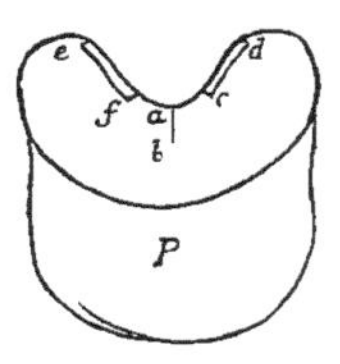

Fig. 54.

ab. incision ; *cf*, *cd*, parties avivées ; P, prépuce.

1° Réfection de la portion balanique. — Pour transformer en canal la gouttière *balanique*, on pratique dans le fond de cette dernière une incision médiane destinée à la rendre plus profonde (fig. 54). On enfouit ensuite une sonde dans la fente résultant de l'incision et on suture les bords de la gouttière au-dessus de la sonde après les avoir avivés. On peut renforcer ce nouvel urètre balanique par un anneau de prépuce, en engageant le gland dans une boutonnière pratiquée au-dessous de lui dans le jabot préputial qui se trouve à la face inférieure de la verge.

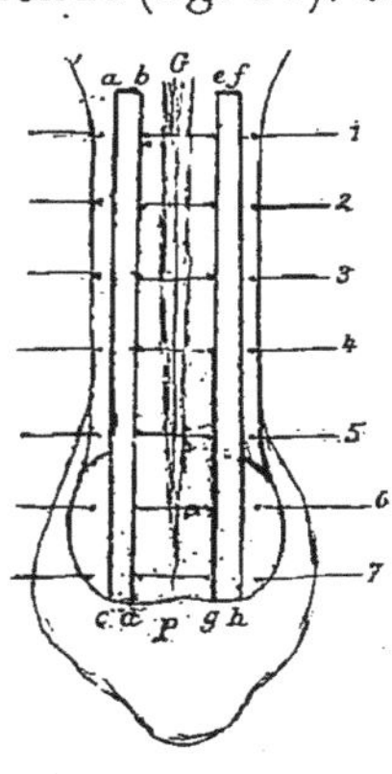

Fig. 55.

1, 2, 3, 4, 5, 6, 7, fils ; PC, gouttière ; *abcd*, *efgh*, parties avivées.

2° Réfection de la portion pénienne. — On emploiera le procédé de Duplay dans les cas où la gouttière est assez prononcée pour que, par la réunion de ses bords, on obtienne un canal de calibre suffisant. Si la gouttière offre une minime profondeur, il vaut mieux avoir recours à l'urétroplastie de Thiersch.

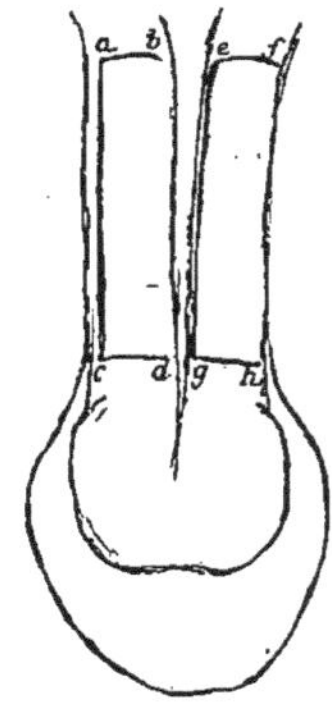

Fig. 56. — Urétroplastie de Tiersch.

abcd, *efgh*, lambeaux.

Le procédé de Duplay est décrit dans tous les traités classiques ; le schéma ci-joint en rappellera les temps principaux (fig. 55).

Urétroplastie de Thiersch. — Thiersch transforme la gouttière en canal au moyen de deux lambeaux qui sont rabattus l'un sur l'autre, face cruentée contre face cruentée et qui recouvrent une sonde placée dans la fente urétrale. La base d'un des lambeaux est interne, tandis que celle de l'autre lambeau est externe.

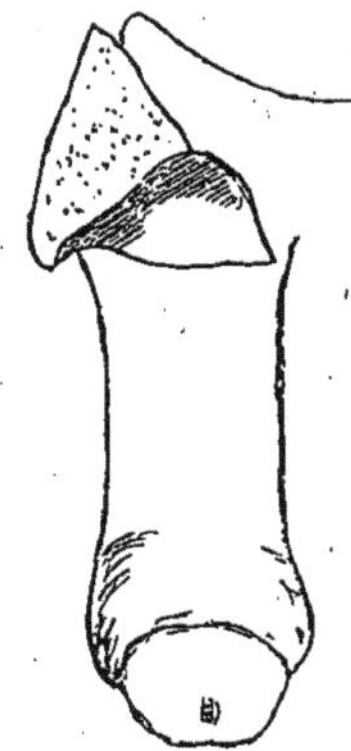
Fig. 57.

L'urètre une fois reconstitué, Thiersch ferme le méat épispadien au moyen de deux lambeaux (fig. 57).

Tous ces procédés sont sans aucun doute fort ingénieux, mais ce serait dépenser beaucoup d'habileté en pure perte que de pratiquer des opérations aussi délicates chez un épispade incontinent. En pareil cas, l'indication essentielle est la suppression de l'incontinence d'urine par l'abouchement des uretères dans le rectum.

EXOSTOSES DE CROISSANCE

Exostoses ostéogéniques.

Il ne faut pas confondre l'exostose avec l'hyperostose. L'hyperostose se rencontre surtout dans l'ostéomyélite prolongée. L'hyperostose est diffuse, l'exostose est une production osseuse circonscrite. L'exostose apparaît tantôt à la suite de contusions ou de pressions minimes mais répétées (*exostose professionnelle*) ; tantôt sous l'influence de la syphilis (*exostose syphilitique*) ; tantôt elle prend naissance pendant la période de développement du squelette avec lequel elle est en relation étiologique indiscutable, c'est dans ce dernier cas une *exostose de croissance*. Celle-ci cesse d'augmenter de volume dès que la croissance est terminée, elle siège au niveau d'un cartilage de conjugaison et généralement sur le plus fertile.

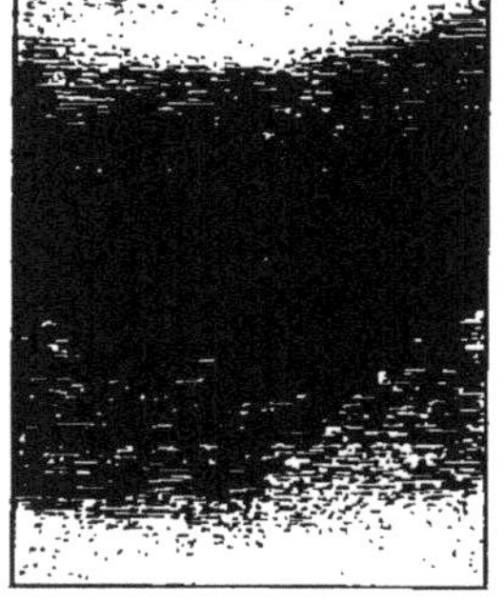

Fig. 58.

La forme des exostoses ostéogéniques est très variable. Elles sont nettement pédiculées et bien détachées de l'os sur lequel elles s'implantent; elles ne sont pas sessiles et en plaques comme les exostoses syphilitiques. Tantôt ce sont de fines aiguilles osseuses, tantôt de solides apophyses rappelant la forme de l'apophyse coracoïde.

Au début de leur développement, les exostoses ostéogéniques siègent exactement sur le cartilage conjugal qui leur a donné naissance. Mais au bout d'un certain temps, l'os continuant à s'accroître en longueur, l'exostose s'éloigne de l'épiphyse dont elle est progressivement séparée par des couches osseuses de nouvelle formation. Cette interposition de tissu osseux néoformé ne s'observe que lorsque l'exostose a pris naissance sur la face diaphysaire du cartilage. Si au contraire elle s'est développée aux dépens de sa surface épiphysaire, elle reste dans la suite constamment à la même distance de l'interligne articulaire.

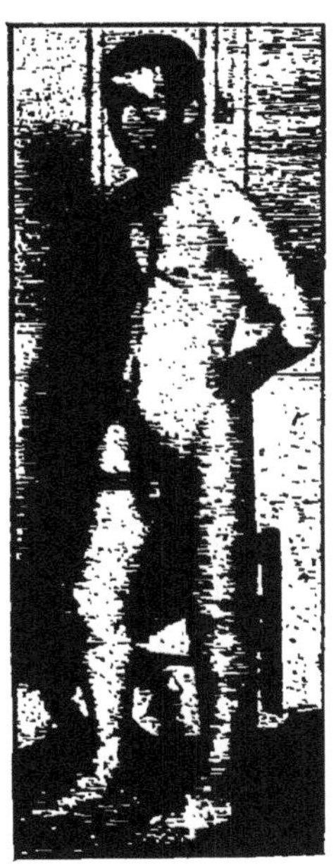

Fig. 59.

L'exostose est généralement recouverte d'une véritable bourse séreuse. Elle est elle-même constituée, lorsqu'elle est arrivée à son complet développement, par une couche de périoste, du tissu compact et un canal médullaire communiquant avec celui de l'os.

C'est une tumeur dure, adhérente à l'os et généralement indolore. Chez le sujet qui est représenté sur la figure 59, il existait un très grand nombre d'exostoses absolument indolores, dont certaines, au niveau du pli de l'aine en particulier, présentaient les dimensions d'une tête de fœtus. Le sujet dont nous donnons la photographie était extrêmement petit et ne mesurait qu'un mètre trente-huit. On peut supposer, en pareil cas, que le travail ostéogénique au lieu de produire un accroissement longitudinal des os, s'était épuisé en poussées périphériques. L'exostose n'est douloureuse que dans trois conditions : lorsque la bourse séreuse s'enflamme, lorsque la peau ou un nerf sont comprimés.

TRAITEMENT. — Abstenez-vous quand les exostoses sont indolentes, pratiquez leur résection quand elles sont douloureuses.

EXSTROPHIE DE LA VESSIE

« Sous le nom d'exstrophie de la vessie, on désigne un vice de conformation caractérisé par l'absence de la paroi vésicale antérieure dans une plus ou moins grande étendue, et la saillie de la paroi postérieure qui vient former tumeur à l'hypogastre » (Kirmisson).

Parfois on n'observe qu'une simple fissure de la vessie *exstrophie partielle*, mais généralement la paroi vésicale antérieure fait complètement défaut ; l'exstrophie est *totale*. On trouve alors à la région hypogastrique, une tumeur du volume d'une mandarine, rouge, infectée, augmentant de volume lorsque l'enfant crie, à la partie inférieure de laquelle (signe pathognomonique) on aperçoit les orifices des uretères. Souvent on constate en même temps d'autres anomalies : épispadias, écartement des pubis, ectopie testiculaire, hernies, etc.

C'est une infirmité des plus pénibles à cause de l'incontinence d'urine et des phénomènes douloureux qui sont causés par l'inflammation de la muqueuse vésicale.

Le meilleur traitement est celui qui supprime la douleur et l'incontinence. Le procédé de Maydl qui, par la résection des vestiges infectés de l'appareil vésical, fait cesser la douleur et par l'abouchement des uretères dans le gros intestin, guérit

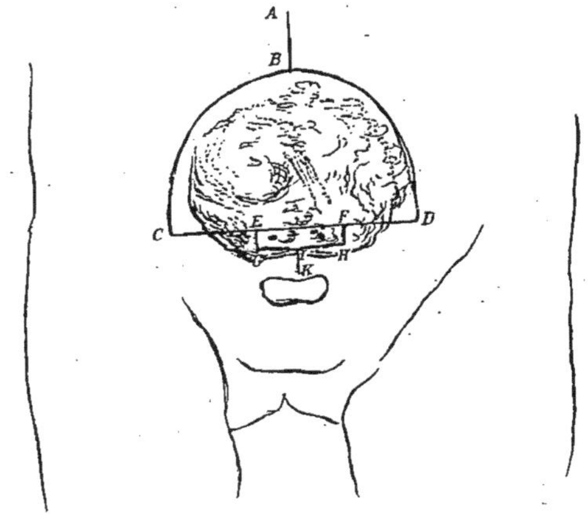

Fig. 60. — Exstrophie de la vessie. Procédé de Maydl modifié.

l'incontinence, est le procédé de choix. C'est assurément une opération délicate et difficile, mais ce n'est pas une raison suffisante pour ne pas l'adopter.

TRAITEMENT. — Il est prudent de ne pas opérer avant l'âge de trois ans.

Manuel opératoire. — J'ai employé avec succès le procédé suivant, c'est celui de Maydl légèrement modifié. Je conseille d'aboucher les uretères le plus bas possible, c'est-à-dire dans la partie supérieure du rectum.

L'anesthésie générale est indispensable. Il faut préalablement introduire une sonde dans chaque uretère.

1er Temps. *Excision de la vessie exstrophiée.* — On fait sur la ligne médiane et immédiatement au-dessus de la vessie exstrophiée, une incision AB longue de trois centimètres, qui conduit dans la cavité péritonéale. Le péritoine une fois ouvert, on introduit de haut en bas l'index de la main gauche dans la cavité péritonéale, et l'on pratique avec des ciseaux courbes, sur le doigt servant de conducteur, à droite et à gauche de la vessie, une incision courbe portant sur ses limites extrêmes BC, BD. Une troisième incision transversale CD, réunissant les deux extrémités inférieures des incisions latérales, permet d'enlever toute la partie sus-uretèrale de la vessie exstrophiée. La brèche ainsi obtenue est momentanément comblée avec des compresses aseptiques.

2e Temps. *Mobilisation des mamelons uretèraux et des uretères.* — Les mamelons uretèraux déjà libérés en haut, sont libérés sur les côtés et en bas par les incisions EG, FH et GH et rejetés vers la partie supérieure de la plaie. On ne les sépare pas l'un de l'autre. Ce temps est facilité par les sondes à demeure.

3e Temps. *Recherche et incision du rectum.* — Incision médiane et inférieure IK allant jusqu'à la symphyse pubienne. Pour faciliter la découverte du rectum, on se guide sur le doigt d'un aide qui fait le toucher rectal. La partie supérieure du rectum ainsi facilement trouvée, est assez aisément amenée à l'extérieur, puis entourée de compresses. On l'incise alors transversalement sur une longueur d'un centimètre et demi environ.

4e Temps. *Abouchement uretèral.* — Par cette ouverture on fait passer les deux sondes uretèrales et on abaisse peu à peu le moignon vésical portant les mamelons uretèraux qui arrive sans difficulté au contact de l'incision rectale. On suture alors le bord inférieur de ce moignon à grande dimension transversale par une suture muco-muqueuse à la lèvre supérieure de l'incision rectale, puis le bord supérieur à la lèvre inférieure et on termine par une suture séro-séreuse ne comprenant que la paroi rectale et enfouissant le moignon uretèral dans la lumière du rectum.

5e Temps. *Suture de la paroi abdominale.* — Ce dernier temps est particulièrement pénible par suite de la largeur de la perte de substance résultant de l'excision vésicale. On peut cependant arriver à fermer l'abdomen, sans avoir recours aux méthodes autoplastiques, dans les trois quarts supérieurs de la plaie. Le quart inférieur est drainé. Les sondes uretèrales sont immédiatement retirées par l'anus.

L'expérience a montré qu'il ne faut craindre ni l'infection rénale ascendante, ni la rectite consécutive à la stagnation de l'urine dans le rectum.

FÉMUR

Déviations rachitiques.

Voyez : RACHITISME. DÉFORMATIONS DU MEMBRE INFÉRIEUR.

FIBRO-CHONDROMES BRANCHIAUX

Petits appendices pédiculés, de consistance cartilagineuse, implantés sur la face et le cou, le plus souvent au voisinage du pavillon de l'oreille (fig. 61). Les fibro-chondromes branchiaux sont uniques ou multiples. La tumeur est constituée par un axe cartilagineux formé d'une lamelle repliée sur elle-même. Cet axe, dont la substance est semblable au cartilage de l'oreille, est enveloppé par une couche de graisse et par la peau.

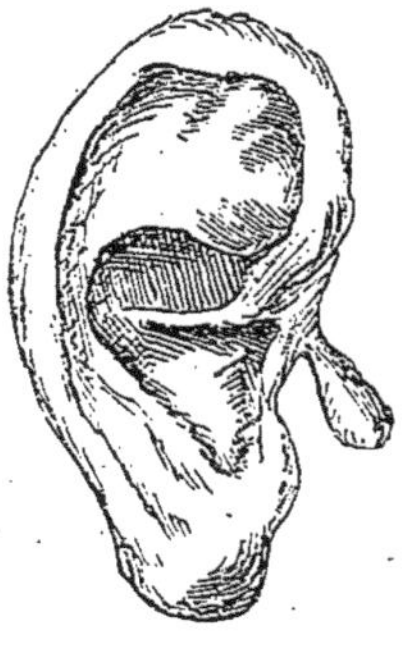

Fig. 61.

Ces tumeurs très bénignes, ne seront enlevées que très rarement et dans un but esthétique; elles sont du reste peu apparentes dans la grande majorité des cas.

FIÈVRE DE CROISSANCE

On en distingue deux variétés :

1re *Variété.* — Elle est caractérisée par des symptômes *généraux* et des symptômes *locaux*. Du côté de l'état *général*, on constate une diminution des forces, de la paresse physique et intellectuelle, chez les jeunes filles, de la dysménorrhée ou de l'aménorrhée. *Localement*, apparaissent des douleurs spontanées et provoquées, localisées sur les membres inférieurs et supérieurs au niveau des cartilages de conjugaison les plus fertiles (voisinage du genou pour le membre inférieur, de l'épaule et du poignet pour le membre supérieur). Au cours de cette affection, la croissance est extrêmement rapide.

TRAITEMENT. — Les enfants anémiés par cet accroissement subit et rapide de leur squelette doivent être traités par le repos au grand air. Le repos, une médication tonique et hygiénique n'auront pas seulement pour effet de guérir l'enfant de ses douleurs juxta-épiphysaires, mais aussi de le mettre en état de défense contre les maladies infectieuses auxquelles il se trouve prédisposé par suite de son mauvais état général ; parmi les maladies infectieuses, c'est l'ostéomyélite qu'il faut le plus redouter.

2e *Variété.* — On observe les mêmes symptômes que précédemment, mais ils s'accompagnent d'une *élévation thermométrique*. Il ne s'agit plus d'une affection causée par un travail excessif d'ossification physiologique, mais d'une ostéite infectieuse. Si cette ostéite se termine par résolution, c'est qu'elle est due à une infection microbienne de virulence atténuée.

Traitez les malades appartenant à cette seconde variété par le grand air, une médication tonique et le repos. Enveloppez les parties juxta-épiphysaires douloureuses dans un pansement aseptique humide et chaud. Si la fièvre et les douleurs persistent, *a fortiori* si l'état s'aggrave, conduisez-vous comme dans l'ostéomyélite aiguë.

FISTULES CONGÉNITALES DU COU

Malformations rares qui résultent d'un défaut d'occlusion des fentes branchiales. Les fistules congénitales du cou occupent diverses régions :

A. Fistules latérales. — Exceptionnellement, elles siègent au niveau du *pavillon de l'oreille* et dans la région *sus-hyoïdienne* ; ce sont, dans ces deux cas, des altérations sans gravité constituées par un cul-de-sac peu profond qui s'ouvre à la peau.

Les fistules latérales de la région *sous-hyoïdienne*, plus fréquentes, présentent un réel intérêt clinique. Elles occupent le bord antérieur de sterno-mastoïdien. Au point de vue pratique et pour mener à bien leur traitement, il faut savoir que leur trajet obliquement ascendant se dirige vers le pharynx avec lequel il communique le plus souvent et que ce trajet présente des rapports intimes avec les gros vaisseaux du cou.

B. Fistules médianes. — Peu profondes, elles remontent jusqu'à l'os hyoïde avec lequel elles contractent des adhérences. Les fistules congénitales du cou se présentent sous l'aspect d'un orifice cutané donnant passage à des mucosités plus ou moins purulentes.

TRAITEMENT. — En présence de fistules latérales *sous-hyoïdiennes*, vu leur communication habituelle avec le pharynx et par suite la longueur de leur trajet, il faut s'abstenir de tout traitement, quand la suppuration peu abondante ne détermine qu'une gêne insignifiante. Dans le cas contraire, l'extirpation au bistouri constitue le seul procédé. Elle doit être complète sous peine de récidive. Pour faciliter la dissection toujours laborieuse et nécessitant une incision cutanée très étendue, on introduira préalablement un conducteur dans le trajet fistuleux. Gardez-vous d'employer des injections caustiques qui pénétreraient dans le pharynx.

Les fistules latérales du *pavillon de l'oreille* et de la région *sus-hyoïdienne*, vu leur peu de profondeur, sont faciles à extirper. Il en est de même des fistules médianes. Afin d'être plus certain de réaliser, dans ce dernier cas, une extirpation radicale, le mieux est de réséquer la partie de l'os hyoïde en rapport avec l'extrémité profonde du trajet.

FRACTURES EN GÉNÉRAL

On sait que les rachitiques, par suite de la décalcification de leur squelette, présentent une prédisposition marquée pour les fractures. Mais, en dehors du rachitisme, les fractures sont encore assez fréquentes chez l'enfant.

Il existe des cas indiscutables de fractures produites au cours de la *gestation*, fractures que l'on trouve en voie de consolidation ou consolidées au moment de l'accouchement. Elles ont pour cause un traumatisme qui a atteint les parties fœtales en déprimant la paroi abdominale. Les fractures sont parfois le résultat de *manœuvres obstétricales*. Dans la grande majorité des cas, les fractures de l'enfant sont consécutives à des chutes.

Certaines variétés de fractures appartiennent en propre à l'enfance : les *courbures ou flexions* des os qui sont suivies de leur retour immédiat à leur direction primitive ; les fractures en *bois vert* (os de l'avant-bras, clavicules), fractures dans lesquelles l'os éclate comme un morceau de bois vert qu'on plie bruquement après avoir appuyé sa partie moyenne sur la face antérieure du genou (fig. 62); les *dépressions*, les *enfoncements* (os plats, crâne en particulier).

La production du cal s'effectue par le même processus que chez l'adulte, mais la réparation est plus rapide.

A. Broca a montré la fréquence de l'élévation thermique dans les fractures fermées des enfants. Cette fièvre qui est engendrée par la résorption de l'épanchement sanguin, est

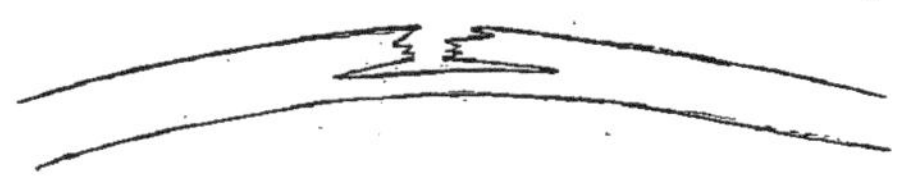

Fig. 62. — Fracture en bois vert.

d'observation particulièrement fréquente dans les fractures qui s'accompagnent d'une ecchymose considérable. On peut en pareil cas, hésiter entre une fracture et une ostéomyélite au début, surtout en présence d'une fracture sous-périostée dont la douleur est le seul signe. Il nous paraît cependant assez facile de différencier l'hyperthermie légère qui accompagne une fracture, des symptômes généraux graves qui caractérisent les infections septiques en général et l'ostéomyélite en particulier.

Sauf chez les rachitiques, où la tendance à la réparation est lente, le *pronostic* est moins grave chez l'enfant que chez l'adulte. Dans les premières années de la vie, les fractures sans déplacement passent souvent inaperçues. C'est lorsque le cal est formé, que les parents, préoccupés par l'apparition d'une tumeur osseuse dont ils ne connaissent pas l'origine, viennent vous consulter. Le fait est relativement fréquent, dans les fractures sous-périostées de la clavicule.

Il peut arriver cependant, même chez l'enfant, que des fractures méconnues et non réduites ne se consolident pas. La radiographie ci-jointe nous montre, une pseudarthose observée chez un enfant de treize ans, qui était consécutive à une fracture méconnue, datant au dire des parents, de onze ans et

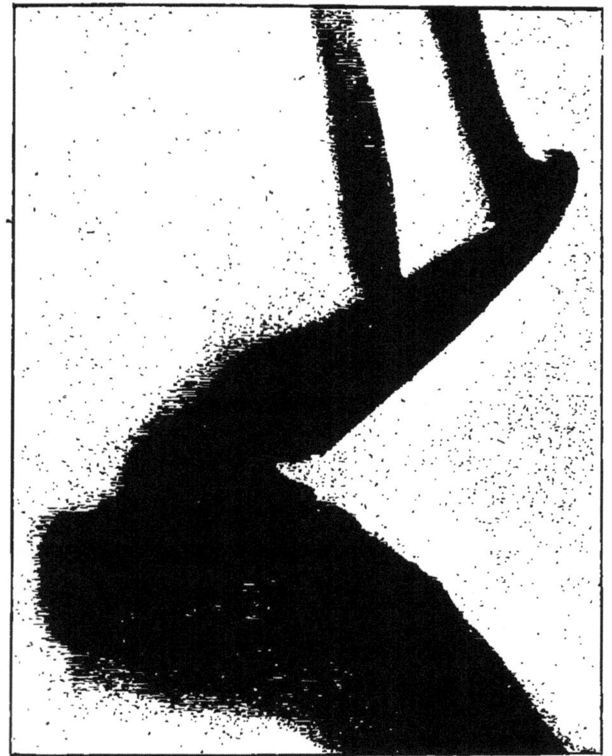

Fig. 63. — Pseudarthrose.

quelques mois. Il est probable qu'il s'agissait dans ce cas d'une *fracture intra-utérine du tibia*. Le pronostic de cette fracture non consolidée est grave parce que les interventions chirurgicales échouent le plus souvent en pareil cas.

TRAITEMENT. — Pour obtenir un résultat satisfaisant, il faut que la coaptation soit aussi exacte que possible. On s'en assurera par des radiographies répétées. Il faut de plus que les raideurs articulaires et l'atrophie musculaire soient combattues de bonne heure par le massage. La durée de l'immobilisation, qui n'est nécessaire que dans les cas où il y a déplacement, sera réduite au minimum. N'oubliez pas que chez l'enfant la consolidation est rapide et que dans un grand nombre de cas, au bout d'une quinzaine de jours, le cal est assez solide pour que le déplacement n'ait plus de tendance à se reproduire.

GAINES SYNOVIALES TENDINEUSES

Synovites tendineuses aiguës.

Elles se présentent chez l'enfant avec les mêmes caractères que chez l'adulte. Les doigts et la main sont leur lieu d'élection. On connaît la gravité des panaris du pouce et du petit doigt, dont les gaines synoviales communiquent avec les gaines carpo-métacarpiennes externe et interne.

Tuberculose des gaines synoviales tendineuses.

Certaines synovites à épanchement séreux sont certainement de nature bacillaire, mais les deux variétés principales de synovite tuberculeuse sont la synovite à *grains riziformes* et la *synovite fongueuse*.

1° Synovite à grains riziformes. — Sa nature bacillaire est démontrée par la clinique (transformation fongueuse), par l'examen histologique (nodules tuberculeux et bacilles), par les inoculations positives aux animaux.

C'est généralement une tuberculose primitive. Elle occupe le plus souvent et par ordre de fréquence, les gaines des fléchisseurs et des extenseurs des doigts, des extenseurs des orteils et des péroniers.

Tumeur de forme variable suivant la disposition anatomique de la gaine synoviale, en bissac au poignet ; donnant au toucher la sensation d'une fausse fluctuation et une crépitation spéciale (bruit de grains). Comme toutes les synovites, elle détermine la rétraction des tendons qu'elle engaine. Sa durée est fort longue et sa marche très lente. Elle peut s'ouvrir, s'enflammer, s'ulcérer ou se transformer en synovite fongueuse.

Le *sac*, de surface interne inégale et rugueuse, est hérissé de grains rattachés par un mince pédicule. Il est constitué par trois couches : une externe fibro-conjonctive, une moyenne formée de tissu embryonnaire et une interne fibrinoïde. Il est infiltré dans ses couches externe et moyenne de nombreux nodules tuberculeux renfermant des cellules géantes et des bacilles de Koch. Le liquide séro-purulent qu'il contient est en faible quantité.

Les *grains*, lésion caractéristique, ont un volume qui varie d'une tête d'épingle à un haricot. Ils sont libres ou adhérents à la paroi par un pédicule. Ils ressemblent à des grains de riz demi cuits. Ils sont généralement formés de couches concentriques emboîtées les unes dans les autres. Ils renferment rarement des bacilles de Koch.

TRAITEMENT. — Incisez sur toute la longueur de la tumeur; au poignet, ne craignez pas de sectionner le ligament annulaire. Donnez-vous beaucoup de jour. Faites, afin de n'être pas gêné par le sang, l'hémostase préventive au moyen du tube d'Esmarch. Excisez de la synoviale tout ce que vous pourrez. L'excision totale est l'idéal. Décortiquez les tendons un à un jusqu'aux culs-de-sac les plus éloignés. Les culs-de-sac inaccessibles seront curettés et cautérisés au chlorure de zinc à $\frac{1}{10}$. Suturez sauf à la partie inférieure de l'incision, au niveau de laquelle vous placerez un petit drain, ne pénétrant que sur une longueur d'un ou deux centimètres et que vous enlèverez le deuxième jour.

2° **Synovite fongueuse.** — Elle est primitive ou secondaire. Dans ce dernier cas, elle résulte le plus souvent de l'extension d'une tumeur blanche. On l'observe avec une égale fréquence dans les gaines de la main, du poignet et du cou-de-pied.

La paroi d'une synovite fongueuse est formée par trois couches : une couche lardacée, une couche vasculaire sous-synoviale et une couche fongueuse parsemée de nodules tuberculeux et contenant des bacilles de Koch en petit nombre. Les fongosités débutent dans les culs-de-sac synoviaux et se développent principalement sur le feuillet pariétal de la séreuse. Le tendon, quoique entouré de fongosités avec lesquelles il est en contact, résiste longtemps. Ce n'est qu'à la longue qu'il s'érode, se dissocie et devient adhérent à la gaine. Le muscle qui lui correspond est toujours atrophié.

Le début est lent et insidieux. On constate l'existence d'une tumeur de forme variable (en boudin au niveau des doigts, en bissac au poignet, en bourrelet dans les gouttières rétro-malléolaires) indolore et pseudo-fluctuante, s'accompagnant de rétractions tendineuses manifestes à la main et au poignet.

L'état général reste longtemps satisfaisant, la marche est lente. Comme dans toutes les tuberculoses locales, la tumeur passe par des périodes de dureté et de crudité, de ramollissement et de caséification, de suppuration, d'ulcération.

Il est souvent fort difficile, surtout au niveau des doigts et du cou-de-pied, de distinguer une synovite tuberculeuse d'une ostéite de même nature ou d'une tumeur blanche voisine. Dans la synovite, le gonflement est plus localisé que dans la tumeur blanche, la tumeur au lieu d'être fixée par des adhérences au squelette, jouit d'une certaine mobilité dans le sens latéral, perpendiculairement à la direction du tendon ; les mouvements de l'articulation sont beaucoup moins limités, les os ne sont pas douloureux à la pression. Lorsque la synovite est fistulisée, le stylet ne rencontre pas, comme dans la tumeur blanche, des points osseux dénudés et rugueux.

TRAITEMENT. — Le *traitement médical* et *hygiénique* est de la plus haute importance.

Traitement local. — A la période de crudité, contentez-vous de la compression et de l'immobilisation.

A la période de suppuration, l'injection d'éther iodoformé est la méthode de choix.

Si on vous appelle trop tard, alors que la synovite est ulcérée et secondairement infectée, injectez pendant trois ou quatre semaines, dans les trajets, des antiseptiques tels que permanganate de potasse à $\frac{1}{500}$, éther iodoformé à $\frac{5}{100}$ ou à $\frac{10}{100}$, chlorure de zinc à $\frac{1}{10}$. Si, sous l'influence de ces injections, l'état ne s'améliore pas, intervenez.

L'intervention doit être très large. Après avoir anesthésié le malade et assuré l'hémostase préventive par le tube d'Esmarch, excisez les orifices et les trajets fistuleux, puis tout ce que vous pourrez enlever de la synoviale. Abrasez à la curette tranchante les culs-de-sac incomplètement réséqués. Libérez entièrement à la curette les tendons de leur gaine fongueuse. On est obligé d'employer simultanément la synovectomie et le curage. Terminez par une cautérisation au chlorure de zinc. Drainez dans les parties déclives au moyen d'un tube ne pénétrant que sur une longueur de deux ou trois centimètres et que vous ne laisserez en place que pendant quelques jours.

GENOU

Tumeur blanche du genou.

On observe souvent l'ostéoarthrite tuberculeuse du genou. Un traumatisme accidentel en est la cause occasionnelle habituelle. Une manœuvre violente excercée dans un but thérapeutique (massage, mobilisation pratiquée par des empiriques ou des médecins ignorants) aggrave fréquemment le pronostic de l'arthrite et en précipite la marche.

Dans la majorité des cas, la tuberculose se localise primitivement sur le squelette et plus particulièrement sur l'extrémité supérieure du tibia. Les fongosités envahissent ensuite la cavité articulaire, soit au niveau des culs-de-sac synoviaux, soit par effraction du cartilage diarthrodial. Après avoir distendu la synoviale, elles gagnent les bourses séreuses péri-articulaires, s'infiltrent entre les ligaments et les tendons, perforent les muscles et les aponévroses, et donnent naissance à des trajets fistuleux qui s'ouvrent sur les téguments.

On a décrit de nombreuses *formes anatomiques* de la tuberculose du genou : l'*hydarthrose tuberculeuse* qui est caractérisée par un épanchement séreux contenant parfois en suspension des grains riziformes, la *synovite végétante fibreuse*, la *synovite fongueuse primitive* constituée par des fongosités fibro-caséeuses qui tapissent la synoviale et la distendent principalement au niveau de ses culs-de-sac, la *pyarthrose tuberculeuse* caractérisée par un épanchement purulent contenu dans une synoviale farcie de granulations tuberculeuses.

S'il est juste de reconnaître que l'existence de ces formes anatomiques bien observées et nettement indépendantes dans certains cas, ne peut être mise en doute, il faut aussi convenir que chez bon nombre de malades elles se confondent. Aussi, n'est-il pas possible de proposer pour chacune d'elles, un traitement qui lui soit propre et nous pensons qu'il est plus logique et plus pratique de baser les indications thérapeutiques, non pas sur la forme anatomique de la tumeur blanche, mais sur l'évolution clinique de la maladie. Nous allons rappeler ses étapes principales.

1re *Période*. — La douleur, le gonflement et une légère

boiterie, symptômes essentiels de cette période de début, apparaissent lentement et insidieusement.

2e *Période*. — Les symptômes précédents augmentent d'intensité. Le genou devient globuleux, les méplats articulaires s'effacent ; la tuméfaction apparaît plus évidente au niveau des culs-de-sac articulaires de chaque côté du ligament rotulien et dans la région du cul-de-sac sous-quadricipital. Elle est mise en valeur par l'atrophie musculaire. Le gonflement articulaire peut être produit par une accumulation intra-synoviale de liquide clair, par du pus, par des fongosités. La douleur plus vive que dans la première période, est augmentée par la pression au niveau de l'interligne articulaire, sur le squelette et plus particulièrement sur le condyle interne du tibia. Non seulement les phénomènes morbides qui existaient dans la période de début deviennent plus intenses, mais un symptôme nouveau apparaît, c'est *l'attitude vicieuse*. Le genou se place en flexion et cette flexion est progressive. Cette attitude vicieuse est due à la distension articulaire et à l'amyotrophie qui atteint plus profondément le quadriceps que les fléchisseurs. La flexion entraînera, si elle n'est pas combattue, un raccourcissement et une gêne fonctionnelle très notables. De plus elle prépare la luxation du tibia en arrière.

3e *Période*. — C'est la période de suppuration et de fistulisation.

Ne confondez pas avec l'ostéoarthrite, les bursites périarticulaires. Les bursites [1] ne déterminent qu'une diminution fort minime dans l'amplitude des mouvements du genou.

TRAITEMENT. — Dans la thérapeutique de la tumeur blanche du genou, nous accordons au traitement général une importance prépondérante.

[1] Voyez *Hygromas*.

1re *Période.* — Dès que le diagnostic de tumeur blanche est nettement posé, il faut immobiliser le membre malade, depuis la racine des orteils jusqu'au pli de l'aine, dans un appareil plâtré et condamner le patient à un repos absolu. L'appareil sera renouvelé tous les deux mois. Avant de remettre un nouveau plâtré, on examinera attentivement l'articulation. On ne supprimera l'appareil inamovible que trois mois après la disparition de tout phénomène inflammatoire, alors que le genou aura repris son aspect normal et que sa circonférence sera inférieure à celle du genou sain.

Le plâtré une fois supprimé, le genou restera enveloppé d'une bande de caoutchouc et le malade ne sera autorisé à marcher avec des béquilles qu'à la condition de porter du côté sain une semelle d'une épaisseur de cinq centimètres. Si au bout de trois mois, aucune récidive n'est apparue, on autorisera la marche avec des béquilles, les deux chaussures étant munies de semelles de même épaisseur ; puis, au bout d'une nouvelle période de trois mois, la marche avec des cannes. Il faut procéder avec une extrême prudence si l'on veut éviter les rechutes.

En somme le traitement général et l'immobilisation nous paraissent suffisants au cours de cette première période.

2e *Période.* — C'est encore au traitement général et à l'immobilisation qu'il faut s'adresser ; mais on doit, avant d'immobiliser le membre malade, corriger l'attitude vicieuse la *flexion* et placer le membre en bonne position, c'est-à-dire en extension presque absolue, en le redressant sous l'anesthésie chloroformique. Au cours de ce redressement brusque, la luxation du tibia en arrière est possible. Voici le mécanisme de cet accident : comme l'a démontré Volkmann (fig. 64), tandis que

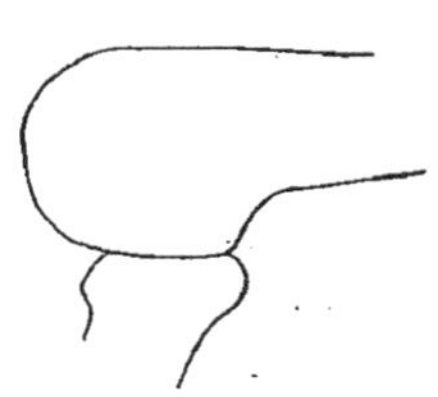

Fig. 64. — Hypertrophie des condyles fémoraux.

sous l'influence de la position vicieuse de la jambe, la partie postérieure des condyles fémoraux s'ulcère et s'atrophie sous la pression des condyles du tibia, leur partie antérieure que rien ne comprime s'hypertrophie. Pendant le redressement, le tibia qui s'arc-boute sur la saillie antérieure des condyles fémoraux peut brusquement se luxer en arrière.

Pour éviter la subluxation du tibia au cours du redressement, Kirmisson conseille la manœuvre suivante : « Une des mains du chirurgien placée derrière l'extrémité supérieure du tibia, la soulève pour ainsi dire d'arrière en avant, et lui fait décrire un arc de cercle autour des condyles fémoraux, tandis que l'autre main appuie d'avant en arrière sur l'extrémité supérieure du fémur, de manière à lui faire décrire un arc de cercle en sens inverse de l'extrémité supérieure du tibia [1]. »

Le *pronostic* est plus grave que dans la période précédente, non seulement à cause de la possibilité de l'accident que nous venons de signaler et parce que les lésions sont plus profondes, mais aussi parce que le redressement brusque qu'on ne peut éviter n'est point inoffensif. En effet, comme tous les traumatismes, il a souvent pour conséquence de donner au processus tuberculeux une nouvelle impulsion.

On doit, avant d'immobiliser le membre, agir directement sur l'articulation. Employez, suivant les lésions que vous observerez, des moyens différents. Si la jointure est distendue par du liquide clair (*hydrops tuberculosus*) ou par du pus (*pyarthrose tuberculeuse*), il faut la ponctionner, sous le couvert de la plus rigoureuse asepsie, car l'infection secondaire par des agents pyogènes autres que le bacille de Koch aurait des conséquences désastreuses. Enfoncez un trocart assez volumineux au niveau de la base de la rotule, à un travers de

1. *Les difformités acquises de l'appareil locomoteur pendant l'enfance et l'adolescence*, par E. Kirmisson, Masson 1902, page 178.

doigt en dehors ou en dedans de cette dernière et dirigez la pointe du trocart vers le milieu de la trochlée fémorale. Après la ponction, on injecte soit de l'éther iodoformé, soit de la glycérine iodoformée à 5 p. 100. Dans le cas où l'on a injecté de l'éther, on doit, au bout de cinq minutes, laisser sortir les vapeurs d'éther et l'éther iodoformé qui distendent la jointure.

Lorsqu'on est en présence d'une *arthrite fongueuse* donnant au palper la sensation de fausse fluctuation, que les fongosités aient pris primitivement naissance dans l'os ou sur la synoviale peu importe, on peut agir sur elles soit au moyen des injections sclérogènes de Lannelongue au chlorure de zinc à $\frac{1}{10}$, pratiquées à la périphérie des masses fongueuses, soit par l'ignipuncture profonde. Pour déterminer la production des zones de sclérose par la cautérisation ignée, enfoncez la fine pointe du thermocautère en plein tissu fongueux à une profondeur de deux ou trois centimètres. Les piqûres doivent être distantes l'une de l'autre de deux centimètres environ, sinon les eschares consécutives pourront en s'unissant et en se fusionnant, former de vastes cratères dont la guérison demandera un temps prolongé. Avant de cautériser, aseptisez soigneusement la peau de la région, sinon les brûlures s'infecteront et vous aurez fait en réalité à votre malade beaucoup plus de mal que de bien, puisque vous aurez converti une tuberculose fermée, en tuberculose ouverte infectée.

Après toutes ces opérations, ponction, injection sclérogène, ignipuncture, enveloppez le genou dans un pansement aseptique et immobilisez-le dans un appareil plâtré que vous surveillerez d'après les principes que nous avons indiqués à propos du traitement de la première période de l'ostéo-arthrite du genou.

3e *Période. Le genou est fistulisé.* — S'il se trouve en mauvaise position, redressez-le sous l'anesthésie chloroformique et immobilisez-le ensuite dans une gouttière en fil de fer, bien garnie d'ouate et comprenant tout le membre inférieur. Chaque fois que le pansement sera extérieurement souillé, sortez avec beaucoup de douceur le membre malade de la gouttière, nettoyez la peau avec un tampon d'ouate imbibé d'éther, excisez les téguments violacés et décollés et injectez dans les trajets fistuleux des substances caustiques telles que teinture d'iode, permanganate de potasse à $\frac{1}{500}$, chlorure de zinc à $\frac{1}{10}$, éther iodoformé à $\frac{10}{100}$. Si au bout de quelques semaines, la suppuration n'a pas notablement diminué, pratiquez l'arthrectomie[1].

Arthrectomie. — L'arthrectomie a pour but la destruction des parties molles de l'articulation; lorsqu'on la complète par le curettage et la cautérisation des foyers osseux on fait une ostéo-arthrectomie. Généralement on est obligé d'avoir recours à cette dernière.

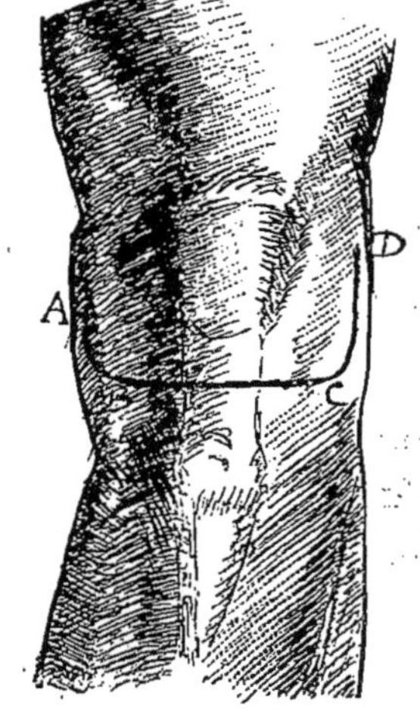

Fig. 65.

Quand on a reconnu la nécessité d'une taille articulaire, il faut pratiquer très largement l'incision des tissus infectés et porter la curette et le fer rouge dans les culs-de-sac synoviaux qu'on n'a pu extirper. C'est pourquoi nous pensons qu'on doit adopter l'incision qui donne le plus de jour.

L'incision transversale de Farabeuf (ABCD) qui n'est autre que celle de la résection du genou, nous paraît être l'incision de choix (fig. 65). Elle passe à égale distance de la pointe de la rotule et de la tubérosité

1. L'arthrectomie est encore indiquée, avant la période de fistulisation, alors que, malgré une immobilisation très rigoureuse, les fongosités se développent avec une grande rapidité ou que les douleurs persistent.

antérieure du tibia, et sectionne en son milieu le ligament rotulien. (Ce dernier devra être suturé, l'arthrectomie une fois terminée.) Sur les côtés, l'incision remonte le long des condyles fémoraux, un peu plus haut en dehors qu'en dedans.

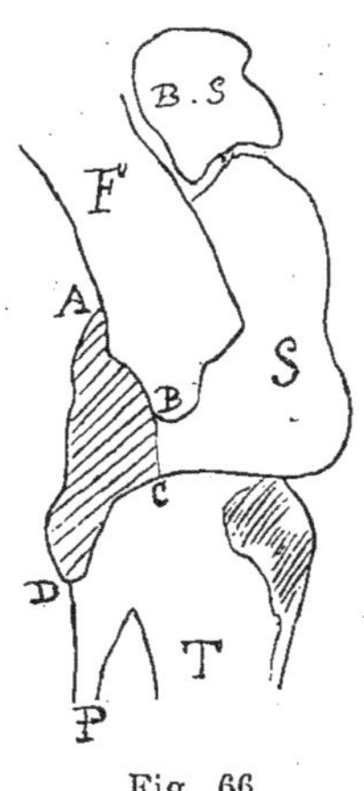

Fig. 66.

ABCD, portion de la synoviale difficile à atteindre; S, synoviale; B. S, bourse séreuse; F, fémur; T, tibia; P, péroné.

Nous indiquons, dans le chapitre consacré aux tumeurs blanches en général, le manuel opératoire de l'arthrectomie.

N'oubliez pas, lorsque vous interviendrez pour une tumeur blanche du genou, que certaines régions de la synoviale sont difficilement accessibles. On comprendra par l'examen du schéma ci-joint que la partie postérieure de cette membrane (ABCD) ne puisse être atteinte qu'après section des ligaments latéraux et croisés, la jambe ayant été placée en flexion forcée (fig. 66). Lorsque le cul-de-sac sous-tricipital communique avec la bourse séreuse sus-jacente, on est obligé de porter l'excision sur des parties situées bien au-dessus de l'interligne articulaire. Pour faire une excision complète des tissus fongueux, on peut être obligé en pareil cas de conduire, sur l'incision transversale, une seconde incision perpendiculaire à la première et contournant la rotule à droite ou à gauche suivant que les lésions sont plus ou moins accentuées d'un côté ou de l'autre (fig. 67).

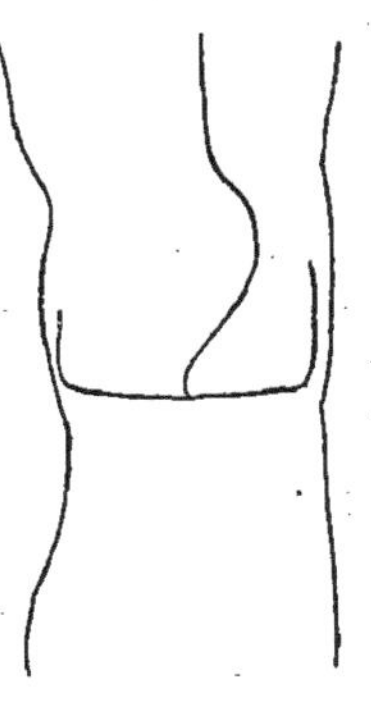

Fig. 67.

Après l'arthrectomie, le genou est immobilisé dans un appareil plâtré.

L'ankylose complète et définitive succède fatalement à l'ostéo-arthrectomie. Quelques mouvements peuvent persister à la suite de l'arthrectomie synoviale. Avant d'opérer il ne faut pas oublier de prévenir la famille que le genou sera ankylosé.

Par suite du raccourcissement ultérieur très considérable qui ne manquerait pas de se produire, la *résection* doit être proscrite chez l'enfant.

Dans les cas non rationnellement traités, lorsque par suite d'une thérapeutique inefficace (défaut d'immobilisation) ou dangereuse (massage, mobilisation brutale), l'état général est devenu mauvais, la fièvre hectique élevée, quand le genou se trouve criblé de fistules nombreuses et rapprochées, il faut amputer la cuisse au tiers supérieur. Il en est de même, lorsque, après une arthrectomie incomplète ou septique survient une aggravation manifeste.

Ankyloses du genou.

Consécutives aux ostéo-arthrites tuberculeuses.

Avant de traiter ces ankyloses, attendez que tout phénomène inflammatoire ait disparu. Contentez-vous d'immobiliser le genou dans un plâtre pour que la flexion n'augmente pas si un des foyers ne paraît pas encore complètement éteint.

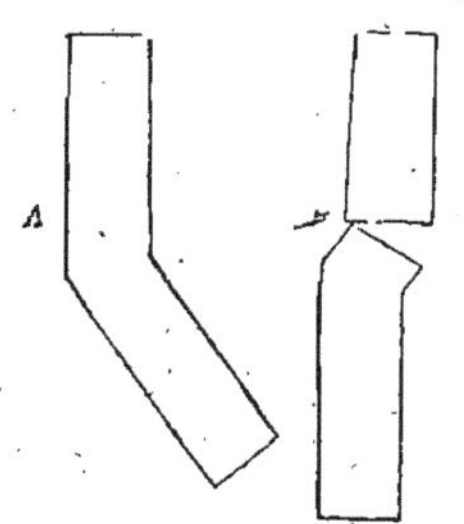

Fig. 68. — Ostéotomie dans l'ankylose à angle obtus.

1° Le tibia forme avec le fémur un angle obtus. — L'ostéotomie sus-condylienne du fémur est le traitement de choix. Sa technique est décrite à propos du genu valgum.

Les schémas ci-joints (fig. 69, 70) montrent combien serait défectueux le résultat que donnerait l'ostéotomie sus-condylienne au cas d'ankylose à angle droit ou à angle aigu.

2° Le tibia forme avec le fémur un angle droit ou aigu. — La résection orthopédique est l'opération de choix. On la fera aussi *économique* que possible et l'on tâchera de ménager au moins l'un des cartilages de conjugaison. L'excision portant principalement sur le fémur, on pourra dans bon nombre de cas épargner le cartilage conjugal du tibia. Même économique, la résection entraînera un raccourcissement ultérieur. Mais, c'est malgré cet inconvénient, la seule opération utilisable en pareil cas.

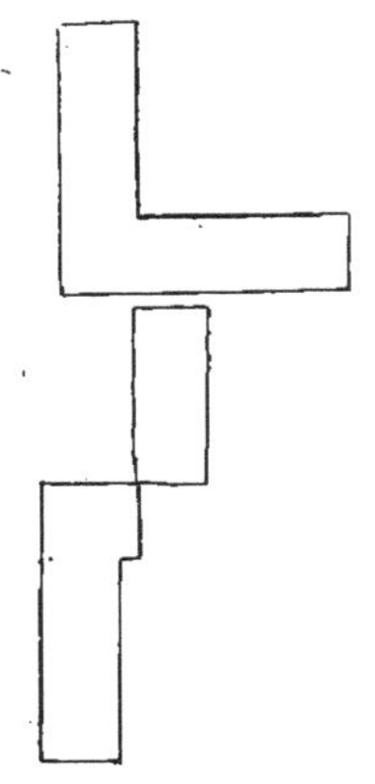

Fig. 69. — Ostéotomie dans l'ankylose en angle droit.

Même incision que pour l'arthrectomie. La section osseuse sera faite perpendiculairement à l'axe longitudinal des deux os. La partie excisée sera d'autant plus étendue qu'on se trouvera en présence d'une

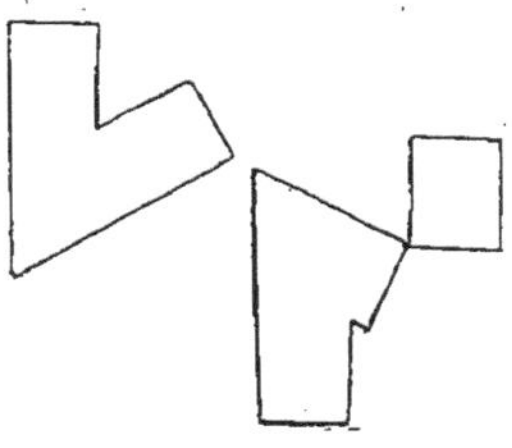

Fig. 70. — Ostéotomie dans l'ankylose à angle aigu.

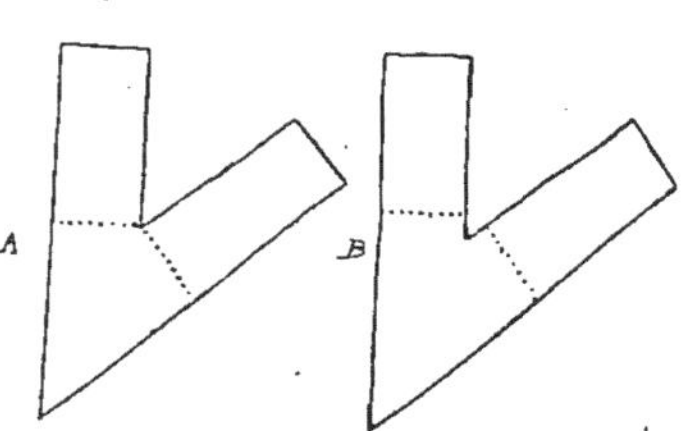

Fig. 71.
A, résection cunéiforme; B, résection trapézoïde.

flexion plus accentuée. Faut-il choisir la résection cunéiforme ou la résection trapézoïde ? Cette dernière, malgré la hauteur de tissu osseux qu'elle supprime, devra être préférée dans les cas de flexion très accentuée avec tendons et tissus péri-articulaires très rétractés. Le coin ou le segment trapèzoïde osseux une fois enlevé, on fixe les deux os l'un à l'autre par une suture osseuse au fil métallique et on immobilise dans un appareil plâtré.

GENOU PARALYTIQUE. GENOU BALLANT

La méthode de choix est l'arthrodèse de l'articulation du genou.

GENU RECURVATUM[1]

Luxation congénitale du genou en avant.

Le genu recurvatum est constitué par une hyperextension de la jambe sur la cuisse qui est si accentuée que l'extrémité inférieure du fémur forme un angle saillant du côté du creux poplité. Dans les cas les plus graves, la jambe fait avec la face antérieure de la cuisse, un angle très aigu et arrive même parfois à se mettre en contact avec cette dernière. La peau est relâchée sur la face antérieure du genou et tendue du côté du creux poplité. La jambe a de plus subi un mouvement de torsion en dehors.

Le genu recurvatum est congénital[2] ou acquis. Cette dernière variété est extrêmement rare. La déformation est unilatérale ou bilatérale.

Le *traitement* consiste dans la réduction de la difformité. « Pour cela, le chirurgien fait exercer une traction douce sur le membre par les mains d'un aide, de façon à écarter les unes des autres les surfaces articulaires du fémur et du tibia. En même temps, il saisit entre ses mains le genou malade, pressant d'un côté sur le creux poplité, de façon à faire saillir en avant les condyles du fémur, tandis que, d'autre part, il

1. Phocas, *Revue d'orthopédie*, 1891.
2. Delanglade, *Genu recurvatum congénital*, Revue d'orthopédie, 1er mai 1903.

repousse en arrière le plateau tibial. Parfois on est assez heureux pour obtenir d'emblée une flexion complète. Il reste alors seulement à la maintenir par l'application d'un appareil; les attelles en gutta-percha conviennent admirablement dans ce cas. N'a-t-on pu obtenir d'emblée un résultat satisfaisant? on répète de jour en jour les manœuvres, et par un massage bien fait, on arrive, sinon à une flexion complète, du moins à une amplitude de mouvements compatible avec le bon fonctionnement de l'articulation [1]. » L'ostéoclasie manuelle de l'extrémité inférieure du fémur (Phocas), la section du triceps (Owen) sont des procédés d'exception.

GENU VALGUM

Genou cagneux. Genou en dedans.

Normalement, la face externe de la cuisse et la face externe de la jambe forment entre elles un angle ouvert en dehors. Le genu valgum n'est que l'exagération de cette disposition physiologique (fig. 72).

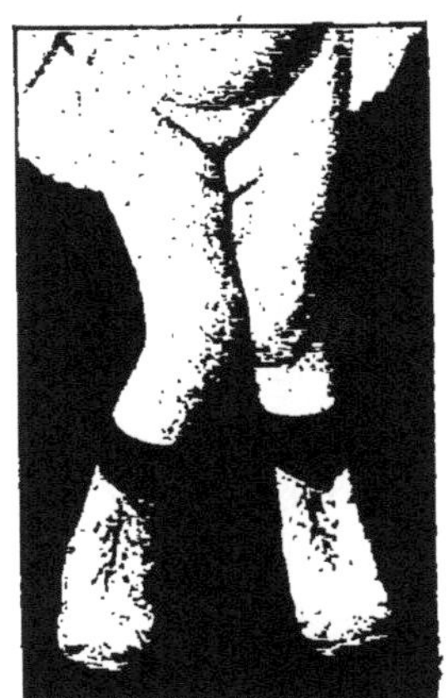

Fig. 72. — Genu valgum.

On l'observe chez les jeunes enfants et chez les adolescents.

Il est unilatéral ou bilatéral.

C'est le rachitisme qui est la cause du genu valgum observé chez les jeunes enfants. Quant au genu valgum des adolescents, sa pathogénie est plus obscure et pour expliquer les troubles du travail ostéogène, on invoque généralement un rachitisme tardif et localisé.

1. Kirmisson, *Traité des maladies chirurgicales d'origine congénitale*, Paris, Masson, 1898, page 586.

La lésion essentielle du genu valgum occupe le squelette. Elle présente suivant les cas quelques différences. Tantôt le genu valgum est le résultat d'une incurvation en dedans de la diaphyse fémorale, tantôt il est constitué par un allongement du condyle interne, tantôt et plus rarement par une incurvation de la diaphyse tibiale. « Tandis que le genu valgum des premières années est plutôt *diaphysaire*, le genu valgum des adolescents est *épiphysaire* (Forgue)[1].

Le rapprochement anormal des deux genoux et l'écartement des malléoles internes caractérisent essentiellement le genu valgum.

Pour apprécier l'intensité de la déformation, mesurez l'écartement des malléoles internes puis, après avoir placé sur la face externe du membre inférieur dévié, une règle s'appuyant sur le grand trochanter et la malléole externe, mesurez la perpendiculaire abaissée du sommet de l'angle sur la règle.

Le genou est indolore spontanément et à la palpation. La déviation disparaît dans la flexion de la jambe sur la cuisse. De ce symptôme paradoxal on a donné plusieurs explications, la plus généralement acceptée est la suivante : le condyle interne du fémur n'étant pas hypertrophié dans toutes ses dimensions, mais seulement dans le sens vertical, lorsque le plateau tibial se met en rapport avec la face postérieure de ce condyle, la jambe reprend sa direction normale. Cette explication est inacceptable si l'on admet que dans le genu valgum, le condyle interne est hypertrophié dans toutes ses dimensions. Les troubles de la marche ne sont très apparents que dans les cas de genu valgum unilatéral très accentué ou de genu valgum double ; il se produit alors un balancement très disgracieux.

TRAITEMENT. — Chez les jeunes enfants rachitiques, le

1. Forgue, *Précis de pathologie externe*. Collection Testut, t. II, page 830.

traitement du genu valgum est purement médical. Défendez la marche ; conseillez des promenades dans une petite voiture et prescrivez le traitement médical du rachitisme (voy. *Rachitisme*). N'opérez pas avant l'âge de cinq ans et sans avoir soumis préalablement votre malade au traitement médical. Vous vous exposeriez à pratiquer une opération non seulement inutile, mais dangereuse ; la section osseuse peut en effet, chez un rachitique non soigné, ne pas se consolider.

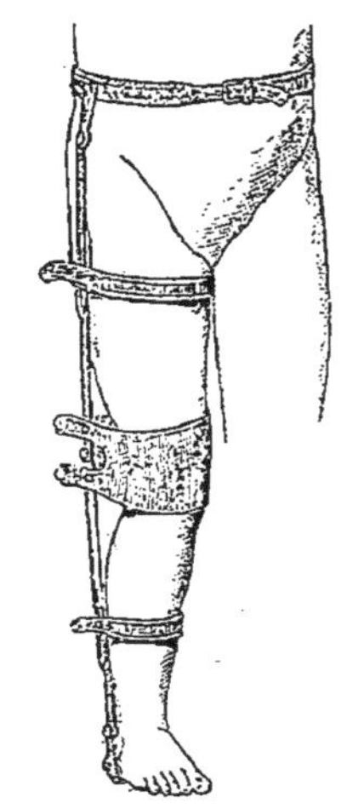

Fig. 73. — Appareil orthopédique pour le genu valgum.

Dans les cas assez rares, où, chez les jeunes enfants rachitiques, l'incurvation ne disparaît pas sous l'influence du traitement général et du repos, il est indiqué de faire porter soit un appareil orthopédique analogue au type que nous représentons ici (fig. 73), soit un appareil plâtré appliqué pendant l'anesthésie, le membre étant en redressement forcé.

Après cinq ans, si le traitement médical n'a donné aucun résultat, faites l'ostéotomie linéaire supra-condylienne de Mac Ewen.

OSTÉOTOMIE. — « Le membre est placé sur un coussin de sable et maintenu par l'aide en légère flexion, abduction et rotation externe.

1er Temps. *Incision des parties molles*. — A l'intersection de deux lignes (tracées à la teinture d'iode), qui passent l'une, transversale, à un travers de doigt au-dessus du relief postérieur du condyle interne ; l'autre verticale, parallèle au tendon du grand adducteur, à un travers de doigt au-devant de ce tendon et de son tubercule d'insertion, faites une incision de 3 centimètres à 3 centimètres et demi, verticale, poussée d'emblée jusqu'à l'os.

2e Temps. *Section de l'os.* — Laisser en place au contact de l'os, le bistouri qui a dû diviser le périoste en même temps que les parties molles et qui va servir de conducteur à l'ostéotome. Glisser celui-ci parallèlement à la lame, puis le tourner perpendiculairement à l'axe du fémur et diviser l'os peu à peu à petits coups de maillet.

On commence avec l'ostéotome n° 1 de Mac Ewen et, quand la voie est largement tracée on lui substitue les n° 2 et 3, qui, moins épais, pénètrent plus profondément. La division osseuse est, en même temps, de la sorte, plus régulièrement conique. Il faut avoir soin de tenir l'ostéotome dans un plan perpendiculaire à l'axe du fémur et ne jamais le diriger du côté du creux poplité, pour éviter la blessure de l'artère.

Lorsque la presque totalité du tissu osseux aura été sectionnée — ce que l'on reconnaît à la profondeur à laquelle la lame, graduée à cet effet, s'enfonce — l'instrument est retiré, et le redressement s'obtient par fracture des dernières lamelles osseuses demeurées intactes.

En général, l'écoulement sanguin sera très peu abondant et ne nécessitera point de ligature. La petite plaie des parties molles n'est pas suturée. On se contente de la recouvrir d'un léger pansement aseptique. Le membre est immobilisé dans un appareil plâtré qui sera laissé en place pendant six semaines à deux mois, le malade restant couché. Au bout de ce temps on le laissera se lever, soutenu par des béquilles ; les bandes plâtrées auront été remplacées par un appareil silicaté, plus léger, maintenu un mois encore. Alors seulement la marche sans soutien et sans appareil sera permise [1]. »

L'opération de Mac Ewen donne d'excellents résultats.

1. Ch. Monod et J. Vanverts, *Traité de technique opératoire,* Paris, Masson, 1902. T. I, p. 175.

GENU VARUM

Tandis que dans le genu *valgum*, la cuisse et la jambe font un angle saillant en dedans, dans le genu *varum*, le sommet de l'angle résultant de l'intersection des deux segments du membre inférieur regarde en dehors. Le membre inférieur décrit une courbe à concavité interne et les genoux restent plus ou moins éloignés l'un de l'autre alors que les malléoles sont au contact.

Le genu varum est le plus souvent bilatéral. On peut voir, coexistant chez un même sujet, un genu varum d'un côté et un genu valgum du côté opposé.

Le rachitisme en est la cause habituelle.

Le fémur présente une courbure à convexité dirigée en avant et en dehors, convexité qui détermine un abaissement du condyle externe.

Sur le tibia, on rencontre fréquemment une courbure à convexité externe occupant soit le tiers supérieur, soit le tiers inférieur de l'os.

Quand le genu varum est unilatéral, il en résulte un raccourcissement du membre inférieur et par suite de la claudication.

Dans le genu varum double, l'équilibre est compromis. La démarche incertaine rappelle celle de la luxation congénitale. L'inflexion des deux membres inférieurs diminue la taille du sujet.

On n'observe pas la disparition de la difformité dans la flexion (Voy. *Genu valgum*).

TRAITEMENT. — Comme pour le genu valgum, chez les jeunes enfants rachitiques, prescrivez le traitement médical du rachitisme, défendez la marche, conseillez la promenade au grand air dans une petite voiture. N'opérez pas avant l'âge de cinq ans. A cinq ans et après échec du traitement médical, intervenez. Si la déformation principale occupe le fémur, pratiquez l'ostéotomie-supra-condylienne de Mac Ewen. Le manuel opératoire est sensiblement le même que pour le genu valgum, avec cette différence cependant que l'incision cutanée et la section osseuse se font au-dessus du condyle externe. Dans les cas où le tibia est très manifestement déformé, c'est aussi à l'ostéotomie qu'il faut s'adresser. Elle sera *linéaire* dans les déformations de moyenne intensité, *cunéiforme* dans les courbures très accentuées. (Voy. *Déformations rachitiques du tibia.*)

GOMMES

Voyez : PEAU. TUBERCULOSE DE LA PEAU.

GRENOUILLETTE

Les grenouillettes, considérées pendant longtemps comme des kystes salivaires, sont en réalité dans la plupart des cas des kystes congénitaux du plancher buccal.

1° Grenouillette des nouveau-nés. — Elle est due à l'imperforation du canal excréteur. Ouvrez-la d'un coup de ciseau, elle se guérira définitivement par fistulisation de l'ouverture ainsi pratiquée.

2° Grenouillette commune ou sublinguale. — C'est une tumeur ovoïde du plancher buccal, du volume d'une noisette à un œuf et de consistance fluctuante. Elle est indolore et ne détermine aucune gêne fonctionnelle notable. Elle se développe insidieusement et de préférence dans le jeune âge.

Pour Imbert et Jeanbrau, dont l'opinion est aujourd'hui généralement acceptée, les grenouillettes sont des kystes mucoïdes congénitaux.

Le meilleur *traitement* consiste à enlever la poche tout entière. Dans les cas où l'excision est incomplète, il faut cautériser la partie qui n'a pu être enlevée avec une solution de chlorure de zinc à $\frac{1}{10}$.

3° **Grenouillette sus-hyoïdienne.** — Elle ne diffère en rien des kystes congénitaux de la région sus-hyoïdienne. Traitez-la par l'extirpation de la poche. Au cas d'excision incomplète, cautérisez à la teinture d'iode ou au chlorure de zinc à $\frac{1}{10}$. Assez fréquemment il y a coexistence d'une poche sublinguale et sus-hyoïdienne[1].

4° **Grenouillette aiguë.** — Elle survient en quelques heures; elle est causée le plus souvent par un corps étranger ou un calcul du canal de Wharton. Elle soulève la langue, la colle au palais et détermine des phénomènes d'asphyxie. Traitez la grenouillette aiguë par l'excision partielle suivie d'une cautérisation au chlorure de zinc à $\frac{1}{10}$.

HÉMATOCOLPOS

Voyez : Atrésies génitales.

HÉMATOMÉTRIE

Voyez : Atrésies génitales.

1. Lorsqu'il y a coexistence d'une grenouillette sus-hyoïdienne et sublinguale, il faut commencer par traiter la sublinguale, souvent cela suffira, même si la grenouillette sublinguale ne paraît pas communiquer avec la tumeur sous-jacente. Abadie Jules, *Grenouillettes*, Gazette des hôpitaux, 14 novembre 1903, page 1301.

HÉMATOSALPYNX

Voyez : ATRÉSIES GÉNITALES.

HÉMIMÉLIE

On appelle hémimélie une malformation congénitale dans laquelle la racine d'un ou de plusieurs membres est seule bien développée, tandis que la plus grande partie du membre est atrophiée. Le membre se termine parfois par un rudiment de main ou de pied.

HERNIE DIAPHRAGMATIQUE

On désigne sous le nom de hernie diaphragmatique une affection congénitale constituée par un arrêt de développement du diaphragme permettant le passage des viscères abdominaux dans la cavité thoracique.

Généralement la mort survient quelques heures après la naissance[1]. Mais, on a cependant rapporté quelques cas de survie prolongée (vingt-quatre ans, trente-trois ans). Il s'agissait peut-être de hernies acquises et non de hernies congénitales.

TRAITEMENT. — En dehors des phénomènes d'étranglement, il ne nous paraît pas indiqué d'intervenir. Faut-il au cas d'étranglement aborder la hernie par le thorax ou l'abdomen ? Schwartz et Rochard conseillent la voie thoracique, ils font une incision de 12 à 15 centimètres de longueur au niveau

1. La hernie diaphragmatique s'accompagne parfois d'autres malformations congénitales. Dans le cas rapporté par P. Nau à la société anatomique (juillet 1903) l'enfant présentait, outre une hernie diaphragmatique, un bec-de-lièvre complexe, deux fibro-chondromes branchiaux, une communication inter-ventriculaire et un uretère imperforé.

de la neuvième côte et pratiquent une résection temporaire des côtes. C'est le procédé de choix. Mais à la vérité, l'opération de Schwartz et Rochard ne sera pratiquée d'emblée que dans des cas fort exceptionnels où le diagnostic de hernie diaphragmatique aura été nettement posé. Or, ce diagnostic, malgré le syndrome pathognomonique indiqué par Annequin (coexistence d'une occlusion intestinale et de symptômes thoraciques unilatéraux) est extrêmement difficile. Aussi, la plupart des chirurgiens, en présence de phénomènes d'étranglement, ouvriront d'abord l'abdomen et ce n'est qu'après une exploration minutieuse et très attentive de la cavité abdominale qu'ils reconnaîtront l'existence de la hernie. S'ils ne peuvent alors terminer leur opération par l'abdomen ils auront recours à la résection costale.

HERNIE INGUINALE CONGÉNITALE

1° Hernie inguinale congénitale sans ectopie testiculaire (fig. 74).

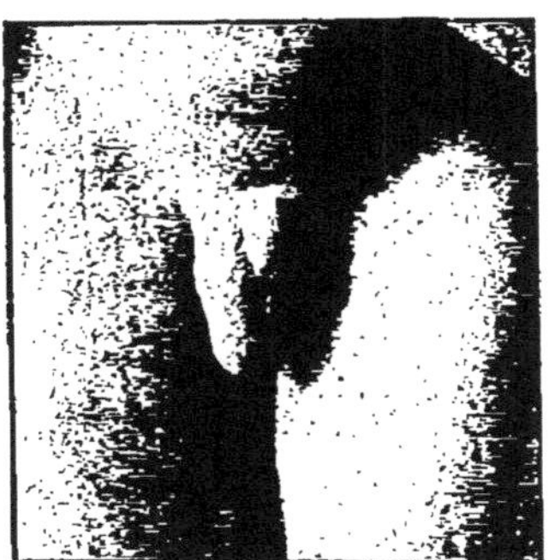

Fig. 74. — Hernie inguinale congénitale.

La hernie inguinale congénitale est une hernie oblique externe; les viscères pénètrent dans le canal inguinal par la fossette externe située en dehors de l'artère épigastrique. La hernie s'engage à ce niveau dans un sac séreux préexistant qui est le conduit péritonéo-vaginal non oblitéré. Suivant que les viscères descendent plus ou moins, la hernie a reçu des noms différents: hernie *testiculaire* quand l'intestin arrive au contact du testicule, hernie *funiculaire*, hernie *interstitielle* lorsque les viscères et leur sac sont logés entre les feuillets musculo-aponévrotiques qui constituent la paroi abdominale antérieure, hernie *enkystée* de la tunique vaginale quand le sac, c'est-à-dire la tunique vaginale contient du liquide.

Le sac est très mince. Généralement des anses grêles, assez souvent le cæcum et l'appendice, très rarement l'épiploon en constituent le contenu. Le sac fait partie du cordon dont il occupe la partie antérieure. Comme l'a dit Broca, c'est dans le cordon qu'il faut chercher le sac quand on pratique la cure radicale. Pour l'atteindre, fendez d'abord le crémaster, puis la fibreuse commune, au-dessous de cette dernière, vous trouverez le sac. En arrière du sac apparaissent les vaisseaux spermatiques et le canal déférent.

La hernie inguinale congénitale est beaucoup plus fréquente dans le sexe masculin. Elle occupe plus souvent le côté droit que le côté gauche. Ce n'est que dans des cas très exceptionnels qu'elle apparaît au moment même de la naissance.

Nous n'indiquerons pas la symptomatologie si connue de la hernie inguinale. C'est une tumeur inguino-scrotale *réductible avec gargouillement*. Elle peut être surtout confondue avec l'ectopie testiculaire ou avec l'hydrocèle enkystée du cordon. Dans tous les cas où l'on croit être en présence d'une hernie, on doit rechercher les testicules s'assurer qu'ils sont descendus, s'assurer que la tumeur est vraiment réductible et qu'il ne s'agit pas d'un simple déplacement dans le sens vertical. Le gargouillement est pathognomonique et, dans le cas ou une hydrocèle enkystée du cordon ou un testicule seraient réductibles dans le canal inguinal, le gargouillement ferait défaut.

TRAITEMENT. — Dès qu'une hernie est diagnostiquée, il faut la traiter par le bandage porté *nuit et jour*. Pendant les trois ou quatre premiers mois de la vie, le bandage en caoutchouc est l'appareil de choix (fig. 75). Après cette période, ordonnez un bandage à ressort et à pelote. Chez certains enfants de quinze jours ou un mois, à orifice inguinal très large, on ne peut pas arriver à maintenir la hernie par un bandage en caoutchouc, on doit alors se décider à employer le bandage à pelote. Le bandage déterminera forcément des excoriations si l'enfant n'est pas baigné tous les jours, puis poudré avec une poudre inerte, amidon ou lycopode. Pendant le bain, on maintiendra la hernie, soit avec la main placée au niveau de l'orifice inguinal externe, soit avec un bandage qui, au sortir du bain, sera remplacé par un bandage sec.

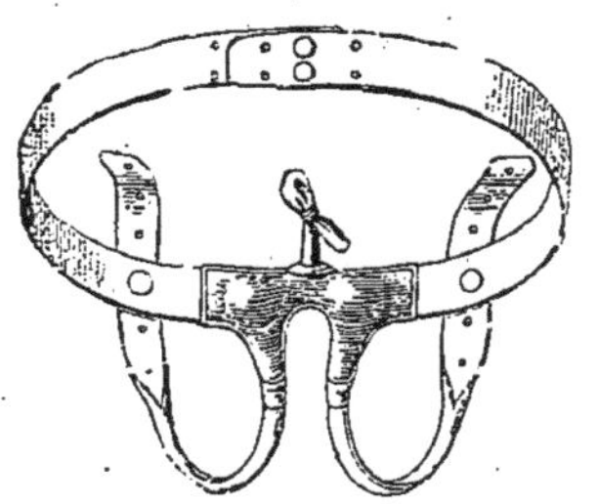

Fig. 75. — Bandage en caoutchouc.

Le bandage à pelote doit être enveloppé dans une gaine de toile qui sera renouvelée tous les trois ou quatre jours. Dans l'immense majorité des cas, les hernies soignées dès le début de leur apparition, d'après les règles que nous venons d'indiquer, se guérissent. Il est prudent, même lorsque la hernie n'est plus sortie depuis longtemps, de faire porter le bandage, exigez qu'il soit porté jusqu'à la quinzième année.

Un grand nombre de petits hernieux, surtout dans la classe pauvre, mal soignés, arrivent à l'âge de deux ou trois ans avec des hernies très volumineuses. Par suite d'un défaut de surveillance, le bandage n'a rien donné et pour la même raison ne donnera rien. C'est alors à la cure radicale qu'il faut s'adresser. Nous ne conseillons pas d'opérer les enfants âgés de moins de deux ans[1].

Cure radicale. — Le procédé de Bassini qui donne chez

1. Chez les enfants qui n'ont pas encore deux ans, la broncho-pneumonie post-opératoire est une très grave complication.

l'adulte de très bons résultats n'est généralement pas employé chez l'enfant. Les procédés d'A. Broca et de Félizet sont *excellents*. On me permettra cependant de n'indiquer que mon procédé qui, aussi bien chez l'enfant que chez l'adulte, m'a toujours pleinement réussi. On lui a reproché la persistance d'un infundibulum séreux et musculo-membraneux. Qu'on veuille bien l'essayer sur le cadavre et on s'apercevra que cette objection est purement théorique. Faites sur le cadavre d'un côté un Bassini et de l'autre mon procédé ; ouvrez ensuite l'abdomen et examinez la paroi abdominale antérieure d'arrière en avant, il vous sera ainsi facile de vous rendre compte de quel côté la paroi reconstituée présente le maximum de résistance.

Procédé d'Estor. — Il me paraît nécessaire de donner une idée générale de cette intervention avant de la décrire en détail. Voici essentiellement en quoi elle consiste :

Le sac est disséqué aussi haut que possible et réséqué sans incision préalable de l'aponévrose du grand oblique. Cela fait, au moyen de deux fils métalliques qui pénètrent dans les piliers inguinaux d'avant en arrière, s'entre-croisent dans le canal et traversent ensuite la paroi de l'abdomen d'arrière en avant, de façon à sortir bien au-dessus et en dehors de l'orifice inguinal externe, nous abaissons une portion de la paroi abdominale, comprenant *toute* l'épaisseur de cette paroi, et la fixons à la place même du trajet inguinal, de manière à fermer ce dernier par une solide trappe musculo-aponévrotique glissant de haut en bas. Cette trappe s'arrête à quelques millimètres au-dessus du pubis, de façon à ne laisser au-dessus de cet os que la place strictement nécessaire pour le passage du cordon.

L'intervention que j'ai proposée comprend six temps.

Dans *le premier temps*, je trace une incision parallèle à la direction du trajet inguinal, commençant, sur une ligne transversale qui passe par les épines iliaques antérieures et supérieures, à un travers de doigt en dedans de l'épine, et se prolongeant jusqu'aux bourses qu'elle intéresse sur une longueur d'un centimètre; j'ouvre alors le sac, que je dissèque et que j'excise aussi haut que possible sans incision préalable de l'aponévrose du grand oblique.

Dans le *deuxième temps*, il faut disséquer soigneusement cette aponévrose sur une étendue de 2 centimètres environ tout

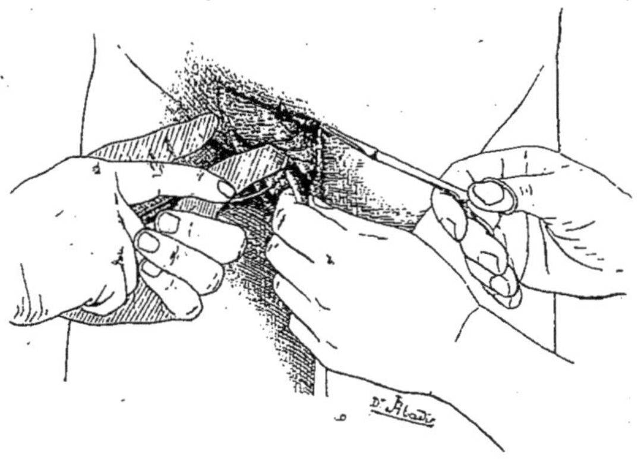

Fig. 76. — Procédé d'Estor. Troisième temps.

autour de l'orifice inguinal, enlever la graisse sous-cutanée et préparer cet orifice et son voisinage comme si on voulait montrer la disposition des fibres aponévrotiques; isoler le cordon, le confier à un aide qui le tend sans violence et l'applique sur le pubis, repérer enfin avec des pinces à forcipressure les piliers inguinaux.

Le *troisième temps* est le plus important: il consiste à placer les deux fils métalliques (fig. 76).

Dans ce but, munissez-vous d'une aiguille d'Emmet à périnéorrhaphie et de deux fils d'argent d'une longueur de 30 centimètres environ, pénétrant facilement dans le chas de l'aiguille. Ces fils, déjà désinfectés en même temps que les instruments, seront en outre flambés au moment où on les mettra en place : pour cela, un aide les saisira à chacune de leurs extrémités avec une pince à forcipressure et les passera lentement dans la flamme d'une lampe à alcool. Comme ce sont les seuls fils de suture profonde, au cas où la plaie serait infectée, on aurait beaucoup de chances de n'avoir pas de suppuration compromettant la solidité de la cicatrice.

Pour exécuter avec plus de facilité ce troisième temps, le chirurgien peut se placer entre les jambes du malade, ce dernier ne reposant sur la table d'opération que par la tête, le dos et les fesses, et les membres inférieurs étant soutenus dans la position horizontale par des aides ou des porte-jambes.

Enfoncez l'aiguille d'Emmet dans le pilier inguinal externe, à 1 centimètre environ du bord libre de ce pilier et à 6 ou 7 millimètres au-dessus du pubis. Le point d'entrée de l'aiguille sera situé plus ou moins haut au-dessus du pubis, suivant que le cordon présentera une épaisseur plus ou moins grande; en effet, l'espace compris entre le bord supérieur du pubis et le point d'entrée de l'aiguille sera, l'opération une fois terminée, le seul espace libre permettant le passage du cordon. Après que l'aiguille a traversé le pilier externe, inclinez vers l'ombilic sa pointe — qui apparaît dans l'orifice inguinal externe — de façon à ne pas être gêné dans la manœuvre suivante : introduisez l'index de la main gauche dans le trajet inguinal et dirigez-le en haut, en dedans et vers la profondeur, de manière à charger sur le doigt — qui déprime le *fascia transversalis*, le plisse et cherche à s'engager dans le tissu cellulaire sous-péritonéal — toute l'épaisseur de la paroi abdominale, le péritoine excepté. Puis conduisez l'aiguille sur la face palmaire du doigt (fig. 76) et faites-lui traverser la paroi de l'abdomen d'arrière en avant, de manière à ce que la pointe apparaisse à 1 centimètre et demi au-dessus et en dedans de l'orifice inguinal externe. Il ne reste plus qu'à passer le fil dans le chas de l'aiguille et à le mettre en place en retirant cette dernière. On repère chaque extrémité du fil par une pince à forcipressure.

Pour placer le second fil, on exécute une manœuvre à peu près semblable. L'aiguille pénètre à 1 centimètre du bord libre du pilier interne et à 6 ou 7 millimètres au-dessus du

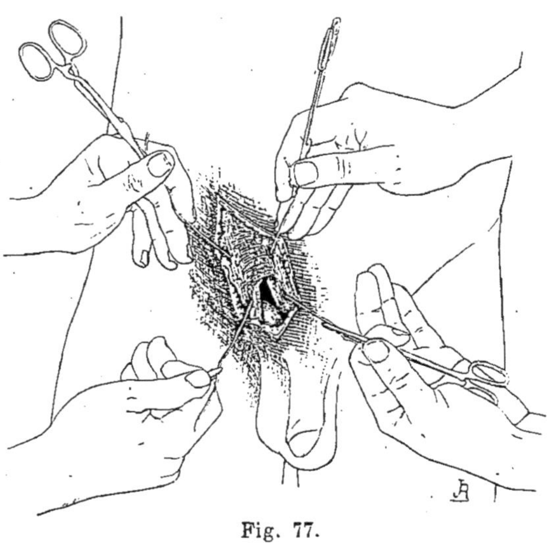

Fig. 77.

pubis. Elle doit traverser non seulement le pilier, mais aussi, au-dessous lui, un plan musculaire qui lui est parallèle et qui est formé par les muscles pyramidal et droit. Ce plan n'est pas nettement visible si l'on ne va pas à sa recherche au-dessous du pilier avec une pince à forcipressure. Une fois saisi, on l'attire vers l'orifice inguinal de dedans en dehors, de manière à le présenter à la pointe de l'instrument. L'aiguille guidée par l'index, pénètre ensuite dans le trajet et ressort à 1 centimètre 1/2 au-dessus et en dehors de l'orifice inguinal externe après avoir traversé toute l'épaisseur de la paroi abdominale d'arrière en avant. On repère aussi les extrémités du fil avec deux pinces (fig. 77).

Si l'on trouve plus facile de faire pénétrer d'abord l'aiguille d'avant en arrière dans le point supérieur, situé comme il a été dit au-dessus et en dehors de l'orifice inguinal, et de lui faire ensuite traverser les piliers d'arrière en avant, nous n'y voyons aucun inconvénient, à la condition expresse cependant que l'aiguille soit toujours conduite sur l'index gauche préalablement introduit dans le canal et soulevant la paroi. Ce troisième temps sera peut-être plus commodément exécuté en engageant l'un des fils de bas en haut et l'autre de haut en bas.

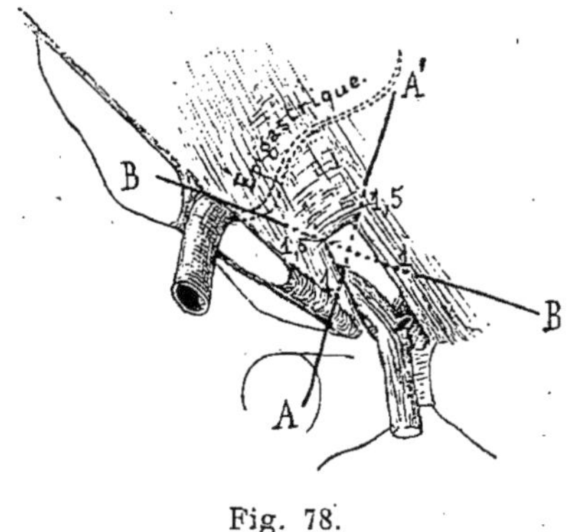

Fig. 78.

L'aiguille d'Emmet, en traversant les tissus, ne saurait produire aucune hémorragie. La seule artère qui pourrait être intéressée est l'artère épigastrique ; or, les deux fils sont placés dans une zone située au-dessous et en dedans de cette dernière (fig. 78). Ils ne s'en rapprocheraient que si l'orifice inguinal externe était largement dilaté. En effet, les fils émergeant en haut en deux points situés à 1 centimètre 1/2 au-dessus de cet orifice, remontent d'autant plus haut que cet orifice est plus grand. Mais si l'on arrivait trop près de l'artère, ce qui nous paraît devoir être tout à fait exceptionnel, le doigt préalablement introduit dans le canal et déprimant le *fascia transversalis* percevrait des battements et permettrait de l'éviter.

Le *quatrième temps* consiste à serrer assez vigoureusement chaque fil et à en fixer les chefs par des tours de spire pendant qu'un aide applique exactement le cordon sur le pubis, puis à couper les bouts de chaque fil immédiatement en avant des tours de spire et à en retourner vers les parties profondes les extrémités sectionnées, de façon qu'elles n'aient pas de tendance à pointer vers la peau.

L'aponévrose du grand oblique et les tissus sous-jacents s'abaissent sans qu'il soit nécessaire de déployer une grande force et supportent sans se déchirer la traction et la constric-

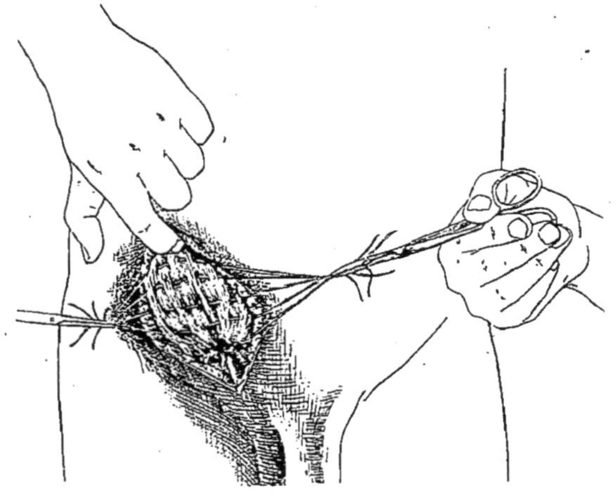

Fig. 79.

tion exercées par les fils. Au cours de nos opérations sur le vivant, nous n'avons jamais constaté de déchirure aponévrotique. Il n'en est pas de même sur le cadavre ; les tissus ayant, dans ce cas, perdu leur souplesse, nous avons vu quelquefois une déchirure se produire au point d'émergence supéro-externe de l'un des fils.

Par le *cinquième temps*, on remplit trois indications : 1° on répare les déchirures aponévrotiques, au cas tout à fait exceptionnel où la traction des fils métalliques aurait déterminé ce petit accident ; 2° on enfouit les extrémités de ces fils dans un repli aponévrotique ; 3° on renforce l'aponévrose du grand oblique en la plissant sur elle-même.

Pour atteindre ce but, au niveau de l'extrémité supérieure de la plaie, tout près de la peau, mais en dedans de cette dernière et sans l'intéresser, enfoncez l'aiguille de Reverdin, dirigée perpendiculairement au grand axe de la plaie. Qu'elle pénètre dans le tissu cellulaire et dans l'aponévrose du grand oblique, puis, lorsqu'elle aura parcouru un centimètre, faites-la ressortir pour l'enfoncer un centimètre plus loin dans cette même aponévrose ; qu'elle émerge et pénètre de nouveau jusqu'à ce qu'elle apparaisse sur l'autre bord de la plaie. En retirant l'aiguille, placez ensuite un fil qui passera tantôt au-dessus, tantôt au-dessous de l'aponévrose. Mettez successivement plusieurs fils distants l'un de l'autre d'un centimètre environ, jusqu'à ce que vous soyez arrivé à l'extrémité inférieure de la plaie (fig. 79). En serrant ces fils, vous réparez les brèches aponévrotiques, vous renforcez l'aponévrose en la plissant et vous enfouissez les fils métalliques.

On peut employer pour cette suture, soit du catgut, soit du crin de Florence. Si l'on se sert de crin, il faut avoir soin de couper les fils exactement au ras du nœud ; sinon les bouts, piquant la peau par sa face postérieure, pourraient causer ultérieurement une certaine gêne.

Dans le *sixième temps*, enfin, vous effectuez la suture de la peau au crin de Florence.

Telle est la description de ce procédé, que je crois nouveau. S'il ressemble à un procédé connu, c'est à celui de Félizet, mais cette ressemblance n'est qu'apparente. La suture métallique, dans l'opération de Félizet, ne comprend que les piliers avec le tissu lamineux pré-aponévrotique et le tissu cellulaire du trajet inguinal. Les fils dirigés perpendiculairement à la direction des piliers ne saisissent que ces piliers et n'intéressent en rien le *petit oblique*, le *transverse* et le *fascia transversalis*. C'est au contraire, je le répète, la caractéristique de mon procédé, de comprendre dans la suture métallique tous les plans de la paroi, sauf le péritoine, de les abaisser et de les fixer à la place même du trajet inguinal qui se trouve ainsi, en grande partie, comblé par une trappe musculo-aponévrotique épaisse et solide, constituée par *toute* l'épaisseur de la paroi abdominale (fig 80).

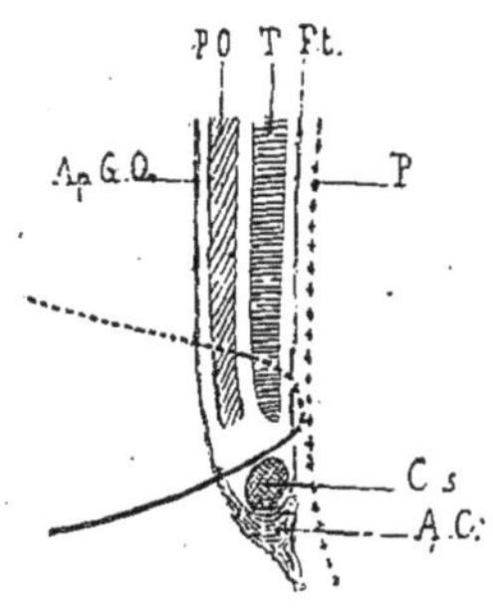

Fig. 80.

Il est facile de se rendre compte de la réalité de ce que j'avance au sujet de la structure de cette trappe musculo-aponévrotique et de se convaincre que les fils traversent tous les muscles de la paroi. Après avoir exécuté, sur le cadavre, l'opération que nous avons décrite, en suivant exactement la technique indiquée, incisez transversalement l'abdomen au niveau de l'ombilic, disséquez les muscles de la paroi et rabattez-les de haut en bas. Vous apercevrez les fils traversant le *fascia transversalis*, le *transverse*, le *petit oblique* et l'*aponévrose du grand oblique*. Vous verrez, de plus, qu'au niveau du pilier interne, le fil a non seulement pénétré dans le pilier, mais qu'il a aussi intéressé la masse musculaire sous-jacente formée par le *pyramidal* et le *grand droit*.

Le seul inconvénient que j'aie observé consiste dans un gonflement plus ou moins considérable du testicule et du cordon, apparaissant immédiatement après l'opération. Il indique que les fils métalliques ont été placés trop bas et que la fermeture du trajet inguinal est trop hermétique. Jamais cette compression, qui est loin d'être constante, n'a donné naissance à des accidents sérieux ; jamais, je ne me suis trouvé dans la nécessité de rouvrir la plaie pour enlever les fils métalliques. Ce gonflement post-opératoire est un accident sans aucune gravité et disparaît au bout de quelques jours. Les fils métalliques sont très bien supportés et, par suite de l'enfouissement produit par la suture superficielle, ne déterminent pas de picotements douloureux.

Au total, ce procédé me paraît présenter les avantages suivants : facilité d'exécution, puisqu'on n'incise même pas l'aponévrose du grand oblique et qu'on abaisse simultanément et sans dissection préalable les divers plans de la paroi ; impossibilité d'une suppuration profonde, puisque les fils sont flambés au moment même où on les met en place ; production d'une cicatrice épaisse.

Au cas de *hernie interstitielle*, on doit pour trouver et disséquer le sac, inciser l'aponévrose du grand oblique.

Le sac une fois supprimé on suture cette aponévrose et on renforce la paroi d'après la technique déjà indiquée.

L'opération terminée, la plaie doit être recouverte d'un vernis aseptique ; nous employons le stérésol. Le pansement bientôt souillé par l'urine où les matières fécales doit être renouvelé presque tous les jours.

2° Hernie inguinale congénitale avec ectopie testiculaire. — L'ectopie testiculaire peut exister seule et sans hernie, mais assez souvent ectopie et hernie vont ensemble.

Le testicule se développe dans l'abdomen puis descend et occupe dans sa migration, trois positions différentes : intra-abdominale [1], iliaque, intra-inguinale. Son arrêt en un de ces trois points constitue l'ectopie testiculaire.

Au moment de la puberté, le testicule ectopié devient le point de départ de crises douloureuses caractérisées par des

1. Lucas Championnière. *Hernie inguinale double avec ectopie testiculaire abdominale double* (cryptorchidie), solidité parfaite de la cure radicale au bout de douze ans. Résultats de la conservation des testicules. Résultats opératoires pour quarante-deux opérations de cure radicale pour hernie avec ectopie testiculaire dont six cas d'ectopie double, *Académie de médecine*, 12 juin 1900.

symptômes qui ressemblent aux phénomènes de l'étranglement herniaire.

Vous pouvez dans le cas ou le testicule a dépassé l'anneau inguinal externe, maintenir la hernie et repousser le testicule vers les bourses, au moyen d'un bandage en fourche. Il ne faut pas se presser d'opérer (fig. 81). La migration testiculaire peut n'être que retardée et s'effectuer spontanément dans la suite. On la facilitera par des tractions répétées.

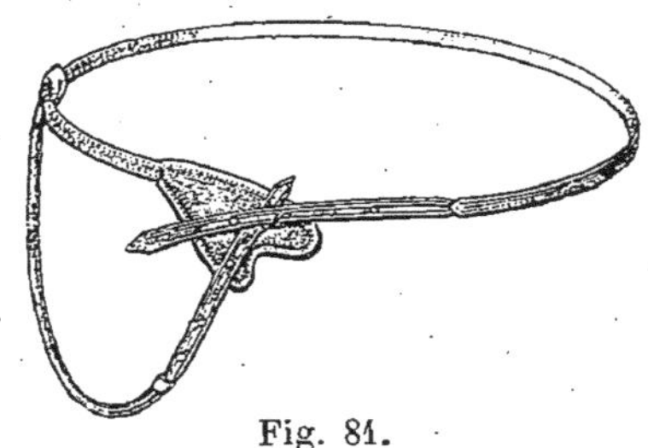

Fig. 81.

Nous ne nous occuperons que de la variété *inguinale* [1]. Le testicule en ectopie inguinale est plus ou moins rapproché de l'orifice interne ou de l'orifice externe ; il est aussi plus ou moins mobile. La coexistence de la hernie interstitielle et de l'ectopie testiculaire est extrêmement fréquente. L'ectopie bilatérale est rare.

Vers l'âge de dix à douze ans, si la migration ne s'est pas accomplie il faut intervenir.

Orchidopexie. — Le résultat obtenu par l'orchidopexie n'est jamais parfait. En admettant qu'on arrive à fixer le testicule au fond des bourses, celles-ci étant peu développées, le testicule se trouvera généralement, après l'opération, à une faible distance de l'orifice inguinal externe.

Incision de la peau et du tissu cellulaire sous-cutané commençant à un travers de doigt en dedans de l'épine iliaque antérieure et supérieure, parallèle au trajet inguinal et empiétant sur les bourses sur une étendue de deux à trois centimètres. Section de l'aponévrose du grand oblique.

1. Outre les variétés de position que nous avons déjà indiquées, l'ectopie peut être crurale ou périnéale.

Dissection et excision du sac herniaire.

Isolement du cordon depuis le testicule jusqu'à l'orifice inguinal interne. Détruire les brides qui le retiennent en respectant le canal déférent et les vaisseaux spermatiques.

Création d'une loge scrotale au moyen de l'index de la main droite et descente du testicule dans les bourses. Il est inutile de le fixer au scrotum.

Le testicule étant maintenu aussi bas que possible par un aide, suturer l'aponévrose du grand oblique puis oblitérer le trajet inguinal au moyen de deux fils métalliques croisés comme après la cure radicale. Placer ensuite, au-devant de la partie du cordon contenue dans le scrotum, des fils n'intéressant pas la peau, tangents au cordon et enserrant tous les tissus compris entre le cordon et la peau. Ces fils sont destinés à empêcher le testicule de remonter.

Walther [1], après avoir libéré largement et très haut le cordon, abaisse le testicule et pour le maintenir, le fait passer dans une boutonnière faite à la cloison des bourses, boutonnière qu'il rétrécit ensuite par un point de catgut.

M. Paul Delbet a communiqué à l'association française d'urologie (1903) un procédé d'orchidopexie fort intéressant et qui nous paraît devoir être essayé :

« La région inguinale ayant été découverte par une incision longitudinale placée à son niveau, je fends la paroi antérieure du trajet. Je constate que cette paroi se prolonge sur le testicule et le recouvre en partie. Je libère soigneusement le cordon de ses attaches aux parois du trajet, sectionne le trajet inguino-péritonéal, isole le testicule avec la vaginale, décolle le péritoine en haut jusqu'à la graisse sous-péritonéale et le ferme ; puis isole soigneusement l'artère et les veines spermatiques d'une part, le déférent d'autre part. Ceci

1. *Société de chirurgie*, 17 juillet 1901.

fait, je tire sur le testicule et constate que je puis, en mettant en jeu l'élasticité du cordon, l'abaisser bien au delà de son congénère ; je creuse la bourse droite et prépare une loge au testicule. Je passe alors au niveau du pôle inférieur du testicule un fil d'argent assez fort, comprenant dans son anse la tunique fibreuse seule ; puis je passe une aiguille de Reverdin, de dehors en dedans, au niveau de la partie déclive du scrotum, je fais passer l'extrémité des deux fils dans le chas de l'aiguille et la ramène avec celle-ci sur la face externe du scrotum. Ayant nettoyé soigneusement la peau de la face interne de la cuisse, à cinq travers de doigt du pli de l'aine, je passe l'aiguille de Reverdin armée d'une extrémité du fil à travers la peau et le fascia lata et noue le fil avec son congénère de manière à tenir testicule et bourse fixés à la face interne de la cuisse par cette anse de fil. Le canal est ensuite refermé comme dans un Bassini ordinaire et la peau suturée au crin. » Le fil métallique doit être coupé le quatorzième jour.

3° Hernie inguinale congénitale étranglée.

L'étranglement herniaire est rare chez l'enfant, il n'est point exceptionnel, nous avons pu en réunir 232 observations chez le nourrisson.

La rareté des accidents d'étranglement peut être expliquée par la faible résistance des tissus qui constituent le tunnel occupé par les viscères hernies (collet du sac, anneaux naturels).

Dans les hernies étranglées du nourrisson, les hernies appendiculaires et cæco-appendiculaires sont très fréquentes.

Les symptômes diffèrent, dans une faible mesure à la vérité, suivant qu'on a affaire à une entérocèle étranglée ou a une appendicite herniaire. Celle-ci se termine par un abcès scrotal.

La mortalité de la kélotomie est un peu moindre chez l'enfant que chez l'adulte.

Chez l'enfant, l'étranglement étant moins serré, le temps pendant lequel la kélotomie peut être tentée avec succès est plus prolongé que chez l'adulte.

Le taxis sous chloroforme est plus efficace que chez l'adulte; mais dans la grande majorité des cas, la kélotomie est nécessaire.

L'appendicite herniaire est plus grave que l'entérocèle étranglée.

Il faut, au point de vue du pronostic, tenir le plus grand compte de la santé générale de l'enfant.

HUMÉRUS

Fractures de l'extrémité inférieure.

Les fractures de l'extrémité inférieure de l'humérus sont très fréquentes chez l'enfant (fig. 82).

1° Fractures supra-condyliennes.

A. SANS DÉPLACEMENT. — Il est très rare que les fragments osseux restant au contact ne déterminent aucune déformation appréciable. Dans ce cas, le diagnostic différentiel avec l'entorse sera très délicat et le plus souvent il faudra s'adresser à la radiographie pour trancher la difficulté [1]. Cependant, s'il

1. « Dans le plus grand nombre des cas, la radiographie du coude sera faite dans un plan frontal; c'est dire qu'on fera reposer sur la plaque sensible la face postérieure du bras et de l'avant-bras placés en extension et supination, l'ampoule étant disposée au-dessus ; c'est la position qui permet l'interprétation la plus aisée et la plus parfaite dans la majorité des cas. Il n'est point nécessaire que l'extension soit complète ce qui est du reste généralement impossible; il suffit que la face postérieure du bras repose sur la plaque sensible et que l'avant-bras soit placé dans une extension qui dépasse l'angle droit. » Il est rarement nécessaire de faire une radiographie de profil. — Mouchet, thèse de Paris 1898, p. 14. (Nous avons fait de nombreux emprunts à cet excellent travail).

s'agit d'une fracture, en exerçant une pression au niveau de la face antérieure de l'humérus et sur une ligne transversale passant juste au-dessus des saillies latérales on donnera naissance à une vive douleur.

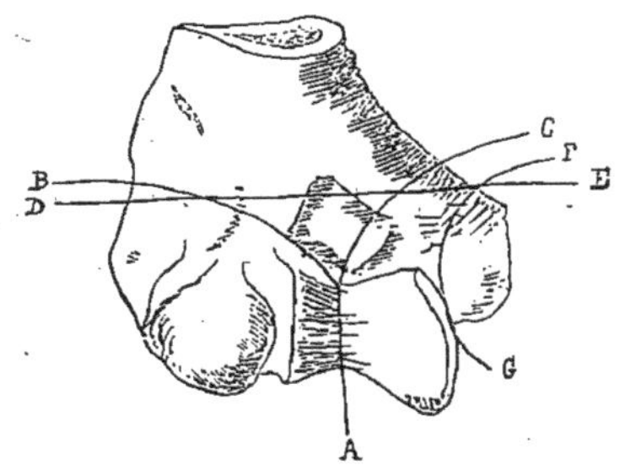

Fig. 82. — Schéma de Kocher indiquant les principales variétés de fractures de l'extrémité inférieure de l'humérus.

AB, fracture du condyle externe ; AC fracture du condyle interne ; DE, fracture supracondylienne ; FG, fracture de l'épitrochlée ; ABC, fractures en Y.

Le diagnostic de fracture sans déplacement une fois nettement posé, *traitez* votre malade par la mobilisation et le massage, maintenez le bras en flexion par le port d'une écharpe et le résultat sera très bon.

B. — Dans l'immense majorité des cas, il existe un DÉPLACEMENT qui peut se produire suivant deux types :

Nous distinguerons la fracture par *extension* et la fracture par *flexion* forcée de l'humérus.

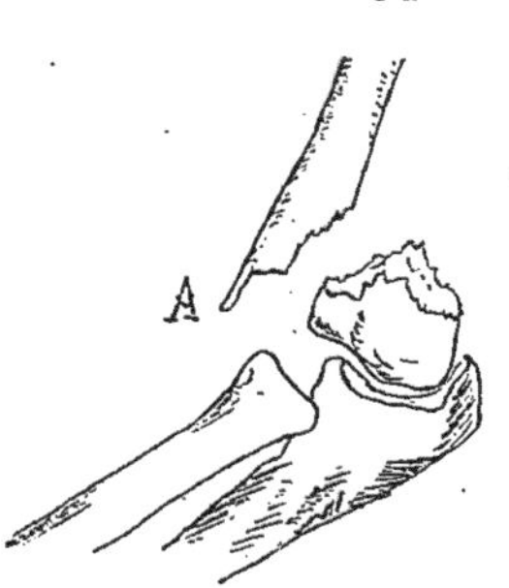

Fig. 83 (Mouchet).

La fracture par *extension* ou par *hyperextension* est de beaucoup la plus fréquente. C'est un type de fracture *qu'aucun praticien ne peut ignorer*. Les fragments présentent la disposition indiquée sur le schéma (83), fragment supérieur en avant, inférieur en arrière. La saillie A du fragment supérieur oppose à la flexion de l'avant-bras sur le bras, un obstacle insurmontable si la réduction n'a pas été convenablement obtenue. Cette saillie peut être prononcée au point que le fragment très aigu menace ou perfore la peau.

On est exposé à confondre ce type de fracture avec une luxation du coude. Avec un coude gonflé et déformé par un volumineux hématome, le diagnostic est parfois fort délicat.

Cependant, la saillie de l'humérus fracturé est plus aiguë que la saillie de l'humérus luxé. Sur la face postérieure de l'articulation, marquez d'un point à l'encre le sommet des trois saillies, olécranienne, épicondylienne et épitrochléenne et souvenez-vous, qu'à l'*état normal*, elles se trouvent sur la même ligne horizontale, quand l'avant-bras est en extension sur le bras; qu'elles sont situées aux trois sommets d'un triangle, l'olécrane au-dessous des saillies latérales, dans la flexion à angle droit.

Dans la luxation ce rapport est changé, il ne l'est pas dans la fracture.

La mobilité anormale et la crépitation emporteront la conviction.

La fracture par flexion (Kocher) est beaucoup plus rare. Le schéma (84) indique la disposition des fragments dans cette variété.

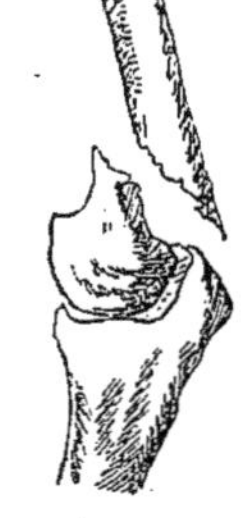

Fig. 84. (Mouchet).

TRAITEMENT. — Nous avons vu que le massage est suffisant dans les fractures *sans déplacement*, il n'en est pas de même dans les fractures *avec déplacement*.

Que la fracture ait été produite par flexion ou par extension le traitement est le même.

« La restitution des mouvements du coude dépend essentiellement d'une bonne réduction des fragments et cette bonne réduction est particulièrement difficile à obtenir[1]. » Comme nous l'avons déjà fait observer, si la saillie du fragment supérieur persiste, (voir schéma 83) cette saillie limitera fatalement les mouvements de flexion.

Réduction. — Le plus souvent l'anesthésie chloroformique est nécessaire.

Après réduction, on immobilise dans un appareil plâtré.

1. Mouchet, *Loc. cit.*. page 135.

N'attendez pas que le gonflement ait diminué, appliquez l'appareil le plus tôt possible.

Quelle attitude doit-on donner au membre ? Faut-il placer le coude dans la flexion à angle droit ou dans l'extension avec supination ?

Broca et Mouchet sont partisans de l'immobilisation en flexion et les résultats qu'ils ont ainsi obtenus sont si satisfaisants que nous ne pouvons la déconseiller. Cependant nous avons adopté la pratique de Berthomier (immobilisation en extension et en supination). Cette méthode nous a constamment permis de restituer à l'articulation du coude un bon fonctionnement. L'enfant une fois endormi, un aide pratique une assez forte extension sur la main du patient, le coude étant en extension complète et l'avant-bras en supination. Après avoir entouré tout le membre supérieur, sauf la main, d'une couche d'ouate ayant au maximum un centimètre d'épaisseur, nous faisons un bandage roulé s'étendant du poignet à l'aisselle avec des bandes en tarlatane préalablement bien imbibées de plâtre peu épais. On continue l'extension et la chloroformisation jusqu'à ce que l'appareil plâtré soit complètement sec.

Le dixième jour, on enlève l'appareil et on commence le massage. L'avant-bras placé à angle droit n'est plus alors soutenu que par une écharpe.

Les séances de massage sont répétées quotidiennement ; elles consistent en massage musculaire et en mobilisation de la jointure.

Complications. — Elles sont rares. *A*. PRÉCOCES.

a) *Issue du fragment supérieur*. — Dans les fractures par extension, la pointe du fragment supérieur peut perforer la peau. Kocher a vu exceptionnellement le même embrochement se produire dans les fractures par flexion. « Si la fracture est ouverte, le chirurgien ne saurait hésiter. Il devra donc agrandir la plaie extérieure, mettre largement à nu le foyer de la fracture, sectionner les muscles qui s'interposent parfois entre les surfaces fracturées, enlever les caillots sanguins, abraser les pointes osseuses trop saillantes ; une fois cette toilette du foyer de fracture terminée, le chirurgien aura recours à la suture au fil d'argent ou à l'enchevillement, ou mieux, toutes les fois qu'il pourra s'en contenter, à la régularisation modelante des fragments[1]. » Nous avons employé, dans un cas de fracture par extension, avec issue du fragment supérieur, une pratique différente qui nous a donné un excellent résultat : par la plaie antérieure agrandie, nous avons enlevé toute la partie saillante du fragment supérieur et nous avons donné à l'extrémité diaphysaire réséquée une forme régulièrement convexe en bas ; puis, par une incision postérieure (incision d'Ollier pour la résection du coude), nous avons complètement extirpé le fragment inférieur de façon que l'extrémité diaphysaire vienne se mettre en rapport avec le crochet cubital (schéma 85). Nous avions pensé que cette résection orthopédique large et précoce donnerait une articulation très mobile, le résultat a pleinement confirmé cette opinion. Aussi, c'est à cette méthode que nous conseillons d'avoir recours en pareil cas.

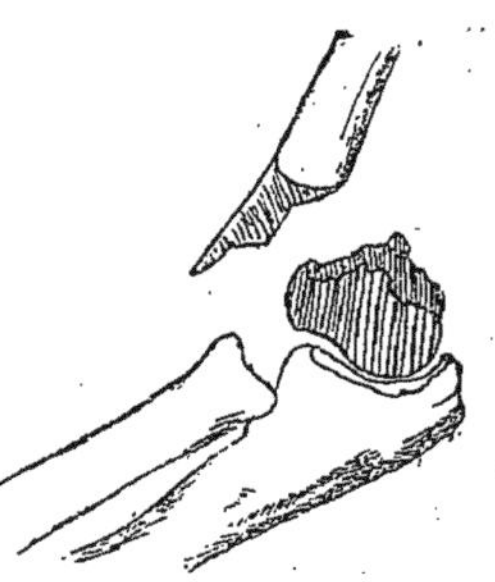

Fig. 85.

b) *Soulèvement du nerf médian par le fragment supé-périeur et paralysie consécutive.* — Il faut, dans ce cas, se hâter de dégager le nerf et de le suturer s'il est sectionné.

Si, avec les mêmes symptômes nerveux, on ne constate pas de saillie notable du fragment supérieur, il est probable que

1. Mouchet, *Loc. cit.*, page 147.

les accidents ne sont pas causés par de la compression du nerf mais qu'ils résultent d'une contusion nerveuse qui s'est produite au moment de l'accident. Il est préférable, dans ce cas, avant d'opérer, d'attendre en employant le traitement électrique.

c) S'il y a *embrochement des vaisseaux huméraux*, il faut aller à leur recherche et les lier.

B. TARDIVES.

a) *Cubitus varus. Cubitus valgus.*

Les schémas ci-joints indiquent ce qu'il faut entendre par cubitus varus et cubitus valgus.

Ces déformations qui peuvent se développer à la suite de la plupart des fractures de l'extrémité inférieure de l'humérus, sont ou bien *immédiates* (mauvaise réduction des fragments) ou bien *tardives* (inégal accroissement des deux moitiés de l'extrémité inférieure de l'humérus par lésion traumatique du cartilage conjugal). Le cubitus valgus ou varus que l'on observe à la suite des fractures supra-condyliennes est tardif, ce qui indique qu'il résulte d'une altération du cartilage conjugal. Les déviations en varus ou valgus observées à la suite des fractures supra-condyliennes ne sont pas justiciables d'une opération, les mouvements des articulations huméro-cubitale et radio-cubitale étant conservés dans toute leur intégrité. L'ostéotomie cunéiforme serait dans ce cas une opération de complaisance (fig. 86).

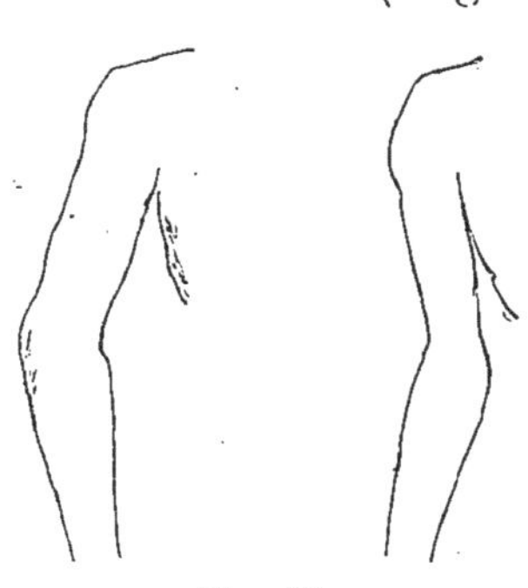

Fig. 86.

b) *Les consolidations vicieuses* caractérisées par une saillie du fragment supérieur empêchant la flexion, doivent être traitées chirurgicalement. Si la saillie est peu accentuée, on se contentera d'abraser, par une incision antérieure, la cale osseuse sur laquelle vient butter l'apophyse coronoïde. Si la saillie est très accentuée, mieux vaut, par l'incision postérieure d'Ollier, réséquer par la méthode sous-périostée, toute l'extrémité inférieure de l'humérus. A la condition expresse, que la partie réséquée ne dépasse pas une longueur de quatre centimètres, on obtiendra une articulation solide et très mobile et le résultat sera excellent. En réséquant plus de cinq centimètres, on s'exposerait à avoir un avant-bras ballant. A la vérité, dans la suite, il résultera de cette résection, une différence assez considérable dans la longueur des deux membres supérieurs; mais, cette inégalité est loin d'entraîner pour les membres supérieurs, des conséquences aussi fâcheuses que lorsqu'elle atteint les membres inférieurs.

2° **Fractures du condyle externe.** — Elles sont aussi fréquentes que les fractures supra-condyliennes. Elles résultent le plus souvent d'une chute sur la paume de la main; « deux cas peuvent alors se présenter : ou l'avant-bras est en hyperextension sur le bras et l'olécrane faisant l'office d'un coin, détache de la diaphyse le fragment condylien, c'est le mécanisme le plus fréquent; ou l'avant-bras est fléchi sur le bras, et dans ce cas, c'est le radius qui transmet le choc au condyle[1]. »

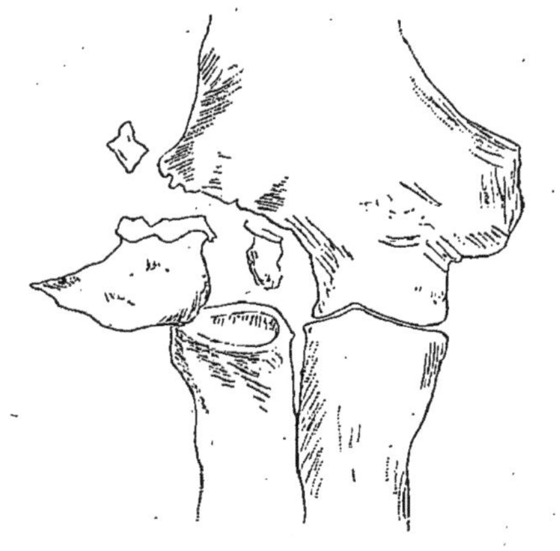

Fig. 87 (Mouchet).

Le trait de fracture oblique en bas et en dedans commence sur le bord externe de la diaphyse humérale à un centimètre environ au-dessus de

1. Mouchet, *Loc. cit.*, page 24.

l'épicondyle, traverse la partie externe de la cavité olécranienne et aboutit à la gorge de la trochlée humérale.

Le déplacement est plus ou moins considérable, le fragment est surtout attiré en dehors et en arrière (fig. 87).

Les symptômes sont peu nets. La crépitation n'est pas aisée à obtenir. « Quand on essaie d'étendre l'avant-bras, on constate que celui-ci ne forme plus avec le bras un angle ouvert en dehors; ou bien il se trouve dans le prolongement exact du bras ou bien il forme avec lui un angle ouvert en dedans (cubitus varus). Cette dernière attitude n'est pas fréquente dans les premiers jours d'une fracture du condyle. Elle survient surtout au moment de la consolidation [1] ».

Le plus souvent pour reconnaître cette fracture il faut avoir recours à la radiographie.

La déformation en cubitus varus est commune après les fractures du condyle externe. Elle peut être due, soit à une mauvaise réduction, soit à un trouble dans l'accroissement de l'extrémité inférieure de l'humérus. Le cubitus varus tardif est le plus fréquent. Le cubitus varus prédispose à la luxation du nerf cubital dont la névrite est souvent la conséquence.

TRAITEMENT. — Si le déplacement est nul ou minime, employez dès le début le massage et la mobilisation.

Si le déplacement n'est pas très accentué, immobilisez en extension et en supination dans un appareil plâtré pendant dix jours. Faites ensuite du massage et de la mobilisation. Mouchet adopte l'immobilisation en flexion.

Si le déplacement est très considérable, Mouchet conseille de pratiquer l'extirpation du fragment condylien. Je sais bien que chez l'enfant il faut être sobre de résections, mais je crois cependant qu'il serait préférable en pareil cas d'enlever, sur

1. Mouchet, *Loc. cit.*, page 28.

la même hauteur, toute l'extrémité inférieure de l'humérus. Il est permis de supposer, en effet, que l'extirpation du condyle seul pourrait produire un cubitus valgus. Adoptez la même conduite dans les *consolidations vicieuses.*

Les névrites du nerf cubital consécutives à une contusion contemporaine de la fracture sont justiciables du traitement électrique. Si la névrite est tardive, intervenez, dégagez le nerf cubital et nivelez les os voisins.

3° Fractures de l'épitrochlée. — Elles sont causées soit par un choc direct, soit par un arrachement ligamenteux. C'est dans ce dernier cas, un mouvement brusque d'abduction qui détermine une tension excessive du ligament latéral interne et consécutivement un arrachement osseux.

Il s'agit en réalité, non d'une vraie fracture, mais d'une disjonction épiphysaire.

On peut rencontrer des fractures de l'épitrochlée *sans déplacement*, mais généralement le *déplacement* existe et le fragment est attiré en bas.

Immédiatement après l'accident, apparaît un gonflement localisé à la partie interne du coude. La palpation permet de constater le déplacement, la mobilité anormale et la crépitation, elle détermine une très vive douleur.

Les mouvements d'extension et de supination sont limités.

Cette fracture peut être *compliquée* de contusion ou de compression du nerf cubital. Adressez-vous au traitement électrique dans le premier cas, intervenez chirurgicalement pour libérer le nerf s'il est comprimé.

TRAITEMENT. — Dès le début nous conseillons le massage et la mobilisation articulaire. Les mouvements articulaires provoqués seront peu étendus pendant les premiers jours, sinon on s'exposera à produire une luxation du cubitus.

4° **Fracture de l'épicondyle.** — Elle est très rare chez l'enfant. C'est aussi une disjonction épiphysaire.

5° **Fracture sus-condylo-intercondylienne. Fracture en Y.** — Elle est peu fréquente surtout chez l'enfant. Le diagnostic ne sera bien établi que par la radiographie.

TRAITEMENT. — Si la fracture est ouverte, on conseille la suture. Peut-être vaudrait-il mieux réséquer l'extrémité inférieure de l'humérus. On obtiendrait ainsi une articulation plus mobile.

Si la fracture est fermée, appareil d'Hennequin quand le déplacement est faible et facile à réduire; suture osseuse ou résection de l'extrémité inférieure de l'humérus si la réduction est impossible à maintenir.

6° **Fractures du condyle interne.** — Elles sont rares. Le fragment détaché se déplace le plus souvent en arrière et en haut. L'examen radiographique est absolument indispensable pour établir un diagnostic ferme.

TRAITEMENT. — Si le déplacement est nul ou léger, traitez dès le début par le massage et la mobilisation articulaire.

Si le déplacement existe nettement, « la réduction sera obtenue sous chloroforme en tirant l'avant-bras dans l'axe du bras; le meilleur moyen de la maintenir consistera dans l'application d'une gouttière plâtrée postérieure, l'avant-bras étant placé en flexion aiguë[1] ». Au bout de quinze jours, il faut recourir au massage et à la gymnastique articulaire.

7° **Décollement de l'épiphyse humérale inférieure.** — Ce décollement n'est possible que dans les trois ou quatre premières années de la vie. On l'observe très rarement.

TRAITEMENT. — L'immobilisation pendant dix jours en extension et supination est la méthode de choix.

1. Albert Mouchet, *Loc. cit.*, page 288.

Sarcome.

L'extrémité supérieure de l'humérus est un lieu d'élection pour l'ostéosarcome. Tantôt la tumeur occupe primitivement la moelle osseuse, tantôt elle prend naissance au niveau du périoste. Les ostéosarcomes de l'extrémité supérieure de l'humérus sont parfois très vasculaires et présentent alors tous les signes cliniques des anévrismes.

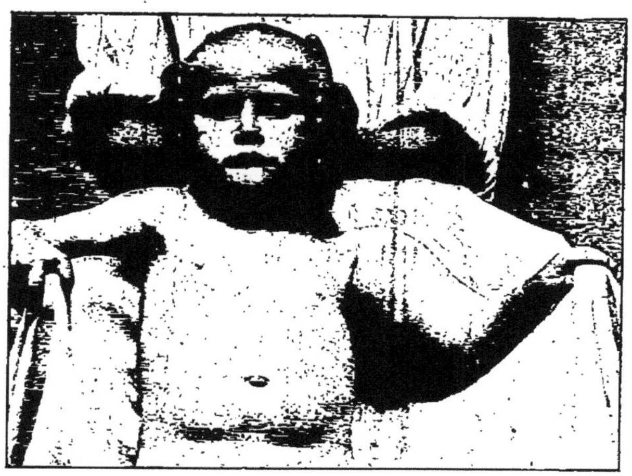

Fig. 88. — Sarcome de l'humérus observé chez un enfant de quatre ans mort de généralisation cinq mois après la désarticulation de l'épaule.

L'épaule est le siège d'une tuméfaction caractéristique en forme de gigot. A cette période de déformation considérable, le diagnostic s'impose, mais on peut au début de la maladie, hésiter entre un ostéosarcome et une tumeur blanche de l'épaule. Dans le cas d'un ostéosarcome, à la période de début tout au moins, l'articulation est indemne, c'est là un signe différentiel de grande valeur.

La désarticulation de l'épaule est le seul *traitement*.

Déformations rachitiques.

Voyez : DÉFORMATIONS RACHITIQUES DES MEMBRES.

HYDROCÈLE

On donne le nom d'*hydrocèle congénitale* à un épanchement de liquide clair collecté dans le canal vagino-péritonéal non oblitéré. Cette hydrocèle communique par suite avec la cavité abdominale. Elle ne diffère de l'hydrocèle des adultes que par sa réductibilité, réductibilité à la vérité parfois incomplète, par suite de l'étroitesse de l'orifice de communication.

L'hydrocèle communicante peut être symptomatique d'une péritonite tuberculeuse. Chez les enfants dont l'état général laisse à désirer on pensera à l'hydrocèle symptomatique.

Hernie et hydrocèle congénitales coexistent parfois (hernie vaginale enkystée).

TRAITEMENT. — Il ne faut pas se presser de traiter l'hydrocèle congénitale. Elle guérit bien souvent spontanément par oblitération physiologique du conduit vagino-péritonéal. Dans les cas où elle persiste, le procédé de Monod est le procédé de choix. Voici en quoi il consiste : ponctionnez la collection, en avant et en haut, avec la seringue de Pravaz; aspirez une demi-seringue de liquide; puis, sans enlever l'aiguille, remplacez le liquide extrait par une égale quantité d'alcool; obturez enfin par une goutte de collodion iodoformé le trajet de l'aiguille. Pendant l'opération, un aide comprime avec le doigt l'orifice inguinal externe afin d'éviter la pénétration de l'alcool dans la cavité abdominale.

On observe chez le nouveau-né, des hydrocèles qui ne communiquent pas avec la cavité abdominale (hydrocèle infantile). Leur traitement est le même que celui de l'hydrocèle congénitale.

Traitez par l'incision les hydrocèles anciennes qui ont résisté au procédé de Monod.

Dans les cas d'hydrocèle compliquée de hernie, ordonnez

un bandage herniaire. Si vers l'âge de deux ans et demi l'enfant n'est pas guéri, faites la cure radicale.

HYDROCÉPHALIE

L'hydrocéphalie est constituée par l'accumulation anormale et sous tension du liquide céphalo-rachidien dans la cavité des ventricules (Forgue).

Nous ne nous occuperons pas des hydrocéphalies aiguës ou chroniques, conséquences d'une méningite infectieuse ou d'une tumeur encéphalique, dans lesquelles l'épanchement n'est qu'une complication d'une maladie primitive. Nous passerons aussi sous silence l'hydrocéphalie congénitale, intéressante comme cause de dystocie et qui est étudiée dans les traités d'obstétrique. Nous ne décrirons que l'hydrocéphalie chronique des dégénérés, l'*idiotie hydrocéphalique* qui apparaît généralement au bout de quelques jours ou de quelques semaines après la naisssance.

Les lésions essentielles portent sur le crâne et sur le cerveau. Le *crâne* très développé est très arrondi. La fontanelle antérieure persiste presque toujours, la fontanelle postérieure plus rarement. Les sutures sont distendues. Au niveau de la suture lambdoïde on trouve des os wormiens. La circonférence du crâne peut atteindre 91 centimètres. Le liquide hydrocéphalique se trouve, soit entre la dure-mère et l'arachnoïde, soit dans la grande cavité de l'arachnoïde, soit et c'est le cas le plus commun, dans la cavité des ventricules. Sa quantité varie de 100 à 5 000 grammes et peut atteindre un chiffre beaucoup plus élevé. Il provient d'une hypersécrétion du liquide céphalo-rachidien dont il présente la composition chimique.

Les sillons et les scissures du *cerveau* n'ont pas leur profondeur normale et disparaissent presque complètement quand le liquide est très abondant. Par suite de la tension intra-ventriculaire, le cerveau peut-être réduit à une mince couche transparente. Il n'est plus constitué alors que par une poche membraneuse recouverte d'un mince feuillet de tissu nerveux.

Les enfants atteints d'hydrocéphalie laissent tomber leur tête en avant ou sur un côté. Le crâne est recouvert d'une peau mince, pauvre en cheveux, qui permet de distinguer, grâce à sa transparence, un réseau de veines bleuâtres. On perçoit des battements au niveau des fontanelles. Le front est large et haut. La face petite, atrophiée et de forme triangulaire. Les arcades sourcilières sont déprimées. On note parfois des contractures des membres supérieurs et inférieurs. La marche est tardive et reste toujours embarrassée. L'intelligence est altérée dans des proportions variables : certains hydrocéphales sont idiots et gâteux, d'autres simplement arrièrés.

La maladie évolue insidieusement et lentement. Au début, elle ne se manifeste que par une augmentation de volume du crâne qui se fait assez fréquemment par poussées subaiguës et successives. Sa durée est assez longue ; un assez grand nombre d'hydrocéphales atteignent la seconde enfance, rarement ils deviennent adultes.

TRAITEMENT. *A*. CHIRURGICAL. — Il a pour but l'évacuation du liquide hydrocéphalique. On comprend difficilement que cette évacuation puisse exercer une heureuse influence sur l'état du cerveau et régénérer sa substance. Assurément, en intervenant aseptiquement, on ne redoute plus aujourd'hui la mort par infection ; mais, si l'évacuation est peu dangereuse, elle est malheureusement sans efficacité, le liquide ne tardant pas à se reproduire.

On a proposé l'évacuation *intermittente* et l'évacuation *permanente*.

L'évacuation *intermittente* peut-être effectuée par deux procédés : la *ponction simple* et la *trépano-ponction*.

Ponction simple. — Elle est facile par suite de la faible épaisseur du crâne et de la substance cérébrale. On ponctionne avec un fin trocart au niveau de la fontanelle antérieure, un peu en dehors de la ligne médiane, pour éviter le sinus longitudinal.

Dans la *trépano-ponction* on place une petite couronne de trépan en un point correspondant à une zone du cerveau qui n'est ni motrice, ni sensorielle; puis, la dure-mère une fois découverte, on enfonce le trocart. Avant de ponctionner, on peut fendre crucialement cette membrane, afin de voir les vaisseaux sous-jacents et éviter leur blessure.

Pour assurer l'évacuation *permanente* on remplace le trocart, soit par un faisceau de crins de Florence, soit par un drain. Le drainage expose à l'infection et donne une mortalité de 11 sur 12.

On a traité aussi l'hydrocéphalie par la ponction suivie d'injection de liquides modificateurs.

Je ne conseille aucun des procédés qui constituent le traitement chirurgical de l'hydrocéphalie.

B. Médical. — Le traitement médical (compression révulsive et calomel) peut donner quelques améliorations chez des malades suffisamment jeunes pour que la tête soit susceptible de réduction.

« La tête de l'enfant ayant été préalablement rasée, on applique à huit jours d'intervalle un vésicatoire sur chacune des moitiés de la tête; puis une capeline serrée construite avec des bandelettes de vigo; on maintient autant que possible cette capeline durant une semaine. Après un repos de vingt-quatre heures on renouvelle la capeline. Alors nouvelle application de vésicatoires, de capeline de vigo et ainsi de suite, à moins qu'un incident quelconque empêche la réapplication des bandelettcs. Dans ce cas, on lui substitue des frictions mercurielles. En même temps on administre deux fois par semaine un paquet de calomel (10, 15, 20 centigrammes).

Ce traitement s'accompagne du traitement général médico-pédagogique qui donne d'excellents résultats aux enfants arriérés (éducation spéciale, exercices de gymnastique, massage, bains salés, douches, huile de foie de morue, simple ou phosphorée, etc.)[1]. »

HYGROMAS

Inflammations des bourses séreuses (Bursites).

L'étude des hygromas présente une réelle importance, non pas à cause des difficultés de leur traitement, mais par suite des erreurs de diagnostic auxquelles ils peuvent donner naissance. Les bourses synoviales se trouvant en effet en grand nombre au voisinage des articulations, on est exposé à confondre les bursites avec les synovites articulaires. En présence d'une tuméfaction occupant le genou, par exemple, on devra tout d'abord s'appliquer à déterminer si les lésions sont intra ou extra-articulaires. Ce sera généralement facile, à la condition cependant, de connaître la topographie des bourses séreuses. La déformation est bien localisée dans la bursite, diffuse dans l'arthrite; l'amplitude des mouvements est à peu près complètement conservée au cas de bursite, très diminuée s'il s'agit de désordres intra-articulaires. Les bourses séreuses sont très nombreuses : à l'*épaule* bourse du sous-scapulaire, bourse bicipitale, sous-deltoïdienne, sous-coracoïdienne, du grand rond, du grand dorsal, du grand pectoral ; au *coude*, bourse olécranienne; à la *hanche*, bourse du psoas iliaque, de

1. Bourneville in *Traité de médecine et de thérapeutique de* P. Brouardel et A. Gilbert, Paris 1902.

l'obturateur interne, de l'obturateur externe, du carré crural, du petit fessier, du moyen fessier, du grand fessier ; au *genou*, bourse sous-quadricipitale, bourses prérotuliennes, bourse prœtibiale, de la patte d'oie, du jumeau interne, du jumeau externe du demi-membraneux et du biceps. Le diagnostic entre la tumeur blanche du genou et l'hygroma tuberculeux de la bourse séreuse prœtibiale est fort délicat.

Hygroma aigu

Les bourses séreuses anormalement développées par des frottements habituels sont plus particulièrement exposées aux traumatismes et par conséquent à l'infection. Mais, c'est généralement à la suite d'une lésion inflammatoire de la peau, (furoncle lymphangite, érysipèle) que les bourses séreuses s'infectent. Elles peuvent aussi être contaminées par des lésions profondes (arthrites) ou par des infections générales (rhumatisme, blennorragie, infection purulente).

Sous l'influence de l'invasion microbienne, la bourse séreuse subit des modifications caractérisées, soit, dans les cas les plus simples, par un épaississement de ses parois, soit dans la majorité des cas, par un épanchement concommitant composé de liquide séreux, hémorragique, séro-purulent ou purulent.

L'hygroma sec caractérisé par du gonflement, de la douleur et une crépitation neigeuse se guérit en peu de jours ou se transforme en hygroma à épanchement. La tumeur est alors très proéminente, fluctuante et franchement enflammée. Si l'épanchement primitivement séreux se transforme en épanchement purulent la fièvre s'allume. Le plus souvent, la suppuration reste localisée dans la bourse ; mais, elle peut aussi s'étendre en dehors d'elle et donner naissance à des phlegmons graves et étendus pouvant parfois s'ouvrir dans l'articulation voisine.

TRAITEMENT. — L'hygroma aigu sec se guérit spontanément. Dans l'hygroma à épanchement tant que la suppuration n'est pas nettement établie, on peut obtenir la résolution par des pansements humides. Dès que la suppuration est manifeste, il faut fendre la bourse au bistouri et la drainer. Dans les suppurations diffuses, on joindra à l'ouverture au bistouri la cautérisation des clapiers au thermocautère.

Hygroma chronique tuberculeux.
Tuberculose des bourses séreuses.

La tuberculose des bourses séreuses n'est point rare chez les enfants. Elle est primitive ou secondaire à une affection articulaire.

Formes. — L'*hygroma séreux* est l'analogue de l'hydrops tuberculosus. (voy. *tumeurs blanches*.)

L'*hygroma fongueux* est la variété la plus commune. Un liquide séro-purulent à grumeaux caséeux, ou franchement purulent, en constitue le contenu. Des fongosités, pauvres en bacilles tapissent la paroi épaisse et chroniquement enflammée.

L'*hygroma à grains riziformes* présente des lésions semblables à celles de la synovite de même nature.

L'*hygroma myxomateux* est constitué par une paroi épaisse parsemée de granulations tuberculeuses et par un contenu gélatineux.

L'évolution de l'hygroma tuberculeux est celle de toutes les tuberculoses locales; c'est d'abord une tumeur dure qui se ramollit ensuite en se caséifiant, s'abcède et se fistulise. C'est à cette dernière période, que surviennent les complications de voisinage, l'extension aux os ou aux articulations. Aussi, est-il bon dans les hygromas fistulisés, de s'assurer par le cathétérisme au stylet, que le trajet aboutit dans une bourse séreuse et qu'il ne communique pas avec un foyer osseux ou articulaire.

TRAITEMENT. — Contre l'hygroma tuberculeux suppuré, véritable abcès froid des bourses séreuses, l'injection d'éther iodoformé est le procédé de choix. Dans tous les autres cas, c'est à l'extirpation complète qu'il faut s'adresser. Si, dans les formes depuis longtemps fistuleuses, quelques diverticules échappent au bistouri, détruisez-les au thermocautère et à la curette tranchante.

Hygroma chronique non tuberculeux.

Nous ne le décrirons pas, c'est le plus souvent un hygroma de l'adulte, un hygroma professionnel. Contentons-nous de signaler les bursites chroniques que l'on observe au sommet des déviations cyphotiques du rachis.

HYPERTROPHIES CONGÉNITALES

L'hypertrophie congénitale, exceptionnellement limitée à la tête, peut occuper toute une moitié du corps, mais elle se localise généralement au niveau des *membres inférieurs*. Elle accompagne souvent d'autres malformations (angiomes le plus fréquemment). Tantôt le segment atteint est simplement hypertrophié et conserve sa forme générale [1], tantôt il se trouve notablement déformé.

Les dimensions anormales de la partie hypertrophiée sont dues principalement à un développement excessif du tissu adipeux et du tissu conjonctif sous-cutané.

TRAITEMENT. — Lorsque le membre atteint ne rend aucun service et surtout dans les cas, où par suite de son volume, il est devenu gênant, on est autorisé à l'amputer. On a con-

1. Albert Mouchet, a publié dans la *Presse médicale* du 30 septembre 1903 un très beau cas d'hypertrophie congénitale du membre inférieur gauche et de la moitié gauche du scrotum.

seillé la compression élastique et la ligature de l'artère principale du membre, à la vérité, ces deux méthodes n'ont pas, jusqu'à aujourd'hui, donné des résultats bien encourageants.

HYPOSPADIAS

L'hypospadias est une malformation congénitale, constituée par une ouverture anormale de l'urètre, occupant sa partie inférieure et n'intéressant que la région spongieuse. Le siège de la fissure est variable.

1° **Hypospadias balanique.** — L'urètre s'ouvre à la base du gland par un orifice parfois si petit qu'on a de la peine à le découvrir. On voit, à l'extrémité du gland, une dépression plus ou moins profonde occupant la place normale du méat. Le gland est petit et incurvé en bas. Le prépuce manque à la partie inférieure du gland, il est exubérant sur sa face dorsale.

2° **Hypospadias pénien ou péno-scrotal.** — La fissure occupe un point quelconque de la face inférieure du pénis, parfois l'angle péno-scrotal. La verge est fortement maintenue incurvée en bas par une solide bride fibreuse.

3° **Hypospadias scrotal ou périnéo-scrotal.** — Le scrotum est divisé en deux bourses indépendantes entre lesquelles s'ouvre le méat. Les testicules généralement atrophiées sont souvent en ectopie. Dans la forme la plus grave de cette variété, (hypospadias vulviforme) on peut hésiter sur le sexe de l'individu. Le méat est compris entre deux replis cutanés rappelant la vulve, le pénis atrophié et incurvé ressemble à un clitoris.

Les *troubles* causés par cette difformité congénitale intéressent la *miction* et la *génération*. Le jet d'urine se brise sur la face inférieure de la verge et souille le scrotum ainsi que la face antérieure des cuisses. Seuls, les sujets atteints d'hypospadias balanique, peuvent, en redressant fortement la verge, projeter leur urine en avant. Quant aux fonctions de la génération, elles sont plus ou moins compromises suivant le siège de la fissure. Tant que la verge n'est pas notablement incurvée, le coït est possible. La fécondation peut s'effectuer avec un hypospadias balanique (on cite des familles d'hypospades de père en fils). La fécondation est généralement impossible dans les autres variétés.

TRAITEMENT. — Thiersch et Duplay ont établi le principe accepté actuellement par la majorité des chirurgiens, de la restauration urétrale au moyen d'opérations successives, faites parfois à des intervalles de temps assez considérables.

Quelle que soit la variété d'hypospadias, si la verge est incurvée, on doit, dans une première opération, la redresser en sectionnant la bride qui la retient. Celle-ci est coupée transversalement. Sa section donne une plaie losangique qui, par le redressement de la verge et la suture consécutive se transforme en une cicatrice en forme de croix.

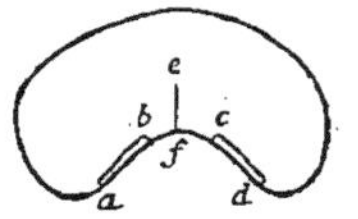

Fig. 89. — Hypospadias balanique.

Hypospadias balanique. — Par une incision médiane *ef*, rendez plus profonde l'échancrure située à la face inférieure du gland. Avivez ensuite les deux lèvres de l'échancrure (*ab*, *cd*) et suturez après avoir placé un bout de sonde dans la profondeur de la gouttière (fig. 89)

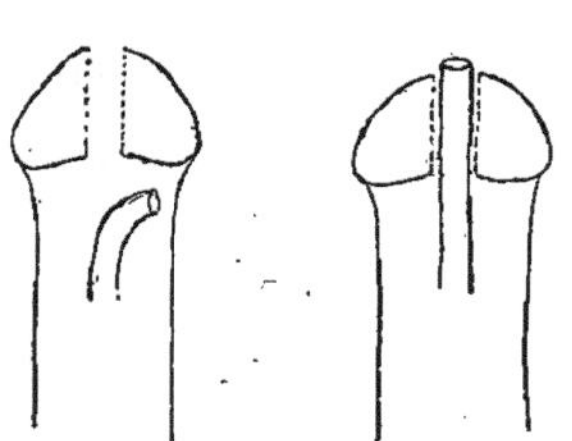
Fig. 90. — Hypospadias pénien.

Hypospadias pénien. *A*. L'ORIFICE URÉTRAL EST PEU ÉLOIGNÉ DU GLAND. — Nous conseillons l'urétroplastie par *mobilisation de l'urètre* (von Hacker) (fig. 90). Disséquez l'urètre sur une étendue de deux ou trois centimètres en ayant soin de ne pas intéresser la muqueuse. Puis tunnellisez le gland d'un coup de trocart. Au moyen d'une pince à forcipressure, attirez l'urètre dans le canal balanique que vous venez de créer et suturez-le à l'extrémité du gland. Il ne reste plus qu'à fermer la plaie pénienne.

B) L'ORIFICE URÉTRAL EST TRÈS ÉLOIGNÉ DU GLAND. — *Hypospadias péno-scrotal ou périnéo-scrotal.* On peut avoir recours au procédé de Duplay ou à celui de Nové-Josserand. L'excellent procédé de Duplay, à deux lambeaux superposés, est exposé dans tous les traités classiques, nous ne le décrirons pas. Il a donné de merveilleux résultats. Lorsqu'il échoue c'est presque toujours à la suite d'érections très intenses qui distendent les sutures. Ces érections sont fréquentes chez l'enfant.

Procédé de Nové-Josserand. — Cet auteur crée, à la face inférieure de la verge, un conduit sous-cutané qu'il tapisse ensuite avec une greffe dermo-épidermique. Par l'incision *ab* on ouvre la loge sous-cutanée immédiatement au-devant de l'ouverture anormale de l'urètre *c*. Puis, avec une sonde cannelée, on décolle le tissu cellulaire sous-cutané d'arrière en avant. Lorsque la sonde est arrivée à la base du gland, on sectionne la peau sur l'extrémité de cet instrument par l'incision *ef*.

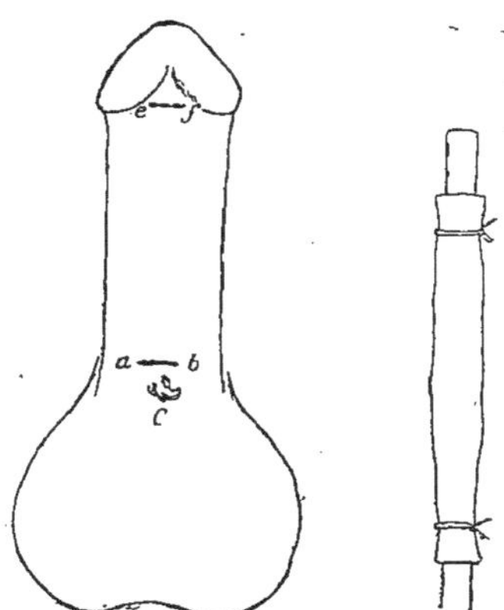

Fig. 91. — Hypospadias péno-scrotal.

On taille, sur la face antérieure de la cuisse, une lanière dermo-épidermique, plus longue de trois centimètres que le futur canal et large d'environ trois ou quatre centimètres. Cette lanière est ensuite enroulée face cutanée en dedans autour d'un bout de sonde dont les dimensions varient avec l'âge de l'enfant. Enfin, on la lie à chacune de ses extrémités, sur cette sonde.

On introduit la sonde enveloppée de la greffe dans le tunnel sous-cutané. Par un point de suture, on fixe au gland l'extrémité de la sonde. Enfin, par l'ouverture hypospadienne, une sonde à demeure est placée dans la vessie (fig. 91).

Le dixième jour, on coupe les fils qui fixent la greffe sur la sonde et on la retire lentement par de douces tractions. Le dix-huitième jour, on commence à cathétériser le nouveau canal avec une sonde en gomme.

Les cathétérismes seront d'abord répétés tous les jours puis, au bout de cinq à six semaines, tous les deux ou trois jours.

Il ne reste plus qu'à aboucher le nouveau canal à l'urètre balanique et à l'urètre postérieur.

INCONTINENCE NOCTURNE D'URINE

Miction involontaire nocturne. Miction à plein jet non perçue (Louis Guinon).

C'est une affection souvent très rebelle et qui dans certains cas résiste aux traitements les plus variés. Elle peut cependant parfois se guérir spontanément. L'incontinence nocturne d'urine n'est que la persistance des habitudes du premier âge. Ce n'est que dans des cas exceptionnels, qu'elle apparaît d'emblée vers l'âge de quatre ou cinq ans, à l'occasion d'un traumatisme ou d'une maladie aiguë.

On divise les incontinences d'urine en *primitives* et *secondaires*. Celles-ci qui, chez l'enfant, sont consécutives aux corps étrangers, aux calculs de la vessie, à la tuberculose rénale ou vésicale, ne nous occuperons pas. Nous diviserons les incontinences *primitives* en trois variétés :

1° Incontinence psychopathique (Tuffier). — C'est la vraie incontinence essentielle. Elle s'observe chez les enfants particulièrement nerveux et impressionnables dans l'hérédité desquels on relève des affections du système nerveux.

2° Incontinence s'accompagnant d'une malformation légère de l'appareil génital [1]. (Phimosis, adhérences préputiales.)

3° Incontinence par défaut de contractilité du sphincter urétral et par anesthésie de l'urètre (Guyon).

Avant d'instituer un traitement, assurez-vous que la vessie ne contient ni calcul, ni corps étranger.

TRAITEMENT. 1° Incontinence psychopathique. — Ne pas brutaliser l'enfant, les corrections sont non seulement inutiles mais nuisibles parce qu'elles augmentent le nervosisme et l'impressionnabilité. Rendre le sommeil moins pesant en donnant le soir du thé ou du café léger. Réveiller l'enfant de temps en temps pour le faire uriner. Le faire coucher sur un lit dur.

Comme traitement général, prescrivez des douches froides ou des bains salés. En été la cure marine est tout à fait indiquée. En hiver ordonnez de l'huile de foie de morue.

On a conseillé aussi certains médicaments antispasmodiques, destinés à calmer l'excitabilité du système nerveux, tels que le bromure de potassium et la belladone ; et des médicaments toniques tels que l'ergot de seigle et la noix vomique ayant pour action d'augmenter la puissance du sphincter vésical. Les uns et les autres ont une action variable et souvent fort douteuse. L'antipyrine a donné quelques résultats.

2° Incontinence s'accompagnant d'une malformation légère de l'appareil génital. Supprimez cette malformation (phimosis ou

1. Nous ne voulons pas parler des malformations graves telles que l'exstrophie vésicale.

adhérences préputiales). Si vous n'obtenez aucune amélioration, c'est probablement parce que l'incontinence appartient à l'une des deux autres catégories.

3° Incontinence d'urine par défaut de contractilité du sphincter urétral et par anesthésie de l'urètre. — Nous conseillons le cathétérisme quotidien avec un cathéter Béniqué. Si ce procédé ne réussit pas, on aura recours à l'électrisation par les courants faradiques. On introduit, suivant la méthode de Guyon, une sonde munie d'une olive métallique et en communication avec le pôle négatif, jusque dans la portion membraneuse chez les garçons et jusque dans la région du col chez les filles. Le pôle positif est placé sur la symphyse. On emploie un courant faible à interruptions rares.

Kapsamer[1] vient de publier « des observations destinées à montrer les effets des injections épidurales d'une solution faible de cocaïne ou de sérum artificiel dans le canal sacré, selon la méthode de MM. Albarran et Cathelin[2], dans le cas d'incontinence d'urine : neuf malades sur vingt-cinq qui ont été traités de la sorte, n'ont plus d'incontinence depuis six mois. L'action thérapeutique étant la même lorsqu'on injecte soit une solution de cocaïne, soit du sérum artificiel, on ne peut attribuer les résultats obtenus à la résorption du liquide injecté ; on est ainsi amené à penser que ces résultats sont simplement dus au shock ou à l'ébranlement déterminé sur la queue de cheval par l'injection. »

Les résultats obtenus d'abord par Albarran et Cathelin, puis par Kapsamer sont fort remarquables et nous pensons que la conduite de ces chirurgiens doit être imitée, dans les cas du moins qui ont résisté aux méthodes que nous avons précédemment indiquées.

1. *Société Império-Royale des médecins de Vienne.* Séance du 26 juin 1903. Voir *Semaine médicale,* 8 juillet 1903, p. 225.

2. Albarran et Cathelin *Société de biologie,* 13 juillet 1901, et *Semaine médicale,* 1901, p. 360

Technique des injections épidurales. — On fait les injections épidurales dans le canal sacré, en un point situé chez l'adulte à sept centimètres de l'extrémité inférieure du cône dural. Pour déterminer ce point, on prend comme repères, les trois tubercules limitant l'hiatus sacro-coccygien. Cet hiatus est limité par un V renversé. Le tubercule supérieur A termine la crête sacré.

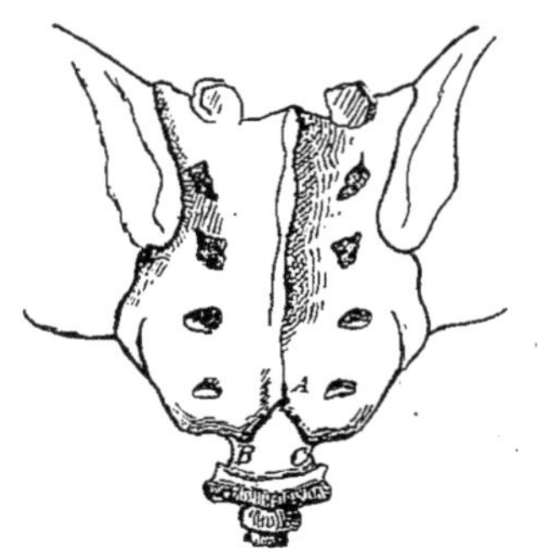

Fig. 92.

L'exploration digitale permet de reconnaître assez facilement les trois tubercules. La ponction doit être faite en plein hiatus sacro-coccygien (fig. 92).

Cathelin se sert d'une aiguille de six centimètres de longueur et d'un diamètre de sept dixièmes de millimètre.

Il place le malade en position genu pectorale.

En enfonçant l'aiguille « on a la sensation très nette de perforer le ligament qu'on crève comme une peau de tambour. » (Cathelin). Elle pénètre à une profondeur qui varie de trois à cinq centimètres. Après l'injection, le malade éprouve un engourdissement accompagné de fourmillement, dans les membres inférieurs.

KYSTES CONGÉNITAUX

1° **Kystes dermoïdes.** — Ce sont des kystes dont la *paroi*, de structure analogue à la peau, renfermant des glandes sébacées et des follicules pileux, est constituée par un derme et un épiderme. Leur *contenu* se compose le plus souvent de matière sébacée et de poils. Il peut être huileux ou clair comme de l'eau de roche. On y rencontre parfois des dents, plus rarement du cartilage ou de l'os.

On explique la formation des kystes de l'extrémité céphalique par la théorie de l'enclavement d'un bourgeon épidermique au niveau des fentes branchiales. Mais, lorsqu'on veut élucider la pathogénie des kystes contenant du tissu cartilagineux, musculaire ou osseux, on est bien obligé de recourir à la théorie de l'enclavement blastodermique [1] ou de l'inclusion fœtale, inclusion d'un fœtus rudimentaire dans un fœtus qui s'est normalement développé [2].

A. KYSTES DE LA TÊTE ET DU COU. — On les observe assez rarement au niveau du crâne, ils siègent généralement au crâne, sur la ligne médiane (glabelle bregma). Ils sont beaucoup plus fréquents à la face et en particulier au voisinage de l'orbite. La queue du sourcil est leur siège le plus habituel. Au cou, ils sont situés dans le sillon auriculo-temporal, dans la région parotidienne, au voisinage de l'os hyoïde (fig. 93). Les kystes sus-hyoïdiens forment un relief marqué du côté du plancher de la bouche.

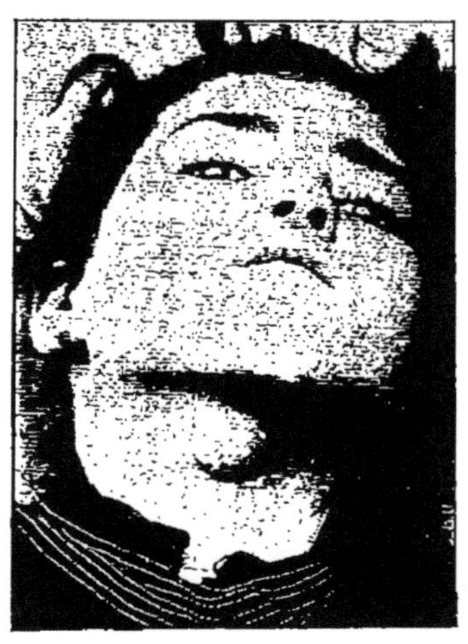

Fig. 93. — Kyste dermoïde hyoïdien.

Malgré leur origine congénitale, ces tumeurs très petites

1. « La théorie de l'enclavement admet que pendant la vie intra-utérine certaines parties du blastoderme ont été enclavées au milieu des tissus par suite d'une sorte de pincement et se sont ensuite développées en donnant lieu à une formation désordonnée des tissus qui en dérivent normalement. » Pozzi. *Traité de gynécologie clinique et opératoire*, page 801.

2. Sous le nom de parthénogenèse, on entend la transformation de l'ovule en embryon sans intervention de la fécondation.

pendant l'enfance, ne deviennent souvent apparentes qu'au moment de la puberté.

Deux signes très importants les distinguent des kystes sébacés : leur indépendance de la peau et leur adhérence avec le squelette.

Si l'on constate facilement leur indépendance de la peau, leurs connexions intimes avec le squelette ne sont généralement reconnues que lorsqu'on en pratique l'extirpation.

TRAITEMENT. — Le seul traitement est l'*extirpation*. Cette extirpation doit être complète, la tumeur se reproduisant ou se transformant en une fistule intarissable, même lorsqu'on n'en laisse qu'une portion très minime. Dans ce but, le mieux est de disséquer méthodiquement et lentement la tumeur sans l'ouvrir en allant des parties superficielles vers les parties profondes jusqu'à l'os. Le trajet de l'incision varie suivant le siège du kyste, nous n'avons pas à l'indiquer ici.

B. LES KYSTES DERMOÏDES DU MÉDIASTIN sont extrêmement rares.

C. KYSTES DERMOÏDES DE L'OVAIRE. — Malgré leur origine congénitale, on les rencontre plus souvent chez l'adulte que chez l'enfant. Ils siègent plus fréquemment à droite qu'à gauche. Ils sont relativement petits et leur volume ne dépasse pas généralement celui d'une tête de fœtus. On trouve assez fréquemment implantés sur leur paroi, des os, du cartilage, des ongles, des dents (on en a compté jusqu'à trois cents). On y voit encore du tissu musculaire à fibres lisses ou striées, du tissu nerveux et jusqu'à des parties fœtales nettement reconnaissables.

TRAITEMENT. — Ces kystes sont justiciables de l'ablation par la voie abdominale. Nous ne décrirons pas le manuel opératoire de cette intervention. La technique est la même chez l'enfant que chez l'adulte.

D. KYSTES DERMOÏDES DU SCROTUM. — On les observe beaucoup plus rarement que ceux de l'ovaire. Ce sont plutôt des *tumeurs dermoïdes* que des kystes dermoïdes. Comme dans l'ovaire, ils siègent le plus souvent à droite. Très complexes, ils sont composés des tissus les plus divers. Dans certains cas, on a trouvé la tumeur distincte du testicule (Berger et Reclus); dans d'autres circonstances, (Chevassus, Broca) elle était bien nettement testiculaire.

Ils ne peuvent être caractérisés par aucun signe leur appartenant en propre et le plus souvent le diagnostic n'a été fait qu'après ablation. Cependant, on pourra être mis sur la voie par une ponction exploratrice donnant issue à une certaine quantité de matière graisseuse.

TRAITEMENT. — Il faut enlever largement et en totalité la tumeur car on a observé des cas de généralisation.

Par une intervention précoce, on pourra dans certains cas, conserver le testicule tout en enlevant radicalement la tumeur.

2° Kystes mucoïdes. — Ces kystes congénitaux diffèrent, au point de vue de leur constitution anatomique, des kystes dermoïdes, en ce que leur paroi, au lieu de présenter les caractères de la peau, rappelle la structure d'une muqueuse.

Le *traitement* est le même que pour les kystes dermoïdes.

3° Kystes séreux. — C'est à la région cervicale, sur les faces antérieure et latérale du cou, que l'on rencontre le plus fréquemment ces kystes séreux ainsi nommés parce que la surface interne de leur paroi présente les caractères macroscopiques et microscopiques d'une membrane séreuse. Ils siègent aussi dans l'aisselle, sur la paroi thoracique, le dos et la paroi abdominale.

Ils peuvent occuper à la fois le cou et le thorax.

Leur pathogénie est très obscure. La théorie admise aujourd'hui place leur origine dans le système lymphatique.

Ils adhèrent aux gros vaisseaux ce qui rend délicate leur extirpation complète.

Généralement multiloculaires, ils sont formés par une agglomération de vésicules de volume inégal pressées les unes contre les autres (Voyez lymphangiome).

Le contenu des vésicules est généralement une sérosité claire et transparente; ce contenu est rarement coloré en brun.

On rencontre parfois, en même temps que ces kystes, d'autres anomalies, en particulier des hypertrophies congénitales des membres.

Les kystes séreux présentent l'aspect d'une tumeur arrondie ou lobulée, le plus souvent indépendante de la peau qui est mobile sur elle. Leur consistance est spongieuse quand ils sont formés par un grand nombre de vésicules, rénitente lorsqu'une cavité kystique prédomine par son volume. La fluctuation n'est pas très franche.

La transparence n'est pas constante; elle n'est souvent que partielle.

Les kystes séreux ne déterminent des troubles fonctionnels que lorsqu'ils envoient des prolongements autour du pharynx ou de la trachée.

Leur mode de progression est caractéristique; ils s'étendent à la façon des néoplasmes, envahissant les interstices musculaires et les muscles eux-mêmes.

TRAITEMENT. — L'extirpation complète est la méthode de choix. Si le kyste émet des prolongements s'enfonçant à une très grande profondeur, dans le médiastin par exemple, on se contentera d'une extirpation incomplète. Il faut alors marsupialiser la poche. On n'obtiendra dans ce cas, une complète guérison, qu'à la condition de détruire toutes les cloisons qui séparent les cavités kystiques de manière à transformer la tumeur en un kyste unique. Les cicatrices consécutives à cette marsupialisation sont moins difformes qu'on ne pourrait le craindre.

KYSTES HYDATIQUES DU FOIE

Ils présentent chez l'enfant les mêmes caractères que chez l'adulte et sont justiciables du même traitement.

LARYNX

Corps étrangers.

Voyez : Corps étrangers des voies aériennes.

LIGNE DE NÉLATON-ROSER

On appelle ainsi une ligne allant de l'épine iliaque antérieure et supérieure à la tubérosité de l'ischion.

Chez un sujet normal, lorsque le membre inférieur est dans la position de demi-flexion, le bord supérieur du grand trochanter est tangent à cette ligne.

LIPOME CONGÉNITAL

On le rencontre généralement au périnée, à la région sacro-coccygienne, au niveau du thorax. Il faut distinguer le lipome congénital pur du lipome associé à l'angiome ou au lymphangiome. Ces lipomes sont dans la majorité des cas des tumeurs diffuses. Elles peuvent présenter un volume considérable. En même temps qu'elles, existent souvent d'autres malformations.

Leur diagnostic différentiel avec le lymphangiome est extrêmement difficile.

TRAITEMENT. — Enlevez ces lipomes au bistouri. Ils sont peu vasculaires et leur extirpation n'expose pas à de graves hémorragies.

Si la tumeur est volumineuse, il est prudent, pour ne pas faire une opération trop prolongée, d'imiter la conduite de Kirmisson et de la supprimer en plusieurs séances opératoires, par des extirpations partielles et successives, séparées les unes des autres, par une période de plusieurs mois.

LITTLE

Maladie de Little.

Voyez : PIED BOT PAR CONTRACTURE.

LORDOSE

La lordose, déviation vertébrale à convexité antérieure, exagération de la cambrure normale de la région lombaire, est une affection rare. Nous ne considérons pas comme de véritables lordoses, les lordoses *secondaires* à un développement exagéré de l'abdomen, à une cyphose, à des altérations des articulations coxo-fémorales, à une atrophie des muscles fléchisseurs du rachis consécutive à une paralysie infantile.

Nous ne nous occupons que des lordoses *primitives*. La lordose est dans l'immense majorité des cas une maladie acquise. Kirmisson a publié un très curieux exemple de lordose congénitale chez un enfant de dix-huit mois[1].

Le *traitement* consistera à soumettre le patient à des exercices ayant pour effet de fléchir la colonne vertébrale et à une

1. Kirmisson, *Revue d'orthopédie*, 1902, page 57.

thérapeutique capable de renforcer les muscles fléchisseurs du rachis (massage, électricité, gymnastique suédoise).

LUPUS

Voyez : PEAU. TUBERCULOSE DE LA PEAU.

LUXATION CONGÉNITALE DE LA HANCHE

Après le pied bot, la luxation congénitale de la hanche constitue la malformation congénitale la plus fréquente. La

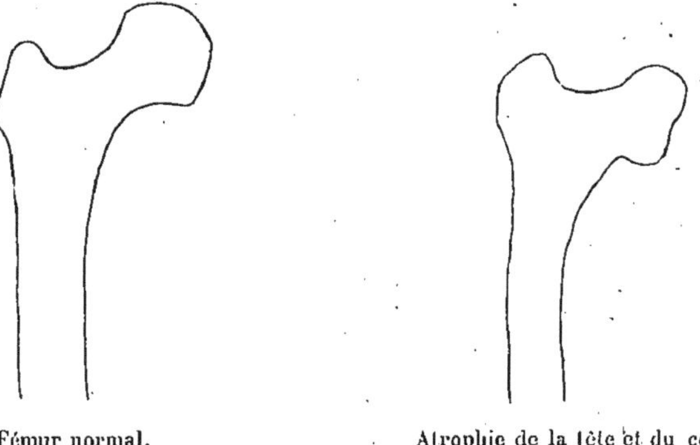

Fig. 94. — Luxation congénitale.

luxation de la hanche est aussi et de beaucoup, la plus fréquente de toutes les luxations congénitales.

Les enfants du sexe féminin en sont beaucoup plus souvent atteintes que les garçons. Dans la majorité des cas, la luxation est unilatérale.

D'après Kirmisson, cette malformation est souvent héréditaire; dans les observations que nous avons recueillies nous n'avons jamais noté l'hérédité directe (père ou mère atteint de luxation congénitale).

Cette difformité existe au moment même de la naissance ; lorsque l'enfant vient au monde, l'extrémité supérieure du fémur, la cavité cotyloïde et les ligaments articulaires sont mal conformés. La tête fémorale est cependant peu déplacée à ce moment et la luxation ne se produit que lorsque l'enfant commence à marcher.

Pour comprendre la thérapeutique de cette affection, il est

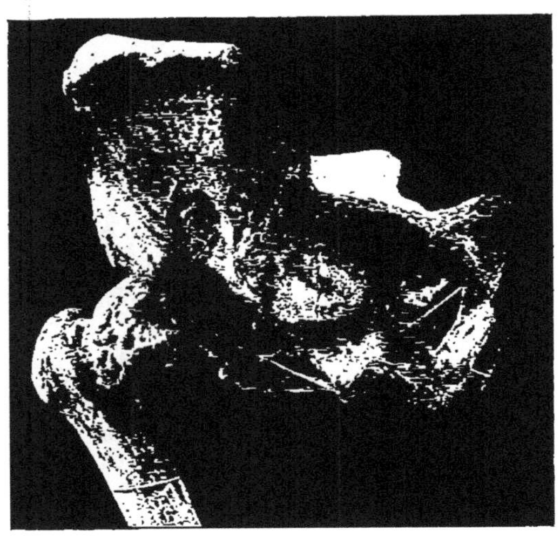

Fig. 95.
Musée de la faculté de Montpellier.

absolument indispensable de connaître les désordres anatomiques dont l'articulation coxo-fémorale est le siège. Ces désordres ne sont pas toujours les mêmes.

Surfaces articulaires. — La *cavité cotyloïde* peut être remplacée par un ou plusieurs mamelons osseux. Parfois elle est à peine indiquée ; on la rencontre souvent en partie comblée ayant la forme d'une écuelle peu profonde, enfin elle présente dans certains cas une forme triangulaire (fig. 95). Son rebord postérieur affecte généralement la disposition d'un véritable talus qui constitue un obstacle à la réduction. Du côté du *fémur* la déformation est aussi variable (fig. 94, 96, 98). La tête et le col peuvent manquer. Le plus souvent la tête est atrophiée et aplatie en forme de tampon. La longueur du col est notablement diminuée de sorte que la tête repose sur le grand trochanter.

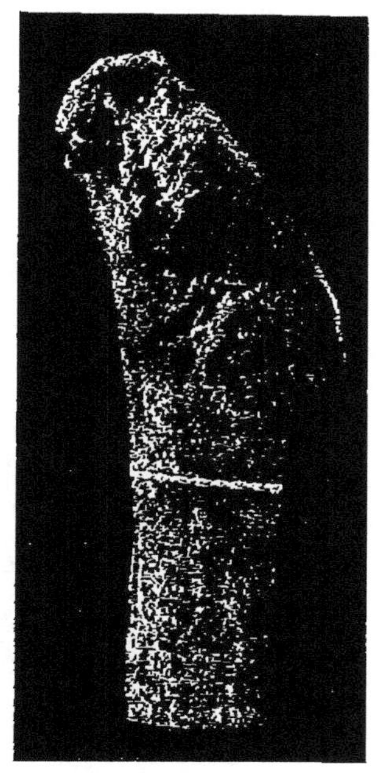

Fig. 96.
Musée de la faculté de Montpellier. (La tête et le col ont complètement disparu.)

Généralement le *ligament rond* fait défaut. La *capsule articulaire* n'est pas rompue, comme dans les luxations traumatiques, mais elle est distendue. Elle affecte la forme d'un sablier, la partie resserrée du sablier séparant la tête de la cavité cotyloïde. Ce resserrement constitue un sérieux obstacle à la réduction.

Dans l'immense majorité des cas, la luxation se fait en arrière et en dehors dans la fosse iliaque externe; mais la tête fémorale n'occupe pas chez tous les malades le même point de la fosse iliaque. Tantôt elle se rapproche de l'épine iliaque antérieure et inférieure, tantôt de l'épine iliaque antérieure et supérieure, tantôt elle est voisine de la crête iliaque; enfin elle peut se porter vers la grande échancrure sciatique.

Tous les muscles de la cuisse, fléchisseurs et extenseurs sont rétractés, mais la rétraction est surtout accentuée au niveau des adducteurs.

Au moment de la naissance, on ne constate rien d'anormal et généralement on ne s'aperçoit de la difformité que vers l'âge de dix-huit mois, époque à laquelle l'enfant commence à marcher [1].

Luxation unilatérale (fig. 99). — L'enfant boite d'une façon caractéristique, en exécutant un plongeon du côté de la difformité. Il boite parce que l'un de ses membres inférieurs est raccourci et parce que la tête fémorale n'étant plus main-

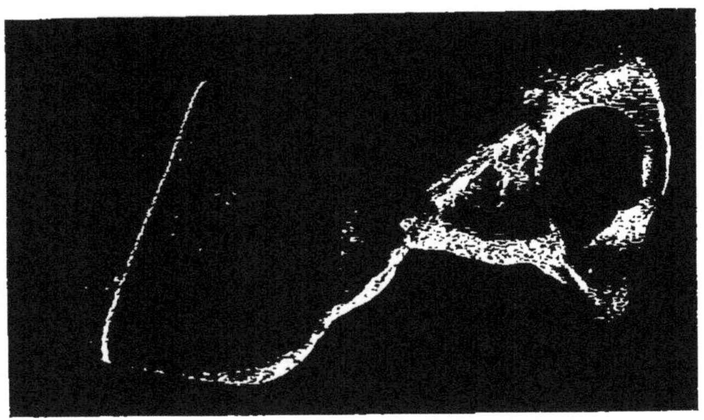

Fig. 97.
Musée de la Faculté de Montpellier. (On aperçoit à la partie inférieure de la fosse iliaque externe, une cavité dans laquelle se logeait l'extrémité supérieure du fémur luxé.)

tenue à l'état de fixité par la cavité cotyloïde, s'élève dans la fosse iliaque chaque fois que le poids du corps se transmet au membre inférieur. L'enfant s'efforce de compenser le raccourcissement en plaçant son pied en équinisme. Le membre inférieur se trouve en adduction d'autant plus prononcée que la tête est située plus en arrière dans la fosse iliaque externe. Le mouvement d'abduction est limité et met en relief la con-

1. Michaël Cohn a communiqué à la société de médecine de Berlin (séance du 10 juin 1903), l'observation d'un nourrisson de *cinq semaines*, atteint d'une luxation congénitale de la hanche. Dès le deuxième jour après la naissance, la mère s'était aperçue que le membre inférieur gauche de son enfant était en position vicieuse. (Voy. *Semaine médicale*, 24 juin 1903, page 211.)

tracture des adducteurs. Il existe de l'ensellure. La saillie du grand trochanter est plus apparente que du côté sain.

A l'examen direct, on constate le raccourcissement et l'ascension du grand trochanter au-dessus de la ligne de Roser Nélaton.

En imprimant à la cuisse de légers mouvements de rotation, on sent par la palpation de la fosse iliaque, la tête luxée et on ne la trouve pas à sa place normale.

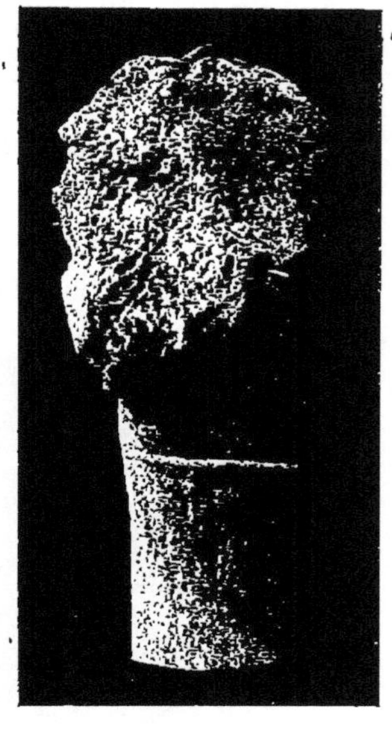

Fig. 98.

Luxation bilatérale. — Le bassin semble avoir pénétré à la manière d'un coin entre les membres inférieurs qui paraissent

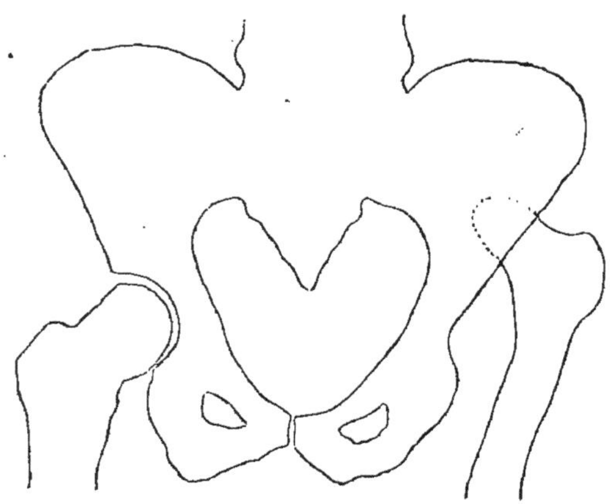

Fig. 99.
Schéma montrant l'absence de cavité cotyloïde et l'ascension du fémur.

trop courts si on les compare au tronc qui est bien développé. L'ensellure est considérable ; l'adduction très accentuée et l'abduction très diminuée. Pendant la marche le plongeon est bilatéral.

Chez beaucoup de malades, la luxation est plus accentuée d'un côté que de l'autre, il en résulte des oscillations du tronc d'inégale amplitude.

On constate toujours de l'atrophie musculaire sur les membres atteints de luxation congénitale.

Avec les années, la difformité s'aggrave insensiblement et la tête fémorale s'engage de plus en plus dans la fosse iliaque. Cette aggravation est régulièrement progressive, il est rare qu'elle soit subite.

La luxation congénitale se complique souvent de phénomènes inflammatoires, d'*arthrite* caractérisée par de la fatigue, de la douleur à la suite d'une marche peu prolongée, par des frottements durs et des craquements. Une coxalgie peut se greffer sur elle.

La luxation congénitale détermine une courbure vertébrale qui disparaît le plus souvent quand on soulève le pied du côté malade. Ce n'est pas une vraie scoliose.

Le *diagnostic* ne présente pas de difficulté. Dans la grande majorité des cas, l'histoire de la maladie et la claudication suffisent à elles seules à caractériser la difformité. Cependant, comme le fait remarquer Kirmisson, les petits rachitiques présentent parfois une claudication qui ressemble beaucoup à la claudication de la luxation congénitale ; on peut, dans ce cas, hésiter à porter le diagnostic ferme de luxation congénitale. La radiographie et un examen très attentif de l'articulation mettront sur la bonne voie.

TRAITEMENT. — Les indications sont les mêmes que dans une luxation traumatique, il faut réduire et maintenir réduit. Mais, par suite des malformations articulaires que nous avons signalées plus haut, il est particulièrement délicat de réduire et surtout de maintenir réduite une luxation congénitale.

La méthode sanglante (Hoffa) est aujourd'hui abandonnée et la plupart des chirurgiens se sont ralliés à la méthode non sanglante dont Paci et Lorenz ont été les promoteurs[1]. La méthode que nous employons est celle de Lorenz avec quelques modifications empruntées à la pratique de Broca, de Brun et de Ducroquet.

Age. — Ne pas intervenir jusqu'à l'âge de deux ans ; au delà de sept à huit ans et jusqu'à douze ou quinze ans, vous pouvez tenter la réduction, elle sera toujours difficile parfois impossible. C'est de *trois à six* ans qu'on obtient les meilleurs résultats.

Ne traitez pas les luxations antérieures (variété rare) ; la tête fémorale placée au-dessus du cotyle et bien appuyée, n'ayant pas de tendance à se déplacer, la claudication n'est pas accentuée. Si cette luxation se transforme peu à peu en postérieure, réduisez.

Que peut-on obtenir avec la méthode de Lorenz ? Dans des cas assez rares, on arrive à rétablir une articulation normale (*reposition*). La *transposition* est la règle. La tête se trouve alors située en avant tantôt contre l'épine iliaque antérieure et inférieure, tantôt contre l'épine iliaque antérieure et supérieure. Il en résulte un raccourcissement qui peut être aisément corrigé par le port d'une semelle supplémentaire. La *reposition* donne une guérison complète, la *transposition* une amélioration très notable, la fixité de la tête fémorale se trouvant suffisamment assurée.

Faites radiographier préalablement les deux hanches, dans le double but de confirmer le diagnostic et de pouvoir appré-

1. Cependant l'intervention sanglante n'est pas repoussée par l'unanimité des chirurgiens et P. F. Burghard, dans un travail long et consciencieux, paru dans le *British médical journal* du 29 août 1903, page 457, tout en reconnaissant que chez l'enfant, on doit commencer à tenter la réduction par la méthode non sanglante de Lorenz, considère l'intervention sanglante comme la méthode de choix.

cier ultérieurement le résultat obtenu par le traitement.

Lorsque l'enfant aura atteint l'âge de sept ou huit ans, ou bien quelque soit l'âge, dans les cas ou la tête fémorale sera située en luxation postérieure très accentuée, soumettez avant de tenter la réduction, le membre luxé à l'extension continue (5 à 6 kilogrammes) pendant une douzaine de jours.

A. Réduction. — Anesthésie jusqu'à résolution absolue. Un aide placé du côté sain, immobilise solidement le bassin en pressant sur les épines iliaques antérieures et supérieures.

1° Le membre luxé étant placé en flexion à angle droit et en abduction forcée, massez et pétrissez énergiquement les muscles adducteurs qui forment une corde saillante et très tendue jusqu'à ce qu'ils cèdent et permettent à la cuisse en abduction forcée de reposer par sa face externe sur le plan du lit ;

2° Mettez la cuisse en flexion forcée et appliquez-la sur le tronc (abaissement de la tête). Saisissez avec votre main libre le grand trochanter et la tête et repoussez-la d'arrière en avant pour lui faire franchir le rebord cotyloïdien postérieur, puis portez la cuisse fléchie en abduction forcée et en rotation externe[1]. Un ressaut brusque, un claquement indiquent que le talus cotyloïdien est franchi. On voit alors le triangle de Scarpa se soulever et on sent la tête rouler sous l'arcade crurale. Si vous ne réussissez pas, étendez lentement le membre inférieur placé en abduction forcée et en rotation externe (Paci). En cas de nouvel insuccès, répétez plusieurs fois les mêmes manœuvres.

B. Maintien de la réduction. — Immobilisez le membre

1. M. Mencière (de Reims) a inventé un levier destiné à faciliter la réduction. Ce levier, dont une des extrémités est constituée par une cuillère emboîtant le grand trochanter, pousse mécaniquement ce dernier vers le cotyle. *XIVe, Congrès international de médecine de Madrid* (23-30 avril 1903).

en abduction à 60° environ et en rotation externe. L'application de l'appareil plâtré est peut-être le temps le plus difficile. Placez l'enfant sur le pelvi-support de Lorenz, (fig. 100) la partie supérieure du dos étant appuyée sur un coussin dur qui est de niveau avec le pelvi-support. Un aide très attentif maintient le membre dans la position indiquée. Enveloppez toute la cuisse et le bassin d'une mince couche d'ouate renforcée au niveau du bassin et des épines iliaques. Faites un spica avec des bandes de tarlatane préalablement trempées dans du plâtre très liquide. Pendant que vous déroulez les bandes, un aide étend au-dessus d'elles, une bouillie de plâtre assez épaisse. L'appareil doit remonter jusqu'au-dessus des fausses côtes et descendre jusqu'au genou. Au niveau du pli de l'aine renforcez l'appareil avec une attelle de zinc.

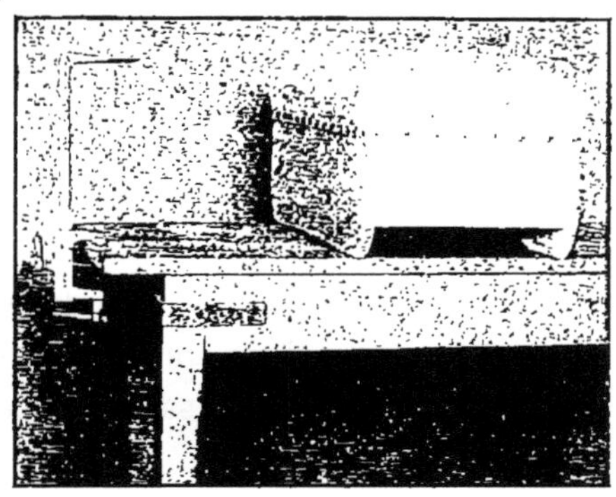

Fig. 100. — Pelvi-support de Lorenz.

L'enfant garde le premier appareil pendant deux mois.

L'application du second appareil nécessite une nouvelle anesthésie. Le membre est cette fois placé dans une abduction moindre.

Deux mois plus tard, on applique un troisième appareil plâtré qui fixe le membre en attitude normale.

Chaque fois que vous changerez l'appareil, faites une radiographie qui vous indiquera si la luxation ne s'est pas reproduite. Dans ce cas, il serait indispensable de réduire au plus vite.

Brun et Ducroquet prennent des radiographies à travers le

plâtre. Pour que ce soit possible, il faut un appareil très léger.

L'immobilisation du membre luxé durera de six à huit mois, suivant que la luxation sera plus ou moins ancienne. Lorenz fait marcher l'enfant dès l'application du premier appareil; nous pensons, avec Brun, qu'il est plus prudent de le condamner au décubitus dorsal au moins pendant deux mois.

Une fois le dernier appareil enlevé, il faut lutter contre la raideur articulaire et l'atrophie musculaire.

Les exercices de mobilisation articulaire, pratiqués avec douceur, doivent être continués pendant des mois. Les bains, le massage, l'électrisation trouvent ici leurs indications.

Quand la luxation est *bilatérale*, il faut réduire les deux luxations dans la même séance.

Les *fractures* constituent l'*accident* le plus fréquent. Elles ne sont pas graves et n'ont pas d'influence fâcheuse sur le résultat. On les évitera en s'abstenant de manœuvres violentes. L'épanchement sanguin produit par la rupture des adducteurs se résorbe rapidement. Les eschares produites par un appareil trop serré ne sont pas très rares.

Dans les cas de luxations congénitales *invétérées*, qui s'accompagnent d'une attitude très vicieuse du membre (flexion et adduction considérables), déterminant une grande gêne fonctionnelle, l'ostéotomie sous-trochantérienne oblique, proposée par Kirmisson, est la méthode de choix.

LUXATION PARALYTIQUE DE LA HANCHE

C'est une lésion exceptionnelle. La paralysie infantile frappe généralement le segment terminal du membre inférieur (pied bot paralytique) et quand elle atteint le segment supérieur elle produit une hanche ballante.

On a observé la luxation en avant (variété pubienne) et la luxation en arrière (variété iliaque). Albert Mouchet vient de publier un très beau cas de luxation paralytique de la hanche (variété iliaque[1]). On peut toujours se demander, en pareil cas, s'il n'existait pas, avant la paralysie infantile, une luxation congénitale de la hanche.

Dans la luxation paralytique de la hanche, alors que les muscles pelvi-trochantériens, les fessiers, l'appareil musculaire du membre inférieur en entier sont atrophiés, ce n'est que par un appareil orthopédique, lourd, compliqué et coûteux que l'on peut donner au membre luxé et ballant une certaine rigidité. Cet appareil prend ses points d'appui sur l'ischion et sur une ceinture pelvienne.

LYMPHADÉNIE. LYMPHADÉNOME. LYMPHOSARCOME

La lymphadénie « est une prolifération du tissu adénoïde qui, non seulement se multiplie dans les organes ou sa présence est normale (rate, ganglions lymphatiques, moelle des os, amygdales, muqueuse gastro-intestinale) mais qui se montre dans des organes normalement dépourvus de ce tissu (foie, rein, séreuses)[2] », s'accompagnant souvent d'une augmentation considérable du nombre des globules blancs (hyper-leucocythose, leucocythémie) et d'altérations de ces éléments. On donne le nom de lymphadénome aux formations lymphoïdes. La lymphadénie est probablement une maladie de nature microbienne.

Le lymphadénome n'est pas très rare dans les quinze premières années de la vie ; mais, il est moins fréquent qu'on ne le pensait il y a une dizaine d'années ; en effet, on considérait

1. *Société anatomique*, juin 1903, page 530.

2. Forgue. *Précis de pathologie externe*, collection Testut, t. I, p. 349.

à cette époque, comme lymphadéniques, certaines hypertrophies ganglionnaires qui sont de nature tuberculeuse.

Il est constitué par du tissu adénoïde, c'est-à-dire par du tissu conjonctif réticulé dont les mailles sont remplies par des cellules lymphatiques. « Des capillaires parcourent ce tissu réticulé ; ils sont entourés eux-mêmes par une couche condensée de ce tissu et c'est de cette couche que partent les fibrilles du réticulum. Sur les points d'entre-croisement des fibrilles et sur les fibrilles elles-mêmes sont appliquées des cellules endothéliales dont on ne distingue habituellement que les noyaux sur des préparations obtenues par coupes et traitées par le pinceau de manière à les déblayer des cellules lymphatiques qui encombrent le stroma. » (Cornil et Ranvier.) Tantôt c'est le tissu fibreux, tantôt ce sont les éléments cellulaires qui dominent, dans ce dernier cas la tumeur est désignée sous le nom de *lymphosarcome*.

A la coupe, le lymphadénome est grisâtre, parsemé de points rouges hémorragiques. Il donne un suc très abondant.

Le *lymphadénome ganglionnaire* qui est le plus fréquent, apparaît dans les premières périodes de la maladie, sous la forme de tumeurs multiples, peu volumineuses non adhérentes et bien isolées. Généralement, l'hypertrophie ganglionnaire prend naissance dans la région sous-maxillaire puis envahit le cou, l'aisselle, le pli de l'aine. Ces tumeurs sont indolores spontanément et à la pression, indépendantes les unes des autres, indépendantes de la peau dont la coloration n'est pas altérée. Lorsqu'elles ont acquis un volume considérable, elles peuvent par compression déterminer des troubles de la circulation.

L'évolution est moins rapide dans les formes dures que dans les formes molles (lymphosarcomes).

L'amaigrissement, la diarrhée, les vomissements, la tendance aux hémorragies, l'ascite, la dyspnée sont les troubles fonctionnels qui accompagnent habituellement le lymphadénome.

Il est souvent fort difficile de distinguer le lymphadénome de l'adénite tuberculeuse. L'examen du sang est en pareil cas de la plus haute importance. Il permettra non seulement de constater l'augmentation du nombre des leucocytes mais il montrera sur quelle variété de leucocytes porte cette augmentation. L'existence d'un grand nombre de petits leucocytes mononucléaires (lymphocytes) indique une marche plus rapide que la présence de grands globules polynucléaires. Dans l'adénite tuberculeuse, la périadénite est généralement précoce. Au bout d'un certain temps, variable suivant les cas, la peau est adhérente et enflammée, le ganglion tuberculeux se ramollit et devient fluctuant.

Nous n'énumérerons pas les symptômes de la *lymphadénie splénique ;* caractérisée par une hypertrophie régulière totale et uniforme de la rate, de la *lymphadénie intestinale* toujours accompagnée d'altérations des ganglions mésentériques, de la *lymphadénie osseuse* qui produit des tumeurs ressemblant à des ostéosarcomes ni de la *lymphadénie cutanée* (mycosis fongoïde).

Le *pronostic* est très grave.

TRAITEMENT. — L'extirpation du lymphadénome a donné des résultats lamentables. N'intervenez jamais quand le diagnostic de lymphadénome sera certain. Contentez-vous de prescrire de l'arsenic sous forme de liqueur de Fowler ou mieux de cacodylate de soude, à une dose qui variera avec l'âge de l'enfant, mais qui devra être élevée. L'efficacité de ce traitement est fort douteuse et il est permis de penser que dans les cas où, par cette thérapeutique, la guérison a été obtenue, il s'agissait d'adénites tuberculeuses à forme lymphomateuse.

LYMPHANGIOME

Il existe encore dans l'étude des lymphangiomes un certain nombre de points obscurs. Le lymphangiome ne peut être considéré comme un véritable néoplasme, car certaines hypertrophies de la langue (*macroglossie*) et des lèvres (*macrochéilie*) lui sont rattachées. On groupe « sous ce nom toute une série de productions circonscrites congénitales et de nature manifestement lymphatique[1]. » Le lymphangiome est aux capillaires lymphatiques ce que l'angiome est aux capillaires sanguins. En se basant sur la structure du lymphangiome on en a distingué trois variétés. Le *lymphangiome simple* constitué par un lacis de capillaires lymphatiques dilatés (la macroglossie et la macrochéilie appartiennent à ce type). Le *lymphangiome caverneux* formé par un tissu spongieux composé de cavités, pourvues d'un revêtement endothélial, qui communiquent entre elles et contiennent un liquide séreux. Le *lymphangiome kystique* agglomération de kystes ressemblant parfois à des grains de raisin, kystes à revêtement endothélial et contenant un liquide clair. Ces kystes ont la même origine et les mêmes caractères que les kystes séreux congénitaux.

Les lymphangiomes sont des tumeurs molles ayant la consistance du lipome congénital avec lequel il est difficile de les différencier, généralement indolores, que l'on observe peu de temps après la naissance. Leur évolution est lente et n'aboutit que très rarement à l'ulcération et à l'écoulement d'un liquide séreux. Les lymphangiomes kystiques étant fluctuants, sont plus faciles à diagnostiquer.

TRAITEMENT. — Quand le lymphangiome est *circonscrit* l'extirpation au bistouri est le procédé de choix. Lorsqu'il est

1. Quénu. *Traité de chirurgie* de Duplay et Reclus. t. I, page 506.

diffus, l'extirpation forcément partielle devra être complétée par l'électrolyse ou la cautérisation au thermocautère.

LYMPHANGITE AIGUE

Angioleucite.

Elle est fréquente chez les enfants mal soignés, rarement baignés. Elle ne se présente pas avec des caractères différents que chez l'adulte.

Une inoculation septique étant faite au niveau d'une érosion parfois minime occupant une muqueuse ou la peau; des microorganismes, le streptocoque, les staphylocoques blanc et doré, le colibacille au périnée et au voisinage de l'anus, pénètrent dans les vaisseaux lymphatiques, se multiplient et tendent à gagner les ganglions.

Les colonies microbiennes déterminent l'inflammation et l'épaisissement de la paroi du vaisseau ainsi que la formation d'un thrombus composé de fibrine et de globules blancs. Le vaisseau lymphatique ainsi obstrué donne au toucher la sensation d'un cordon plein.

Formes. — On distingue deux formes principales de lymphangite aiguë, la lymphangite *réticulaire* qui occupe les réseaux et la lymphangite *tronculaire* qui occupe les troncs lymphatiques.

La lymphatique *réticulaire* est, à ses débuts, constituée par un réseau de couleur rouge à mailles serrées. Mais par suite de la périlymphangite qui ne tarde pas à se produire, ce réseau est bientôt remplacé par une plaque rouge de teinte uniforme, s'accompagnant d'œdème lorsque le tissu cellulaire de la région est lâche et se recouvrant parfois de phlyctènes. De cette plaque inflammatoire partent des traînées de lymphangite tronculaire. Au toucher, on reconnaît que la peau est épaissie et qu'il n'est pas possible de la plisser en la saisissant entre le pouce et l'index.

La lymphangite *tronculaire* est caractérisée par des traînées qui dessinent le trajet du vaisseau enflammé.

Une fièvre plus ou moins intense apparaît d'habitude dès le début de la maladie.

Évolution. — Grâce au traitement que nous indiquerons plus loin, la lymphangite aiguë se termine souvent par *résolution*. La *suppuration* survient surtout dans les cas qui ne sont pas traités rationnellement dès le début. La *gangrène* (Jalaguier) est une grave complication. On l'observe rarement chez l'enfant. Elle est due le plus souvent à la faible résistance de l'individu. Cette gangrène se caractérise par des phlyctènes à contenu roussâtre qui se rompent et laissent après elles des plaques gangréneuses d'un blanc grisâtre dont la superficie peut atteindre plusieurs centimètres. Concurremment, apparaissent des phénomènes généraux graves. Dans les formes *hypertoxiques* dues à une virulence extrême des microbes et à une faible résistance de l'organisme, on observe des phénomènes généraux d'une extrême gravité qui ne sont pas en rapport avec le peu d'étendue des lésions locales. La lymphangite hypertoxique se termine souvent par la mort au bout d'une période parfois très courte.

Il est fort difficile de différencier la lymphangite réticulaire de l'érysipèle. Rappelons que la plaque érysipélateuse est limitée par un bourrelet saillant et qu'elle n'est pas le point de départ de traînées de lymphangite. La lymphangite tronculaire se distingue assez facilement de la phlébite. Dans la phlébite les traînées sont plus droites et suivent le trajet connu des veines.

TRAITEMENT. — Les bains aseptiques ou faiblement antiseptiques, les larges pansements humides, lorsque les bains, par suite de l'indocilité de l'enfant ou du siège de la maladie, ne pourront être employés, constituent le traitement de choix de la lymphangite *non suppurée*.

Dès que l'on a reconnu la présence du pus, il faut largement inciser et lorsque la collection a été complètement évacuée, panser comme dans la lymphangite non suppurée.

Les plaques de lymphangite gangréneuse seront traitées par le thermocautère profondément enfoncé dans la plaque elle-même, dans la peau qui avoisine la partie gangrénée et le long des traînées lymphatiques.

Les toniques, l'alcool et surtout les injections sous-cutanées d'eau salée seront indiqués dans les formes gangréneuses et hypertoxiques.

LYMPHANGITE CHRONIQUE NON TUBERCULEUSE

La lymphangite chronique appartient au groupe très complexe des états éléphantiasiques non filariens.

Le mot éléphantiasis est un terme général qui désigne des hypertrophies du derme et du tissu cellulaire sous-cutané entraînant un épaississement, une induration et une déformation considérable. Cette hypertrophie occupe habituellement les membres inférieurs et le scrotum, elle se développe par accès successifs qui laissent à chaque poussée des reliquats inflammatoires. Le derme est parfois triplé d'épaisseur, le tissu cellulaire sous-cutané mesure jusqu'à 8 et 10 centimètres. Les causes qui peuvent déterminer l'apparition d'un état éléphantiasique sont multiples : l'éléphantiasis filarien, maladie des pays chauds, est produit par la filaire de Wucherer; celle-ci habite les voies lymphatiques dont elle détermine l'oblitération et l'inflammation; l'éléphantiasis nostras non fila rien est le plus souvent le résultat soit d'obstructions veineuses, survenant généralement chez des variqueux, soit de lymphangites réticulaires à répétition d'origine microbienne (fig. 101). C'est à ce dernier groupe qu'appartient la lymphangite chronique.

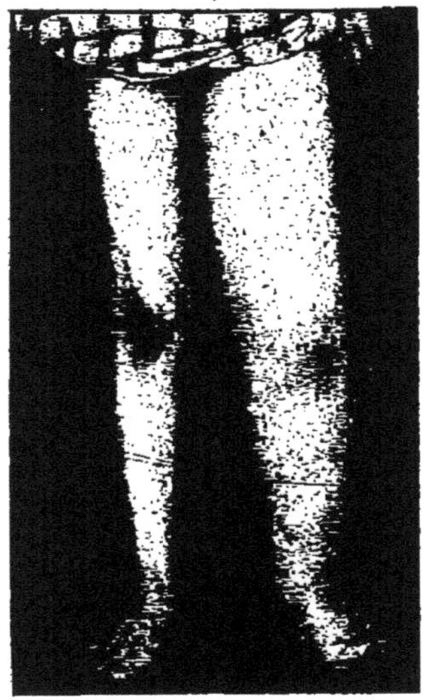

Fig. 101. — Enfant âgée de onze ans.

Brûlure de la face postérieure de la jambe gauche cinq mois avant le début de l'éléphantiasis. Accroissement par poussées de lymphangite sans fièvre. Aucune gène fonctionnelle. L'examen microscopique de la sérosité sous-cutanée n'a pas montré de microbes.

TRAITEMENT. — La compression au moyen d'une bande en caoutchouc nous paraît être le procédé de choix. Surveillez avec beaucoup d'attention l'état de la peau. Évitez les érosions et l'infection de ces érosions. Dans ce but, le mieux est d'interposer une couche d'ouate entre la bande et la peau. C'est une méthode très lente mais qui a donné des améliorations.

LYMPHANGITE TUBERCULEUSE[1]

Lorsque des bacilles de Koch pénètrent dans l'organisme par une effraction muqueuse ou cutanée, ils sont généralement transportés par le courant lymphatique, jusqu'aux ganglions ou ils colonisent (*adénite bacillaire*). Dans certains cas assez rares, ils s'arrêtent au niveau de la peau et donnent naissance à un *chancre tuberculeux* (tuberculose cutanée). Plus rarement encore, avant d'arriver au ganglion lymphatique, ils colonisent dans les vaisseaux

1. On ne comprendra la lymphangite tuberculeuse que si l'on a préalablement étudié les tuberculoses de la peau et la tuberculose ganglionnaire.

lymphatiques et déterminent une inflammation spécifique de ces vaisseaux, une *lymphangite tuberculeuse*.

La lymphangite tuberculeuse *viscérale* consécutive à une lésion tuberculeuse initiale d'un viscère tel que l'intestin, le péritoine, appartient au domaine de la médecine et ne nous occupera pas. Nous n'étudierons que la lymphangite bacillaire des membres. La lymphangite tuberculeuse des membres peut se développer primitivement et sans avoir été précédée d'une autre tuberculose locale. Dans d'autres cas elle est secondaire et vient compliquer une tuberculose locale quelconque, soit cutanée, soit profonde..

Formes. — On distingue deux variétés principales de lymphangite tuberculeuse : la lymphangite *tronculaire* et la lymphangite *réticulaire*.

A. Lymphangite tronculaire. — Cette variété est la plus fréquente ; c'est une lymphangite noueuse. Elle comprend trois types :

a) *Type multinodulaire en série*. — Sur un membre, tout le long d'un tronc lymphatique épaissi et induré apparaissent des noyaux arrondis. Le cordon induré qui relie les noyaux peut manquer dans certains cas. Ils sont intra-dermiques, sous-cutanés ou profonds. Ces nodosités tuberculeuses évoluent lentement. Elles augmentent de volume, puis se ramollisent, se caséifient, s'abcèdent et s'ulcèrent, il s'agit en somme d'une lymphangite gommeuse. Fait curieux, tandis que tout autour des ulcères qui jalonnent le tronc lymphatique induré la peau se tuberculise et présente l'aspect caractéristique d'une des formes de tuberculose tégumentaire, la forme verruqueuse le plus souvent, les ganglions, dans la majorité des cas, restent indennes.

b) *Type paucinodulaire à distance*. — Les abcès sont situés à une assez grande distance les uns des autres.

c) *Type lymphangiectasique.* — Sur le trajet d'un lymphatique hypertrophié et induré, se produisent des dilatations ampullaires qui s'ulcèrent et donnent naissance à des lymphorragies.

B. LYMPHANGITE RÉTICULAIRE. — Secondaire et se développant principalement autour des orifices fistuleux, provenant d'une tuberculose locale quelconque, elle est exceptionnellement observée à l'état de pureté, car elle évolue rapidement, soit vers la lymphangite tronculaire, soit vers une des formes de la tuberculose cutanée.

TRAITEMENT. — Afin d'éviter l'infection des ganglions, des viscères et la généralisation de la tuberculose, le traitement doit être précoce. Si les lésions sont encore au début et bien nettement localisées, l'extirpation au bistouri, des nodosités, du cordon lymphatique, ainsi que du chancre tuberculeux et des ganglions bacillaires s'il en existe, constitue le procédé de choix. Assurément l'extirpation sera rarement assez complète pour que la récidive n'apparaisse pas en certains points; mais si, après ablation à l'instrument tranchant, le malade est bien surveillé, ces récidives n'ont pas de suites fâcheuses; car, dès leur apparition, elles sont détruites, de préférence au moyen du thermocautère.

Malheureusement, vous serez souvent appelés trop tard et vous n'aurez pas à traiter des lésions bien localisées. Il faut alors traiter les nodosités lymphangitiques comme des gommes tuberculeuses, le chancre cutané comme une tuberculose tégumentaire (c'est souvent à la forme verruqueuse que l'on a affaire), enfin, les ganglions d'après les préceptes que nous avons indiqués au chapitre des adénites tuberculeuses et le cordon lymphatique par l'ignipuncture.

Le traitement *hygiénique* et *médical* conserve ici la grande importance qu'il présente dans toute tuberculose locale.

MACROCHEILIE

Lymphangiome des lèvres.

Voyez : LYMPHANGIOME.

MACROGLOSSIE

Lymphangiome de la langue.

Voyez : LYMPHANGIOME.

C'est une hypertrophie congénitale de la langue, parfois si accentuée, que les dents creusent tout autour de la langue, un sillon au fond duquel se produisent de profondes ulcérations.

Il ne faut intervenir que dans les cas d'hypertrophie notable entraînant une grande gêne fonctionnelle. C'est alors à l'amputation qu'il faut s'adresser; elle sera pratiquée au niveau du sillon creusé par les arcades dentaires. La ligature des deux artères linguales a donné des succès à Fehleisen.

MAIN BOTE CONGÉNITALE

On appelle main bote congénitale une déviation permanente de la main sur l'avant-bras qui existe au moment de la naissance. C'est une affection rare qu'on améliore fort difficilement et qui est beaucoup plus grave que le pied bot congénital.

La main bote est souvent accompagnée d'autres malformations congénitales [1].

1. Dans un cas publié par Guérin-Valmale (*Nouveau Montpellier médical*, t. X, 1900), un fœtus présentait une main bote cubito-palmaire à droite, une méningocèle du lambda, une dent incisive inférieure droite, une maladie kystique des deux reins, un utérus cloisonné, deux pieds bots varus équins.

Dans la très grande majorité des cas, la main est placée en flexion. Généralement la face palmaire de la main bote ne regarde pas directement la face antérieure de l'avant-bras, elle est déviée vers le radius ou le cubitus (mains botes *radio-palmaires* et *cubito-palmaires*).

Nous distinguerons avec Kirmisson, deux variétés principales de main bote : la main bote avec *intégrité du squelette* et la main bote avec *développement incomplet du squelette*. Les anomalies du squelette portent principalement sur le radius et le cubitus (absence partielle ou totale). En même temps que les anomalies squelettiques, on rencontre des anomalies musculaires. Il existe enfin une troisième variété de main bote, très rare à la vérité, avec *squelette complet mais déformé*.

Guérin-Valmale et E. Jeanbrau ont publié dans le Montpellier médical de mars 1899, un cas de main bote cubitale pure sans flexion de la main sur l'avant-bras. Il existait chez cet enfant qui vécut quinze mois, une déviation de l'épiphyse inférieure du radius avec incurvation en dedans; une luxation ou subluxation de l'extrémité supérieure du même os; de l'atrophie de l'index. C'est un cas extrêmement rare de main bote avec squelette *complet mais déformé*.

TRAITEMENT. — Vu la rareté de cette malformation, nous ne donnerons pas au sujet de la main bote, des indications thérapeutiques aussi précises que pour le pied bot congénital.

A. MAIN BOTE AVEC INTÉGRITÉ DU SQUELETTE. — Lorsqu'on est appelé *peu de temps après la naissance*, c'est assurément au massage qu'il faut s'adresser. Dans l'intervalle des séances de massage, Kirmisson conseille de maintenir la main en bonne position, au moyen d'attelles en gutta-percha appliquées au-dessus d'une bande de flanelle.

Quand l'enfant est âgé de *quelques mois*, si l'on ne peut

arriver par le massage à vaincre la résistance musculaire, il faut se décider à pratiquer la ténotomie à ciel ouvert qui, portera, suivant le sens de la déviation, sur le grand et le petit palmaire, les deux radiaux externes, le cubital antérieur et le postérieur. La section tendineuse une fois guérie, on fera des séances quotidiennes de massage et, en dehors de ces séances, on maintiendra la main en bonne position au moyen d'un appareil en cuir moulé, composé d'une partie antibrachiale et d'une partie manuelle reliées entre elles par une articulation située au niveau du poignet. La grande majorité des chirurgiens, redoutant l'absence de réunion des tendons sectionnés, repousse absolument la ténotomie des fléchisseurs ou des extenseurs des doigts.

B. Main Bote avec développement incomplet du squelette. — Il faut dans ce cas, remédier au défaut de solidité du poignet en réalisant l'ankylose osseuse de cette articulation. Dans ce but, on pourra pratiquer l'opération de Bardenheuer qui consiste à sectionner longitudinalement l'extrémité inférieure du cubitus ou du radius (on sait que l'un ou l'autre de ces os manque assez souvent) et à fixer au moyen de clous, les os du carpe dans cette fente. Cette intervention n'a pas encore été assez souvent mise en œuvre pour qu'on puisse apprécier sa valeur thérapeutique. Dans un cas de main bote congénitale, avec absence de l'extrémité inférieure du radius droit, Redard a obtenu un bon résultat au moyen de deux opérations successives : 1° section sous-cutanée du cubitus à sa partie moyenne; 2° résection d'un fragment trapézoïde de l'extrémité inférieure du même os[1].

1. Redard, *Revue d'orthopédie*, 1er mai 1903, page 247.

MAL DE POTT

La tuberculose vertébrale est surtout fréquente dans la période qui s'étend de deux à cinq ans.

Nous diviserons l'étude du Mal de Pott en trois parties : 1° *mal vertébral antérieur* occupant les corps vertébraux; 2° *mal vertébral postérieur* siégeant sur les lames et les apophyses épineuses; 3° *mal sous-occipital.*

1° Tuberculose des corps vertébraux.

Elle est essentiellement caractérisée par la *gibbosité*, l'*abcès ossifluent* et les phénomènes résultant de la *compression médullaire.*

a) Les lésions tuberculeuses que présentent les corps vertébraux n'offrent pas de caractères spéciaux et l'on rencontre à la coupe d'un corps vertébral tuberculeux, soit la variété enkystée, soit l'infiltration tuberculeuse. Du reste, quelle que soit sa forme anatomique, la tuberculose a pour conséquence une diminution dans la résistance de la colonne et un affaissement de la partie atteinte. Sous l'influence du poids des parties sus-jacentes, le rachis s'infléchit en avant et il en résulte la formation d'un angle ouvert en avant et d'une saillie postérieure désignée sous le nom de *gibbosité* (fig. 102-103). Cette gibbosité, formée par la proéminence d'une ou plusieurs apophyses épineuses, est dans l'immense majorité des cas *angulaire* et *médiane*. Une déviation latérale pseudo-scoliotique sans gibbo-

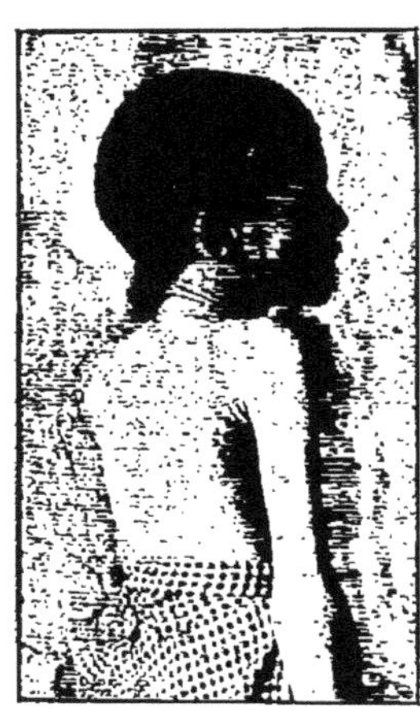

Fig. 102. — Gibbosité.

sité angulaire et médiane ne se produit que dans des cas tout à fait exceptionnels. Si la tuberculose atteint un grand nombre de vertèbres, la gibbosité affecte la forme d'une courbure cyphotique. Au-dessus et au-dessous de la gibbosité, apparaissent des courbures de compensation.

b) *Abcès ossifluents. Abcès par congestion.* — L'abcès ossi-

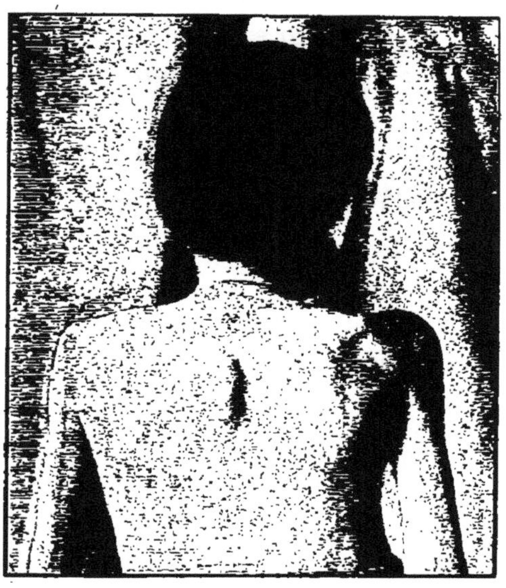

Fig. 103. — Gibbosité.

fluent est un prolongement de la lésion vertébrale qui prend naissance, soit profondément dans une caverne creusée au sein du corps vertébral, soit à la surface des vertèbres cariées lorsque l'ostéite est superficielle. Le contenu, constitué par du pus séreux et des grumeaux caséeux, est limité en avant par une membrane formée par la fusion du périoste et du ligament commun antérieur. On sait, depuis les travaux de Lannelongue, que dans une certaine mesure, le développement d'un abcès ossifluent peut être comparé à celui d'un néoplasme. La face interne de l'abcès est formée par des tissus en voie de nécrose qui se détachent et tombent dans la cavité, tandis que sa face externe, zone active, zone d'envahissement est le point où se forment les follicules jeunes qui contaminent progressivement les tissus adjacents. La pesanteur, ainsi que la disposition des gaines aponévrotiques, jouent elles aussi, un rôle important dans la marche des abcès par congestion.

Ces abcès qui viennent pointer parfois en une région très éloignée de leur point d'origine, adoptent des voies différentes, suivant la région qui leur a donné naissance : dans la *région cervicale*, l'abcès est *médian* ou *latéral*, généralement descendant. *Médian*, il se place en arrière du pharynx et de l'œsophage et se dirige vers le médiastin ; *latéral*, il gagne le cou et le creux sus-claviculaire. Les *abcès thoraciques* généralement sessiles, suivent rarement un espace intercostal ; on les voit parfois arriver cependant par cette voie sur la face antérieure de la poitrine. Quant aux *abcès lombaires*, ils pénètrent dans la gaine du psoas, apparaissent dans la fosse iliaque ou passent sous l'arcade crurale et pointent dans le triangle de Scarpa. La collection peut s'ouvrir en des points variés sur les divers trajets que nous venons d'indiquer.

c) *Compression médullaire*. — Les agents de cette compression ne sont pas les mêmes dans tous les cas. La moelle peut être comprimée par un abcès, un séquestre, des fongosités qui font saillie dans le canal rachidien, par un épaississement de la dure-mère (pachyméningite), et assez rarement, mais plus souvent qu'on ne l'admet généralement, par l'angle saillant résultant de l'inflexion vertébrale.

Il est de la plus haute importance de diagnostiquer le mal de Pott le plus tôt possible, afin de pouvoir instituer un traitement précoce qui arrêtera la marche de la maladie, en raccourcira la durée et donnera une guérison sans difformité.

Or, au début le diagnostic est délicat car on n'observe pas, la bosse, l'abcès, la paralysie et il faut pour reconnaître le mal, déceler des signes moins apparents.

L'enfant se plaint de douleurs, ressemblant à des névralgies essentielles, mais pouvant cependant être distinguées de ces névralgies ; le repos les atténue, la fatigue les exagère. Ces douleurs sont de plus, augmentées par la pression et la percussion des apophyses épineuses.

La contracture musculaire, immobilisant la colonne vertébrale ou un segment de cette colonne, constitue elle aussi un signe précoce très important. On met nettement en relief la raideur rachidienne en demandant au malade de ramasser un objet sur le sol. On voit alors qu'au lieu d'infléchir sa colonne vertébrale comme un individu sain, il s'abaisse grâce à la flexion des membres inférieurs.

Il faut déterminer le nombre des vertèbres atteintes. On reste généralement au-dessous de la vérité, car les vertèbres qui entrent dans la constitution d'une gibbosité ne sont pas les seules atteintes.

Les troubles médullaires apparaissent tardivement. Ils évoluent généralement avec lenteur et se caractérisent par une paralysie flasque qui se complique ultérieurement de contractures cloniques et toniques.

TRAITEMENT. — La consolidation du rachis ne se fait qu'avec une extrême lenteur et au bout de plusieurs années. De toutes les affections tuberculeuses des os et des articulations, la tuberculose vertébrale est la plus longue à guérir. Il faut continuer l'immobilisation pendant plusieurs mois après que tout phénomène inflammatoire aura disparu. Même dans les cas les plus favorables, la durée de l'immobilisation ne doit pas être inférieure à deux ans.

Le traitement présente des différences suivant que l'évolution du mal de Pott est plus ou moins avancée.

1° Traitement de la période de début (douleurs, contractures, pas de gibbosité). — A cette période, ne traitez *jamais* vos malades par le *corset*. Le corset ne doit être conseillé qu'en *pleine convalescence*. Comme corset de convalescence nous conseillons pour le mal de Pott lombaire et dorsal la cuirasse en cuir moulé de Mathieu ou un corset se rapprochant de ce type (fig. 104), pour le mal de Pott cervical la minerve

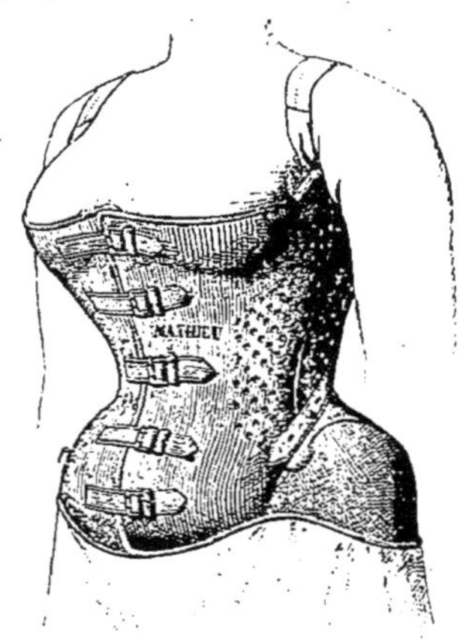

Fig. 104.

de Mathieu (fig. 105) ou l'appareil du professeur Lannelongue (modèle Mathieu) (fig. 106).

Pour immobiliser les pottiques, nous utilisons la gouttière de Bonnet que nous préférons au grand appareil plâtré. Ayez soin pour que le dos porte exactement sur la gouttière, de fixer les épaules au moyen de bandes se croisant sous l'appareil, en adoptant la disposition que nous avons indiquée à propos de la coxalgie. Mais, même avec cette précaution, l'immobilisation serait insuffisante au cas de mal de Pott cervical. Lorsque la tuberculose occupe les vertèbres du cou nous soumettons le malade à l'extension continue[1] : exten-

1. Pour la technique de l'extension continue, voy. *Coxalgie*.

sion par l'intermédiaire des membres inférieurs, contrextension appliquée sur la tête au moyen de l'appareil dont la disposition est indiquée sur la figure 107.

2° Il existe une gibbosité. — Faut-il tenter sa réduction, comme l'ont conseillé Chipault, Calot, Jonnesco? Vous

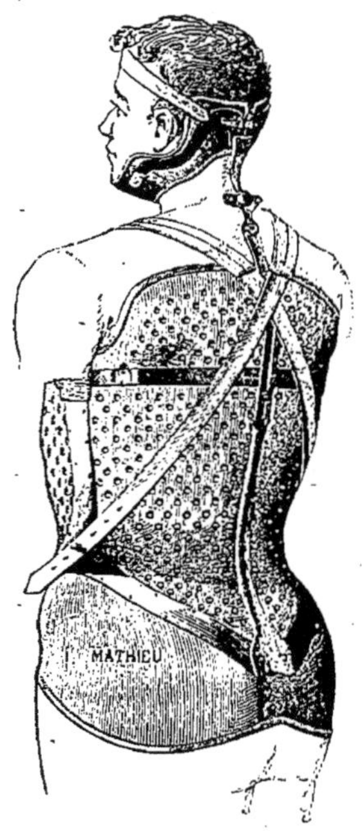

Fig. 105.

pouvez l'essayer, avec ou sans chloroformisation préalable, lorsque la gibbosité est *récente*. La chloroformisation est le plus souvent inutile. L'enfant couché dans le décubitus ventral repose sur une table munie de deux coussins disposés de telle façon que la gibbosité porte à faux. Tandis que des aides pratiquent des tractions *modérées* sur la tête, les membres supérieurs et les membres inférieurs, exercez *sans aucune violence* une pression *modérée* portant directement sur la gibbosité? Après réduction, nulle, partielle ou complète de cette dernière, l'enfant est placé dans la gouttière de Bonnet.

3° **Il existe un abcès.** — Ponctionnez-le aseptiquement avec un gros trocart et injectez de l'éther iodoformé suivant les

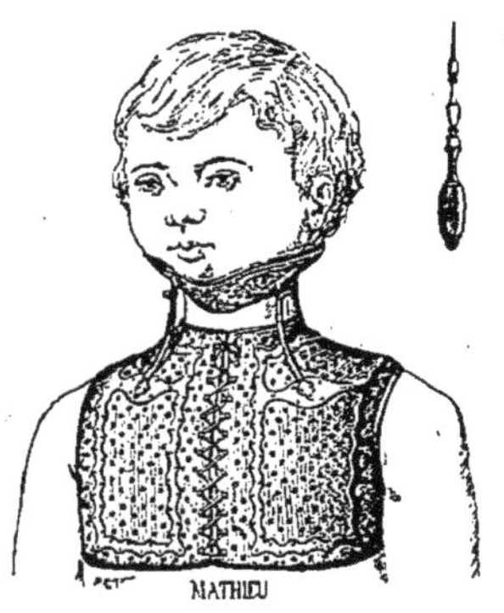

Fig. 106.

règles opératoires que nous avons plusieurs fois indiquées. En cas de récidive, ponctionnez et injectez une seconde fois.

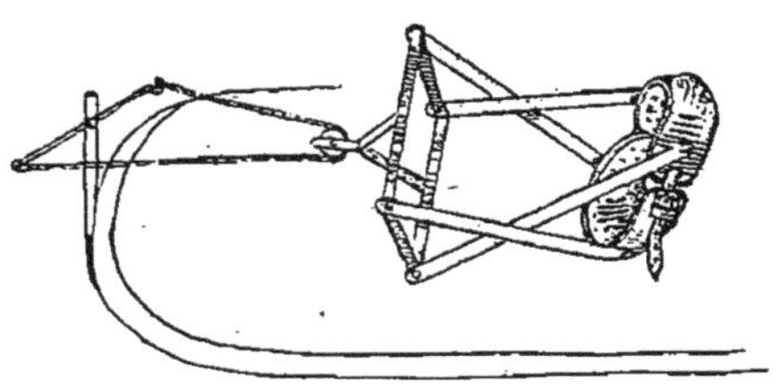

Fig. 107.

Nous ne sommes pas partisans de l'incision large. Sans doute elle sera pratiquée aseptiquement, mais en sera-t-il de même des pansements ultérieurs et pourra-t-on éviter l'infection secondaire?

4° **Il existe une ou plusieurs fistules.** — Que l'immobilisation soit aussi rigoureuse que possible. Insistez pour que l'enfant vive au plein air et de préférence au bord de la mer. Renouvelez le pansement toutes les fois qu'il est extérieurement souillé et faites dans les trajets des injections caustiques avec de la teinture d'iode, du chlorure de zinc à $\frac{1}{10}$, du permanganate à $\frac{1}{500}$, de l'éther iodoformé. Si malgré ce traitement, la suppuration ne diminue pas, si l'état général s'aggrave, si la fièvre hectique s'allume, vous indiquant que des clapiers échappent à l'action des caustiques, intervenez largement pour assurer par un drainage, l'écoulement du pus et dans certains cas, pour supprimer une portion plus ou moins étendue des corps vertébraux. L'intervention chirurgicale large ne trouvera presque jamais son indication dans les cas traités rationnellement dès le début.

Résection partielle des corps vertébraux et drainage des foyers tuberculeux. — On peut atteindre un corps vertébral par deux voies : la voie *postérieure* et la voie *latérale*. La voie postérieure nécessite l'ouverture du canal rachidien par la résection des lames (lamnectomie) opération dont nous parlerons plus loin à propos du mal vertébral postérieur. On ne peut, par cette voie, attaquer le corps vertébral, qu'après avoir récliné la moelle et ses enveloppes; c'est une méthode d'exception. La voie *latérale* qui permet d'attaquer le corps vertébral sans ouverture du canal rachidien, est la méthode de choix.

La technique varie suivant la région que l'on veut atteindre.

1° RÉGION LOMBAIRE. *Procédé de Trèves.* — « Nous supposons que l'on veuille agir sur la deuxième ou troisième lombaire. Faire à 8 centimètres de la ligne médiane, le long du bord externe de la masse sacro-lombaire, une incision verticale de 8 à 9 centimètres, allant de la dernière côte à la crête iliaque.

Sectionner successivement la peau, le fascia superficialis,

l'aponévrose épaisse qui recouvre la masse sacro-lombaire et récliner celle-ci en dedans vers la ligne médiane (fig. 108).

A travers le feuillet antérieur de la gaine du muscle, que l'on sépare facilement du corps musculaire, chercher les apophyses transverses et surtout celle de la troisième lombaire qui est très longue et très saillante.

Diviser ce feuillet aponévrotique au niveau du sommet des apophyses transverses. On découvre ainsi le carré, mince,

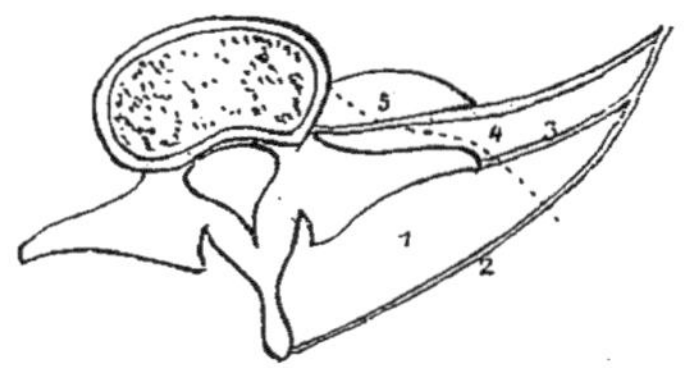

Fig. 108.
1, Masse sacro-lombaire ; 2, feuillet postérieur et son aponévrose ; 3, feuillet antérieur ; 4, carré des lombes ; 5, psoas.

formé de faisceaux obliques, mêlés de fibres tendineuses partant de ces mêmes apophyses. Cette couche musculaire est coupée prudemment, aussi près que possible de l'extrémité des apophyses transverses, dans toute l'étendue de la plaie cutanée.

Le psoas apparaît alors, dépassant le bord interne du carré. On sectionne au niveau d'une apophyse, quelques-unes de ses fibres tendineuses, puis on insinue doucement le doigt sur la face antérieure de celle-ci, jusqu'à ce qu'on ait découvert les corps vertébraux.

On peut par ce moyen, atteindre non seulement les vertèbres lombaires, mais aussi la douzième dorsale en désinsérant le psoas et en refoulant par son intermédiaire la plèvre qui descend de chaque côté à 1 centimètre souvent à 1 centimètre et demi de la douzième côte (Chipault).

L'écueil de ce procédé est la blessure presque inévitable

des artères et nerfs de la région. Les branches abdominales des artères lombaires, parfois aussi grosses que la linguale, (Trèves) passent pour la plupart, derrière le carré et sont nécessairement divisées. Il faut de plus tenir compte du réseau vasculaire si riche qui, plus profondément, enserre les corps vertébraux et des nerfs rachidiens ou sympathiques, accolés aux vertèbres qui en émergent (Fontan)[1] ».

2° Région dorsale. *Voie bilatérale, procédé de Vincent.* — « Faire une incision verticale de 8 à 10 centimètres, le long du bord externe de la masse musculaire des gouttières vertébrales et une incision horizontale d'environ 5 centimètres suivant un espace intercostal, tombant sur le milieu de la première. — Évider ou réséquer une ou deux côtes. Répéter les mêmes manœuvres de l'autre côté du rachis et au même niveau. — Au fond de chacune de ces plaies, détacher la plèvre avec la sonde cannelée ou avec le doigt, jusqu'à ce que l'on soit arrivé sur la colonne.

Il ne reste plus qu'à passer un drain qui, pénétrant par une des incisions et sortant par l'autre traverse dans la profondeur le foyer des lésions osseuses[2]. » Un gros stylet aiguillé permet le passage du drain.

Suivant la profondeur des lésions, le drainage sera, *prévertébral* (drain placé en avant du corps de la vertèbre), *transsomatique* (drain placé à travers le corps de la vertèbre préalablement tunnellisé par l'action de la curette), *prémédullaire*, lorsque le corps vertébral est complètement détruit.

3° Région cervicale. *Procédé rétro-sterno-mastoïdien.* — « Placer le patient la tête basse, la face tournée du côté opposé à celui que l'on va opérer. Faire une incision parallèlement au bord postérieur du sterno-mastoïdien, sur une longueur

1. Monod et Vanverts. *Traité de technique opératoire*, t. I,. page 575.
2. Monod et Vanverts, *Traité de technique opératoire*, t. I, page 578.

plus ou moins grande et plus ou moins haute, suivant le nombre et le niveau des vertèbres malades. — Sectionner la peau, le peaucier, l'aponévrose superficielle, en épargnant autant que possible, les filets du plexus cervical superficiel et les veines de la région. Ramener la tête dans la rectitude pour permettre de soulever, à l'aide de deux écarteurs à longues branches, le sterno-mastoïdien et plus profondément l'omo-hyoïdien et le paquet vasculo-nerveux du cou.

On a alors sous les yeux un plan musculaire, recouvert d'une aponévrose et composé, suivant la hauteur du cou ou l'on se trouve, du splenius du cou, de l'angulaire de l'omoplate, du scalène postérieur qui vont s'attacher aux tubercules postérieurs des apophyses transverses. Le scalène antérieur et le long du cou s'attachent aux tubercules antérieurs. A travers ce dernier et les autres muscles prévertébraux, on peut explorer facilement la face antérieure des corps vertébraux; si l'on veut l'atteindre, on n'a qu'à décoller, à partir du tubercule antérieur, ce plan musculaire. On arrive ainsi sur le corps vertébral, en laissant en avant et en épargnant sûrement le grand sympathique.

Si l'on voulait réséquer les apophyses transverses, on prendrait de grandes précautions pour ne pas blesser les artères vertébrales et les nerfs qui sortent du rachis entre leurs tubercules[1].

4° COMPRESSION MÉDULLAIRE. — Les phénomènes de paralysie déterminés par la compression médullaire peuvent être guéris par l'immobilisation. On ne se décidera à intervenir chirurgicalement que si l'immobilisation rigoureusement observée ne produit aucune amélioration. Dans ce cas, c'est à la lamnectomie dont nous indiquerons plus loin le manuel opératoire qu'il faut s'adresser.

1. Monod et Vanverts. *Ibidem*, page 580.

Le pronostic est beaucoup plus grave quand la paralysie est compliquée de contractures.

2° Mal vertébral postérieur.

Il est bien plus rare que le mal vertébral antérieur. Il est aussi beaucoup moins grave parce que les lésions occupent des points du squelette plus superficiels, parce qu'elles se localisent sur un petit nombre d'arcs ou sur un seul arc et ne déterminent pas d'affaissement vertébral et de gibbosité. Certaines parties de l'arc sont plus particulièrement atteintes. Par ordre de fréquence, les lésions se rencontrent, dans les apophyses transverses, les apophyses épineuses et les lames. Par suite du siège superficiel des altérations osseuses, l'apparition de l'empâtement, de l'abcès, de la fistule est précoce.

TRAITEMENT. — Au début, contentez-vous de l'immobilisation. Dès qu'un abcès est nettement collecté, ponctionnez-le et injectez de l'éther iodoformé. Au cas de fistule, intervenez largement et sans attendre l'effet des injections caustiques, comme nous l'avons conseillé pour le mal vertébral antérieur. Les lésions étant superficielles et limitées, l'intervention chirurgicale hative est parfaitement indiquée.

Résection des apophyses épineuses. — Le patient est dans le décubitus abdominal. Un coussin transversal placé entre la face antérieure du corps et la table d'opération soulève la région à opérer et rend plus accentuée la saillie des apophyses épineuses. Incision jusqu'à l'os, de longueur variable suivant l'étendue des lésions. Dénudez avec la rugine les flancs de l'apophyse, coupez les ligaments sus et sous-épineux et sectionnez-la à sa base d'un coup de cisaille.

Résection des lames. Laminectomie ou Lamnectomie. — Commencez par réséquer les apophyses épineuses correspondant aux lames cariées. Le danger est de blesser la moelle, aussi faut-il attaquer avec prudence et à petits coups le bord inférieur de l'arc le plus bas. Une fois qu'une brèche a été pratiquée en ce point, on introduit la branche plate d'une pince coupante emporte-pièce (pince de Collin) et la section s'effectue avec la plus grande facilité.

3° Mal sous-occipital.

On comprend sous ce nom, la tuberculose des condyles occipitaux, de l'atlas et de l'axis. Le mal sous-occipital est particulièrement grave à cause du voisinage de la moelle allongée.

Il est essentiellement caractérisé, à la période de début, par de la douleur et de la raideur résultant de la contracture musculaire. La douleur *spontanée* s'irradie souvent dans des régions très éloignées du foyer osseux. Elle est *provoquée* et augmentée par la pression de la fossette sous-occipitale, des régions sous-mastoïdiennes et du pharynx. Le toucher pharyngé qui permet d'examiner la face antérieure des corps vertébraux et de produire de la douleur par la pression donne de précieux renseignements. La contracture musculaire, immobilise la tête soit dans la rectitude, soit en inclinaison latérale.

Les luxations pathologiques sont fréquentes, les abcès froids assez rares. Ils suivent généralement la voie rétro-pharyngienne. La paralysie tantôt brusque, tantôt lente, atteint d'abord les membres supérieurs, puis les membres inférieurs.

Le pronostic est très sombre.

TRAITEMENT. — Dès que le diagnostic est posé, immobilisez dans une gouttière de Bonnet avec extension continue par le procédé déjà indiqué. Traitez les abcès froids par les injections d'éther iodoformé. Au cas de trajets fistuleux, avec mauvais état général et fièvre hectique, intervenez par la voie rétro-mastoïdienne. L'opération est grave et demande avec des connaissances anatomiques approfondies, une grande habitude de la chirurgie.

Continuez l'immobilisation dans le décubitus dorsal plusieurs mois après que tous les phénomènes inflammatoires auront disparu. Quand vous permettrez à votre malade de se lever, faites-lui porter le collier de Lannelongue. Voyez fig. 106.

MAMMITES OU MASTITES

1° Mammites des nouveau-nés. — Immédiatement après la naissance, apparaît, aussi bien chez les garçons que chez les filles, une congestion physiologique de la glande mammaire, atteignant une intensité variable. Cette congestion, parfois très vive, constitue une prédisposition à la formation de collections purulentes. Les germes pyogènes, cause efficiente, sont généralement apportés par les doigts de la nourrice, qui, pour combattre le gonflement, exerce des pressions sur la glande congestionnée.

TRAITEMENT. — Au début, la résolution peut être obtenue par des pansements humides, légèrement compressifs, constitués par de l'ouate hydrophile, préalablement bouillie, humide et chaude, recouverte d'une étoffe imperméable. Le pansement est maintenu par un bandage de corps.

Lorsque le pus est nettement collecté, incisez dans le sens des canaux galactophores. Si vous n'intervenez pas hâtivement, la suppuration fusera en dehors du tissu glandulaire e produira parfois de vastes décollements.

2° Mammite de la puberté. — Elle est plus fréquente et plus intense chez les jeunes filles que chez les adolescents. Elle apparaît au moment de la puberté, alors que la glande subit un rapide développement.

Le *traitement* est le même que pour la mammite des nouveau-nés.

MASTOIDITE

Voyez : OTITE MOYENNE.

MÉCANOTHÉRAPIE

(MÉTHODE DE ZANDER)

« La mécanothérapie est l'art d'appliquer à la thérapeutique et à l'hygiène certaines machines, imaginées pour provoquer

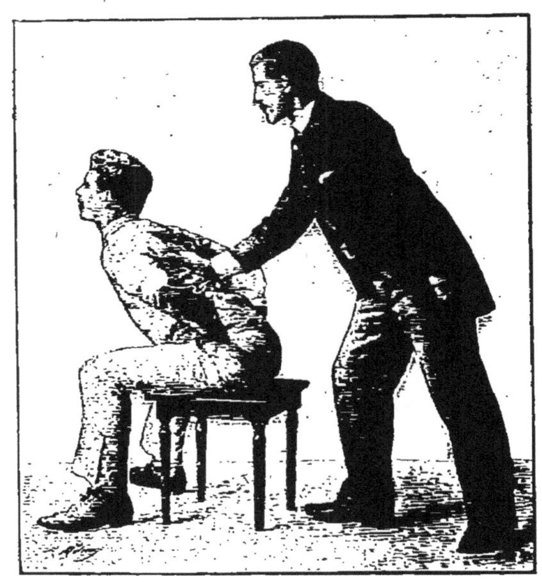

Fig. 109. — Exercice dans le système de Ling.

des mouvements corporels méthodiques, dont on a réglé à l'avance la forme, l'étendue et l'énergie[1]. » C'est une méthode analytique permettant de faire fonctionner avec une précision

1. Fernand Lagrange. *Les mouvements mécaniques et la mécanothérapie*, Paris, F. Alcan, 1899, page 1.

mathématique et sans fatigue, une seule articulation ou un seul groupe musculaire. La gymnastique française au contraire, synthétique, fait fonctionner en même temps un grand nombre de muscles et d'articulations. La gymnastique française

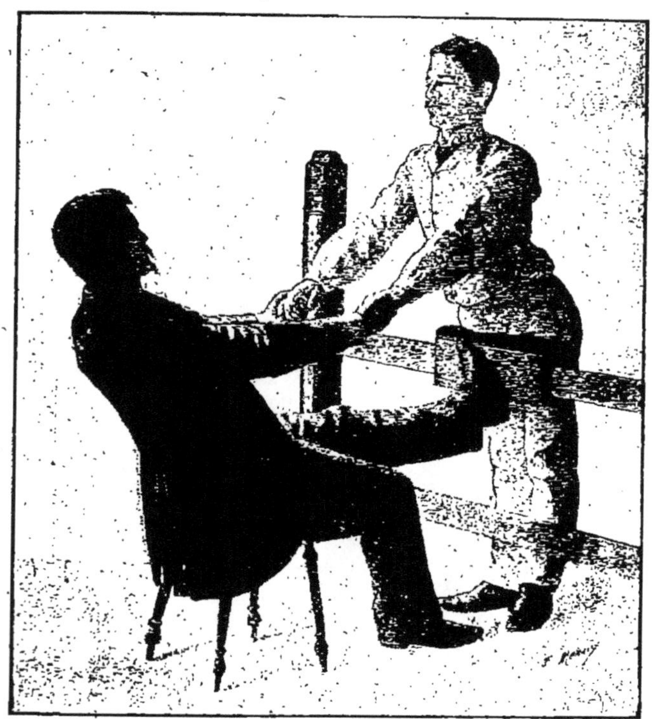

Fig. 110. — Exercice dans le système de Ling.

permet ainsi aux articulations et aux muscles sains de suppléer le groupe musculaire atrophié ou l'articulation raidie, et souvent elle n'aboutit qu'à renforcer les muscles qui n'en ont aucun besoin et à assouplir toutes les articulations sauf celle qui est ankylosée.

Zander n'a fait que perfectionner, par l'emploi d'appareils, la gymnastique médicale suédoise inventée par Ling. Ling a voulu doser l'exercice et le localiser. « Pour doser l'exercice,

Ling et ses élèves emploient une méthode qui s'écarte absolument de tous les procédés usités dans nos gymnases français. C'est la méthode manuelle qu'on pourrait appeler l'exercice à deux.

Qu'on se représente deux gymnastes dont l'un cherche à étendre le bras pendant que l'autre, lui tenant la main, lutte

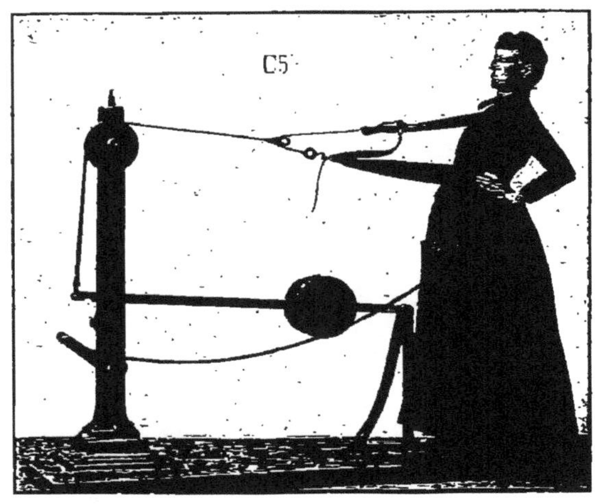

Fig. 111. — Exercice des muscles dorsaux dans le système Zander. Mouvements actifs.

contre ce mouvement et lui oppose une résistance plus ou moins grande, sans toutefois paralyser complètement son effort. Le mouvement exécuté par le premier exigera un déploiement de force d'autant plus grand que la résistance du second sera plus considérable. Le second gymnaste s'il sait bien calculer sa résistance, pourra donc augmenter ou diminuer à volonté, la dépense de force du premier. Tel est le principe (fig. 109 et 110). On peut en varier à l'infini les applications. Ce que fait le gymnaste « opposant » pour le bras, il le fera pour les jambes pour les épaules, les hanches la tête, etc. On comprend que chaque groupe de muscles pourra, suivant les besoins du traitement, être mis en jeu avec le degré de force voulu. Le rôle de l'aide, dans la pratique de la gymnastique médicale, est d'une grande importance. C'est à son tact, à sa connaissance parfaite des mouvements et de leur effet qu'est subordonné le succès de la

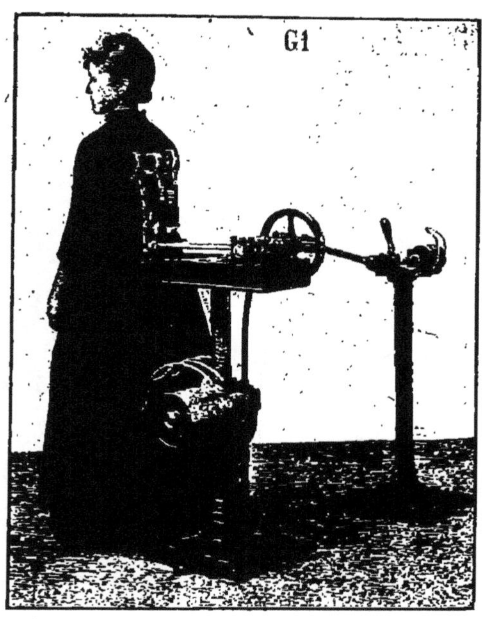

Fig. 112. — Massage par tapotement. Mouvements passifs dans le système Zander.

cure. Les auteurs Suédois donnent à cet aide le nom de « gymnaste », désignation qui déroute un peu le lecteur français, car, chez nous, la qualification de gymnaste s'applique à ceux qui exécutent les mouvements gymnastiques, plutôt qu'à ceux qui surveillent et dirigent ces mouvements [1]. »

« Dans beaucoup de cas, la gymnastique suédoise pousse l'atténuation de l'exercice jusqu'à supprimer complètement

1. Fernand Lagrange, *Ibidem*, page 11.

l'effort ; le sujet n'exécute plus l'exercice, mais il le subit. l'aide est alors chargé non plus de résister à des mouvements voulus, mais seulement d'imprimer au corps ou aux membres du patient des déplacements dans divers sens, pour lesquels

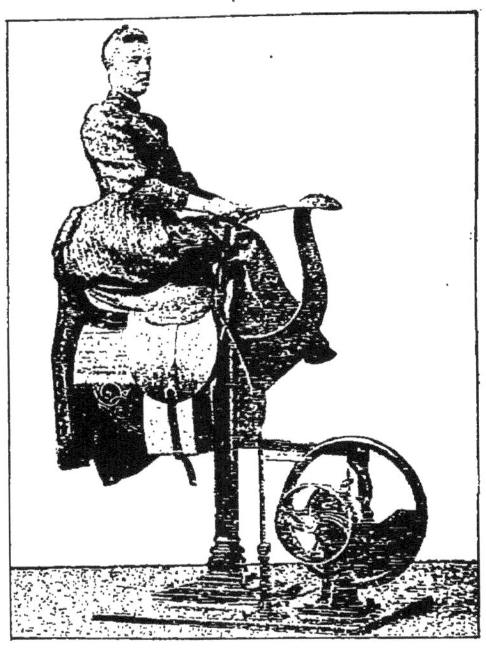

Fig. 113. — Vibration totale du corps. Mouvements passifs dans le système Zander.

celui-ci ne fournit ni aide ni résistance. Ce sont les *mouvements passifs* [1]. »

Les machines de Zander (mécanothérapie) qui ont le même but que les manœuvres manuelles de la gymnastique suédoise mais qui agissent avec une précision beaucoup plus grande se divisent en deux catégories : les unes, mises en mouvement par les muscles du sujet, font exécuter des mouvements

1. Fernand Lagrange, *Ibidem*, page 15.

actifs (fig. 111), les autres, mues par une force extérieure (électricité, vapeur, gaz), communiquent des mouvements au malade ; ce dernier est *passif* (fig. 112 et 113). Ces machines sont disposées de telle façon que les muscles et les articulations qui ne doivent pas participer au travail sont mis dans l'impossibilité d'agir. Il existe un appareil à mouvement actif pour chaque articulation et chaque groupe musculaire. « Le principe de ces appareils repose sur l'emploi de leviers gradués, le long desquels un contre-poids mobile peut se fixer à diverses distances. La position qu'on donne au poids règle la longueur des leviers et, par conséquent, mesure la résistance que le contre-poids doit opposer aux muscles qui l'actionnent [1]. »

La méthode de Zander rend les plus grands services dans les atrophies musculaires, les raideurs articulaires, les scolioses, etc.

MEMBRE INFÉRIEUR. PARALYSIE TOTALE

Voyez : PARALYSIE INFANTILE.

MÉTATARSE

Tuberculose du métatarse.

Voyez : SPINA VENTOSA.

MICROCÉPHALIE

Sous le nom de microcéphales on désigne des idiots dont la tête est anormalement petite.

Les os du crâne des microcéphales, de faible volume et de

1. Fernand Lagrange, *Ibidem*, page 19.

minime épaisseur, ne sont pas comme on l'a cru, il y a une quinzaine d'années, soudés entre eux, par des synostoses précoces. La forme du crâne ne présente, comme signe caractéristique, que l'étroitesse du front et sa faible élévation. Diverses sont les lésions du cerveau : dans certains cas, le cerveau, dont les circonvolutions sont peu accentuées, et les plis de passage peu nombreux, paraît avoir été arrêté dans son développement ; parfois les circonvolutions ne présentent pas leur forme normale ; on peut rencontrer enfin une sclérose atrophique généralisée, une encéphalite avec transformation scléro-kystique des deux hémisphères ou des lésions multiples résultant d'une méningoencéphalite. La microcéphalie s'accompagne souvent d'autres difformités : nævi, malformations des membres, arrêt de développement des organes génitaux, etc.

L'intelligence est diminuée dans des proportions très variables. Cette faiblesse intellectuelle, plus ou moins marquée est indiquée par la physionomie, le regard. Les microcéphales se présentent la bouche ouverte laissant écouler leur salive. Ils ne parlent pas, ne font preuve d'aucune volonté, présentent des troubles importants dans la sensibilité générale et spéciale. Ce sont de plus, des impulsifs portés à l'homicide, à l'incendie, au viol, à des actes de bestialité. Généralement gâteux, ils sont repoussants et leur présence est fort pénible pour leur entourage.

TRAITEMENT. — *A.* Chirurgical. *Craniectomies.* — Elles n'ont pas donné les résultats que l'on pouvait espérer lors de la communication de Lannelongue à l'académie des Sciences en 1890. Linéaire ou à lambeaux, la craniectomie donne des résultats à peu près nuls et doit être abandonnée.

B. Médical. — Il faut soigner les microcéphales dans des hôpitaux ou des maisons de santé ou ils seront soumis à une surveillance attentive et à un traitement médico-pédagogique. Ce n'est que dans des instituts spéciaux, que l'on arrivera à faire leur éducation physique intellectuelle et morale. Les résultats obtenus par les méthodes préconisées par Bourneville sont tout à fait remarquables.

NÆVUS PIGMENTAIRE

Les nævi pigmentaires privés, ou recouverts de poils, qu'ils se présentent sous l'aspect de taches ou de tumeurs, n'offrent qu'un minime intérêt chirurgical. Petits, ils sont souvent « très appréciés de leurs propriétaires qui entretiennent avec un soin jaloux la petite touffe pileuse qui les surmonte » (Mauclaire), étendus, ils constituent de véritables difformités qui échappent à nos moyens d'action. On n'aura à intervenir que dans les cas où le nævus trop grand pour être considéré comme un agrément, peut cependant être extirpé sans délabrement trop apparent. On a employé les caustiques, le thermocautère et le bistouri. C'est à ce dernier qu'il faut avoir recours. Suivie d'une suture très soignée et d'une réunion par première intention, l'extirpation sanglante nous paraît être le procédé de choix.

Des masses lipomateuses peuvent se développer dans le nævus. On a observé sa dégénérescence en sarcome mélanique. En pareil cas l'extirpation hâtive s'impose.

OCCLUSION INTESTINALE

Les causes qui peuvent déterminer l'arrêt des matières stercorales chez l'adulte sont multiples. Elles sont moins nombreuses chez l'enfant. Au cours des quinze premières années de la vie, l'occlusion est dans la grande majorité des cas, produite soit par une accumulation de matières durcies, soit par une bride (c'est alors le diverticule de Meckel qui est l'agent de l'étranglement) soit par une *invagination intestinale.*

On sait que le diverticule de Meckel, vestige du canal omphalomésentérique, (voir, fistules et tumeurs de l'ombilic) persiste parfois sous la forme d'un diverticule intestinal de longueur variable qui s'insère sur la dernière portion de l'iléon. Il est, dans certains cas, fixé par ses deux extrémités d'un côté à l'intestin et de l'autre à la paroi abdominale, il constitue alors une véritable bride susceptible de donner naissance à une coudure. Quand il est très long et libre par son extrémité opposée à l'insertion intestinale il peut s'enrouler autour d'une anse et l'étrangler.

On entend par *invagination*, la pénétration d'une portion d'intestin dans le segment d'intestin situé au-dessous ou au-dessus. Le plus souvent l'invagination est descendante.

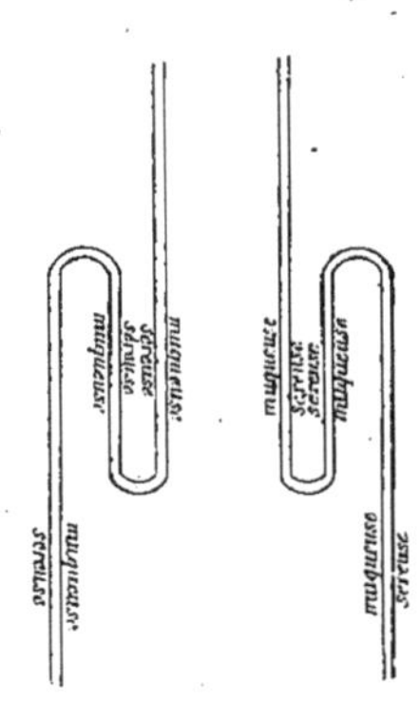

Fig. 114. — Invagination.

Si vous pressez sur l'extrémité libre d'un doigt de gant de manière à déprimer cette extrémité puis à l'engainer dans la partie sous-jacente vous produisez une invagination.

L'invagination siège généralement dans la région iléo-cœcale. Le cœcum spacieux permet la pénétration facile de l'iléon de plus petite dimension. Une fois dans le cœcum, l'iléon invaginé peut gagner le côlon.

Le schéma ci-joint (fig. 114) montre les trois cylindres qui constituent l'invagination. Le mésentère s'engage entre le cylindre moyen et interne.

L'invagination a pour conséquence l'étranglement et la nécrose du segment invaginé.

Les *symptômes* essentiels sont l'arrêt absolu des matières et des gaz (le malade rend parfois quelques matières provenant du segment de l'intestin situé au-dessous de l'étranglement, cette évacuation n'est jamais abondante) ; des vomissements alimentaires, porracés, fécaloïdes ; des douleurs abdominales, du météorisme ; des phénomènes généraux de collapsus ; un pouls petit et fréquent.

On a distingué deux *formes* cliniques d'occlusion intestinale, l'occlusion *aiguë* et l'occlusion *chronique*. Celle-ci, très rare chez l'enfant, n'est observée que dans les cas d'obstruction par des matières fécales ; le plus souvent, (bride, invagination) on observe chez l'enfant l'occlusion aiguë.

Avant de vous prononcer d'une façon ferme pour le diagnostic d'occlusion intestinale, assurez-vous que l'enfant n'est pas atteint de hernie, de péritonite ou d'appendicité.

Dans les cas où les accidents ne sont pas survenus brusquement, on peut admettre l'existence d'un bouchon fécal ; si au contraire, les accidents se sont brutalement déclarés, on doit penser à une bride et surtout à une invagination.

Quant au *siège* de l'occlusion, il est le plus souvent impossible de le préciser. Si le gros intestin est dilaté (cœcum, côlon ascendant transverse et descendant) c'est que l'obstacle occupe la partie inférieure de l'S iliaque où le rectum ; si le flanc droit est seul augmenté de volume c'est que l'agent d'étranglement intéresse l'angle colique ; enfin dans les cas où le gonflement est circonscrit au voisinage de l'ombilic, l'obstacle occupe l'intestin grêle. Nous ne pouvons indiquer ici les manœuvres (palpation, percussion, auscultation) qui peuvent permettre dans certains cas de préciser plus correctement le siège de l'occlusion. Le boudin produit par l'invagination peut-être senti par la palpation.

TRAITEMENT. — OBSTRUCTION STERCORALE. — On peut penser

que l'arrêt du cours des matières et des gaz est dû à une accumulation de matières fécales, quand les phénomènes d'occlusion présentent une marche subaiguë et qu'ils apparaissent chez un enfant atteint d'entérite et sujet à des alternatives de diarrhée et de constipation. Il faut dans ce cas avoirs recours à l'entéroclyse et au lavement électrique.

ENTÉROCLYSE. — On se sert d'une canule rectale ayant 12 à 15 centimètres de long ou d'une sonde de Nélaton n° 25 et d'un bock laveur d'une contenance de deux litres relié à la canule par un tube en caoutchouc. Le patient est placé dans le décubitus dorso-latéral droit. La sonde est enduite de vaseline. Pour la faire pénétrer on l'applique sur la face antérieure de l'index gauche préalablement introduit dans le rectum et qui joue le rôle de conducteur. On la pousse avec douceur de manière à ne pas déchirer la muqueuse. Comme liquide laveur, employez de l'eau bouillie à 38° dans laquelle on aura mélangé de la glycérine dans la proportion de trois grandes cuillerées de glycérine pour un litre d'eau. La pression sera au début de 30 centimètres, on pourra peu à peu élever le bock jusqu'à 50. Si la pression était d'emblée très forte, le liquide serait immédiatement rejeté. On doit injecter au moins un litre et demi du mélange.

L'opération terminée, la canule est brusquement enlevée. Au bout de quelques minutes, le liquide est rejeté. S'il est souillé par des matières, si son expulsion s'accompagne d'émission gazeuse, la débâcle ne tarde pas à se produire.

LAVEMENT ÉLECTRIQUE. — Adressez-vous à un spécialiste. Il est rare qu'un praticien possède une machine à courants continus capable de donner un courant d'une intensité de 40 à 50 milliampères. Il est surtout très rare, au cas où elle figure dans son arsenal, que cette machine dont il ne se sert que très rarement, soit en bon état. Le pôle négatif est relié à une large plaque métallique recouverte de peau de chamois qui est placée sur l'abdomen. Le pôle positif est en communication avec une canule spéciale portée aussi haut que possible dans le rectum. L'intensité du courant ne doit pas dépasser 35 à 40 milliampères. Pendant que le courant passe, on injecte très lentement de l'eau salée dans le rectum.

Si une première séance ne donne aucun résultat, il est inutile d'avoir recours à une seconde.

Occlusion par bride ou invagination. — La laparatomie, procédé de choix, est une opération longue, délicate et grave. Aussi, lorsqu'on vous appelle *trop tard*, chez un malade gravement atteint par la stercorémie, contentez-vous de pratiquer l'entérostomie, opération sans gravité qui peut être faite avec le secours de l'anesthésie locale.

Entérostomie. — L'anus artificiel ne sera placé dans le flanc gauche et sur l'S iliaque, que si le côlon est météorisé sur toute son étendue ce qui indique que l'obstacle siège très bas. Dans la très grande majorité des cas, on fera l'anus artificiel dans le flanc droit.

Incision de 10 centimètres, à deux travers de doigt au-dessus de l'arcade crurale et parallèle à cette dernière, partant du milieu de l'arcade et remontant en haut et en dehors. On sectionne la paroi abdominale et après ouverture du péritoine, on repère avec des pinces à forcipressure, les bords de la boutonnière péritonéale. Si l'on opère à gauche et que l'on recherche le côlon, on le reconnaîtra facilement à ses appendices épiploïques et à ses bandelettes longitudinales. A droite, on explorera le cœcum, s'il n'est pas distendu on saisira une anse intestinale météorisée et on l'attirera entre les bords de la plaie abdominale.

Fixation de la base de la calotte intestinale au péritoine et aux muscles de la paroi par des points séparés n'intéressant pas la muqueuse intestinale. Suture de la plaie au-dessus et au-dessous de la partie occupée par l'intestin.

L'opération est terminée par l'incision longitudinale de la calotte intestinale et la suture de la muqueuse à la peau.

Lorsque vous êtes appelé *peu de temps après le début des accidents*, alors que l'état général est encore satisfaisant, le facies peu grippé, le pouls bien frappé, le nombre des pulsations atteignant 110 ou 120, c'est à la laparotomie qu'il faut s'adresser.

Avant de commencer, injectez, suivant l'âge de l'enfant, de 500 à 1000 grammes d'eau salée sous la peau.

Incision sur la ligne médiane longue de 10 centimètres environ. Dès que le péritoine est ouvert, les anses intestinales sortent du ventre. Réduisez-les au moyen d'une compresse, puis explorez avec la main la cavité abdominale en vous dirigeant vers le lieu présumé de l'étranglement. Deux éventualités peuvent alors se présenter, où vous trouvez l'obstacle où vous ne le trouvez pas. Dans ce dernier cas, il faut se décider à inciser la paroi abdominale depuis l'appendice xyphoïde jusqu'au pubis et à pratiquer l'éviscération totale. Toute la masse intestinale est extraite de la cavité abdominale et immédiatement protégée par des compresses chaudes. La recherche de l'obstacle est ainsi singulièrement facilitée. Une fois qu'on l'a trouvé, il faut réintégrer toute la masse sauf le segment intéressé. Cette réduction n'est point facile. On peut être forcé, pour combattre le météorisme, qui s'oppose à la réduction, de vider l'intestin par une courte incision qui est immédiatement suturée. Dans la grande majorité des cas, on arrive à réduire en recouvrant toute la masse d'une grande compresse aseptique que l'on glisse sous la paroi abdominale. Il reste alors à supprimer l'*agent de l'étranglement*. Deux cas peuvent se présenter : le segment d'intestin étranglé est en assez bon état pour être réduit ; il est trop altéré (gangrène, perforation) pour être conservé.

A. *L'intestin est réductible.* a) *Occlusion par bride.* — Saisissez la bride à chacune de ses extrémités avec une pince à forcipressure, essayez de la soulever de façon à pouvoir passer au-dessous d'elle une sonde cannelée. Si c'est possible sectionnez la bride sur la sonde de manière à pouvoir ménager sûrement l'anse intestinale sous-jacente. L'obstacle une fois enlevé, lavez à l'eau chaude le point étranglé. Si la surface intestinale est partout brillante et ne présente pas de partie dépolie de couleur feuille-morte, *a fortiori* pas de perforation, réduisez.

b) *Invagination.* — Pratiquez l'éviscération de la zone invaginée. Avant de tenter la « désinvagination » regardez bien si au niveau du collet, il n'existe aucun point suspect de sphacèle. Dans ce cas la « désinvagination » serait inutile. Pour réduire, cherchez par de douces pressions exercées sur le boudin à exprimer l'anse invaginée tandis que vous tirez avec précaution et lentement sur le bout supérieur. La « désinvagination » une fois menée à bien, examinez l'intestin dégagé et s'il est en bon état, réduisez.

B. *L'intestin sphacélé ou perforé n'est pas réductible.* a) *La partie perforée ou gangrénée est de petite dimension; le sphacèle n'a pas atteint plus du tiers de la circonférence de l'intestin.* — L'enfouissement est l'opération de choix. Cet enfouissement sera réalisé au moyen d'un surjet séro-musculaire. Le surjet commencera un centimètre au-dessus et se terminera un centimètre au-dessous de la plaque sphacélée. Celle-ci enfouie par la suture s'éliminera dans la suite sans inconvénient.

b) *Les plaques sont nombreuses et rapprochées ou bien une grande partie de la circonférence intestinale est compromise.* — Le procédé de choix est l'entérectomie suivie d'entérorraphie circulaire. L'anse sur laquelle va porter l'opération est bien attirée au dehors et isolée par des compresses aseptiques. Deux pinces engainées de drains ou deux compresseurs sont placés à cinq centimètres en dehors de la portion sphacélée pour assurer la coprostase; deux autres pinces sont placées aux limites de la portion sphacélée en plein tissu sain; on est ainsi à l'abri des matières qui proviendraient de l'intestin laissé en place et du segment enlevé.

Section de l'intestin perpendiculairement à sa direction au ras des pinces internes et enveloppement des moignons dans des compresses chaudes.

Résection cunéiforme du mésentère au ras de l'intestin. Afin de ménager les grosses arcades mésentériques, le sommet du triangle doit s'éloigner aussi peu que possible de l'intestin. Liez les vaisseaux mésentériques qui saignent et réunissez par un surjet les bords de la plaie mésentérique.

ENTÉRORRAPHIE CIRCULAIRE. — On commence par réunir les deux circonférences postérieures par deux surjets superposés, un premier séro-musculaire et un second comprenant toute l'épaisseur de la paroi. Une fois que ce second surjet a consolidé l'union des deux circonférences postérieures continuez-le sur tout le pourtour de l'intestin. Terminez en renfonçant la ligne de réunion des deux circonférences antérieures par un surjet séro-musculaire qui n'est que la continuation du surjet postérieur.

ŒSOPHAGE

Malformations congénitales.

1° Oblitération. — C'est une malformation très rare. Généralement, l'œsophage oblitéré communique avec les voies aériennes. L'enfant rejette le lait peu de temps après l'avoir avalé et présente en même temps des signes de suffocation. La mort survient au bout de quelques jours.

Si l'on se décidait à intervenir, c'est à la gastrostomie qu'il faudrait s'adresser; mais nous pensons qu'il est plus sage de s'abstenir.

2° **Rétrécissements.** — Les rétrécissements congénitaux de l'œsophage ne compromettent pas l'existence. Ils sont justiciables de la dilatation.

3° **Poches diverticulaires.** — Elles se traduisent par la stagnation partielle des aliments et leur régurgitation.

OMBILIC.

Fistules ombilicales

1° **Fistules urinaires.** — Ces fistules dues à la perméabilité anormale de l'ouraque sont très rares.

Il faut en distinguer deux variétés : tantôt les voies urinaires sont perméables et l'enfant urine à la fois par l'urètre et l'ouraque ; tantôt les voies naturelles sont oblitérées (phimosis) et l'urine ne pouvant passer par l'urètre s'écoule par l'ombilic.

TRAITEMENT. — Quand l'urètre n'est pas libre, il faut d'abord le rendre perméable ; on fermera plus tard la fistule ombilicale. Si l'urètre est perméable, il faut s'occuper sans tarder de la fistule ombilicale. Le procédé de choix est celui d'H. Delagenière. Il consiste à réséquer l'ouraque sur une étendue de deux centimètres, à le fermer et à fixer ce qu'il en reste à la paroi abdominale en dehors du péritoine. On pratique ensuite l'omphalectomie pour éviter la production ultérieure de hernies ombilicales.

2° **Fistules stercorales.** — Deux cas sont à considérer : 1° Le diverticule de Meckel, reste du canal omphalo-mésentérique, qui normalement devient libre dans la cavité abdominale, puis disparaît est resté adhérent à l'ombilic, il est perméable dans toute son étendue et donne issue à des matières qui s'écoulent par l'ombilic ; 2° une anse intestinale contenue dans une hernie ombilicale méconnue a été comprise dans la ligature du cordon ; la fistule se produit dans ce cas à la suite de phénomènes d'étranglement.

TRAITEMENT. — Dans le premier cas, il faut imiter la conduite d'A. Broca : attendre que l'enfant soit assez fort pour supporter l'opération (trois ou quatre mois) ; exciser la cicatrice ombilicale ; disséquer le diverticule de Meckel ; en pratiquer l'excision et fermer soigneusement l'orifice intestinal.

Dans le second cas, on doit aussi demander la guérison à une excision complète du trajet fistuleux suivie d'une entérorraphie.

Hernies ombilicales.

1° Hernies de la période embryonnaire. — Les lames ventrales n'étant pas arrivées à leur complet développement, la paroi abdominale n'existe pas sur la ligne médiane et, par l'orifice qui résulte de cet arrêt de développement, les viscères font hernie. L'enveloppe de la hernie est constituée par la membrane primitive de Rathke, membrane mince à travers laquelle on aperçoit les viscères et qui est parfois rompue au moment de la naissance. Ces hernies parfois énormes, peuvent contenir la plupart des viscères ; on y rencontre souvent le foie. Elles s'accompagnent fréquemment d'autres malformations.

Quand l'enveloppe de la hernie ne paraît pas sur le point de se rompre, il faut se contenter d'envelopper la tumeur d'un pansement aseptique. Mais, lorsque la rupture paraît imminente et que l'éventration n'est pas très étendue, une intervention chirurgicale est indiquée. La cure radicale, en pareil cas, ne donne pas des résultats aussi mauvais qu'on pourrait le croire à priori.

Elle consiste, après avoir anesthésié l'enfant, à inciser la membrane de Rathke et à réduire les viscères. On ne doit pas chercher à disséquer les adhérences, il faut réduire les organes herniés revêtus de la portion d'enveloppe qui est fixée sur eux. On excise ensuite complètement l'enveloppe de la hernie, puis on lie la veine et les artères ombilicales. On termine l'opération en réunissant les deux lèvres de l'incision comme après toute laparotomie.

2° **Hernies de la période fœtale.** — Tandis que les hernies embryonnaires remontent à une période antérieure aux trois premiers mois de la vie intra-utérine, les hernies fœtales prennent naissance après le troisième mois, alors que l'ombilic est déjà constitué (Duplay). Ce ne sont plus, comme dans la variété précédente, des ectopies viscérales, mais de véritables hernies qui ont fait issue à travers l'anneau ombilical et qui sont pourvues d'un sac péritonéal. La tumeur occupe le point d'implantation du cordon ; souvent petite, elle peut passer inaperçue et se trouver comprise dans la ligature du cordon.

Si la hernie fœtale n'est ni irréductible ni étranglée, il n'y a aucune indication à opérer. Il faut se contenter de protéger la plaie ombilicale par un pansement aseptique et compressif. On maintiendra ensuite la hernie réduite par un bandage. Au cas d'irréductibilité ou d'étranglement, on opérera suivant la technique indiquée déjà pour les hernies de la période embryonnaire.

3° **Hernies des enfants.** — Elles sont extrêmement fréquentes et très bénignes par suite de leur tendance à la guérison spontanée. La hernie des enfants n'est pas congénitale au sens propre du mot. Elle n'existe pas, comme les deux variétés précédentes, au moment même de la naissance. Elle apparaît au cours des premiers mois et fréquemment dans le premier mois. Après la chute du cordon, l'anneau ombilical se resserre et devient très solide à sa partie inférieure, au niveau de l'ouraque et des artères ombilicales. Sa partie supérieure reste faible et c'est en ce point que se produisent les hernies de l'enfance. Les cris, les efforts en constituent les causes occasionnelles.

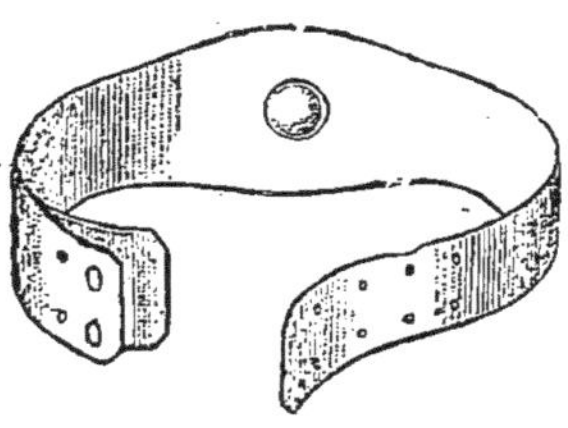
Fig. 115.

L'enveloppe de la hernie est formée par un sac péritonéal très mince et la peau qui est parfois adhérente à ce dernier.

Le bandage constitue le *traitement* de choix. Il réussit constamment, à la condition d'être porté jour et nuit. Il n'échoue que chez les enfants mal surveillés et mal tenus ; alors que des excoriations cutanées nécessitent sa suppression pendant des périodes plus ou moins longues (fig. 115).

Sans doute, il faut opérer hâtivement les hernies irréductibles ou étranglées, fort rares à la vérité. Mais, en dehors de ces conditions exceptionnelles, ne faites pas la cure radicale avant l'âge de quatre ou cinq ans.

TECHNIQUE. — Se souvenir au moment d'inciser, de la minceur du sac, de ses connexions avec la peau et de la faible épaisseur des tissus qui protègent les viscères herniés. L'opération est beaucoup plus simple que dans les volumineuses hernies de l'adulte.

Double incision curviligne circonscrivant la tumeur au niveau de sa base.

Rechercher le plan de clivage et isoler le sac le plus loin possible.

Ouverture latérale du sac. Introduction de l'index et section du sac sur son pourtour. Des pinces repèrent l'orifice du sac bien ouvert.

Réduction des viscères herniés et fermeture du sac.

Résection large de l'anneau ombilical.

Découverte des muscles droits. Ouverture large de leur gaine et dégagement de chaque muscle jusqu'à ce qu'ils puissent être amenés facilement au contact.

Suture de la paroi. Au cours de la dissection de l'anneau fibreux, le péritoine a été ouvert dans la grande majorité des cas. Il faut le fermer par un premier plan de suture. Deuxième plan réunissant les feuillets profonds de la gaine des droits. Troisième réunissant les droits. Quatrième réunissant les feuillets superficiels de la gaine des droits. Cinquième, cutané. (Quénu).

Tumeurs de l'ombilic.

Chez l'enfant, les tumeurs de l'ombilic sont bénignes. On traitera le *nævus* comme nous l'avons indiqué au chapitre consacré aux angiomes.

Le *granulome*, bourgeon charnu qui se forme dans la plaie résultant de la chute du cordon, quand cette plaie a été infectée et suppure, disparaîtra avec quelques cautérisations au nitrate d'argent et des pansements aseptiques et humides. La seule tumeur vraiment intéressante est l'*adénome* dont l'aspect rappelle la granulome. L'existence du diverticule de Meckel, adhérent à l'ombilic, éclaire la pathogénie de ces tumeurs de structure analogue à la muqueuse intestinale. Il en est de même des kystes congénitaux de l'ombilic. Ils sont eux aussi, dus à la persistance partielle de l'état canaliculaire du diverticule de Meckel.

TRAITEMENT. — Ne pas exciser à la légère ces tumeurs, on s'exposerait au cas d'un adénome à voir apparaître une fistule stercorale. Pour enlever sans danger les adénomes il faut faire une opération méthodique, une petite laparotomie et se conduire comme dans le cas de fistule stercorale développée aux dépens du diverticule de Meckel.

OMOPLATE

Surélévation de l'omoplate.

C'est une affection congénitale fort rare et encore peu connue, qui est caractérisée par un refoulement de l'omoplate vers en haut, son angle inférieur remontant à quatre ou cinq centimètres au-dessus de l'angle inférieur de l'omoplate symétrique. L'omoplate surélevée, toujours plus ou moins atrophiée, présente parfois une exostose au niveau de l'angle supérieur et interne. L'angle inférieur regarde en dedans et se rapproche des apophyses épineuses, le bord axillaire est presque horizontal. Le déplacement du scapulum s'accompagne d'un certain degré de scoliose dont la convexité regarde généralement l'omoplate mal conformé. C'est à gauche que siège le plus souvent la déformation.

Les troubles fonctionnels sont peu accentués. On provoque de la douleur à la pression sur le bord supérieur de l'omoplate; et en examinant attentivement les mouvements de l'articulation scapulo-humérale, on constate que l'amplitude des mouvements d'abduction est quelque peu diminuée. Le bras « est maintenu dans la rotation en arrière et en dehors, appliqué sur la partie postérieure du tronc, comme s'il y avait été pendant longtemps attaché [1] » (Kirmisson).

Le *traitement* de cette affection n'est pas connu. S'il existe une exostose on est autorisé à l'enlever. Après une résection d'exostose, l'omoplate se laissa plus facilement abaisser dans le cas de Kœlliker. Quant à la raideur, on doit la combattre par la mécanothérapie, le massage, et la gymnastique. Mais, sous l'influence de ces moyens, même dans les instituts les mieux outillés, l'amélioration est fort lente.

1. Kirmisson a signalé dans un cas, l'existence d'une pièce osseuse reliant le bord spinal de l'omoplate mal conformée à la colonne vertébrale. Cette pièce osseuse a été aussi observée par Wilson qui en a deux fois pratiqué l'ablation.

ONYXIS SCROFULEUSE

On observe cette affection chronique chez les enfants dont les mains sont froides et violacées et qui sont sujets aux engelures. L'onyxis débute par un gonflement inflammatoire qui apparaît soit au pourtour de l'ongle soit au-dessous de lui. Ce bourrelet non douloureux s'ulcère et devient fongueux, tandis que l'ongle, de couleur noirâtre, se détache peu à peu. La matrice onguéale étant souvent compromise, l'ongle ne repousse pas ou repousse incomplètement. L'ulcération peut gagner la phalangette.

TRAITEMENT. — Nous conseillons en pareil cas, le traitement suivant :

Si l'ongle est mobile il faut l'enlever. Tous les jours, pendant une heure, baigner toute la main dans de l'eau bouillie chaude, contenant 25 grammes de chlorure de sodium par litre; au sortir du bain plonger le doigt malade pendant trois ou quatre minutes dans une solution d'éther iodoformé à 5 p. 100. Panser avec de la gaze aseptique préalablement trempée dans de la vaseline stérilisée et chaude. Le traitement *médical* par l'huile de foie de morue, l'arsenic, les eaux chlorurées sodiques fortes constitue un adjuvant des plus utiles.

OSTÉITE TUBERCULEUSE

Carie. Ostéite fongueuse. Ostéite scrofuleuse.

L'ostéite tuberculeuse est une inflammation spécifique des os, très fréquente chez l'enfant, qui est causée par le bacille de Koch. Elle occupe primitivement le tissu spongieux. Le bacille est amené par la voie sanguine et lorsqu'il trouve dans le tissu osseux, un terrain favorable il s'y fixe et colonise. Sans doute, les causes occasionnelles sont nombreuses et complexes, mais on sait, depuis les expériences de Max Schuller, qu'un terrain favorable est souvent préparé par un traumatisme de l'os ; l'action du traumatisme est scientifiquement démontrée. On doit aussi faire jouer un rôle pathogénique à l'hypérémie physiologique des os qui est constante pendant la période de leur accroissement.

Par suite de conditions variables et qui nous échappent, la présence du bacille de Koch dans le tissu osseux, ne détermine pas toujours les mêmes désordres ; de là, la nécessité de distinguer dans la tuberculose des os, plusieurs formes anatomiques que nous allons énumérer. On les divise en deux catégories, lésions *diffuses* et lésions *circonscrites* :

A. LÉSIONS DIFFUSES. *Infiltration tuberculeuse aiguë. Granulie.* — « Signalons l'existence de granulations tuberculeuses éparses irrégulièrement dans les os de sujets succombant à la tuberculose viscérale. Le tissu spongieux du sternum, des côtes, des vertèbres, la moelle des os longs peuvent être plus ou moins farcis de granulations, sans que rien chez ces sujets ait attiré l'attention ; leur importance au point de vue chirurgical est nulle ; cette dissémination des germes atteste seulement l'intensité de l'infection bacillaire[1] ».

L'infiltration tuberculeuse aiguë est une tuberculose secondaire.

Carie. — Dans la carie, tuberculose généralement primitive, l'os est plus vasculaire qu'à l'état normal, il est raréfié, friable, vermoulu. Les espaces médullaires sont remplis d'un tissu gélatiniforme de couleur jaune, lie de vin ou grisâtre. L'os est fongueux et au milieu des fongosités, on rencontre de petits séquestres, constitués par des parcelles osseuses. On appelle carie *sèche* une forme d'ostéite tuberculeuse occupant généralement les os de l'épaule, caractérisée par l'usure, l'ul-

1. Gangolphe, *Maladies infectieuses et parasitaires des os*, page, 143.

cération, l'atrophie et la disparition progressive des os, pouvant évoluer chez un sujet dont la santé générale est florissante.

B. LÉSIONS CIRCONSCRITES. *Tubercule enkysté.* — C'est une cavité logée dans l'épaisseur de l'os, atteignant jusqu'à deux ou trois centimètres de diamètre et qui contient une matière amorphe comparable à du mastic de vitrier, connue sous le nom de matière caséeuse.

Nécrose tuberculeuse. — Elle est caractérisée par une cavité renfermant un séquestre entouré de matière caséeuse ou de fongosités. Contrairement à ce que l'on observe dans l'ostéomyélite, ce séquestre est bien toléré et ne détermine pas de vive réaction. Il peut rester latent pendant des années.

Tels sont, les types habituels des lésions produites par le bacille de Koch, lorsqu'il colonise dans le système osseux. Nous avons envisagé ces lésions arrivées à leur complet développement; nous n'étudierons pas le processus histologique de leur évolution.

Le début de la tuberculose osseuse est lent et insidieux. La douleur qui est si vive dans les infections staphylococciques et streptococciques, peut manquer.

Quelle que soit la forme anatomique, gonflement, caséification, suppuration, fistulisation, sont les quatre étapes essentielles qui caractérisent l'*évolution* de la maladie.

On appelle les abcès symptomatiques d'une lésion osseuse, abcès ossifluents ou abcès par congestion. Tantôt, ces abcès évoluent sur place, tantôt ils sont migrateurs et viennent pointer en une région très éloignée de leur point d'origine. Lannelongue a démontré, dans des travaux qui font autorité, que la pesanteur n'est pas la seule raison du déplacement de ces abcès et qu'ils s'étendent en inoculant les tissus de proche en proche par les bacilles qui occupent leur partie externe, zone active et envahissante. L'abcès, une fois fistulisé, s'infecte et l'apparition de phénomènes septiques dans sa cavité, aggrave dans de très grandes proportions, le pronostic de la tuberculose osseuse.

La tuberculose peut atteindre les os longs, les os courts et les os plats. Elle est beaucoup plus fréquente sur les os longs.

1° Tuberculose des os longs.

A. **Tuberculose épiphysaire.** — La tuberculose osseuse se localise généralement sur les épiphyses. La lésion épiphysaire une fois constituée, ne tarde pas à se propager à l'articulation voisine et détermine une ostéo-arthrite tuberculeuse, une tumeur blanche ; les deux lésions *osseuse* et *articulaire* ne tardent pas à s'associer et à se confondre.

La tuberculose épiphysaire est généralement une ostéite circonscrite avec ou sans séquestre, la forme diffuse est beaucoup plus rare et plus grave. Le plus souvent, les fongosités parties du ou des foyers osseux, envahissent l'articulation en contaminant la synoviale au niveau de ses culs-de-sac ; mais la pénétration des fongosités osseuses à l'intérieur de l'article, peut aussi résulter d'une véritable effraction du cartilage diarthrodial.

Le *traitement* de la tuberculose épiphysaire est indiqué au chapitre des tumeurs blanches.

B. **Tuberculose diaphysaire**. — La tuberculose se localise aussi quoique plus rarement sur *les diaphyses*. Nous étudierons séparément *a*) la tuberculose diaphysaire des grands os longs et *b*) la tuberculose des petits os longs connue sous le nom de spina-ventosa.

a) Tuberculose diaphysaire des grands os longs. — Nous ne voulons point parler des tuberculoses diaphysaires consécutives a des lésions bacillaires de l'épiphyse, de ces tuberculoses intra-médullaires *secondaires*, qui parfois, au cours d'une intervention sanglante pour tumeur blanche, obligent à substituer l'amputation aux méthodes conservatrices; mais de ces cas, rares à la vérité, dans lesquels la tuberculose siège *primitivement*, soit au niveau du bulbe, soit dans le canal médullaire, soit sur le périoste d'une diaphyse.

Les lésions diaphysaires sont circonscrites ou diffuses. Dans la forme diffuse, le canal médullaire est rempli de liquide puriforme et de fongosités qui trouent par place la coque diaphysaire; les désordres ressemblent alors beaucoup aux lésions de l'ostéomyélite aiguë. Aussi, pour établir le diagnostic différentiel entre la tuberculose diaphysaire et l'ostéomyélite, on est souvent obligé d'avoir recours à l'examen microscopique et à l'inoculation aux animaux.

TRAITEMENT. — Il est *général* et *local*.

Traitement général. — Il varie suivant que l'évolution de la maladie est plus ou moins avancée.

1° *Vous êtes appelé au début alors que le symptôme essentiel est le gonflement.* — Le repos constitue la base du traitement. Repos au grand air et non pas dans l'atmosphère confinée d'un appartement. Vous ne serez certain que votre malade reste vraiment au repos absolu que si vous avez emprisonné le membre atteint dans un appareil plâtré, qui, en outre de l'immobilisation, fera de la compression. Mettez une mince couche d'ouate au-dessous des bandes plâtrées et laissez toujours les orteils à découvert, afin qu'il vous soit possible de surveiller leur volume et leur coloration et d'enlever sans tarder l'appareil au cas ou la compression serait trop forte. Tous les deux mois, enlevez l'appareil et faites un examen attentif du membre atteint. Ne supprimez l'appareil que lorsque l'os aura repris son volume normal et ne sera plus douloureux à la pression. Ne permettez la marche que trois mois après la cessation de tout phénomène inflammatoire.

2° *Un abcès est collecté.* — Continuez l'immobilisation. Ponction et injection d'éther iodoformé à 5 p. 100. Comme le pus est grumeleux, il est nécessaire de ponctionner avec un trocart assez volumineux. Cette opération sera rigoureusement aseptique, sinon l'abcès s'infectera, la fièvre s'allumera et des phénomènes d'inflammation aiguë viendront compliquer l'évolution chronique de la tuberculose osseuse. Si une seule injection ne suffit pas pour guérir l'abcès, renouvelez la ponction.

3° *Abcès fistuleux et secondairement infecté.* — On a laissé l'abcès s'ouvrir spontanément, il s'est infecté et fistulisé. Ici encore l'immobilisation s'impose, mais le membre doit être placé dans un appareil qui permette de fréquents pansements. Une gouttière métallique bien garnie d'ouate nous paraît convenir. Le traitement consiste en lavages avec des agents antiseptiques puissants. Nous conseillons le chlorure de zinc à $\frac{5}{100}$, le permanganate de potasse à $\frac{1}{1000}$ ou à $\frac{1}{500}$, l'éther iodoformé à $\frac{5}{100}$, la teinture d'iode à $\frac{1}{3}$. Quand vous aurez employé le même antiseptique pendant deux ou trois fois, adressez-vous à un autre. Touchez les ulcères au nitrate d'argent ou à la solution forte de permanganate à $\frac{1}{50}$.

4° *Malgré l'immobilisation et les lavages le mal empire; il faut intervenir.* — Sous l'anesthésie générale, excisez les trajets fistuleux, puis faites une résection atypique. Ouvrez par un large évidement le foyer osseux, débarrassez-le de son contenu, détruisez toutes les fongosités à la curette tranchante puis, cautérisez-les au thermocautère. Bourrez ensuite la plaie avec de la gaze iodoformée et ne tentez aucune réunion. La guérison sera lente, mais vous n'exposerez pas votre malade à des rechutes, vous pourrez ainsi en effet, surveiller l'évolution du processus réparateur et si, au cours des pansements, vous apercevez quelque point non assaini par l'intervention, suivant son importance, vous le détruirez avec le thermocautère, le nitrate d'argent, ou la solution forte de permanganate de potasse. A chaque pansement, décollez la gaze à l'eau oxygénée et faites des lavages antiseptiques.

L'amputation, ultima ratio, ne sera indiquée que dans certains cas exceptionnels, qui, n'ayant pas été rationnellement soignés, se sont compliqués par infections secondaires d'altérations si étendues que les fonctions du membre paraissent définitivement perdues et que le membre constitue une menace pour l'économie tout entière.

b) SPINA VENTOSA. — On appelle *spina ventosa*, la tuberculose des phalanges, des métacarpiens et des métatarsiens. *Spina* parce que la douleur peut être comparée à celle d'une piqûre d'épine, *ventosa* parce que l'os est boursouflé. En réalité, la douleur n'est généralement pas très vive.

On admet que dans le spina ventosa, la tuberculose peut se localiser primitivement ou sur le périoste, ou dans le tissu spongieux central. Le spina périostique est très rare, presque toujours les lésions initiales sont centrales (fig. 116).

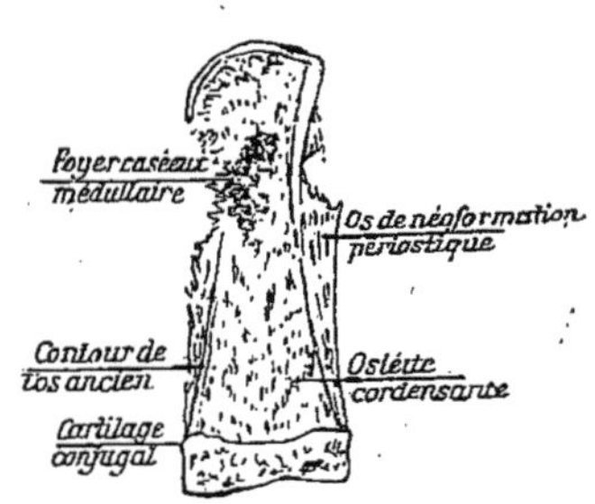

Fig. 116.. — Spina ventosa.

La tuméfaction de l'os est due à l'élargissement du canal médullaire et à l'irritation du périoste qui réagit en produisant de l'os nouveau. Malgré son épaisseur, cet os nouveau ne tarde pas à être perforé par les fongosités qui viennent de la moelle, fongosités qui envahissent ensuite les gaines tendineuses. Il s'agit bien d'une tuberculose exclusivement diaphysaire, car les articulations sont presque toujours respectées. Plusieurs petits os longs peuvent être simultanément envahis.

Le doigt malade est le siège d'une tuméfaction fusiforme absolument caractéristique (fuseau allongé, radis).

La guérison spontanée par résolution est possible.

TRAITEMENT. — Le *traitement général* a une importance capitale.

Traitement local. — L'immobilisation si efficace dans toute tuberculose osseuse, est difficile à réaliser lorsque la lésion siège à la *main*. On se contentera, dans ce cas, d'envelopper d'ouate la région malade, doigt ou métacarpien et de mettre le bras en écharpe, de façon à soustraire la partie malade à tout traumatisme qui ne manquerait pas d'exercer une action fâcheuse. Si le spina ventosa occupe le *pied* (doigt ou métatarsien) on doit prescrire un repos absolu et immobiliser le pied dans un appareil plâtré. On peut associer à l'immobilisation, l'action assez efficace de l'emplâtre de Vigo.

Tant que la région ne sera pas fistulisée, vous ne demanderez la guérison qu'au traitement général, à l'immobilisation et à la compression locales. Lorsque des fistules se sont établies, il faut tenter la conservation, bien que, si le spina ventosa occupe un doigt et non un métacarpien ou un métatarsien, les fonctions de ce doigt soient déjà, à peu de chose près, définitivement compromises. Cautérisez profondément les trajets fistuleux au fer rouge, avec la fine pointe du thermocautère, de façon, non pas à détruire tous les bacilles par le chauffage, ce qui nous paraît impossible, car bien des points échappent à l'action du thermocautère, mais à déterminer la transformation scléreuse des tissus mous et fongueux.

Par les trajets fistuleux ainsi désinfectés et agrandis, introduisez la curette tranchante et enlevez les séquestres mobiles, puis, pratiquez par les mêmes voies, des injections caustiques et antiseptiques avec les agents que nous avons conseillés à propos de la tuberculose diaphysaire des grands os longs.

Si, sous l'influence de ces moyens, les fistules ne sont pas notablement influencées dans un délai de deux mois environ, intervenez chirurgicalement.

Faites la résection sous-périostée de l'os malade lorsque la tuberculose siège sur un métatarsien ou un métacarpien, s'il s'agit d'un doigt, désarticulez. A ce moment, les articulations et les gaines tendineuses étant prises, en admettant que la guérison sans intervention soit encore possible, il n'y a pas en somme grand avantage à conserver, le doigt se trouvant ankylosé, tandis qu'il est du plus haut intérêt, de supprimer un foyer qui menace la santé générale.

2° Tuberculose des os courts.

(Voy. mal de Pott et ostéoarthrite tibio-tarsienne.)

3° Tuberculose des os plats.

On l'observe rarement (sternum, crâne).

OSTÉOMYÉLITE

Ostéite épiphysaire des adolescents. Ostéite juxta-épiphysaire. Périostite phlegmoneuse diffuse. Ostéite de développement. Ostéite de croissance.

Nous comprenons sous le nom d'*ostéomyélites*, des inflammations osseuses, microbiennes mais non tuberculeuses, survenues pendant la période de développement du squelette.

Elles sont *favorisées* par le travail de nutrition, l'activité physiologique, qui dans cette période de la vie, a pour siège cette région de la diaphyse, comprise entre la terminaison du canal médullaire et le cartilage conjugal que Lannelongue a appelée *bulbe* de l'os. Elles sont *causées* par la pénétration dans l'organisme de germes pyogènes venus du dehors et transportés par la voie sanguine dans la région fertile des os, germes parmi lesquels il faut citer, comme étant le plus fréquemment rencontrés, le staphylocoque (doré et blanc) et le streptocoque. Tous les agents pyogènes peuvent du reste engendrer de l'ostéomyélite. Il faut enfin accorder au traumatisme de l'os une réelle valeur étiologique.

Le processus anatomo-pathologique ne se localise pas spécialement dans le périoste, le tissu compact ou la moelle, il occupe l'os tout entier qui est baigné, infiltré par le pus. La nécrose est la conséquence extrêmement fréquente de cette infiltration purulente. La nécrose se produit souvent sur une grande étendue. L'ostéite des adolescents pourrait être appelée ostéite à grands séquestres.

Nous décrirons séparément, l'ostéomyélite aiguë, l'ostéomyélite prolongée, l'ostéomyélite chronique d'emblée.

Nous consacrerons, en terminant, un paragraphe à l'ostéomyélite Eberthienne et à l'ostéomyélite du maxillaire inférieur d'origine alvéolo-dentaire.

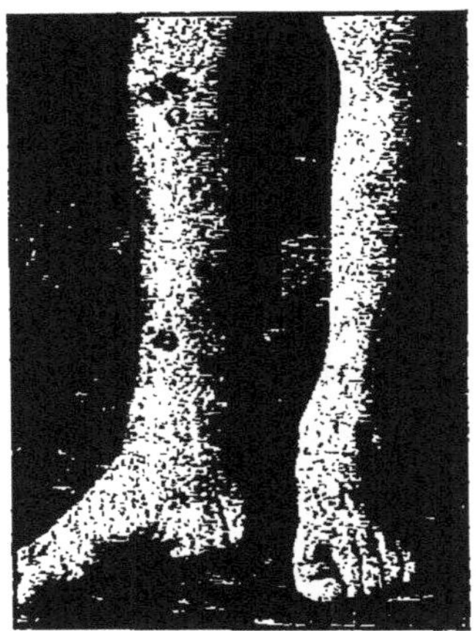

Fig. 117. — Ostéomyélite bipolaire.

1° Ostéomyélite aiguë.

C'est sur les os longs qu'elle siège généralement, mais elle peut intéresser aussi les os plats et courts. Les os les plus atteints sont : le fémur à son extrémité inférieure, le tibia et le péroné à leur extrémité supérieure, l'humérus en haut, le radius et le cubitus en bas. L'infection se localise de préférence sur l'extrémité la plus fertile. Dans l'immense majorité des cas, le séquestre se forme lentement. On n'en rencontre généralement pas en opérant une ostéomyélite au début. Cependant, dans certaines formes exceptionnellement graves, on trouve des séquestres primitifs. L'os a été « foudroyé en quelque sorte par les produits microbiens [1] ». Parfois ce séquestre primitif est constitué par la totalité de la diaphyse qui est si peu altérée qu'elle paraît intacte.

La diaphyse peut être atteinte à ses deux extrémités (ostéite bipolaire) (fig. 117).

Un frisson (non constant à la vérité), une fièvre élevée et une douleur localisée dans la région juxta-épiphysaire sont les symptômes du début. La douleur est rendue suraiguë par la pression au niveau de la zone bulbaire. Combien ce début brutal d'une affection aiguë, survenant chez un sujet jusque là bien portant, est différent de l'évolution insidieuse et lente de l'ostéite bacillaire se caractérisant peu à peu et survenant chez un individu qui depuis longtemps se sent souffrant. Demandez à un adolescent, atteint d'ostéomyélite, de vous dire quel jour la maladie a commencé? Ses réponses seront précises et il vous indiquera peut-être, non seulement le jour mais l'heure ou il a ressenti le premier frisson. Faites la même question à un sujet atteint d'ostéite tuberculeuse; il ne vous donnera que de vagues renseignements et ne pourra pas préciser la date de l'apparition des premiers accidents.

Le malade ressemble à un typhique, à un rhumatisant et bon nombre de cas d'ostéomyélite, au lieu d'être dirigés vers un service de chirurgie, sont envoyés dans une clinique médicale, avec le diagnostic de fièvre typhoïde ou de rhumatisme articulaire aigu. Peu à peu, la douleur devient intolérable, la peau rougit, un abcès se collecte, puis s'ouvre et se fistulise. Dès que le pus a fait issue au dehors, la fièvre et la douleur s'atténuent puis disparaissent. Si, au bout de quelque temps, la température s'élève de nouveau, c'est qu'un autre os a été secondairement envahi.

1. *Maladies infectieuses et parasitaires des os*, par Michel Gangolphe. 1894.

Le *pronostic* est grave, non seulement dans les formes suraiguës, caractérisées par la mortification immédiate de l'os et l'intoxication générale profonde, mais aussi, dans les formes d'intensité moyenne, par suite de la tendance de toute ostéomyélite à devenir chronique, à évoluer pendant de longues années et par poussées successives, donnant lieu à la formation de nouveaux séquestres, de nouveaux abcès, de nouvelles fistules. Même dans les cas ou la maladie est traitée rationnellement et dès le début, la cicatrisation complète demande souvent plusieurs mois.

TRAITEMENT. — Puisque l'os baigne dans le pus, donnez largement issue au pus et vous éviterez ainsi la formation des séquestres.

N'oubliez pas que la suppuration siège aussi bien dans le canal médullaire que sous le périoste. C'est pourquoi, dans l'immense majorité des cas, l'incision périostique est insuffisante. Ouvrez une brèche dans le tissu compact. Ces notions fondamentales, acceptées par tous les chirurgiens, ne sont pas encore très répandues parmi nos confrères, et la plupart des cas d'ostéomyélite qui nous arrivent à l'hôpital n'ont pas été rationnellement traités. Chez presque tous les malades que j'ai eu à soigner à l'hôpital, le médecin avait attendu l'issue spontanée du pus, ou bien avait ouvert la collection, par un coup de bistouri timide et superficiel, alors que le pus pointait sous l'épiderme.

Dès que le diagnostic est posé, anesthésiez votre malade et faites l'hémostase préventive au moyen du tube d'Esmarch, de façon à voir clairement les lésions et à ne pas être gêné par l'hémorragie dans l'examen du tissu osseux.

Injectez avant ou pendant l'opération, de l'eau salée (huit cent grammes à un litre) dans le tissu cellulaire sous-cutané ou dans les masses musculaires. Vous combattrez ainsi l'infection générale et la perte de sang. Celle-ci est parfois assez considérable, malgré le secours des pinces hémostatiques très perfectionnées qui sont aujourd'hui d'un usage courant. Il s'agit en effet d'une hémorragie en nappe. Non seulement elle se produit au moment même de l'intervention, mais aussi pendant les heures qui la suivent, et souvent il sera nécessaire, sept à huit heures après l'acte opératoire, d'injecter une nouvelle dose de sérum.

Vous éprouverez une certaine difficulté à arrêter l'hémorragie résultant de la blessure d'une artère nourricière, celle

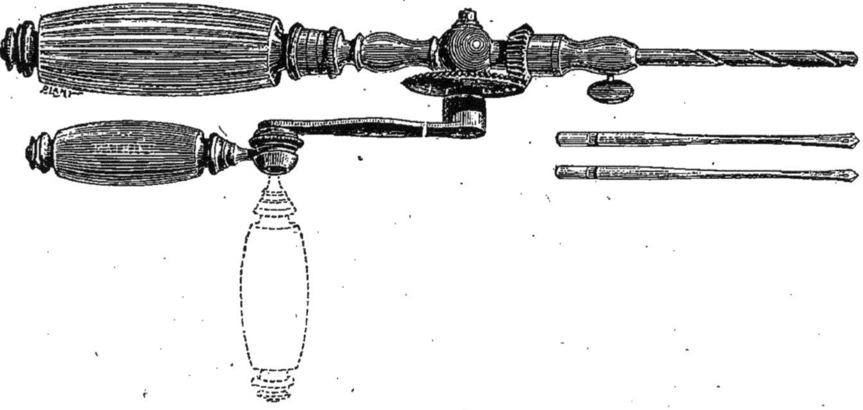

Fig. 118. — Perforateur.

du tibia notamment. Il faut dans ce cas, creuser à la curette tranchante, dans le point où l'artère saigne une logette osseuse que vous comblerez avec de la gaze tassée ou un mastic aseptique.

Les parties molles une fois sectionnées, incisez largement le périoste sur toute la partie de l'os qui est tuméfiée et repérez-le avec des pinces à forcipressure. Attaquez ensuite le tissu compact. Peut-être, dans certains cas très bénins, cette manœuvre sera-t-elle inutile, jamais elle ne sera nuisible, presque toujours elle est indispensable. Traversez en trois ou quatre points le tissu compact avec un perforateur actionné par une manivelle ou un moteur, puis réunissez avec la gouge et le maillet les cheminées ainsi creusées de façon à créer, dans toute la partie infectée, une perte de substance osseuse ayant la forme d'une auge (fig. 118).

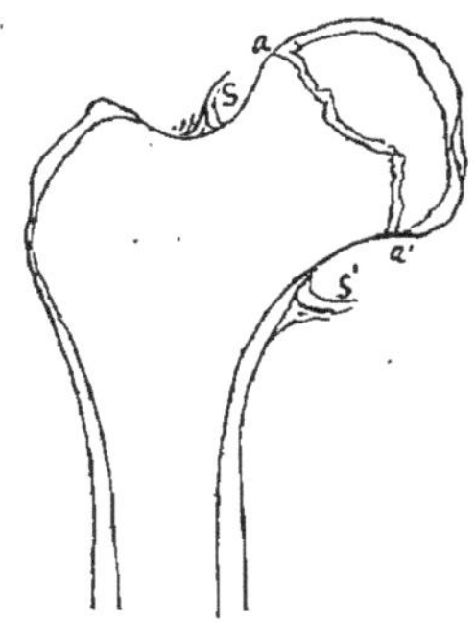

Fig. 119.
aa', cartilage de conjugaison ; *SS'* synoviale.

Curettez la cavité médullaire à la curette tranchante. Pas de réunion. Pansement à la gaze stérilisée modérément tassée. Le pansement sera renouvelé toutes les fois qu'il sera taché extérieurement. Les bourgeons charnus se développent rapidement et, au cours des pansements, on éprouvera bientôt des difficultés à enlever la gaze. Pour éviter les hémorragies que produisent les tractions, dégagez la gaze au moyen d'un courant d'eau oxygénée.

La *résection* de toute une diaphyse ou d'un segment de l'os ne sera pratiquée que dans les cas d'une extrême gravité. Elle s'impose lorsque la diaphyse est baignée sur toute sa surface par une nappe purulente, ce qui est tout à fait exceptionnel.

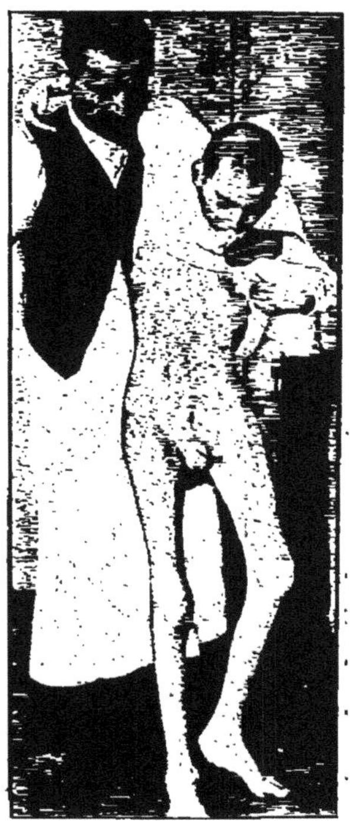

Fig. 120. — Arthrite suppurée de la hanche consécutive à une ostéomyélite.

COMPLICATIONS DE L'OSTÉOMYÉLITE AIGUE. — Les complications de l'ostéomyélite aiguë sont nombreuses : phlegmons diffus, décollements épiphysaires, fractures spontanées, embolies graisseuses. Nous insisterons spécialement sur les *arthrites suppurées*. Celles-ci peuvent être suivies de luxations pathologiques.

On s'expliquera facilement l'envahissement de certaines articulations en se rappelant que dans un certain nombre d'articles, le cartilage conjugal est intra-synovial (fig. 119).

Nous n'avons pas à donner ici les symptômes de l'arthrite suppurée (fig. 120).

Dès que le diagnostic est posé, incisez largement, et drainez dans les parties déclives. En quel point faut-il inciser ? A chaque articulation, appartient des aires d'incision, au niveau desquelles on peut ouvrir, sans intéresser aucun organe important ; nous les indiquons à propos de l'arthrotomie dans les tumeurs blanches.

2° Ostéomyélite chronique prolongée consécutive à l'ostéomyélite aiguë (Lannelongue et Comby).

Si une ostéomyélite aiguë a été rationnellement traitée, si d'après les préceptes que nous avons indiqués, le foyer a été supprimé par une excision large du tissu osseux et une désinfection minutieuse du canal médullaire, on peut espérer ne pas voir la maladie passer à l'état de chronicité [1]. Mais si, au contraire, on a laissé l'ostéomyélite aiguë évoluer spontané-

1. Même avec un traitement rationnel, la guérison s'effectuera toujours lentement. Il ne faut pas s'attendre a une guérison rapide. Comme l'a si bien dit le professeur Lannelongue qui, par ses travaux universellement connus, a apporté la lumière dans cette question de l'ostéomyélite jusqu'à lui si obscure : « les inflammations aiguës des os ont sur celles des autres organes, le fâcheux privilège de provoquer des désordres beaucoup moins vite réparés. Faut-il en chercher la raison dans une organisation impropre à faire naître une impulsion favorable à la réparation ? Non certainement, car pendant la longue durée de ces inflammations de très grands efforts se produisent sans cesse dans ce sens ; mais d'autres obstacles d'ordre mécanique, inhérents au support à sa texture particulière, rendent ces efforts impuissants et amènent parfois un résultat inverse du but poursuivi. Sans ces difficultés, l'évolution naturelle vers la guérison serait simple ; par elle, l'affection prend le caractère d'une interminable durée. »

ment, ou ce qui revient au même, si le chirurgien a attendu que le pus pointe sous l'épiderme, pour lui donner issue par une simple incision cutanée ; à la période aiguë, succédera certainement la période chronique dont la durée sera toujours prolongée. En effet, quand, après évacuation du pus, les symptômes d'infection générale, la douleur et la tuméfaction locales ont disparu, tout n'est pas fini ; il reste dans la profondeur du foyer des dépôts virulents qui manifesteront ultérieurement leur présence. A elles seules, les fistules par leur longue persistance montrent bien que le foyer n'est pas éteint. Sans doute, le plus souvent la suppuration, au cours de la période chronique, est insignifiante, mais à certaines époques, parfois séparées par plusieurs années de la première atteinte, elle devient subitement beaucoup plus abondante. En même temps surviennent au point où siègeait l'ostéomyélite aiguë, des accidents douloureux accompagnés ou non d'accès fébriles qui attestent une réviviscence microbienne.

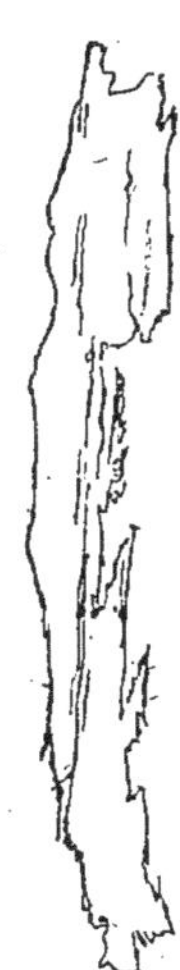

Fig. 121. Séquestre.

Les lésions que l'on rencontre dans l'ostéomyélite prolongée, en dehors des trajets fistuleux, sont : la nécrose, l'hyperostose, les abcès des os.

A. NÉCROSE DANS L'OSTÉOMYÉLITE PROLONGÉE. — La nécrose tardive des os longs est fréquente dans l'ostéomyélite prolongée. Les dimensions des séquestres sont très variables (fig. 121, 122, 123). Ils peuvent être libres ou invaginés par une production osseuse de nouvelle formation qui constitue autour d'eux une sorte d'étui, criblé de petits orifices de conformation irrégulière et souvent percé

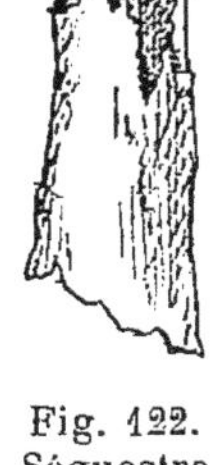

Fig. 122. Séquestre.

d'ouvertures assez larges dans lesquelles le séquestre s'engage partiellement. Le cloaque occupé par le séquestre est tapissé de bourgeons charnus fongueux et baignés par la suppuration.

La présence des séquestres est facilement reconnue par le cathétérisme des trajets avec un instrument métallique. Le séquestre une fois diagnostiqué, son ablation s'impose. Seule l'opération de la *nécrotomie* peut tarir les fistules et amener la guérison.

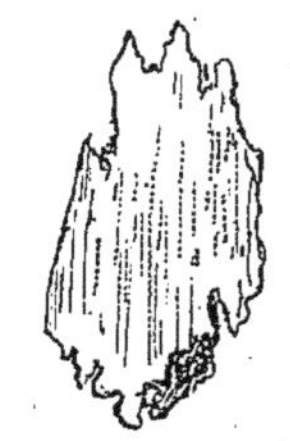

Fig. 123. Séquestre.

TRAITEMENT. — Anesthésie générale. Hémostase préventive par le tube d'Esmarch.

Découvrez largement par des incisions appropriées, toute la surface osseuse qui devra être intéressée de façon que le séquestre soit facilement extrait.

Enlevez au ciseau et au maillet, les couches osseuses périostiques très épaisses, qui recouvrent les séquestres.

Que la tranchée soit large, mais qu'elle ne soit pas assez étendue pour compromettre la solidité de l'os.

Le séquestre est ensuite retiré d'une pièce ou fragmenté. Avec une curette, détruisez les bourgeons sanieux qui tapissent les parois du cloaque.

Enlevez le tube d'Esmarch et faites une hémostase aussi soignée que possible.

Bourrez la cavité de gaze froissée. Pas de suture.

Après la nécrotomie, la réparation de l'os et la cicatrisation complète demandent beaucoup de temps. Aussi, a-t-on proposé un certain nombre de procédés ayant pour but l'oblitération des tranchées creusées par le chirurgien pour extraire les grands séquestres. On peut les diviser en trois groupes :

a) *Procédés ostéoplastiques*, parmi lesquels, le plus connu est la *nécrotomie ostéoplastique de Bier*. Elle consiste dans la taille d'un volet ostéo-cutané que l'on soulève, et que l'on rabat, après extraction du séquestre, sur la cavité qui le renfermait.

b) *Procédés* ayant pour but de *combler* la cavité avec un corps étranger (os décalcifié, éponge stérilisée, catgut). Ils ne peuvent réussir que si la cavité est aseptique. Cette condition ne doit être que bien rarement réalisée.

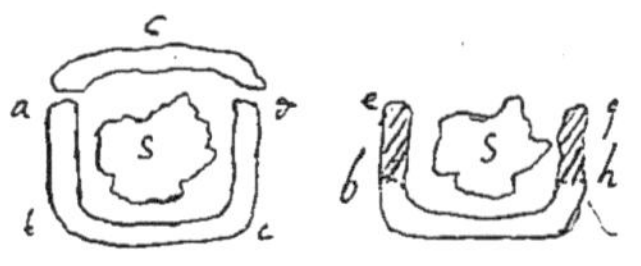

Fig. 124.
C, couvercle enlevé pour découvrir la séquestre S; *abcd*, auge osseuse résultant de la nécrotomie; *ef*, *gh*, parties enlevées pour hâter la cicatrisation.

c) *Greffe* avec de l'os vivant.

Nous n'ignorons pas que de nombreux succès ont été obtenus par ces ingénieux procédés. Ils ne nous ont jamais réussi et nous ne les conseillons pas. Contentez-vous, pour hâter la réparation, de supprimer partiellement les côtés de l'auge obtenue par l'ouverture du cloaque. (Voir le schéma 124). Moins la tranchée sera profonde plus la réparation sera rapide.

B. Hypérostose. — L'hypérostose est le témoin d'une ancienne ostéopériostite. Il faut distinguer deux cas, ou bien elle n'est pas douloureuse, ou bien elle est le siège de phénomènes douloureux soit spontanés, soit provoqués par la pression sur l'os. Dans le premier cas, il n'y a pas lieu d'intervenir; si au contraire l'hyperostose est douloureuse, il faut faire un évidement osseux et l'on trouvera généralement du pus ou un séquestre. Dans certaines formes d'*ostéite à forme névralgique* on ne rencontrera ni l'un ni l'autre.

C. Le traitement est le même dans les *abcès des os*.

3° Ostéomyélite chronique d'emblée (Demoulin).

« Nécrose éburnée de la diaphyse des os longs avec formation d'os périostique; ces nouvelles couches engainant la portion qui est morte » (Poncet). C'est une ostéomyélite atténuée.

Lésions analogues à celles de l'ostéomyélite prolongée mais avec quelques différences : les hyperostoses avec nécrose sans suppuration ne se rencontrent guère que dans les ostéomyélites chroniques d'emblée.

Les *symptômes* essentiels sont la douleur osseuse et le gonflement. L'état général n'est pas atteint, la fièvre fait défaut le plus souvent. Le diagnostic avec l'ostéomyélite syphilitique, l'ostéosarcome la tuberculose diaphysaire est très difficile.

Le *traitement* est ici encore l'évidement osseux. Dans des cas de nécrose très étendue, on a été obligé de sacrifier le membre. On ne devra recourir à l'amputation que dans des cas exceptionnels et alors qu'on aura tout fait pour conserver le membre.

Ostéomyélite du bassin.

Elle peut occuper la cavité cotyloïde, le pourtour de cette cavité, le pubis, la crête iliaque, les épines iliaques, l'ischion. Les articulations coxo-fémorale, sacro-iliaque, la symphyse pubienne sont souvent envahies par le pus. La suppuration peut aussi fuser autour du rectum, de la vessie, dans la fosse iliaque interne, à la région fessière.

Le *traitement* est toujours basé sur les mêmes principes : ouverture large de l'abcès avec drainage dans les parties déclives, exérèse aussi complète que possible du foyer osseux.

Ostéomyélite du calcaneum.

Nous avons observé un cas d'ostéomyélite suraiguë du calcaneum qui a déterminé très rapidement une nécrose totale de cet os.

Ostéomyélite des côtes.

Même anatomie pathologique, mêmes symptômes. Elle apparaît tantôt en avant, au niveau de l'articulation chondrosternale, tantôt en arrière, au voisinage de la tête de l'os. Le pus fuse, ou bien du côté de la peau, ou bien vers la plèvre qu'il décolle en formant un abcès extra-pleural. L'ostéomyélite costale peut être bipolaire. L'incision de l'abcès et la résection partielle de la côte constituent le *traitement*.

Ostéomyélite du crâne. Nécrose aiguë du crâne.

Au crâne, la nécrose se produit avec une très grande rapidité. L'ostéomyélite est dans ce cas, caractérisée par une céphalalgie intense et *diffuse* s'accompagnant de frissons, de fièvre élevée, de phénomènes généraux très graves; vertiges, subdélire, somnolence et rêvasseries interrompues par de l'agitation. Si l'on n'intervient pas rapidement, le malade tombe dans le coma, les pupilles fortement dilatées ne réagissent plus et la mort ne tarde pas à arriver.

Le plus souvent, trois ou quatre jours après le début, survient de l'empâtement puis de la fluctuation.

Les complications habituelles sont la méningite et la phlébite des sinus.

Le *pronostic* est très grave.

Le *traitement* consiste dans une résection prompte et large de la région envahie. Placez plusieurs couronnes de trépan tout autour du foyer et réunissez-les par un trait de section à la gouge et au maillet.

Ostéomyélite Eberthienne.

Il existe des ostéomyélites uniquement causées par la présence du bacille typhique ce qui ne veut pas dire que toutes les suppurations osseuses survenues à la suite de la fièvre typhoïde soient eberthiennes.

En effet, dans beaucoup de suppurations post-typhiques, on a noté la présence de microbes pyogènes et on n'a pas rencontré de bacille d'Eberth. Ces ostéomyélites qui apparaissent le plus souvent de trois à six semaines après la guérison de la fièvre, ne surviennent parfois qu'au bout de six à huit mois.

C'est toujours après que le malade est convalescent depuis quelques jours au moins.

L'infection qui se localise généralement sur le tibia est surtout sous-périostée.

Début insidieux. La fièvre reparaît peu à peu, puis se déclarent des douleurs qui d'abord vagues deviennent intolérables, excruciantes. Survient ensuite du gonflement. La résolution est assez fréquente, mais dans un certain nombre de cas, il se forme un abcès qui donne issue à un pus jaune, peu abondant, mélangé de sang.

La simple évacuation du foyer est souvent suivie de guérison, mais on rencontre des cas très rebelles et très difficiles à guérir, évoluant sans réaction, à la façon des ostéites tuberculeuses, pendant une ou plusieurs années et aboutissant à la formation d'exostoses et de fistules.

TRAITEMENT. — Assurément il ne faut pas se presser d'intervenir, surtout si les douleurs sont supportables, car nous savons que la résolution est possible.

Dès que l'empâtement est manifeste, incisez. Mais, contrairement à ce que nous avons conseillé au sujet de l'ostéomyélite aiguë, staphylococcique ou streptococcique, il est inutile, après l'ouverture de l'abcès, de trépaner le tissu compact et de curetter le canal médullaire.

Dans les cas chroniques, à évolution froide, qui produisent des exostoses, compliqués de fistules résistant aux lavages les plus désinfectants, il faut pratiquer une résection du foyer aussi étendue que possible ; tout en ménageant suffisamment la résistance de l'os, pour qu'une fracture spontanée ne puisse pas se produire.

Ostéomyélite du maxillaire inférieur.

L'ostéomyélite siège assez souvent, chez les enfants, sur le maxillaire inférieur ; on la rencontre plus rarement sur le maxillaire supérieur. L'infection ne se produit pas, comme pour les ostéites des os des membres, par la voie sanguine, mais par continuité de tissus. Une dent est cariée, l'alvéole dentaire qui n'est plus hermétiquement fermée, s'infecte et un abcès se forme, au-dessous du périoste alvéolaire. Le pus décolle ce périoste puis celui qui tapisse les faces externe et interne du maxillaire. Une nappe purulente siège alors entre la muqueuse gingivale doublée de son périoste d'une part et le

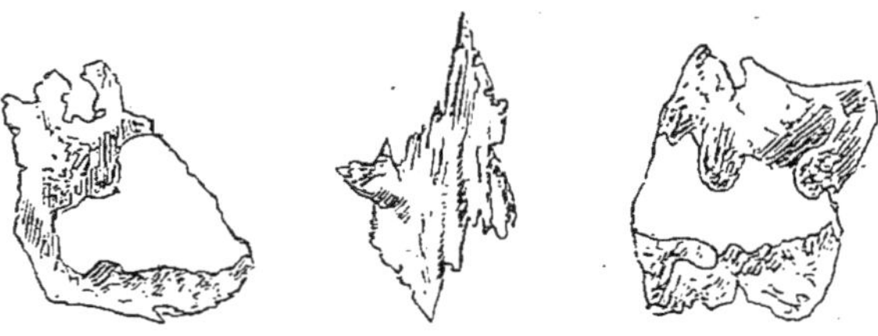

Fig. 125. — Séquestres du maxillaire inférieur.

maxillaire de l'autre. Ce dernier se trouvant, si l'on n'intervient pas, baigné par le pus, sur ses deux faces, se nécrose. Comme dans la plupart des ostéomyélites, le séquestre ne se limite et ne se mobilise qu'après un temps assez long; ce n'est parfois, qu'après plusieurs mois, qu'il est complètement séparé de l'os vivant (fig. 125).

TRAITEMENT. — Dès le début, on peut assurer un drainage, le plus souvent insuffisant à la vérité, par l'avulsion de la dent cariée. Mais, comme les malades ne viennent généralement consulter leur médecin, que lorsque le pus a décollé le périoste et la gencive, il faut, à ce moment, non seulement enlever la dent, mais de plus inciser largement la gencive. On arrive, dans la majorité des cas, par un débridement large et précoce à prévenir la nécrose.

Si on laisse l'abcès évoluer spontanément, il se produit une fistule qui, par le cathétérisme, donne la sensation d'os dénudé. Que faut-il faire en pareil cas? Contentez-vous de désinfecter par des injections antiseptiques le trajet fistuleux; si le drainage est imparfait, assurez l'écoulement du pus par des incisions complémentaires. Une résection pourrait ne pas enlever tout le mal ou supprimer de l'os sain. Attendez pour enlever le séquestre, qu'il soit bien limité et commence à être mobile. Quand vous aurez constaté cette mobilité enlevez-le, de préférence par la bouche et en incisant du côté de la muqueuse, de façon à éviter toute cicatrice apparente. S'il ne pointe pas dans la cavité buccale, il faut bien se résoudre à inciser la peau le long du bord inférieur du maxillaire. Le séquestre une fois enlevé, la cicatrisation sera rapide.

Ostéomyélite des nacriers.

« Les jeunes ouvriers tourneurs de nacre sont quelquefois atteints, à l'époque de la puberté, par une ostéite des nacriers caractérisée par l'apparition, sur un ou plusieurs os des membres ou de la face, d'une tuméfaction douloureuse, dure, et qui s'étend plus ou moins. Cette lésion a une marche très spéciale. Elle évolue généralement en quelques semaines ou quelques mois, avec phénomènes généraux légers, et se termine par résolution; elle récidive fréquemment[1] ».

Ostéomyélite vertébrale[2].

On n'en connaît qu'une trentaine d'observations. Son siège de prédilection est la région lombaire.

Les lésions osseuses sont les mêmes que dans l'ostéomyélite des membres. Elles peuvent se compliquer de suppuration des articulations sacro-iliaques. La méningite est la complication la plus grave. Contrairement à ce que l'on observe dans le mal de Pott, l'évolution est très rapide.

1. A. Broca et P. Tridon, *Revue de chirurgie*, 10 octobre 1903, page 421.

2. *De l'ostéomyélite vertébrale aiguë primitive des vertèbres*. Grisel, *Revue d'orthopédie*, 1er septembre 1903, page 431.

TRAITEMNET. — Assurément il faudrait intervenir dès que le diagnostic est posé, mais ce diagnostic n'est jamais bien ferme, dans la plupart des cas, on est hésitant entre le diagnostic d'ostéomyélite et celui de mal de Pott. Aussi, on attend généralement pour agir que l'abcès soit formé. Il faut alors non seulement l'ouvrir, mais comme dans toute ostéomyélite; attaquer l'os à la curette tranchante. Ce temps est ici particulièrement délicat; les voies d'accès doivent être bien connues, nous résumons, au chapitre mal de Pott, la technique des interventions rachidiennes.

OTITE EXTERNE

Le conduit auditif externe est constitué par deux parties bien distinctes, une externe fibro-cartilagineuse riche en glandes sébacées et sudoripares et une partie interne osseuse creusée dans le temporal. L'inflammation de la partie externe, produit des furoncles et des hydroadénites, l'infection du segment interne, provoque l'apparition d'une périostite qui peut envahir le périoste de l'apophyse mastoïde. La paroi supérieure du conduit auditif étant très mince chez l'enfant, une méningite peut résulter d'une simple otite externe. Parfois, par ulcération perforante de la membrane du tympan, les phénomènes inflammatoires se propagent à l'oreille moyenne. La douleur de l'otite externe, dont l'intensité s'exagère par les mouvements de mastication, est extrêmement vive. Si vous n'arrivez pas à la calmer par de grands enveloppements humides permanents, des instillations de glycérine phéniquée chaude à $\frac{1}{10}$; incisez les furoncles au point où le toucher avec le stylet détermine les douleurs les plus vives.

L'otite externe que nous venons de décrire, n'est en somme qu'une furonculose du conduit auditif. L'infection est dans ce cas bien *localisée* dans l'appareil pilo-sébacé.

L'inflammation aiguë du conduit peut présenter une évolution différente (otite externe *diffuse*). Elle occupe alors non seulement le conduit en entier mais le tissu cellulaire sous-cutané péri-auriculaire. Le traitement par la glycérine créosotée et le large enveloppement humide échouera alors le plus souvent et il sera nécessaire, si l'on veut éviter de vastes décollements déterminés par des fusées purulentes, d'inciser le conduit sur toute sa longueur, de la profondeur vers le méat, en ramenant vers soi le bistouri introduit le plus loin possible. L'incision devra pénétrer jusqu'à l'os.

OTITE MOYENNE

Otite moyenne aiguë. — C'est généralement à la suite d'une affection du rhinopharynx[1] et par la trompe d'Eustache, que les agents infectieux pénètrent et arrivent jusqu'à l'oreille moyenne. On distingue plusieurs formes d'otite moyenne aiguë : L'otite moyenne aiguë *catarrhale*, simple hyperémie de la muqueuse qui sera combattue par des instillations de glycérine phéniquée chaude à $\frac{1}{10}$ et des applications humides chaudes et permanentes recouvrant l'oreille, la mastoïde et presque toute la moitié de la tête. L'otite moyenne aiguë *exsudative* caractérisée par la présence d'un exsudat séreux qui est justiciable de la paracentèse du tympan et l'otite moyenne *purulente* aiguë. Nous ne nous occuperons que de cette dernière forme et nous renvoyons pour les deux premières variétés aux traités de chirurgie spéciale.

Otite moyenne purulente aiguë. — Affection grave qui non seulement menace l'audition, mais peut par ses complications entraîner la mort. Les phénomènes qui l'accompagnent

1. Le rhinopharynx est souvent pris dans la grippe et les fièvres éruptives.

sont la fièvre, le délire, parfois des nausées et des vomissements, des douleurs très vives, lancinantes, plus intenses la nuit et s'irradiant dans la moitié de la tête, une sensation de plénitude de l'oreille. Localement on observe des modifications inflammatoires principalement du côté de la *membrane du tympan* dont le triangle lumineux tend à disparaître et de l'obstruction ou de l'imperméabilité de la *trompe d'Eustache* atteinte de salpingite. Tandis que le tympan est rouge et bombé, le conduit auditif externe est peu ou pas enflammé et ne suppure pas.

L'otite moyenne aiguë n'étant qu'un abcès chaud de la caisse, il faut le plus tôt possible donner issue au pus et prévenir les complications qui résulteraient de sa diffusion, par la paracentèse du tympan. La section de cette membrane est non seulement indiquée mais *urgente*. Le malade est assis la tête bien appuyée sur un aide, le pavillon de l'oreille attiré en haut et en arrière. « Après une irrigation antiseptique tiède du conduit auditif, introduisez doucement l'otoscope, mettez-le bien en place et ne faites rien avant que la membrane ne soit très éclairée et très nette. Assez souvent elle présente en un de ses points un relief, une intumescence et c'est là qu'il faudra inciser; en règle générale on l'ouvrira au niveau de son cadran postéro-inférieur, autrement dit en arrière et en dessous du manche du marteau, qui apparaît comme un trait blanc vertical si l'éclairage est suffisant. Un bistouri étroit, un couteau de Græfe, une aiguille à cataracte pourront servir, sous la réserve que l'instrument « pique » bien; ponctionnez donc au niveau choisi; une grosse goutte de pus jaune vient sourdre le long de la pointe; ne vous contentez pas d'une ponction simple et faites en sortant une incision de trois à quatre millimètres[1]. » Lavez le conduit avec de l'eau bouillie salée,

1. Lejars, *Chirurgie d'urgence*, page 79.

doucement poussée, jusqu'à ce que le liquide laveur ne ramène plus ni grumeaux, ni muco-pus et faites un pansement humide.

Si la paracentèse du tympan n'entraîne pas une détente très marquée, c'est qu'elle a été mal faite ou faite trop tard alors qu'une mastoïdite s'était déjà déclarée.

Mastoïdite aiguë[1]. — Exceptionnellement primitive, elle est généralement secondaire à une otite moyenne non rationnellement traitée par la perforation large et hâtive de la membrane du tympan.

Parmi les cellules qui constituent l'apophyse mastoïde, il en est une qui domine les autres par ses dimensions, c'est l'*antre*. Celle-ci communique à la fois avec les cellules mastoïdiennes et avec la caisse à laquelle la relie un canal l'aditus ad antrum. La muqueuse qui tapisse l'antre et les cellules mastoïdiennes n'est qu'un prolongement de celle de la caisse et cette dernière se trouve, par l'intermédiaire de la trompe d'Eustache, reliée au pharynx par la continuité d'un même revêtement muqueux (fig. 126).

Ces relations anatomiques permettent de comprendre qu'une suppuration de la caisse venue du pharynx puisse gagner l'antre et les cellules mastoïdiennes. Que l'aditus infecté vienne à se trouver fermé par l'épaississement inflammatoire de sa muqueuse, le pus retenu dans la mastoïde ne pourra plus chercher une issue que dans la cavité cranienne, la rainure digastrique, sur la face externe de la mastoïde en produisant

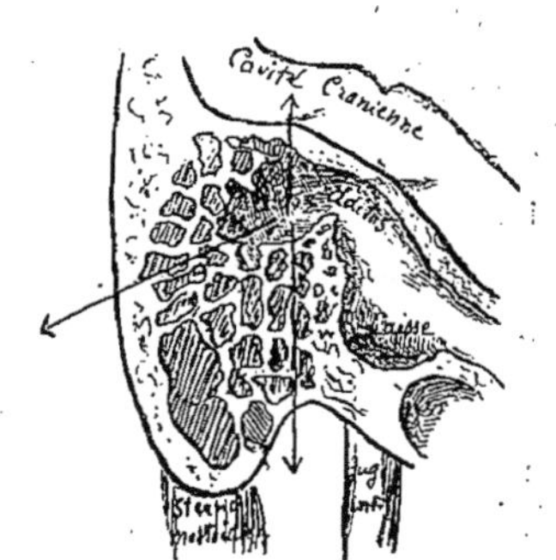

Fig. 126. — Schéma de Larmoyez et Boulay montrant les voies que peut suivre le pus collecté dans l'antre.

1. Ne pas la confondre avec l'adénophlegmon du ganglion rétro-auriculaire consécutif à une érosion infectée du cuir chevelu.

un abcès sous-périosté, ou dans le conduit en se dirigeant d'arrière en avant.

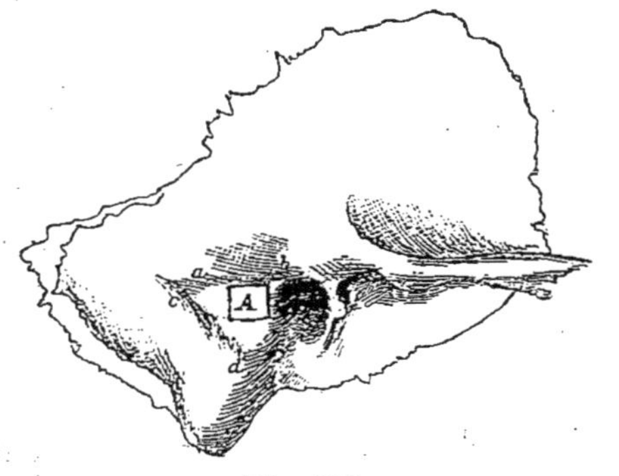

Fig. 127.

ab, crête sus-mastoïdienne; *cd*, crête mastoïdienne; *bc*, bord postérieur du conduit; A, portion à réséquer.

Au cours d'une otite moyenne aiguë, la mastoïdite s'annonce par une recrudescence de la fièvre et de la douleur. Localement, quoique la région ne soit le siège d'aucun gonflement et ne présente aucun signe de réaction inflammatoire, on constate que l'os est douloureux à la pression.

TRAITEMENT. — Dès que le diagnostic de mastoïdite suppurée est posé il faut trépaner. La surface à trépaner se trouve située en arrière de la moitié supérieure du bord postérieur du conduit auditif externe (fig. 127). Elle est contenue dans un triangle limité en haut par la crête sus-mastoïdienne qui prolonge l'apophyse zygomatique, en arrière par la crête mastoïdienne et en avant par le bord postérieur du conduit et l'épine rétroméatique de Henle. Chez l'adulte on fait sauter un couvercle osseux de forme carrée (1 cent. de côté) situé à 5 millimètres en arrière du bord postérieur du conduit, affleurant en haut la crête sus-mastoïdienne. Chez l'enfant, les points de repère sont moins nets que chez l'adulte, on prend comme limite supérieure de l'aire opératoire, une horizontale passant par le bord supérieur du conduit et, au-dessous de dix ans, au lieu d'enlever un carré d'un centimètre de côté on n'enlève un carré n'ayant que 5 millimètres de côté. Si on s'égare en dehors de l'aire opératoire, on rencontre le cerveau en haut, le sinus en arrière; enfin, dans la profondeur en bas et en avant, le nerf facial.

Le malade est anesthésié, la tête appuyée sur un coussin dur, l'oreille malade regardant en haut, le pavillon de l'oreille rabattu en avant par un aide. Incisez jusqu'à l'os dans le sillon rétro-auriculaire depuis la pointe de la mastoïde jusqu'au dessus du conduit auditif; l'incision à ce niveau se recourbe en avant. L'hémorragie causée par la section de l'auriculaire postérieure est facilement arrêtée.

Ruginez ensuite le périoste sur toute la face externe de l'apophyse mastoïde jusqu'au contour postérieur du conduit auditif qu'il faut voir nettement.

Pour ouvrir l'antre, on fait sauter au ciseau et au maillet le couvercle osseux représenté sur le schéma (127). Le ciseau est appliqué perpendiculairement à l'os sauf au niveau du côté postérieur du carré. Il est plus sage à ce niveau, afin d'éviter plus sûrement le sinus, de diriger le ciseau vers le conduit auditif et de le tenir obliquement à 45°.

Souvent, chez l'enfant, on trouve un abcès sous périostique et un point perforé au niveau de l'antre. Dans le tout jeune âge, le tissu compact de la mastoïde se laisse entamer par la curette tranchante. La lame compacte une fois enlevée, on transforme le carré en entonnoir à l'aide d'un ciseau plus petit ou d'une gouge.

L'antre une fois ouverte, mettre ensuite au jour, en effondrant avec la curette tranchante les minces cloisons qui les séparent, les cellules secondaires et les désinfecter soigneusement. La quantité de pus n'est jamais considérable, souvent on ne rencontre qu'une bouillie fongueuse.

Arrêter l'écoulement sanguin par la compression, puis bourrer avec une mèche de gaze iodoformée. Mettre une seconde mèche dans le conduit auditif.

Le premier pansement est douloureux parce que la gaze adhère aux bourgeons charnus, on se trouvera bien pour la dégager d'employer l'eau oxygénée.

Otite moyenne chronique. — Après une accalmie, l'otite moyenne aiguë passe souvent à l'état chronique.

L'otite moyenne chronique est essentiellement caractérisée par un écoulement, l'*otorrhée*, écoulement purulent peu abondant, souvent fétide, qui se fait jour à travers une déchirure tympanique. Peu ou pas douloureuse, d'allure bénigne, attirant peu l'attention du sujet qui en est atteint et n'inquiétant pas son entourage, l'otite moyenne chronique est en réalité une *affection très grave*, non seulement parce qu'elle compromet l'audition, mais parce qu'elle cause souvent des accidents mortels tels que, phlébite des sinus, méningite, abcès de l'encéphale. Plus de la moitié des abcès du cerveau et du cervelet ont pour origine une suppuration chronique de l'oreille moyenne.

La cause principale de la persistance de l'écoulement est l'ouverture insuffisante des cavités infectées, difficilement drainées par suite des anfractuosités qu'elles présentent. La paroi externe de la caisse du tympan affecte une disposition particulièrement irrégulière. On sait que la membrane du tympan ne forme que les $\frac{3}{5}$ environ de cette paroi, le reste est osseux. La partie supérieure de cette paroi, de structure osseuse, a reçu le nom de mur de la logette, elle mesure de 5 à 6 millimètres de hauteur. La cavité supérieure de la caisse comprise entre le plafond de la caisse et la membrane du tympan a reçu le nom de cavité épitympanique ou d'attique. Elle loge le corps de l'enclume et la tête du marteau. Elle est de plus parcourue par des replis muqueux qui ont reçu le nom en allant de haut en bas de cavités de Tröltsch, de Kretschmann et de Prussak (fig. 128). Cette disposition anatomique favorise la rétention du pus et entretient l'inflammation chronique.

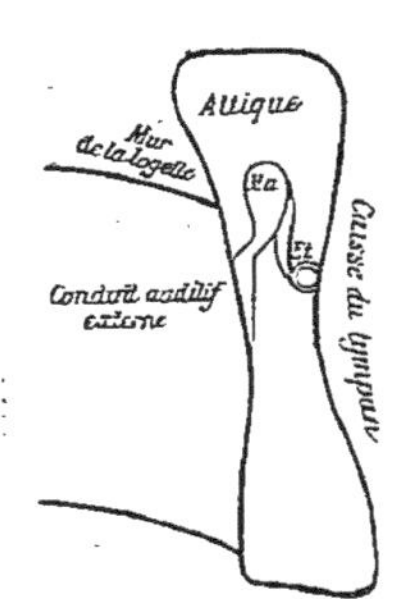

Fig. 128. — Paroi externe de la caisse du tympan.

TRAITEMENT. — La guérison ne sera obtenue qu'en ouvrant largement l'attique. Deux cas peuvent se présenter : ou bien les cellules mastoïdiennes ne sont pas prises et l'on pourra se contenter de pratiquer l'opération de Stacke, ou bien elles sont envahies par la suppuration, auquel cas l'évidement pétro-mastoïdien s'impose.

Opération de Stacke. — L'opération de Stacke consiste à ouvrir l'attique par le conduit auditif en abattant le mur de la logette.

« L'incision cutanée rétro-auriculaire se fait comme dans l'antrotomie. Il en est de même pour la dénudation osseuse. On pousse toutefois celle-ci moins loin en bas et en arrière. Le pavillon est attiré en avant de façon à luxer complètement hors du conduit osseux le conduit membraneux partout décollé et sectionné. Après quelques instants de tamponnement avec une mèche de gaze, on aperçoit nettement le pourtour du conduit, les restes du tympan ; on enlève à la pince le marteau s'il est encore en place et l'on procède enfin à l'opération osseuse.

Le protecteur de Stacke est introduit dans l'orifice tympanique et son bec enfoncé dans l'attique, oblique en haut et en dehors derrière le mur de la logette dont la position est ainsi repérée.

On peut alors attaquer le mur de la logette au ciseau ou mieux à la gouge.

L'os est dur et pour l'entamer il faut diriger l'instrument nettement contre sa surface et non point parallèlement à elle.

C'est dans l'angle postéro-supérieur du conduit, au-dessous de la crête sus-mastoïdienne en dedans et au-dessus de l'épine de Henle, que l'on applique la gouge dont la gouttière plus ou moins large doit s'adapter à peu près à la concavité du conduit.

Le mur de la logette étant réséqué, la caisse se trouve largement ouverte au fond du conduit. Il reste à la nettoyer prudemment à l'aide de la curette étroite et longue et sous le contrôle de la vue[1]. »

Si au cours de cette opération, on constate que l'aditus contient des fongosités, il faut pratiquer la trépanation rétrograde de ce conduit et l'antrotomie.

Trépanation de l'apophyse mastoïde et de la caisse, antro-atticotomie, évidement pétro-mastoïdien. Il s'agit

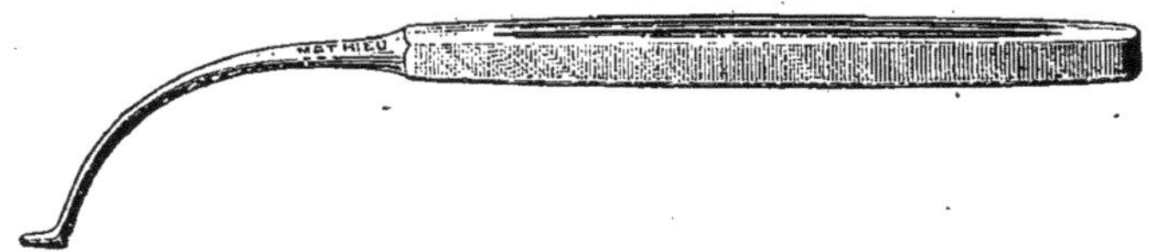

Fig. 129. — Protecteur de Stacke.

d'une même opération qui a pour but l'ouverture totale des cavités de l'oreille moyenne.

Le principal danger est la blessure du nerf facial au cours de l'ouverture de l'aditus et de l'attique. On évitera cet accident en sectionnant les os sur le protecteur de Stacke (fig. 129).

Vous commencez par ouvrir l'antre d'après les règles indiquées plus haut.

L'incision cutanée est la même que pour la trépanation de la mastoïde ; mais il est bon de la recourber au-dessus du pavillon, vers la fosse temporale.

Après dénudation de l'apophyse et de la partie inférieure de la fosse temporale, on procède à celle du conduit osseux. Pour réaliser cette dernière, on se sert d'une rugine étroite et mince avec laquelle on décolle les parois postérieure, infé-

1. Monod et Vanverts. *Traité de technique opératoire*, 1902, t. I.

rieure et supérieure du conduit membraneux jusqu'au cercle tympanal; à ce niveau bien dans le fond du conduit osseux, on coupe du bout de l'instrument le tube cutané; puis en remontant vers la surface contre la paroi osseuse antérieure on amène au dehors le conduit membraneux tout entier.

Le pavillon et le conduit membraneux sont réclinés en avant et maintenus à l'aide de pinces.

Recherche de l'antre et évidement de l'apophyse.

Ouverture de l'aditus et de l'attique. Habituellement après avoir ouvert l'antre on est séparé du conduit par une épaisseur d'os notable; c'est cette paroi qu'il est nécessaire de faire sauter pour réunir en une cavité unique toutes les cellules de l'oreille moyenne y compris la caisse.

Le protecteur de Stacke est introduit dans l'aditus, dont on voit la sortie dans l'antre et poussé dans la direction de ce conduit en haut, en avant et en dedans. On peut maintenant faire sauter le mur de la logette ou paroi externe de l'aditus. Il faut pour cela faire deux sections au ciseau, l'une supérieure, l'autre inférieure, limitant un fragment trapézoïde qui comprend toute l'épaisseur de cette paroi. Pour la section supérieure, le ciseau est tenu perpendiculairement à l'os et tangentiellement au pôle supérieur du conduit; en quelques coups de maillet il est enfoncé jusqu'au contact du protecteur. Pour la section inférieure, au cours de laquelle le facial est exposé, l'instrument appliqué à la jonction du tiers supérieur et des deux tiers inférieurs du conduit, tout au plus à mi-hauteur de ce dernier, est dirigé obliquement.

L'antre, l'aditus et l'attique étant ouverts, on procède à la toilette de cette vaste cavité. La curette sera maniée avec grande précaution, c'est par elle bien plus que par la gouge que le facial peut être atteint [1].

1. Monod et Vanverts, *Ibidem*, page 807.

Il paraît bien difficile d'obtenir en pareil cas une réunion immédiate. « La cavité rétro-auriculaire doit être laissée largement béante pour faciliter le drainage et les pansements ultérieurs. On fendra en outre le conduit auditif en haut et en arrière jusqu'à la conque dans l'axe de la trépanation de l'aditus et on l'étalera en avant et en dedans, en le tamponnant à l'aide d'une mèche de gaze introduite par le conduit et ramenée par l'incision rétro-auriculaire. Cette mèche sera en outre poussée jusqu'au fond de la caisse et bien serrée. La plaie rétro-auriculaire sera de même tamponnée[1]. »

Complications intracraniennes de l'otite moyenne (A. BROCA). — Elles s'expliquent par les rapports de l'oreille moyenne et de la mastoïde avec les sinus, par le peu d'épaisseur du plafond de la caisse, lamelle osseuse perforée pour donner passage aux vaisseaux méningés et permettant parfois le contact de la dure-mère et de la muqueuse de la caisse.

Ces complications sont : la méningite, la phlébite des sinus et les abcès encéphaliques.

La méningite et la thrombose des sinus se présentent souvent avec les mêmes *symptômes*, symptômes de méningite. Cependant, au cas de thrombose des sinus, on trouve au niveau du bord antérieur du sterno-mastoïdien, un cordon dur, douloureux (jugulaire interne) et on constate de l'œdème de la face.

La méningite peut être suivie d'infection purulente avec métastases caractérisées par de violents accès de fièvre à grandes oscillations thermiques.

La suppuration peut siéger au-dessous de la dure-mère, dans le cerveau ou dans le cervelet. Dans le cerveau, c'est le lobe temporal qui est le plus souvent atteint. Entre la suppuration de l'oreille et l'abcès encéphalique se trouve assez souvent une collection sous-durale intermédiaire.

1. Monod et Vanverts, *Ibidem*, page 841.

Il est rare que l'analyse des signes cliniques permette de préciser la situation de l'abcès. Ce n'est possible que lorsqu'il existe des symptômes de localisation (épilepsie jacksonienne, parésies et paralysies motrices, aphasie). L'abcès est généralement caractérisé par de la fièvre et des signes d'hypertension cranienne, céphalalgie, douleur à la pression et à la percussion. La douleur spontanée se localise parfois en un point très éloigné de l'abcès. On note aussi chez les malades atteints d'abcès du cerveau, des vertiges et généralement des troubles psychiques dont l'intensité varie depuis la simple diminution de l'intelligence jusqu'au violent délire.

Toutes les fois qu'à la suite d'une otite moyenne, on diagnostique une complication intra-cranienne il faut commencer par pratiquer l'évidement pétro-mastoïdien. Au cas de méningite diffuse bien caractérisée, toute intervention est inutile.

Abcès du cerveau. — Si des symptômes de localisation permettent de préciser leur siège, on fera en outre de l'évidement pétro-mastoïdien une trépanation dans la région indiquée par les règles de la topographie cranio-cérébrale.

Dans le cas contraire, qui est habituel, il faut atteindre le cerveau par la *voie transmastoïdienne*. Assez souvent, toutes les cavités de l'oreille moyenne ayant été ouvertes, on aperçoit un petit orifice fistuleux qui se dirige vers la dure-mère. Il faut le suivre et l'agrandir jusqu'à ce qu'on ait bien découvert la dure-mère. Après avoir soigneusement nettoyé les fongosités qui se trouvent sur sa face externe il faut l'inciser. Si cette membrane est *perforée* ou *privée de battements* le pus n'est pas éloigné. Le cerveau, présente-t-il une coloration jaunâtre anormale on l'incise sur une longueur d'un centimètre. Si au contraire sa coloration est normale, l'abcès pouvant être profond et séparé de la collection durale par une certaine épaisseur de substance cérébrale saine, il est indiqué de ponctionner en diverses directions avec un bistouri effilé et très étroit. Dans le cas où l'on rencontre du pus, on draine l'abcès, avec un tube en caoutchouc, qui sera laissé en place jusqu'à complète guérison.

On ne trouve pas toujours, après évidement pétro-mastoïdien, de lésion perforante indiquant la voie à suivre. En l'absence de trajet fistuleux conducteur, si les signes cliniques permettent à juste titre, de supposer l'existence d'une collection intracranienne, on fait sauter une portion de la crête temporale et 8 à 10 millimètres de la partie correspondante de l'écaille. On abrase ainsi le toit de l'antre et de l'attique. La brèche une fois ouverte et la dure-mère à nu, on se comporte comme dans le cas précédent.

Abcès du cervelet. — C'est encore la voie pétro-mastoïdienne qu'il faut préférer. Si, après avoir pratiqué l'évidement pétro-mastoïdien, on trouve des lésions perforantes se dirigeant en arrière, il faut les suivre et se guider sur elles pour ouvrir la loge cérébelleuse.

Dans le cas où aucun trajet n'a été mis à découvert par l'évidement et où l'on a cependant de bonnes raisons pour croire à un abcès du cervelet, il faut ajouter à l'incision rétro-auriculaire, une seconde incision horizontale de 4 à 5 centimètres, perpendiculaire à la première et tombant sur son milieu. Après avoir ruginé le périoste, on abrase avec lenteur et une extrême prudence la partie postérieure de la mastoïde qui est en rapport avec le sinus latéral. La fenêtre osseuse qui découvre le sinus et l'hémisphère cérébelleux doit mesurer au moins deux centimètres de côté. Elle peut être agrandie à la gouge, en arrière du sinus latéral.

Phlébite du sinus latéral et de la jugulaire interne. — La désinfection, du sinus latéral et de la jugulaire est, comme les précédentes une opération fort délicate qui ne devra être entreprise que par des chirurgiens de profession. Elle comprend plusieurs temps :

1° La ligature de la jugulaire interne au cou et sa section entre deux ligatures ; le bout supérieur est amené dans la partie supérieure de la plaie cutanée ;

2° La trépanation de l'apophyse mastoïde, de la caisse et la découverte du sinus latéral ;

3° L'exploration du sinus. La coloration grisâtre du sinus, sa dureté, constituent des signes certains de phlébite ;

4° La désinfection du sinus. On l'incise dans sa partie mastoïdienne sur une longueur de deux à trois centimètres, puis on extrait le caillot avec des pinces, d'abord du côté jugulaire, puis du côté du pressoir. Lorsqu'on débouche ce dernier un filet de sang noir apparaît. Arrêtez-le au plus vite par un tamponnement à la gaze ou au catgut ;

5° La désinfection de la jugulaire. L'hémostase étant assurée, on ouvre la jugulaire au niveau de son bout supérieur fixé dans la plaie. Si elle renferme des caillots et du pus, après l'avoir débarrassée, on la lave avec une solution de sublimé passant du sinus dans la veine, à $\frac{1}{2\,000}$ et on la maintient ouverte au moyen d'un drain[1].

OVAIRES

KYSTES DERMOÏDES DE L'OVAIRE. Voir : KYSTES DERMOÏDES, p. 230.

PAGET

Maladie osseuse de Paget. Ostéite déformante (fig. 130).

C'est une maladie rare dont nous n'avons observé que deux cas. Dans un de ces cas, la déformation portait sur le tibia ; chez le second malade, elle occupait le fémur. On

1. Pour la rédaction de ce chapitre j'ai fait de nombreux emprunts au *Traité de technique opératoire* de Monod et Vanverts, Paris 1902.

l'observe généralement chez des adultes, mais on peut la rencontrer aussi chez l'enfant ; nos deux observations personnelles relatives à des sujets âgés de neuf et quatorze ans en témoignent. Il est très probable que dans l'étiologie de la maladie de Paget la syphilis congénitale tardive joue un rôle important[1]. Les parents de nos deux malades nous ont énergiquement affirmé n'avoir jamais présenté d'accident spécifique ; en pareil cas les dénégations n'offrent pas une très grande valeur, les parents cachant parfois à dessein leurs antécédents pathologiques, parfois aussi ignorant une syphilis bénigne et non diagnostiquée. Nous avons trouvé, sur le crâne du petit garçon dont le tibia est ici représenté, une exostose offrant tous les caractères cliniques d'une exostose syphilitique. Il est assurément bien difficile de dire s'il s'agissait d'une véritable exostose syphilitique ou d'une de ces hyperostoses craniennes si fréquentes dans la maladie de Paget.

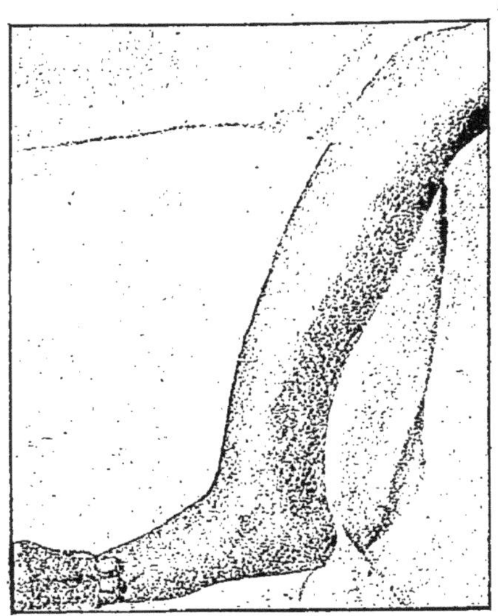

Fig. 130. — Ostéite déformante.

Les déformations qui caractérisent cette affection, dont la nature est encore mal connue, occupent un seul os ou plusieurs os. Chez nos malades, la diaphyse du tibia et du fémur

1. « Je suis convaincu que la cause unique du type morbide créé par Paget est la syphilis héréditaire. » Lannelongue, *Académie de médecine*, 3 mars 1903.

présentait un allongement de plusieurs centimètres et une courbure à convexité antérieure des plus manifestes. L'épaisseur de ces deux os était également augmentée mais dans des proportions que nous ne pouvons préciser.

Dans la majorité des cas, on a signalé sur la diaphyse des os longs un épaississement de la couche de tissu compact résultant d'un processus d'ostéite condensante qui aboutit à l'oblitération presque totale du canal médullaire. Ce processus d'ostéite condensante n'est point généralisé et dans certaines parties, on relève des lésions d'ostéite raréfiante. Le crâne, la colonne vertébrale peuvent eux aussi être le siège de volumineuses hyperostoses.

Au début le malade souffre. Puis surviennent peu à peu les déformations osseuses. Au bout d'une ou plusieurs années, il s'agit d'une maladie chronique ; le malade se présente à vous dans une attitude simienne ou de sénilité précoce. L'état général reste excellent pendant très longtemps.

TRAITEMENT. — Il nous paraît sage d'instituer dès le début de la maladie, un traitement antisyphilitique très actif. Mais lorsque les déformations sont constituées, l'efficacité du traitement spécifique est absolument nulle. On sait qu'au début de la maladie de Paget les os sont ramollis tandis que plus tard ils sont durs et résistants. On pourrait peut-être, dans les premières périodes de l'ostéite déformante, effectuer le redressement manuel des os incurvés et les immobiliser en bonne position dans un appareil plâtré. Lorsque la maladie est ancienne, l'ostéotomie nous paraît indiquée. Nous l'avons pratiquée avec succès chez la malade dont le fémur est ici représenté.

Dans ce cas, la consolidation s'est effectuée au bout d'une quarantaine de jours. C'est à l'ostéotomie cunéiforme qu'il faut s'adresser. Afin de ne réséquer qu'un coin nécessaire et suffisant pour une correction parfaite nous avons adopté le procédé suivant : 1° radiographier l'os hypertrophié ; 2° calquer sur le cliché le contour de l'os ; 3° découper sur une feuille de papier un patron ayant exactement la forme et les dimensions de l'os ; 4° enlever sur ce patron le coin nécessaire pour une correction parfaite ; 5° découper sur une feuille de zinc un triangle égal au triangle de papier ; le triangle de zinc sera désinfecté avec les instruments et c'est sur lui qu'on se basera, au moment de pratiquer l'ostéotomie cunéiforme (fig. 131).

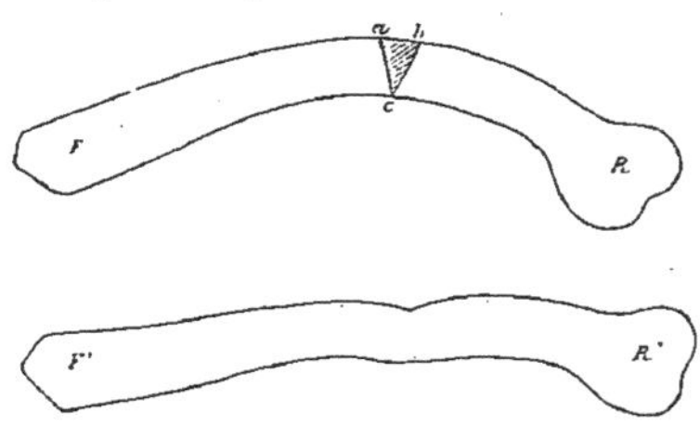

Fig. 131. — F R, fémur incurvé et hyperostosé. — *a, b, c*, coin osseux qu'il faut enlever pour le redresser.

PALAIS

Divisions congénitales du palais.

Les divisions congénitales de la voûte palatine existent à l'état isolé et sans bec-de-lièvre. Elles sont justiciables ou d'un traitement opératoire (uranoplastie, staphylorraphie) ou de la prothèse quand elles sont très étendues (Voy. *Bec-de-Lièvre, Traitement*).

PARALYSIE INFANTILE. POLYOMYÉLITE ANTÉRIEURE

La paralysie infantile, paralysie atrophique spinale infantile est une affection, très probablement de nature parasitaire, qui survient le plus fréquemment de un à trois ans. Parmi les maladies du système nerveux de l'enfant, la paralysie atrophique spinale est celle que l'on observe le plus souvent.

C'est une myélite caractérisée par l'atrophie des grandes cellules motrices des cornes antérieures de la moelle.

Chez un enfant, garçon ou fille, éclate soudain, en pleine santé, un état fébrile qui passe parfois inaperçu (l'enfant couché le soir bien portant est paralysé le matin au réveil), mais qui dure généralement de vingt-quatre heures à quelques jours. Immédiatement, survient une paralysie du mouvement avec conservation de la sensibilité. Cette paralysie affecte presque toujours la forme paraplégique. Dans la majorité des cas, elle se retire peu à peu de certaines parties qu'elle avait primitivement occupées et se fixe, en se localisant, sur certains groupes musculaires ou certains muscles. A la *paralysie* musculaire succède l'*atrophie*[1].

L'électricité, le massage, employés au *début* de la maladie, immédiatement après la période fébrile, donnent des résultats indiscutables[2].

La paralysie infantile totale du membre inférieur est assez rare. Dans ce cas, le membre pend inerte lorsque le malade est debout. Le chirurgien est généralement appelé, quand l'électricité et le massage se sont montrés impuissants ; l'enfant n'est plus un malade, c'est un infirme. Un appareil orthopédique est alors la seule ressource (fig. 132).

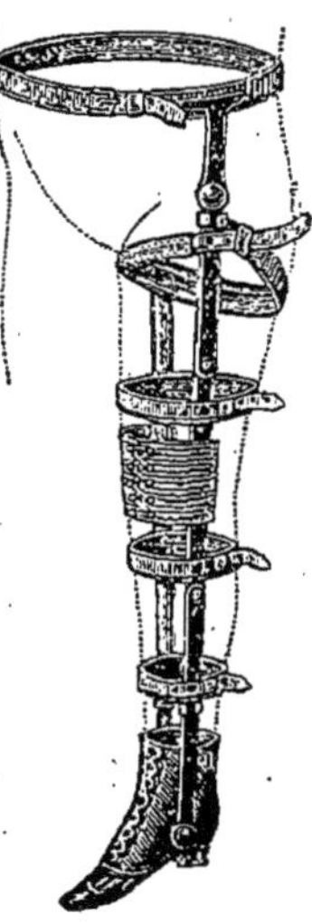

Fig. 132.

Ducroquet a proposé des appareils en celluloïd qui présentent le grand avantage d'être légers, fait très important puisque l'appareil doit être porté par un membre affaibli.

Fort heureusement, dans la grande majorité des cas, la paralysie ne porte pas sur tous les muscles. Il est même de

1. Voy., *Pied bot paralytique, genou paralytique, luxation paralytique de la hanche, épaule paralytique, scoliose paralytique.*

2. Albert Weil, *Congrès pour l'avancement des sciences* tenu à Angers du 4 au 11 août 1903 et *Annales de médecine et chirurgie infantiles*, 1er septembre 1903.

règle que chez les malades les plus atteints, le psoas iliaque et le tenseur du fascia lata conservent leur contractilité. L'attitude du genou dépend de l'état de conservation des muscles périarticulaires. Il est ballant quand ils sont tous paralysés, fléchi si le triceps crural étant paralysé, les fléchisseurs ont conservé leur contractilité. Il existe un *genu récurvatum* et un *genu valgum* paralytiques.

Avant de placer le membre dans un appareil orthopédique, il faut, quand il existe une attidude vicieuse, la corriger au moyen de la ténotomie à ciel ouvert.

PARAPHIMOSIS

Chez les enfants atteints de phimosis, au cours de la masturbation le plus souvent, sous l'influence de fortes tractions dirigées vers la racine de la verge, le gland se découvre brusquement. Mais, vu l'étroitesse de l'anneau préputial, le prépuce ne peut plus être ramené en avant et forme alors autour du gland une bride circulaire qui l'étrangle. Le prépuce, au niveau de l'anneau constricteur, devient saillant, œdémateux, puis si l'on n'intervient pas, se sphacèle partiellement. Le gland reste intact.

TRAITEMENT. — Même dans les cas ou le paraphimosis n'est pas réduit, la guérison survient spontanément par élimination des portions sphacélées, l'orifice préputial se trouve ainsi agrandi et paraphimosis et phimosis se guérissent en même temps. Mais il est préférable, sauf dans les cas ou l'on est appelé trop tard, alors que le sphacèle s'est déjà produit, de pratiquer la réduction. Cette réduction est très douloureuse et si l'on ne veut pas donner à l'enfant une leçon qui le corrige de ses habitudes de masturbation, il faut avoir recours à l'anesthésie générale. « De la main gauche on saisit la verge en l'attirant en avant et en la fixant solidement entre l'index et le médius. De la main droite, avec l'index et le médius entre-croisés avec ceux du côté opposé, on achève de fixer l'organe malade, et les deux pouces exerçant alors une pression méthodique sur le gland le font diminuer de volume, le refoulent en arrière jusqu'à ce que les téguments puissent être peu à peu amenés en avant[1]. »

PEAU

Tuberculose cutanée.

C'est assurément parce que la virulence du bacille et la résistance du terrain sont très variables, que l'inoculation du bacille de Koch, dans la peau, détermine des lésions de structure et d'aspect si différents. On peut cependant ramener ces lésions différentes à quelques types, à certaines formes principales que nous allons successivement étudier.

1° Gommes tuberculeuses.

Elles passent dans leur évolution, par trois phases successives : crudité et induration, ramollissement, élimination. Ces phases sont d'inégale durée. La durée des deux premières est relativement courte, les gommes évoluant rapidement vers la caséification.

La lésion initiale siège soit dans le derme (gommes *dermiques*), soit au-dessous de lui (gommes *sous-cutanées*).

Les gommes *dermiques* qui occupent le plus souvent la face et le cou, débutent par une ou plusieurs infiltrations nodulaires, non douloureuses, qui se développent insidieusement. La peau ne tarde pas à présenter une coloration rougeâtre ou violacée ; puis, la nodosité se ramollit, devient fluc-

1. Piéchaud, *Précis de chirurgie infantile*, Collection Testut, page 503.

tuante et s'ouvre enfin à l'extérieur par un ou plusieurs petits pertuis, entourés de bords amincis et décollés, donnant issue à un pus grumeleux. Il en résulte un clapier anfractueux de forme très irrégulière. Le pus en se concrétant forme parfois des croûtes jaunes masquant les surfaces ulcérées.

Les gommes *sous-cutanées* évoluent de la même façon. Elles donnent au début la sensation d'une petite tumeur dure qui roule sous le doigt, puis, en se ramollissant, elles s'étendent vers la peau, l'envahissent, se fistulisent et présentent les mêmes caractères que les gommes dermiques.

Lorsque la cicatrisation se produit, elle se fait par un bourgeonnement du fond de la cavité. Le clapier en se fermant donne naissance à une cicatrice irrégulière et difforme.

A la période d'*induration*, le *diagnostic* différentiel de la gomme tuberculeuse avec la gomme syphilitique ne peut être établi que par la constatation d'autres accidents syphilitiques ou tuberculeux ou par l'épreuve du traitement spécifique. A la période d'*ulcération*, on reconnaît la gomme syphilitique à ce que son évolution a été moins rapide, à ce qu'elle est entourée de bords plus durs et taillés à pic au lieu d'être décollés, à ses croûtes épaisses et verdâtres, à son auréole cuivrée.

TRAITEMENT. — Il sera différent suivant qu'on trouvera la gomme à une période plus ou moins avancée de son évolution.

Comme dans toutes les tuberculoses locales, l'importance du *traitement général* est considérable.

Quand les lésions sont à leur début (période de *crudité* et d'*induration*), contentez-vous du traitement général et n'agissez pas localement. Cependant, si vous avez à traiter une gomme sous-cutanée, unique, volumineuse, siégeant dans une région où l'on ne redoute pas la présence d'une ligne cicatricielle, enlevez-la au bistouri comme une tumeur. J'ai extirpé ainsi une volumineuse gomme tuberculeuse de la fesse et obtenu une réunion par première intention.

Lorsque les gommes sont *ramollies* et que la peau n'est point encore trop altérée, ponctionnez aseptiquement avec un fin trocart et injectez de l'éther iodoformé. Ne distendez pas trop la poche, car les téguments amincis et décollés sont prédisposés au sphacèle. Si la peau est très enflammée, pratiquez aseptiquement, à la limite inférieure de la gomme, dans le point le plus déclive, une petite incision au bistouri ; videz la gomme de son contenu grumeleux et par cette étroite ouverture, introduisez une fine mèche de gaze préalablement imbibée d'éther iodoformé ou de naphtol camphré. Au bout de vingt-quatre heures, retirez la mèche et pansez à plat avec de la gaze. Pour que cette gaze n'adhère pas et ne compromette pas la cicatrisation en lésant les bourgeons charnus lorsque vous l'enlèverez, avant de l'appliquer, trempez-la dans de la vaseline stérilisée à l'étuve, encore chaude et par suite liquide.

A la période de *fistulisation*, il faut exciser les téguments décollés, injecter de l'éther iodoformé dans les trajets et panser à la gaze bien imprégnée de vaseline aseptique.

Quand la réparation se fait lentement, il est bon de varier les substances antiseptiques injectées. Employez successivement, au cours des pansements, le chlorure de zinc à $\frac{1}{10}$, la teinture d'iode à $\frac{1}{3}$, le permanganate de potasse à $\frac{1}{500}$.

2° Tuberculose ulcéreuse.

Assurément, toutes les formes de la tuberculose cutanée peuvent à une certaine période de leur évolution, devenir ulcéreuses, il s'agit généralement d'une ulcération *tardive* et *secondaire*. Mais il existe aussi une forme ulcéreuse d'*emblée* dont nous allons nous occuper.

Elle apparaît rarement chez des sujets indemnes de toute

infection tuberculeuse ; le plus souvent, elle se montre chez des malades atteints de tuberculose viscérale avancée, pulmonaire ou intestinale dans la majorité des cas. Ce sont des crachats ou des matières fécales contenant des bacilles qui infectent des érosions minimes, occupant le pourtour de la bouche ou de l'anus, sièges de prédilection des ulcérations bacillaires.

Il se forme, sur le point inoculé, une petite papule qui blanchit, se rompt, laisse écouler une faible quantité de matière caséeuse et s'ulcère. Généralement le début passe inaperçu et quand le malade se montre à vous, l'ulcération est constituée. Les premières phases évoluent si rapidement qu'on peut bien qualifier l'ulcération de primitive.

Cette ulcération qui généralement mesure un ou deux centimètres de diamètre (on en a observé de beaucoup plus étendues) est superficielle et s'étend surtout en surface. Son contour irrégulièrement arrondi est festonné. La peau est violacée tout autour de l'ulcère. Sur le fond composé de bourgeons charnus, pâles et atones, apparaissent des granulations jaunes du volume d'une tête d'épingle. A la périphérie, on aperçoit aussi des granulations indiquant le mode d'accroissement de l'ulcère.

Dans une même région, l'ulcération est généralement unique. Elle n'est pas spontanément douloureuse mais le devient au contact des aliments ou des matières fécales.

Les ganglions lymphatiques restent généralement indemnes.

Le *pronostic* très mauvais est singulièrement plus grave que celui des gommes tuberculeuses.

TRAITEMENT. — Si vous êtes en présence d'un malade cachectisé par de graves lésions viscérales, contentez-vous de rendre ces ulcérations aussi peu douloureuses que possible et de les protéger contre les contaminations auxquelles elles sont constamment exposées. Pour cela, isolez leur surface soit au moyen de poudre de salol ou d'acide borique, soit ce qui est mieux, par l'application de pommades à l'acide borique ou au salol à $\frac{1}{30}$.

Si la santé générale n'est point encore trop compromise, essayez de guérir l'ulcération. Cautérisez toute la surface de l'ulcère avec la fine pointe du thermocautère, assez profondément pour dépasser les limites du mal, protégez-le ensuite contre de nouvelles inoculations, avec une pommade à l'iodoforme ou au salol à $\frac{1}{30}$.

3° Tuberculose verruqueuse.

Elle est « constituée par des excroissances papillomateuses ou verruqueuses, groupées sous forme de plaques saillantes et rugueuses, d'étendue variable, recouvertes de lamelles épidermiques cornées ou de croûtes dures et épaisses, et séparées les unes des autres par des ulcérations linéaires et fissuriques [1] ».

La tuberculose verruqueuse apparaît *souvent* chez un sujet jusque-là indemne de lésions bacillaires, elle résulte alors d'une inoculation accidentelle au niveau des téguments ; c'est un véritable *chancre tuberculeux*. Plus rarement elle est secondaire à une lésion viscérale, elle résulte d'une auto-inoculation (érosion cutanée infectée par des crachats), (tumeur blanche) dont les produits, déversés au dehors par des trajets fistuleux, infectent la peau voisine de leur orifice cutané.

Un grand nombre d'auteurs admettent deux variétés de tuberculose verruqueuse : le *tubercule anatomique*, plaque surélevée raboteuse qui siège habituellement aux doigts et à la main et la tuberculose *verruqueuse proprement dite*. A la vérité, il n'existe pas entre ces deux variétés des différences bien nettement accentuées.

1. E. Gaucher, *Leçons sur les maladies de la peau*, Paris 1895, page 580.

Les lésions histologiques sont constituées, dans les deux formes de la tuberculose verruqueuse par un développement exagéré des papilles qui sont enflammées et infiltrées de nombreux follicules tuberculeux et par un épaississement de la couche cornée de l'épiderme.

La tuberculose verruqueuse est très pauvre en bacilles et peu virulente. Elle a par suite peu de tendance à se généraliser et son *pronostic* est relativement bénin.

La cicatrisation spontanée est possible, mais elle est tardive et s'effectue lentement. Elle débute au centre de la plaque verruqueuse et s'étend peu à peu. Dans certains cas, tandis que le centre se cicatrice, la périphérie continue à proliférer.

TRAITEMENT. — Traitez la tuberculose verruqueuse par la cautérisation au fer rouge ou l'extirpation au bistouri. Si vous employez le thermocautère, faites pendant les quelques jours qui précéderont les cautérisations, des pansements humides qui décaperont la plaque verruqueuse. Cautérisez ensuite avec la fine pointe du thermocautère toute la surface atteinte. Ne craignez pas de mettre quelques pointes de feu en dehors d'elle sur la peau saine en apparence. Les pointes de feu doivent être très rapprochées l'une de l'autre et pénétrer jusque dans le tissu cellulaire sous-cutané. Si la lésion est très étendue, plusieurs séances seront nécessaires.

L'ablation au bistouri est moins facilement acceptée par les malades que la cautérisation ; mais elle guérit plus rapidement et plus sûrement. Il faut, avant de se décider à enlever le mal au bistouri, s'assurer préalablement que les tissus seront assez mobilisables pour permettre, après excision, une réunion immédiate. Au niveau des doigts, le plus souvent il n'en sera pas ainsi.

4° Lupus.

Parmi les nombreuses variétés de lupus, il en est deux qui

sont bien distinctes l'une de l'autre, le *lupus tuberculeux* et le *lupus érythémateux*. Ce dernier, affection de l'adulte, tout à fait exceptionnel chez l'enfant, ne nous occupera pas.

LUPUS TUBERCULEUX. — C'est dans la majorité des cas une tuberculose primitive qui résulte d'une inoculation cutanée. Son siège de prédilection est la face. Il débute autour des orifices naturels, du nez en particulier.

La lésion élémentaire du lupus est le *tubercule lupique*, nodosité du volume d'un grain de millet, d'une coloration rappelant celle du sucre d'orge qui est incrustée dans le derme et recouverte par l'épiderme. On trouve dans le nodule des follicules tuberculeux ; il est extrêmement pauvre en bacilles. Les tubercules par leur agglomération forment la *plaque lupique*.

La *plaque lupique* présente un aspect différent suivant qu'on l'examine au centre ou à la périphérie. Au centre se trouve ou bien une ulcération (caséification des nodules) ou bien une cicatrice (sclérose curative). A la périphérie (zone envahissante) on aperçoit les tubercules lupiques. Des plaques cicatricielles centrales existent dans tout lupus étendu.

Le lupus n'est pas spontanément douloureux, mais il est douloureux à la pression.

Dans le plus grand nombre des cas l'évolution est lente. Le malade conserve, pendant longtemps ou pendant toute la durée de la maladie, une bonne santé. Les rechutes sont fréquentes.

Formes. — Les formes du lupus tuberculeux sont très nombreuses ; non seulement nous ne les étudierons pas toutes, mais nous ne les énumérerons même pas [1]. Il en est deux principales qu'on ne peut ignorer, le lupus *ulcéreux* (exedens)

1. C'est volontairement que nous faisons du lupus une étude très incomplète ; nous désirons seulement en donner une idée générale.

et le lupus *non ulcéreux* (non exedens). Ce dernier est appelé *plan* quand il est constitué par des nodules peu saillants, *élevé*, *proéminent* quand les nodules présentent un développement exubérant.

Le lupus ulcéreux (exedens), dans lequel la tuberculose n'évolue pas vers la sclérose, se distingue non seulement par la production d'ulcérations mais par son évolution rapide.

L'ulcération lupique une fois constituée, peut rester assez limitée et superficielle, mais souvent elle s'étend en surface et en profondeur. Lorsqu'il détruit profondément les tissus, le lupus prend les noms de lupus *térébrant* ou *vorax*.

Le lupus vorax débute généralement par l'extrémité du nez ou l'intérieur des narines et détruit en quelques mois le nez, la voûte palatine, les lèvres, les joues, gagne toute la face et envahit même les muqueuses.

Les ulcérations sont recouvertes de croûtes épaisses qui baignent dans une suppuration très abondante.

TRAITEMENT. — Le traitement *médical* est celui de toutes les tuberculoses locales. Insistez sur l'huile de foie de morue, l'arsenic, la teinture d'iode. Les eaux arsenicales de la Bourboule sont particulièrement indiquées.

Le traitement *local* est de beaucoup le plus important.

A. LUPUS NON ULCÉREUX. — Par suite de l'étendue des lésions, l'extirpation au bistouri est rarement possible.

Les scarifications linéaires et quadrillées pratiquées, après anesthésie locale au chlorure d'éthyle, constituent un excellent moyen et donnent, après de nombreuses séances, de très belles cicatrices. Malheureusement elles exposent à la généralisation.

Le procédé de choix est la cautérisation au galvano-cautère : Aseptisez la peau à la liqueur de van Swieten, puis faites avec le galvano-cautère des piqûres, dépassant en profondeur les limites du mal et espacées d'un millimètre. Dans l'intervalle qui sépare les séances de cautérisation, badigeonnez le placard lupique avec du naphtol camphré [1].

Dans la thérapeutique du lupus, la photothérapie (Finsen) a donné des résultats satisfaisants. « La lumière agit par ses rayons chimiques, en vertu de la propriété qu'ont ceux-ci d'exciter l'activité vitale des cellules de l'organisme, et dans une mesure qu'il est impossible de déterminer, en vertu de leur action bactéricide [2]. »

B. LUPUS ULCÉREUX. — Dans la forme ulcéreuse, il faut moins se préoccuper d'obtenir une belle cicatrice que d'arrêter le mal. Dans le lupus vorax en particulier, on est autorisé à pratiquer de larges excisions. Malheureusement ces extirpations sont presque toujours incomplètes et partielles ; il faut les compléter par des cautérisations énergiques et des curettages profonds. Il est rare que le mal puisse être enlevé assez complètement, pour qu'on puisse par une autoplastie immédiate réparer la perte de substance. Dans les cas que nous avons soignés, les interventions sanglantes, les curettages et les cautérisations n'ont donné que des régressions partielles. Nous nous sommes bien trouvé des injections intra-musculaires de calomel (tous les deux jours, injection intra-musculaire de 2^{cgr},5 puis de 3 centigrammes de calomel dans 1 centimètre cube d'huile stérilisée).

Quel que soit le traitement employé, après guérison, le lupus ulcéreux laisse des difformités cicatricielles.

1. On trouvera dans les traités de dermatologie l'indication des nombreux topiques qui ont été proposés pour modifier les plaques lupiques.

2. *Photothérapie et Lupus*, André Théron, Th. de Montpellier 1903, n° 28.

PÉRITONITES

Classification	1° Péritonite par plaie pénétrante de l'abdomen. { accidentelle ou opératoire. 2° Péritonite par perforation spontanée d'un viscère creux dont le contenu septique envahit la cavité péritonéale et l'infecte. (Exemple : perforation appendiculaire.) L'infection est causée généralement dans ce cas particulier, par le bactérium coli. 3° Péritonite par migration microbienne à travers un viscère altéré mais non perforé. (Exemple : hernie étranglée.) 4° Péritonite à streptocoque (érysipèle, scarlatine)[1]. 5° Péritonite à pneumocoque. 6° Péritonite tuberculeuse.

Nous n'étudierons, parmi les six variétés admises dans cette classification, assurément incomplète, que les deux dernières. Ce n'est pas que la *péritonite à pneumocoque* et la *péritonite tuberculeuse* appartiennent exclusivement à l'enfance, mais on les observe avec une assez grande fréquence dans les quinze premières années de la vie.

Rappelons que les symptômes principaux de la péritonite, considérée en général, sont : le ballonnement, la fréquence du pouls, la fréquence de la respiration, les vomissements, d'abord alimentaires, puis bilieux, en dernier lieu fécaloïdes, la constipation, l'élévation de la température. La fréquence du pouls est un symptôme grave ; l'élévation thermique est assurément beaucoup moins inquiétante.

Le nombre des symptômes et leur intensité varie notablement dans chaque forme de péritonite.

Péritonite à pneumocoques

Elle est primitive ou secondaire à une autre localisation du pneumocoque, la pneumonie le plus souvent. Début brusque par une fièvre élevée, des douleurs de ventre, des vomisse-

1. Le bacille d'Eberth, le gonocoque peuvent, eux aussi, produire une péritonite.

ments et assez souvent de la diarrhée. L'évolution de la maladie est cyclique. Au bout d'une semaine environ, la fièvre tombe. A ce moment, l'enfant très affaibli paraît cachectique, il a le facies d'un tuberculeux et bien souvent, pour cette raison, la péritonite à pneumocoque a été diagnostiquée péritonite bacillaire. Quand l'apyrexie est survenue, la guérison n'est pas complète. Le ventre reste gros et on trouve à la palpation une collection purulente. Celle-ci peut s'ouvrir spontanément à l'ombilic. Le pus qui s'écoule est épais, crémeux et verdâtre.

La péritonite à pneumocoque est la moins grave des péritonites aiguës.

TRAITEMENT. — Il ne faut pas compter sur la guérison naturelle, par ouverture spontanée de l'abcès, au niveau de l'ombilic. Ce mode de guérison est possible mais il est loin d'être certain. Par l'orifice fistuleux en effet, une infection secondaire plus grave que l'infection primitive peut se produire. Elle est annoncée par une nouvelle ascension thermométrique.

Dès que la collection est diagnostiquée, l'ouverture large s'impose. C'est une opération très facile, une simple ouverture d'abcès, la collection pneumococcique ayant une grande tendance à s'enkyster dans des fausses membranes épaisses et abondantes.

A fortiori, une large incision est indiquée, lorsque, à la suite d'un traitement mal conduit, une infection secondaire a contaminé un abcès pneumococcique spontanément ouvert à l'ombilic.

Péritonite tuberculeuse.

Pour arriver jusqu'au péritoine, le bacille de Koch peut suivre plusieurs voies : tantôt l'infection péritonéale succède à une entérite bacillaire ; tantôt le bacille, ne déterminant pas de lésion intestinale, quoiqu'il ait pénétré dans l'économie par les voies digestives, contamine la grande séreuse par l'intermédiaire des vaisseaux lymphatiques et des ganglions mésentériques (lympho-adénite bacillaire) ; tantôt, et le plus souvent, c'est par la voie sanguine que se réalise l'infection péritonéale.

Chez l'enfant, la péritonite tuberculeuse est souvent primitive, l'état général du sujet qui en est atteint est satisfaisant,

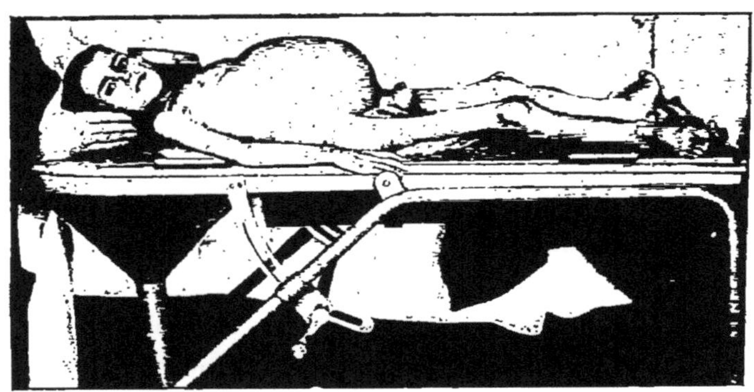

Fig. 133. — Péritonite tuberculeuse aiguë.

la tuberculose pendant un temps assez long reste locale. Il est cependant une séreuse que l'on trouve bien souvent prise en même temps que le péritoine, c'est la plèvre. On distingue cinq *variétés* de tuberculose péritonéale, justiciables d'un traitement différent, ce sont :

1° La péritonite tuberculeuse aiguë ;

2° La péritonite tuberculeuse chronique à forme ascitique ;

3° La péritonite tuberculeuse chronique fibro-caséeuse ;

4° La péritonite tuberculeuse chronique fibro-adhésive ;

5° La péritonite tuberculeuse chronique circonscrite et suppurée. Abcès froid du péritoine.

1° Péritonite tuberculeuse aiguë. (Tuberculose miliaire aiguë du péritoine) (fig. 133).

La granulie du péritoine accompagne le plus souvent une granulie généralisée. Chez un enfant présentant une fièvre élevée, et dont la plupart des viscères sont atteints par une infection tuberculeuse massive, apparaissent des vomissements, du météorisme, de l'ascite indiquant une invasion péritonéale.

La chirurgie ne peut rien contre cette forme de péritonite.

2° Péritonite tuberculeuse chronique à forme ascitique. Les laparotomies ont montré que toute la séreuse est recouverte de granulations tuberculeuses pouvant atteindre le volume d'une lentille ou d'un pois.

La maladie débute par une fièvre peu élevée, de légères douleurs abdominales, parfois des nausées et des vomissements. Peu après, apparaît l'ascite et on perçoit des frottements pleuraux aux deux bases surtout à droite.

L'ascite tuberculeuse peut persister longtemps, elle peut se guérir spontanément ou se transformer en péritonite fibro-caséeuse.

C'est une forme bénigne de la péritonite tuberculeuse.

TRAITEMENT. — Il ne faut pas se hâter d'intervenir. Mais, quand au bout de quelques semaines, l'ascite ne diminue pas, *a fortiori* quand elle augmente, la laparotomie est indiquée. Faites sur la ligne médiane, une incision longue de cinq à six centimètres, évacuez complètement le liquide, puis refermez. L'utilité d'un lavage à l'eau bouillie ou faiblement antiseptique n'est pas démontrée. Si le liquide se reforme, ouvrez une seconde fois la cavité péritonéale. J'ai eu l'occasion de guérir, par une seconde intervention, un enfant chez lequel, le liquide s'était reformé en grande abondance après une première laparotomie.

Quoiqu'un certain nombre de cas d'ascite tuberculeuse puissent guérir spontanément, l'efficacité de la laparotomie ne paraît pas douteuse. On ne sait pas encore pour quelles raisons, une intervention aussi peu active arrive à guérir des granulations nombreuses, confluentes et occupant toute la surface du péritoine.

3° Péritonite tuberculeuse chronique fibro-caséeuse ou ulcéro-caséeuse.

Elle est primitive ou secondaire à la forme ascitique.

Les viscères sont fixés, les uns aux autres et à la paroi abdominale, par des adhérences fibreuses solides et épaisses au sein desquelles on trouve des amas de matière caséeuse, parfois des noyaux calcaires ou de petites poches purulentes. Le grand épiploon est très infiltré et très adhérent. Les anses intestinales enflammées et agglutinées sont devenues friables et se déchirent sous une faible traction. L'intestin peut même se rompre spontanément et cette rupture donne naissance à un phlegmon stercoral.

On perçoit au palper des gâteaux indurés et bosselés. La diarrhée est presque constante. La maladie évolue souvent par poussées aiguës. A ces poussées succède une période de fièvre hectique quotidienne à exacerbation vespérale.

TRAITEMENT. — Gardez-vous d'intervenir. Si par erreur vous avez ouvert le ventre, croyant avoir affaire à un néoplasme, refermez-le dès que vous aurez porté le vrai diagnostic. Gardez-vous d'essayer de libérer les anses intestinales, chaque coup de doigt ou d'instrument mousse produirait une perforation que vous ne pourriez obturer parce que le tissu intestinal ne supporterait pas la traction du fil.

4° Péritonite tuberculeuse chronique fibro-adhésive.

Le ventre se creuse, à la palpation on perçoit des brides fibreuses très épaisses.

Le processus de sclérose curatrice est tellement accentué

qu'il se forme des masses cicatricielles très volumineuses. Celles-ci, comprimant les organes abdominaux, apportent une gêne notable au fonctionnement des viscères et parfois suppriment complètement leurs fonctions. L'*occlusion intestinale* est plus fréquente dans la forme fibro-adhésive que dans les autres variétés de péritonite tuberculeuse. Il s'agit d'un étranglement par bride fibreuse, tandis que l'occlusion résulte d'une agglutination en paquet dans la forme fibro-caséeuse, et d'une paralysie intestinale dans la tuberculose miliaire aiguë.

TRAITEMENT. — N'opérez que lorsqu'il se produit des phénomènes d'occlusion. En pareil cas, l'intervention doit être précoce. L'irrigation intestinale, le lavement électrique, si précieux lorsqu'il s'agit de paralysie de l'intestin, ne peuvent rien contre un étranglement par bride fibreuse. La laparotomie seule peut lever l'obstacle. C'est une opération délicate et prolongée, par suite de la difficulté que l'on éprouve à contenir les anses météorisées et de l'incertitude dans laquelle on se trouve, au sujet du siège de l'obstacle. Elle ne peut être entreprise que par un chirurgien de profession.

L'anus contre nature nous paraît indiqué dans deux conditions : 1° quand l'état général du malade est très grave et qu'il ne peut supporter une longue intervention ; 2° lorsqu'un médecin qui n'a pas l'habitude de la chirurgie abdominale, se trouve éloigné de tout secours chirurgical. On incise parallèlement à l'arcade crurale, on attire au dehors la première anse distendue, on la fixe par une couronne de points de suture et on l'incise.

5° Péritonite tuberculeuse chronique circonscrite et suppurée. Abcès froid du péritoine.

Vu la friabilité du tissu intestinal, sa tendance à la perforation spontanée et la fréquence des fistules pyostercorales ;

dans la péritonite tuberculeuse, nous ne conseillons pas, comme traitement de l'abcès froid du péritoine, la ponction suivie d'une injection d'éther iodoformé que nous considérons comme le traitement de choix de l'abcès froid. Le mieux est d'ouvrir largement la collection, de la nettoyer avec prudence au moyen d'une compresse aseptique et de la drainer dans les parties déclives avec un gros tube en caoutchouc rouge.

PÉRONÉ

Absence congénitale.

L'absence du péroné est plus fréquente que celle du tibia. Elle est partielle ou totale. On rencontre plus souvent l'absence totale que l'absence partielle. Du côté où le péroné est absent, la cuisse et la jambe sont nettement atrophiées et raccourcies; mais, l'atrophie et le raccourcissement sont surtout accentués au niveau de la jambe. Le raccourcissement résulte d'une incurvation du tibia. Au sommet de l'angle de courbure, situé à l'union du tiers inférieur avec les deux tiers supérieurs, on aperçoit une cicatrice plus ou moins déprimée.

Généralement, le pied est placé en équin valgus. Dans bon nombre de cas, un ou plusieurs orteils sont absents.

Quoique l'absence du péroné soit facile à reconnaître, il est sage de confirmer le diagnostic par un examen radiographique.

TRAITEMENT. — Attendez pour opérer jusqu'à l'âge de deux ans et pratiquez alors deux opérations successives : pour redresser la courbure tibiale, adressez-vous à l'ostéotomie cunéiforme[1] ; pour redresser le pied et le maintenir en

1. Le manuel opératoire de l'ostéotomie cunéiforme est décrit au chapitre *Rachitisme*.

bonne position, pratiquez l'arthrodèse de l'articulation tibio-tarsienne[1].

Lorsque le membre est réduit à un moignon de petit volume, la prothèse reste la seule ressource.

Déformations rachitiques du péroné.

Voyez : Rachitisme. Déformations du membre inférieur.

PHÉNO-PUNCTURE (Mencière de Reims)

Voyez : Traitement des tumeurs blanches en général.

PHIMOSIS

On appelle *phimosis* une atrésie congénitale de l'orifice préputial qui peut être assez accentuée pour s'opposer à l'émission des urines. Tous les nourrissons paraissent atteints de phimosis. Chez eux, à l'état normal, l'orifice préputial est relativement plus étroit et le prépuce relativement plus long que chez l'adulte. Le gland est presque constamment recouvert chez le nouveau-né. Phimosis et exubérance du prépuce coexistent dans la grande majorité des cas, mais on rencontre des prépuces exubérants non atrésiés et des prépuces courts, coiffant exactement le gland, dont l'orifice est très resserré. Le phimosis s'accompagne souvent d'un certain degré de brièveté du frein et se complique parfois

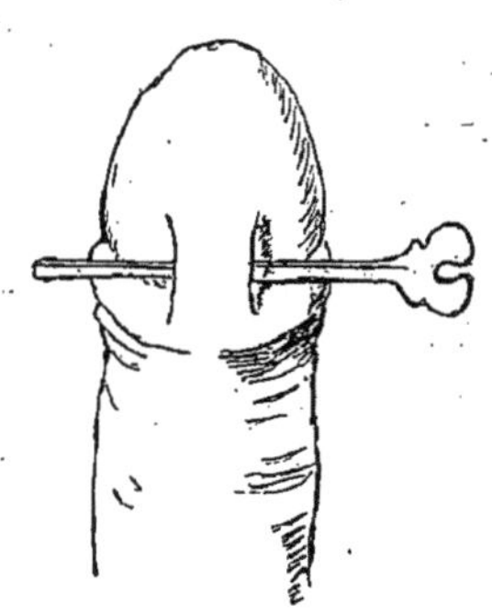

Fig. 134. — Adhérence préputiale.

1. Le manuel opératoire de l'arthrodèse tibio-tarsienne est décrit au chapitre qui traite du pied bot paralytique.

d'adhérences balano-préputiales. Celles-ci, peu résistantes, se rompent avec une extrême facilité (fig. 134).

Non seulement le phimosis peut apporter une gêne notable à l'émission des urines et déterminer l'accumulation de ce liquide entre le prépuce et le gland, mais il est de plus, une cause de rétention du smegma préputial qui s'accumule au niveau de la couronne du gland. L'irritation continuelle qui en résulte, détermine des poussées répétées de balano-posthite, produit des érections fréquentes et conduit à la masturbation.

TRAITEMENT. — La circoncision est le procédé de choix. Chez l'enfant, l'anesthésie générale est nécessaire. Si vous n'avez pas fréquemment pratiqué la circoncision, tracez préalablement sur la peau, à la teinture d'iode, une ligne circulaire correspondant à la couronne du gland. Avec quelque habitude, ce tracé est inutile.

Saisissez à droite et à gauche, en des points symétriques, avec deux pinces à forcipressure, l'orifice préputial à l'union de la muqueuse et de la peau et confiez les pinces à un aide qui exerce une traction assez forte.

La main gauche étant placée au-dessus de la verge, saisissez, avec le pouce et l'index de cette main, le prépuce immédiatement au-dessus du gland et serrez-le. Puis, exactement au-dessus de ces deux doigts, coupez obliquement le prépuce avec de forts ciseaux, parallèlement à la couronne du gland. Les doigts protègent le gland et remplacent les pinces proposées dans ce but.

Vous vous apercevez alors, que la muqueuse est restée à peu près intacte, fendez-la d'un coup de ciseau sur le milieu de la face dorsale de la verge dans le sens antéro-postérieur et jusqu'à la section cutanée. A ce moment, le gland se découvre. Excisez, à droite et à gauche de l'incision dorsale, les angles exubérants de la muqueuse préputiale. Faites l'hémostase; liez l'artère du frein. Suturez avec du fin catgut la muqueuse à la peau en ayant soin de comprendre dans cette suture la muqueuse et la peau sur une très faible étendue. Les fils doivent être peu serrés, il suffit qu'ils restent en place pendant deux ou trois jours. Comme pansement, recouvrez la verge d'une légère couche d'ouate préalablement bouillie, chaude et humide. Cette ouate sera renouvelée toutes les fois qu'elle aura été souillée par l'urine.

PHOCOMÉLIE

On appelle phocomélie une malformation congénitale dans laquelle les deux segments supérieurs d'un membre n'existent pas. La main ou le pied, imparfaitement développés, se trouvent immédiatement appendus au tronc.

PIED BOT

« On entend sous le nom de pied bot, une attitude vicieuse et permanente du pied sur la jambe, telle que le pied ne repose plus sur le sol par ses points d'appui normaux. » Kirmisson.

Quelle que soit l'origine des pieds bots, on les divise, en se basant sur leur forme extérieure et le sens de la déviation, en plusieurs variétés : le pied bot est *équin* lorsque le pied se place en extension forcée sur la jambe, *talus* quand il est en flexion et repose sur le sol uniquement par le talon, *varus* quand il se trouve en adduction forcée et en rotation en dedans, la face plantaire regardant en dedans, *valgus* quand il est en position inverse, abduction et rotation en dehors. La déformation en varus est souvent associée à la déformation en équin (*varus équin*), de même le talus au valgus (*talus valgus*).

Nous décrirons :

1° *Le pied bot congénital ;*

2° *Le pied bot paralytique ;*

3° *Le pied bot par contracture consécutif à la maladie de Little.*

1° Pied bot congénital.

C'est une malformation congénitale fréquente qui atteint un peu plus souvent les enfants du sexe masculin. Le pied

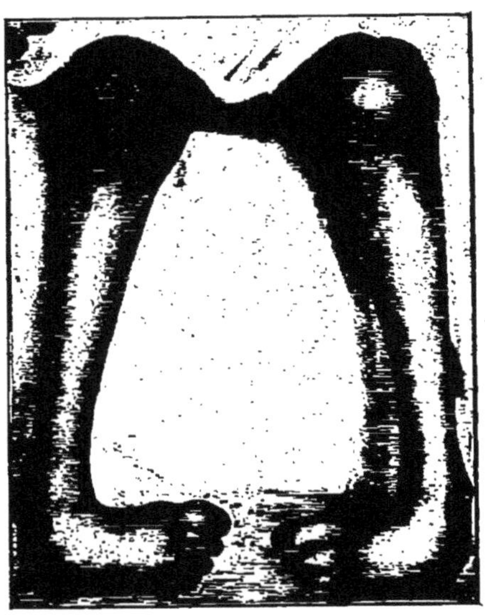

Fig. 135. — Pied bot du deuxième degré.

bot siège tantôt d'un seul côté (simple), tantôt des deux côtés (double). Il n'est presque jamais héréditaire. Dans l'immense majorité des cas, on rencontre la variété varus équin avec prédominance de la déviation en varus. Dans le varus équin, non seulement le pied se trouve placé en extension, en adduction et en rotation en dedans comme nous l'avons déjà indiqué, mais il a subi encore un enroulement autour de son bord interne qui détermine, au niveau de l'articulation médio-tarsienne, un pli vertical (fig. 136). L'enroulement est plus ou moins accentué.

Si le bord interne du pied forme avec la jambe un angle obtus, le pied bot est du *premier degré;* du *deuxième* si cet angle est droit (fig. 135); du *troisième* si l'angle est aigu (fig. 136). Au cas de varus très accentué, la face plan-

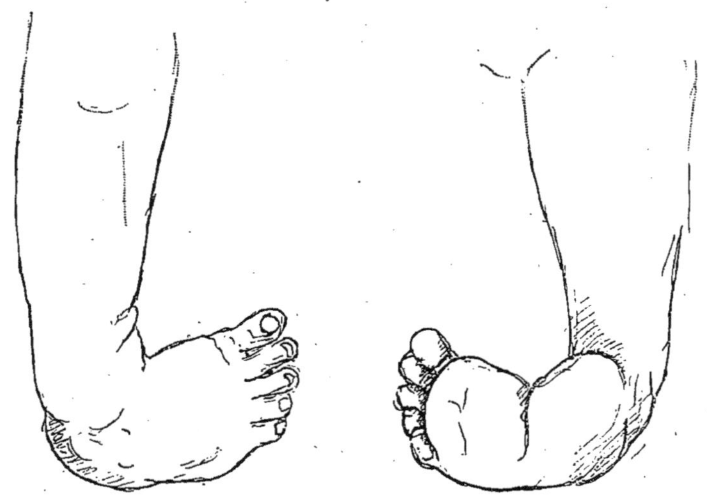

Fig. 136. — Pied bot du troisième degré.

taire regarde en haut et la face dorsale du pied se trouve en contact avec le sol.

Avant d'indiquer le traitement du pied bot congénital, il est indispensable de faire connaître les principaux obstacles qui s'opposent à sa réduction. Tous les pieds bots congénitaux ne se ressemblent pas et le problème est plus ou moins complexe suivant les cas. A ce point de vue, la classification suivante établie par Fernand Monod dans sa thèse[1] nous paraît très instructive.

1. *Traitement chirurgical du pied bot varus équin chez l'enfant.* Thèse de doctorat, Paris 1901, n° 239.

1° *Pied bot musculaire.* — « Il est maintenu en attitude vicieuse par la rétraction, le raccourcissement ou plus simplement encore par l'action tonique prépondérante des muscles producteurs du varus et de l'équinisme. » Les muscles rétractés sont le jambier antérieur, le jambier postérieur, le tendon d'Achille. *C'est à cette variété de pied bot que l'on a le plus souvent affaire au moment de la naissance;*

2° *Pied bot ligamenteux.* — C'est un pied bot plus compliqué. A la rétraction musculaire s'ajoute la rétraction ligamenteuse. Les ligaments rétractés sont ceux que relâchent l'adduction et l'équinisme;

3° Dans le *pied bot osseux,* on trouve en outre de la rétraction musculaire et ligamentaire, des déformations du squelette. Il succède généralement au pied bot ligamenteux.

Ces trois variétés constituent les trois stades de l'évolution du pied bot congénital. Le pied bot osseux n'apparaît, dans la grande majorité des cas, qu'au bout d'un certain temps après la naissance, c'est pour cette raison qu'on l'a appelé pied bot invétéré, mais on peut aussi le rencontrer dès la naissance, comme l'a démontré Fernand Monod.

Les lésions osseuses que l'on rencontre le plus souvent portent sur l'*astragale* et le *calcanéum.*

L'*astragale* est subluxé en avant. Sa partie postérieure est considérablement atrophiée, tandis que sa partie antérieure au contraire, devenue trop large pour l'écartement des malléoles, ne peut plus être embrassée par la chape tibio-péronière. En avant du péroné elle présente une cale qui butte contre le bord antérieur de la malléole externe dans la flexion du pied. (Ch. Nélaton). La tête de l'astragale est atrophiée et déjetée en dedans, il en résulte un allongement du col du côté externe et un raccourcissement du côté interne.

La moitié postérieure du *calcaneum,* attirée en haut par le tendon d'Achille, est souvent atrophiée; sa moitié antérieure au contraire, très développée, fait sous la peau une saillie anormale. Le calcaneum a, de plus, subi une incurvation exagérant la concavité de sa face interne et produisant une convexité sur sa face externe.

TRAITEMENT. — 1er CAS. *Le chirurgien est appelé pour un enfant qui vient de naître ou qui est né depuis quelques jours. Aphorisme de Sayre.* — « Je reconnais parfaitement au médecin présent à l'accouchement, le droit de songer d'abord à la délivrance et de s'occuper de la bonne installation de son accouchée, mais il doit aussitôt après s'occuper de la difformité du pied et en commencer le traitement avant de sortir de la maison. » (Sayre) C'est plutôt une boutade qu'un aphorisme, mais, à la vérité, le précepte de Sayre mérite d'être retenu, car il renferme une grande part de vérité. On ne doit pas commencer le traitement d'un pied bot dès les premiers jours qui suivent la naissance, il faut préalablement, comme le conseille Kirmisson, se rendre compte que l'enfant augmente régulièrement de poids, avoir la preuve que sa nutrition est suffisamment assurée. Au bout d'une quinzaine de jours, instituez un traitement. Surveillé par un médecin instruit et attentif, le traitement par le *massage* donnera un bon résultat dans le cas de pied bot musculaire qui est le plus fréquent; il ne donnera rien s'il s'agit d'un pied bot ligamenteux ou osseux; mais, s'il est inutile dans ces deux derniers cas, il ne causera du moins aucun préjudice à l'enfant et il aura l'avantage de calmer les alarmes des parents que l'inaction rendrait fort inquiets. N'oubliez pas de les prévenir de la longueur du traitement, et laissez-leur entrevoir la possibilité d'une opération chirurgicale ultérieure.

Lorsque l'enfant aura quinze jours et que sa nutrition sera satisfaisante, on fera du massage. A l'âge de *deux* mois, on combinera l'action du *massage* et d'un *appareil orthopédique*.

A. MASSAGE. — Il faut d'abord traiter le varus. « Supposons qu'il s'agisse du pied gauche. Entre le pouce et les doigts de la main gauche, nous saisissons solidement le talon de l'enfant, tandis qu'avec les doigts de la main droite nous portons, par une série de petits mouvements successifs, d'intensité croisante, la plante du pied en dehors. Parfois la peau du bord interne du pied, au niveau de l'articulation médio-tarsienne, est tellement rétractée, qu'on voit se produire à ce niveau, de petites fissures. C'est une raison pour mettre beaucoup de douceur et de lenteur dans les manœuvres. Celles-ci seront répétées matin et soir; dans l'intervalle des séances, la peau sera saupoudrée de poudre de riz ou d'amidon [1]. »

Au bout de trois ou quatre semaines, d'après Kirmisson, et nous pensons que c'est une excellente pratique, on peut s'occuper, le varus étant très amélioré, de la guérison de l'équinisme. « C'est encore au massage que nous nous adressons pour obtenir ce résultat. Cette fois, prenant à pleine main l'extrémité inférieure de la jambe, nous imprimons avec l'autre main au pied en totalité, de petits mouvement de flexion sur l'extrémité inférieure du tibia, augmentant chaque jour l'intensité et la durée des efforts, jusqu'à ce que nous arrivions à placer le pied à angle droit sur la jambe [2]. » Il ne faut pas confondre ces manœuvres de massage faites avec beaucoup de précaution et de lenteur avec le redressement forcé qui broie les os et arrache les ligaments. Nous déclarons n'avoir aucune sympathie pour cette dernière méthode. Si, dans le cas de pied bot musculaire, le massage ne donne pas toujours des résultats satisfaisants, c'est qu'il est irrégulièrement fait ou mal fait, ce soin étant confié parfois, non à une personne

1. Kirmisson, *Traité des maladies chirurgicales d'origine congénitale*, Paris 1898, page 528.

2. Kirmisson, *Ibidem*, 529.

instruite et expérimentée, mais aux parents qui comprennent mal la technique du massage ou qui n'ont pas foi dans son efficacité.

B. Appareils. — Ils ont pour but de maintenir la réduction obtenue par le massage. N'oubliez pas que la peau du nouveau-né est d'une délicatesse extrême et que l'on ne saurait prendre trop de précautions pour éviter les eschares. C'est

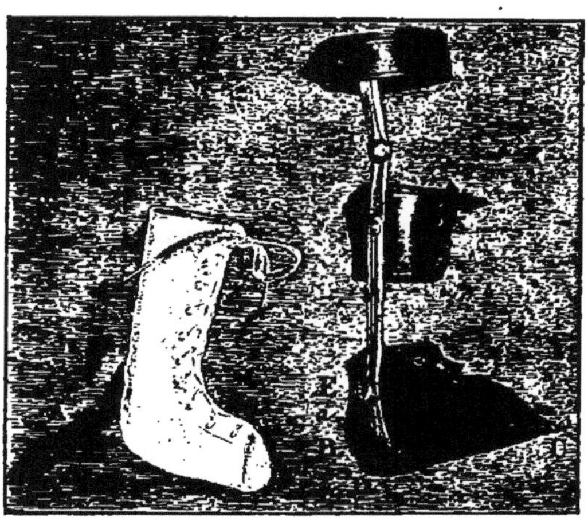

Fig. 137. — Appareil de J. Guérin modifié.

dire que l'appareil plâtré ne peut convenir. Du reste non seulement il présenterait l'inconvénient d'exposer à la production des eschares, mais il est encore inutilisable par suite de la nécessité dans laquelle nous nous trouvons de découvrir chaque jour le pied pour les séances de massage. Kirmisson conseille pour immobiliser le pied en bonne position de se servir d'une botte en gutta-percha : « après avoir enveloppé le pied et la jambe avec une bande de flanelle, nous modelons par-dessus celle-ci, la botte en gutta-percha, et nous avons soin de maintenir le pied à angle droit, pendant tout le temps nécessaire à la dessiccation de l'appareil.

Celui-ci est enlevé chaque jour pour le massage puis remis en place. »[1] C'est sans doute un appareil excellent mais ce n'est pas celui que nous avons adopté. L'appareil que nous allons décrire peut facilement être enlevé pour les séances de massage et avec non moins de facilité être remis en place, il ne produit pas d'eschares et présente de plus le double avantage d'être à la fois un appareil de contention et de redressement. C'est celui qu'employait notre regretté maître A. Dubrueil. Il a été construit par M. Schrantz orthopédiste à Montpellier. C'est l'appareil de J. Guérin modifié (fig. 137).

Comme on le voit sur les figures ci-jointes, il se compose essentiellement de deux parties, une guêtre et l'appareil proprement dit.

Avant de placer la guêtre, mettez à l'enfant un bas dont vous aurez préalablement sectionné l'extrémité, ce qui permettra de surveiller constamment les orteils. Sur le bas, lacez la guêtre. Celle-ci est munie au niveau du talon d'une courroie (A) destinée à traverser la semelle (DC) par la fente (B) et à s'attacher au bouton (*a*) placé sur la face postérieure de la portion podale de l'appareil. La guêtre et la courroie ont une importance capitale parce qu'elles assurent la fixation de la face plantaire sur la semelle de l'appareil orthopédique. Or, pour que tous les mouvements imprimés à l'appareil se transmettent au pied, il faut que le pied et l'appareil soient intimement unis.

Ce dernier se compose de deux parties, une partie podale et une partie jambière, réunies au point E par une articulation en noix. Grâce à cette articulation, très mobile quand l'écrou est relâché, très fixe quand il est serré, la portion podale peut être placée et fixée dans les positions les plus variées par rapport à la portion jambière.

1. Kirmisson, *Traité des maladies chirurgicales d'origine congénitale*, Paris 1898, page 530.

Lorsque la difformité paraîtra guérie, il faudra encore pendant plusieurs mois, faire porter à l'enfant l'appareil contentif. Ne permettez la marche qu'à l'âge de deux ans. La récidive est fréquente chez les enfants qui ne sont pas longtemps surveillés.

2e CAS. *On peut se trouver en présence de deux éventualités : ou bien le massage consciencieusement fait n'a rien donné au bout de quatre ou cinq mois, ou bien le chirurgien est appelé pour un enfant de quatre à cinq mois qui n'a pas encore été soigné.*

Il faut alors s'adresser à la *ténotomie.* Suivant que la difformité sera plus ou moins grave, il sera nécessaire de sectionner un ou plusieurs tendons.

Ténotomie du tendon d'Achille. — Nous préférons la section à ciel ouvert à la ténotomie sous-cutanée.

Procédé de Broca. — « Incision verticale de 1 centimètre à un travers de doigt au-dessus de l'insertion calcanéenne et à égale distance des deux bords, un coup de pointe pour dénuder le tendon, section de ce tendon qu'on rend rigide, en essayant de fléchir le pied, le tendon est coupé, l'équinisme est réduit, un coup d'éponge et un crin de Florence et l'opération est faite [1]. » Du côté interne ne pas enfoncer trop profondément la pointe du bistouri on pourrait blesser l'artère et le nerf tibial postérieurs. L'anesthésie est absolument inutile.

Section de l'aponévrose plantaire. — Dans le cas où elle s'oppose à la réduction, l'aponévrose plantaire donne à la palpation, l'impression d'un cordon s'étendant de la tubérosité interne du calcanéum à la base du gros orteil. La section doit porter en un point situé à égale distance du talon et de l'articulation métatarso-phalangienne du gros orteil. Pour rendre encore plus saillant le bord de l'aponévrose il faut

1. In thèse de Jules Brunswic, Paris, 1895, page 47.

placer le gros orteil dans l'extension forcée. Nous incisons à ciel ouvert. Découvrez le bord tranchant par une incision cutanée d'un centimètre de long, puis sectionnez transversalement l'aponévrose jusqu'au delà de la partie moyenne de la région plantaire.

Il est parfois nécessaire pour corriger la difformité de sectionner les *muscles jambiers antérieur et postérieur.*

Le *jambier antérieur* fait sur la face dorsale du pied une saillie si nettement reconnaissable que sa section est très facile.

La ténotomie du *jambier postérieur* est plus délicate. Personne n'emploie la méthode sous-cutanée. C'est immédiatement derrière la malléole interne qu'il faut chercher le tendon, au moyen d'une incision cutanée d'un centimètre et demi environ. Vous pouvez, avant d'en pratiquer la section, le charger comme une artère sur une aiguille mousse et constater que sa traction augmente l'adduction et la rotation du pied en dedans. Comme pour les opérations précédentes, l'anesthésie est inutile.

Après une ténotomie, quelque soit le tendon sectionné, immobilisez le pied dans un appareil plâtré qui maintient la réduction. Le neuvième jour, enlevez le point de suture cutané, placez le pied dans l'appareil orthopédique que nous avons déjà décrit et faites quotidiennement du massage.

Pour les pieds bots qu'on n'a pas combattus par un traitement précoce ou qui ont résisté au massage, Lorenz et Broca pratiquent le *redressement modelant.* C'est une véritable opération nécessitant l'anesthésie chloroformique. Elle est précédée de la ténotomie du tendon d'Achille. L'opération de Lorenz et Broca a pour but de redresser en une seule séance la difformité par un énergique modelage manuel. Ce redressement forcé est poursuivi jusqu'à ce que toutes les résistances soient vaincues et qu'on obtienne un pied souple et mou se laissant sans effort maintenir en talus valgus.

Ayant peu de sympathie pour les méthodes de force, nous n'avons pas encore employé le redressement modelant, mais, vu la grande autorité des chirurgiens qui l'ont proposé, nous pensons que c'est là une méthode qui doit être essayée.

3e CAS. *Comme dans le cas précédent on peut se trouver en présence de deux éventualités :* a) *l'enfant a été traité sans résultat par le massage et la ténotomie* ; b) *l'enfant n'a jamais été traité et a commencé à marcher.*

Dans ces deux cas, il faut intervenir sur le squelette vers l'âge de seize à dix-huit mois.

Assurément, les opérations sur le squelette ne constituent pas, dans la cure du pied bot, un moyen infaillible, mais elles donnent des guérisons plus fréquentes et plus durables que le massage et les sections tendineuses.

Comme l'a conseillé Ch. Nélaton, on ne doit pas recourir à l'extirpation totale d'un os, avant de s'être assuré que des résections limitées ne suffisent point à amener une réduction complète.

Pour réduire l'*équinisme*, il faut enlever l'astragale partiellement [1] ou en totalité ; pour réduire le *varus*, il faut enlever dans le tarse un coin osseux à base externe, faire une tarsectomie cunéiforme. Dans le varus équin on combine les deux opérations.

ABLATION DE L'ASTRAGALE [2]. — « Reconnaître la saillie de la tête astragalienne, la pointe de la malléole externe, le trajet du long péronier latéral sur la face externe du calcanéum.

1er Temps. *Incision cutanée.* — Elle dessine sur la face externe du pied un lambeau à convexité inférieure.

1. La résection partielle a pour but de diminuer l'épaisseur de l'astragale et de lui permettre d'être comprise dans la chape tibio-péronière.

2. Procédé indiqué par Fernand Monod dans sa thèse, Paris, 1901, n° 239.

Pied gauche. — A 1 centimètre en avant de la tête de l'astragale, du milieu du dos du pied, faire descendre une incision qui, se dirigeant d'abord vers le bord externe du pied, se recourbe ensuite en arrière, de façon à passer au-dessous de la pointe de la malléole externe, et remonte enfin derrière celle-ci, en suivant les tendons péroniers.

Pied droit. — L'incision est identique, mais menée en sens inverse. Elle commence au niveau du bord postérieur du péroné, à deux centimètres au-dessus de la pointe de la malléole, sur le trajet des péroniers, pour se terminer à 1 centimètre au-devant de la tête de l'astragle, au niveau du milieu du dos du pied. Le lambeau ainsi limité est disséqué. Récliné en haut, il laisse largement à découvert la tête, le col de l'astragale et la malléole péronière sur toute son étendue.

2e Temps. *Dégagement des péroniers latéraux.* — Les tendons des péroniers sont reconnus, et, après ouverture de leur gaine, confiés à un aide qui les écarte en bas.

3e Temps. *Libération de la face externe, du col et de la tête de l'astragale.* — A l'aide du petit bistouri à résection et de la rugine, sectionner les ligaments péronéo-astragalien antérieur, péronéo-calcanéen, péronéo-astragalien postérieur, en glissant l'instrument, comme dans la désarticulation tibio-tarsienne, entre la malléole et le corps de l'astragale.

Découvrir l'entrée du tunnel astragalo-calcanéen en désinsérant le pédieux, le ligament en fronde qui bride des tendons extenseurs, les faisceaux les plus externes du ligament interosseux calcanéo-astragalien. Confier à un aide l'extenseur commun en le faisant écarter en haut et en dedans, afin de dégager le col de l'astragale.

Le long de cet os en arrière, avec le bistouri glissé à plat, sectionner les fibres tibio-astragaliennes antérieures pour achever d'ouvrir en ce point l'articulation tibio-tarsienne ; puis en s'appliquant à suivre exactement le col, couper les fibres astragalo-scaphoïdiennes, et pénétrer dans l'interligne astragalo-scaphoïdien. Il importe de libérer complètement la tête astragalienne, en ouvrant largement son articulation avec le scaphoïde.

4e Temps. *Libération de la face inférieure de l'astragale.* — Pénétrer dans le tunnel astragalo-calcanéen, couper le ligament interosseux, et avec le bistouri glissé sous la tête de l'astragale, achever sa libération en ce sens. L'articulation calcanéo-astragalienne antérieure est ouverte en suivant l'interligne.

5e Temps. *Libération de la face interne de l'astragale.* — Saisir le col de l'astragale avec le davier de Farabœuf, attirer l'os en dehors, tandis que l'avant-pied renversé en dedans est porté au maximum de varus ; l'astragale sous ce double effort se subluxe en avant et en dehors. On achève d'abord d'énucléer complètement la tête, puis on libère la face interne de l'os d'avant en arrière. Ce faisant on coupe le puissant ligament tibio-astragalien postérieur.

6e Temps. *Extraction de l'astragale libéré.* — Cette section faite, l'astragale devenu complètement libre, saisi en dernier lieu par le corps, est facilement arraché.

TARSECTOMIE CUNÉIFORME [1]. « Pour que la correction soit bonne, il faut que les deux nouvelles surfaces osseuses que l'on va mettre en rapport soient :

La postérieure perpendiculaire au calcanéum ;

L'antérieure perpendiculaire au métatarse.

Il faut en outre, à cause de la flexion, qu'elles soient légèrement obliques vers la plante. Le coin osseux devra donc être plus mince vers la plante que sur le dos.

Pour agir sans dégâts il faut opérer entre les deux tendons

1. La description de la tarsectomie est aussi empruntée à Monod qui reproduit lui-même en grande partie le manuel opératoire de Farabœuf.

du cinquième métatarsien : le court péronier et l'extenseur commun uni au péronier antérieur.

L'incision cutanée se compose d'une ligne courbe descendant de la malléole externe sur le bord externe du pied jusque sous la tubérosité du cinquième métatarsien ; de sa concavité part une ligne droite remontant sur l'apophyse du calcanéum, non devant, pour se terminer sur la saillie de la tête astragalienne.

Les lambeaux étant disséqués il faut ruginer le squelette. Farabœuf recommande de pousser la rugine sur la grande apophyse calcanéenne jusque dans le tunnel astragalo-calcanéen.

Du côté de la plante, la rugine est remplacée par le court bistouri à pointe rabattue : il est introduit à plat, dos en avant, porté sous l'interligne calcanéo-cuboïdien, entre le ligament ici non adhérent et l'os.

Le tranchant regarde le talon. Par de légers mouvements de va-et-vient il a tôt fait de séparer, dans toute l'étendue nécessaire, assez minime, la masse ligamenteuse du relief calcanéen qui sert à son insertion. Tout de suite la pointe, ramenée au droit de l'interligne médio-tarsien, s'insinue plus profondément, s'enfonce sous la tête astragalienne et sépare de la partie accessible du sustentaculum la portion scaphoïdienne du grand ligament plantaire.

On complète l'isolement du squelette, si cela est nécessaire avec la rugine.

Le coin osseux est alors taillé au ciseau. »

On reconnaît que la résection a été poussée assez loin, lorsque l'on peut sans effort placer le pied en hypercorrection. Il ne faut pas craindre, pour arriver à ce résultat, de faire comme l'a conseillé Championnière [1], un désossement large

1. *Traitement du pied bot par l'ablation de la totalité des os du tarse sans immobilisation ni appareil orthopédique : trente et une observations ; présentation d'un malade opéré il y a un an par M. Lucas-Championnière*, Académie de médecine, 28 janvier 1902.

du tarse. Enlevez, si c'est nécessaire, le cuboïde, le scaphoïde et les cunéiformes. L'ablation du scaphoïde et des cunéiformes sera le plus souvent inutile. Le coin portera dans la grande majorité des cas sur le tiers antérieur du calcanéum et sur le cuboïde. On se repent rarement d'avoir trop largement enlevé, on se repent souvent d'avoir fait une résection trop économique. Après toute intervention sur le système osseux, il faut immobiliser le pied opéré dans un appareil plâtré pendant deux mois et demi. Faites porter alors à votre malade une bottine lacée remontant jusqu'à mi-jambe et renforcée latéralement par deux bandelettes d'acier incluses dans l'épaisseur du cuir.

Nous n'avons aucune expérience de la *tarsoclasie*.

2° Pied bot par contracture.

Maladie de Little. Paralysie spasmodique.

« La maladie de Little est une paraplégie spasmodique et congénitale des quatre membres, plus prononcée aux membres inférieurs, appartenant en propre aux enfants nés avant terme, caractérisée par l'état spasmodique plus que par la paralysie, ne se compliquant ni de phénomènes convulsifs, ni de troubles intellectuels et susceptible sinon d'une guérison complète, du moins d'une amélioration progressive. » (Brissaud.) C'est un « état parétospasmodique, chez les enfants nés avant terme, dû à l'absence ou à l'arrêt de développement de la portion spinale du faisceau pyramidal. » (Grasset.) « Chez des enfants nés avant terme (hérédité, consanguinité, syphilis) s'observe une rigidité des membres, congénitale, dont on s'aperçoit plus ou moins tard, sans paralysie vraie ; contractions qui immobilisent les membres, les cuisses serrées, les jambes plus ou moins déviées en dehors. L'exagération des réflexes tendineux est très nette. La marche n'est pas progressive; la maladie peut rester stationnaire et se retrouver chez l'adulte et chez le vieillard. Elle peut s'améliorer au bout d'un certain nombre d'années, la raideur abandonne certaines parties (membres supérieurs), puis d'autres (membres inférieurs) et la guérison peut survenir. » Grasset[1].

Nous n'avons pas à nous occuper du *traitement général* de la maladie de Little.

Que faire contre la contracture qui siège sur tout le membre inférieur? Notre intervention se bornera à combattre l'*équinisme* résultant de la prédominance des muscles les plus forts. La ténotomie du tendon d'Achille, suivie d'une immobilisation dans un appareil plâtré, est l'opération de choix. Elle rend la marche beaucoup plus facile.

3° Pied bot paralytique.

Le pied-bot paralytique est consécutif à la paralysie atrophique spinale infantile.

Cette affection, très probablement de nature parasitaire, survient le plus fréquemment de un à trois ans. Parmi les maladies du système nerveux de l'enfant, la paralysie infantile est celle que l'on observe le plus souvent. C'est une myélite caractérisée par l'atrophie des grandes cellules motrices des cornes antérieures de la moelle. Chez un enfant, garçon ou fille, éclate soudain en pleine santé, un état fébrile qui passe parfois inaperçu, mais dure généralement de vingt-quatre heures à quelques jours. Immédiatement, survient une paralysie du mouvement avec conservation de la sensibilité. Cette paralysie affecte presque toujours la forme paraplégique. Dans la majorité des cas, elle se retire peu à peu de certaines parties qu'elle avait primitivement occupées, et se fixe en se locali-

1. *Leçons de clinique médicale*, t. IV, page 81.

sant sur certains groupes musculaires ou certains muscles. C'est de deux à six mois, après le début, que commence cette rémission. Le groupe antéro-externe des muscles de la jambe est le plus souvent atteint. A la paralysie musculaire succède l'atrophie, le muscle se trouve réduit à l'état fibreux. L'action des antagonistes n'étant plus alors compensée, il en résulte des attitudes vicieuses, le pied bot paralytique est constitué (fig. 138). L'enfant n'est plus un malade, c'est un infirme. Le chirurgien est appelé à ce moment. La position du pied est variable, on rencontre souvent le varus équin, mais l'équin pur, très rare parmi les pieds bots congénitaux, s'observe fréquemment dans la paralysie infantile. Lorsque tous les muscles sont frappés, le pied pend inerte, il est *ballant*. Si, dans ce cas, on imprime des secousses à la jambe, le pied suit tous les mouvements exécutés par la jambe.

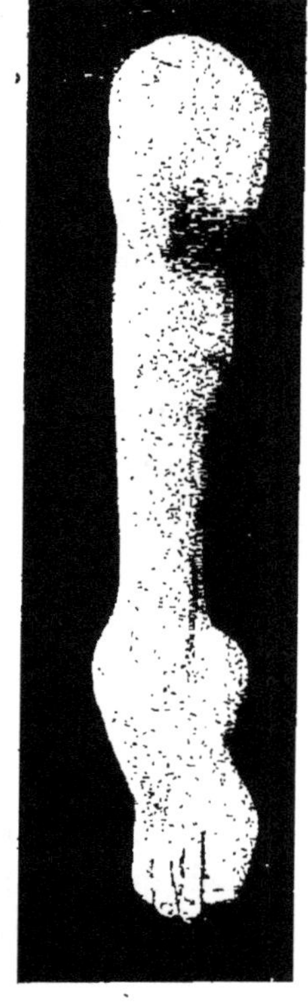

Fig. 138. — Pied bot paralytique.

TRAITEMENT. — Je ne nie pas l'efficacité du massage, des frictions, de l'électrisation sous la forme de courants continus descendants (pôle positif sur la colonne lombaire et pôle négatif sur les différents segments du membre inférieur) surtout lorsqu'on les emploie *au début* de la maladie, mais je déclare n'avoir jamais obtenu, par ces moyens, de résultat très satisfaisant. C'est sans doute parce que, dans les cas que j'ai observés, l'électrisation a été employée *trop tard*. Au congrès de l'association pour l'avancement des sciences, tenu à Angers du 4 au 11 août 1903, M. Albert Weil a montré que le traitement de la paralysie infantile par l'électrothérapie, pratiqué à la période d'état et immédiatement après la période fébrile, donne des résultats indiscutables[1].

Faites la *ténotomie du tendon d'Achille* si, comme l'a fort bien indiqué Kirmisson, les muscles antagonistes ont conservé leur contractilité, ce que vous reconnaîtrez par l'étude des mouvements volontaires et par l'emploi de la faradisation. Dans le cas contraire, abstenez-vous, vous produiriez un pied ballant, résultat désastreux.

Je ne conseille pas la *transplantation tendineuse* qui a pour but de substituer à l'action d'un muscle paralysé celle d'un muscle sain, ni le *raccourcissement des tendons*.

L'opération de choix dans le pied bot paralytique, c'est l'*arthrodèse*.

L'*arthrodèse* (αρθρον, articulation, et δεω fixer) a pour but d'ankyloser une articulation. Dans le cas de pied bot paralytique, elle porte sur l'articulation tibio-tarsienne. Parfois, mais très rarement, le pied étant en valgus ou en varus très accentué, il est nécessaire d'ankyloser en même temps l'articulation calcanéo-cuboïdienne, l'astragalo-scaphoïdienne ou la médio-tarsienne en totalité.

ARTHRODÈSE DE L'ARTICULATION TIBIO-TARSIENNE. — Nous conseillons la voie latérale externe.

1er Temps. *Ouverture de l'articulation.* — L'incision commence en un point situé à deux travers de doigt au-dessus de l'articulation péronéo-tibiale inférieure, elle suit le bord antérieur du péroné et de la malléole externe, puis se recourbe en avant et se termine à l'extrémité postérieure du cinquième métatarsien. Sur sa partie moyenne, on fait tomber une seconde incision, se dirigeant en bas et en arrière, incision qui dépasse de quelques millimètres les péroniers latéraux. « Le pied étant

1. Voyez aussi Albert Weil, *Annales de médecine et de chirurgie infantiles*, 1er septembre 1903.

placé dans une légère extension, coupez le mince ligament péronéo-astragalien antérieur. Faites soulever la lèvre antérieure, capsule et tendons y compris, insinuez votre courte lame devant la poulie à plat et en travers, sous le ligament tibio-astragalien antérieur et détachez-le du col de l'astragale. Engagez alors la lame de champ, le tranchant en bas, entre l'astragale et la pointe de la malléole; tenez le manche bas pour l'introduction, puis relevez-le pour sectionner le profond et horizontal ligament péronéo-astragalien postérieur. » (Farabeuf).

2e Temps. *Découverte des surfaces articulaires.* — Faites basculer alors le pied en dedans. Si les surfaces articulaires ne sont pas assez découvertes pour qu'on puisse aisément les aviver sur toute leur étendue, coupez le tendon d'Achille par une incision postérieure ou même les péroniers latéraux.

3e Temps. *Abrasion du cartilage.* — Elle doit être complète. Le cartilage ne doit persister sur aucun point de la vaste surface articulaire de l'astragale et sur aucun point de la mortaise. Cette abrasion peut être faite à la curette, nous préférons enlever le cartilage avec la lame courte et solide d'un bistouri bien tranchant, lorsque le sujet est très jeune, avec le ciseau et le marteau chez les sujets plus âgés.

On ne s'arrête que lorsqu'on reconnaît nettement le tissu osseux donnant à la section une hémorragie en nappe. Il faut parfois enlever une épaisseur considérable pour arriver jusqu'à lui. Dans le pied bot paralytique, le squelette de l'articulation tibio-tarsienne, plus particulièrement l'astragale, souvent peu résistant, paraît atteint de dégénérescence graisseuse.

4e Temps. *Coaptation des surfaces articulaires.* — Kirmisson assure la fixation du tibia contre l'astragale au moyen d'une cheville d'ivoire de 3 millimètres de diamètre et de 5 centimètres de longueur qui, enfoncée dans l'extrémité inférieure du tibia, traverse de part en part l'astragale et vient s'implanter dans le calcaneum. Nous nous contentons de bien modeler au bistouri les surfaces articulaires de façon qu'elles s'appliquent exactement l'une sur l'autre et de les maintenir au moyen d'un fil d'argent disposé comme l'indique le schéma ci-joint. Les deux extrémités du fil d'argent sont serrées sur la face antérieure du tibia (fig. 139 et 140).

5e Temps. *Suture des parties molles et application*

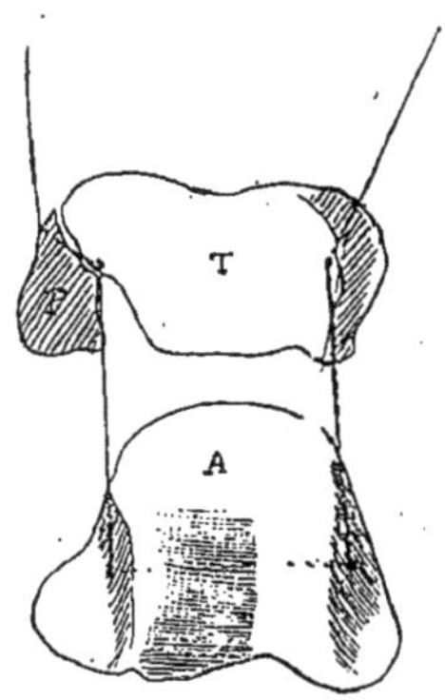

Fig. 139.
A, astragale; T, tibia; P, péroné.

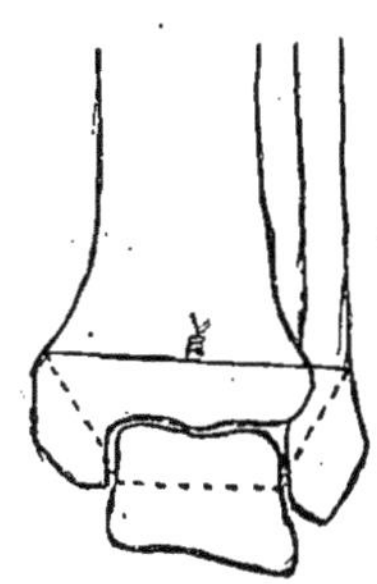

Fig. 140.
Fils serrés.

d'un appareil plâtré. — Suturez les tendons sauf le tendon d'Achille, le périoste et la peau. Immobilisez dans un appareil plâtré fixant à angle droit le pied sur la jambe. Cet appareil sera laissé pendant deux mois et demi. Si au bout de ce temps, l'ankylose n'est pas complète, on prolonge la durée de l'immobilisation.

La même incision permet de pratiquer l'arthrodèse de la médio-tarsienne si on la juge nécessaire. Coupez avec la pointe du bistouri les ligaments dorsaux et augmentez l'hiatus en pesant sur les orteils, puis, avec une fine curette, ruginez avec soin les surfaces articulaires. Inutile de suturer les pièces osseuses.

PIED PLAT VALGUS DOULOUREUX

Tarsalgie des adolescents.

On l'observe chez l'enfant, mais il est beaucoup plus fréquent chez l'adolescent.

La station debout prolongée, nécessitée par certaines professions, joue un rôle étiologique très important.

C'est une affection à marche lente et chronique, caractérisée par un affaissement de la voûte plantaire, une déviation du pied en valgus et des phénomènes douloureux siégeant en avant des malléoles, au niveau et dans le voisinage des articulations sous-astragalienne et médio-tarsienne. Le malade boite et pendant la marche n'appuie que sur le talon. Un des symptômes les plus nets est le suivant : le sujet étant couché, pressez assez fortement sur la face plantaire du pied malade, au niveau de la tête du premier métatarsien, comme si vous vouliez imprimer au pied un mouvement très accentué de flexion sur la jambe et ordonnez au patient de vous résister ; malgré ses efforts, vous verrez le pied céder à votre pression. Répétez la même manœuvre sur le pied sain et vous constaterez que le malade vous résiste aisément et sans effort bien intense. Cette faiblesse du pied malade est due à l'impotence du long péronier latéral, bien vue par Duchenne de Boulogne. Ce muscle, qui sous-tend la voûte plantaire, fonctionne mal par suite du surmenage auquel il a été soumis. L'impotence du long péronier est bientôt suivie d'autres désordres : les ligaments plantaires soumis à une pression trop forte ne tardent pas à se laisser distendre, puis les surfaces articulaires subluxées perdent leurs rapports normaux, enfin le squelette se déforme.

TRAITEMENT. — Si nous avons rapidement indiqué l'évolution de la maladie, c'est qu'il est indispensable de la connaître pour instituer une thérapeutique rationnelle. Dans les cas récents, ou relativement récents, conseillez le repos absolu et l'électrisation du long péronier latéral. Repos et électrisation suffisent le plus souvent à la période de début. Mais, dans la tarsalgie invétérée, par suite des déformations squelettiques, ces deux moyens échouent et on est alors obligé d'avoir recours à une intervention sanglante. Parmi les divers procédés qui ont été proposés (Trendelenburg, Hœhn, Gleich), l'opération d'Ogston nous paraît être le procédé de choix.

Tarsectomie cunéiforme plantaire. Opération d'Ogston. — Cette opération consiste dans la résection, aux dépens de la tête de l'astragale et du scaphoïde, d'un coin osseux à base inféro-interne et dans le rapprochement et la fixation des deux surfaces de section au moyen d'un enchevillement.

1° *Incision tégumentaire* oblique de haut en bas et d'arrière en avant, allant de la pointe de la malléole interne au premier cunéiforme. Section sur une même étendue du périoste de l'astragale et du scaphoïde. Décollement du périoste sur les faces supérieure, inférieure et interne de ces deux os;

2° *Résection.* — La plus grande partie du coin osseux sera enlevée aux dépens de l'astragale dont on supprimera la tête en totalité. Du côté du scaphoïde, on n'excisera que la surface articulaire. Pour sectionner convenablement le col de l'astragale on dirigera le ciseau d'arrière en avant et de dedans en dehors;

3° La résection faite, on s'assure, en rapprochant les surfaces de section, que la *correction* est suffisante. Dans ce cas, on perfore les deux os et on les fixe l'un à l'autre au moyen d'une cheville d'ivoire ayant cinq centimètres de longueur sur deux millimètres de diamètre. Si la résection est insuffisante, on poursuit *largement* la résection du côté de l'astragale.

Suture du périoste et de la peau. Immobilisation pendant deux mois dans une gouttière plâtrée.

PLEURÉSIES PURULENTES

Les pleurésies purulentes sont assez fréquentes chez l'enfant[1]. Le pneumocoque en est assez souvent le microbe pathogène.

Nous ne pouvons rappeler ici la symptomatologie des suppurations pleurales. Nous supposons le diagnostic de pleurésie purulente nettement établi.

1° Pleurésies purulentes aiguës — Nous les diviserons en deux catégories :

A. LES PHÉNOMÈNES D'ASPHYXIE ET D'INTOXICATION SEPTIQUE NE SONT PAS ASSEZ PRONONCÉS POUR QU'UNE INTERVENTION IMMÉDIATE S'IMPOSE ; L'ÉVACUATION PLEURALE N'EST PAS URGENTE. — Avant d'intervenir, il faut connaître l'agent pathogène. Pour cela, en pleine matité, dans le septième espace intercostal, sur la ligne axillaire postérieure, ponctionnez avec la seringue de Pravaz ou de Roux et recueillez quelques grammes de pus dont vous confierez l'examen à un bactériologiste. Si l'agent pathogène est le pneumocoque, débarrassez la plèvre de son contenu avec l'appareil Potain, si c'est un autre microbe pratiquez la pleurotomie.

Ponction aspiratrice. — Vérifiez avant de ponctionner, le bon fonctionnement de l'appareil, en aspirant un liquide aseptique. L'anesthésie générale ou locale est inutile. Le malade est assis sur son lit les bras portés en avant. Il vaut mieux employer un trocart qu'une aiguille ; en effet, lorsque la plèvre est à peu près vidée, le poumon peut se blesser sur la pointe de l'aiguille. Ponctionnez d'un coup sec, en pleine

1. La pleurésie purulente, rare chez le nouveau-né, est dans ce cas particulièrement grave. Elle ne peut être guérie que par une intervention précoce. L. d'Astros, *La pédiatrie pratique*, 1er juillet 1903, page 49.

matité, après avoir limité, avec l'index droit placé sur le trocart, la pénétration de ce dernier, de préférence dans le septième espace intercostal et en rasant le bord supérieur de la côte inférieure. Si le malade est pris de quintes de toux ou d'expectoration albumineuse, suspendez l'aspiration que vous reprendez au bout de quelques minutes.

Pleurotomie. — Complétez-la toujours par la résection de deux ou trois centimètres de côte. Au moment de l'opération, vous ne reconnaîtrez pas l'utilité de cette résection, mais plus tard quand la guérison sera prochaine, lorsque le thorax se sera incliné du côté malade et que les côtes se seront rapprochées au point de réduire à zéro l'espace intercostal, vous en comprendrez l'utilité.

Dans le cas ou le pus s'est spontanément frayé une voie vers l'extérieur et lorsqu'il pointe sous la peau, généralement sur la face antérieure du thorax, au voisinage du mamelon, n'incisez jamais à ce niveau, faites abstraction de cet abcès, dont l'ouverture située trop haut, n'assurerait pas l'évacuation complète de la cavité pleurale et ouvrez en arrière dans les parties déclives, au lieu d'élection.

L'anesthésie à la cocaïne est suffisante. Le malade est à moitié assis, incliné du côté sain et soutenu dans cette position par des coussins. La pleurotomie doit toujours être précédée d'une ponction. L'aiguille de la seringue de Roux laissée en place servira de guide. Incision de 6 à 7 centimètres, pratiquée dans le sixième ou septième espace intercostal et dont le milieu correspond à la ligne axillaire postérieure. Coupez sur la côte qui limite en bas l'espace intercostal choisi. La côte une fois découverte, relevez la lèvre supérieure de la plaie et sectionnez les tissus au ras du bord supérieur de cette côte jusqu'à ce que le pus apparaisse. Agrandissez alors la fente pleurale avec le doigt ou le dilatateur de Tripier.

Résection sous-périostée de la côte inférieure sur une étendue de deux ou trois centimètres. Incisez le lit de la côte constitué par le périoste et la plèvre et réunissez cette incision à l'incision supérieure.

Dans le cas de toux quinteuse ou de dyspnée, arrêtez pendant quelques instants, l'écoulement du pus, au moyen d'un tampon de gaze.

Drainage avec deux tubes parallèles pénétrant de plusieurs centimètres dans la cavité pleurale, si l'incision n'a pas été faite dans les parties déclives, dépassant à peine la face interne de la paroi, dans le cas contraire. Traversez l'extrémité des drains avec une longue épingle anglaise, de façon à empêcher leur chute dans la plèvre. Renouvelez le pansement dès qu'il est souillé extérieurement.

B. L'ÉVACUATION DE LA PLÈVRE EST URGENTE. — Comme on n'a pas le temps d'analyser le pus au point de vue bactériologique et que d'autre part, on sait que dans la grande majorité des cas, la pleurotomie est l'opération de choix, c'est à cette opération qu'il faut avoir recours.

Si l'on a affaire à une pleurésie *putride*[1], la pleurotomie sera complétée par des lavages au permanganate de potasse à $\frac{1}{500}$ ou au sublimé à $\frac{1}{4000}$ ou à l'eau oxygénée, au moyen d'un bock bien aseptisé.

2° Pleurésies purulentes chroniques fistuleuses. — Il faut non seulement assurer l'écoulement facile et complet de la suppuration, mais déterminer un affaissement de la paroi thoracique qui comblera la cavité pleurale. Cet affaissement ne peut être obtenu que par des résections costales, dont

1. On appelle pleurésie putride « tout épanchement de la cavité pleurale qui, sans qu'il y ait gangrène du poumon ou de la plèvre, présente une odeur infecte, exhale une plus ou moins forte quantité de gaz, et est capable de causer, après inoculation, un phlegmon gazeux et quelquefois même gangréneux ». (V. E. Bouic, *Mémoire couronné par la Faculté de médecine de Paris*, prix Corvisart, Paris, A. Michalon 1903).

l'étendue variera avec les dimensions de la cavité. Avant d'intervenir, explorez la cavité avec un instrument métallique (sonde urétrale) et rendez-vous compte de son étendue.

Le meilleur procédé est celui qui assure le maximum d'affaissement de la paroi thoracique avec le minimum de délabrement et de choc opératoire. En nous basant sur ce principe et sur les résultats de notre pratique personnelle, nous croyons que le procédé de choix est celui de Quénu.

Au lieu de réséquer les côtes sur une grande étendue, comme l'a proposé Estlander, Quénu mobilise plusieurs arcs costaux en réséquant, à chacune de leurs extrémités, un fragment de côte. Le nombre des arcs ainsi mobilisés, varie avec l'étendue de la cavité.

Première incision *postérieure* le long du bord axillaire de l'omoplate. Au moyen de cette incision on résèque 15 à 20 millimètres des 4e, 5e, 6e, 7e, etc., côtes.

Deuxième incision *antérieure* parallèle à la première et passant en arrière du mamelon. On résèque sur une même étendue, les côtes déjà réséquées en arrière.

On réunit les deux incisions verticales par une incision horizontale passant par la fistule pleurale.

POIGNET

Tuberculose du poignet.

Nous entendons par tuberculose du poignet, l'inflammation bacillaire des articulations, radio-carpienne, carpiennes et carpo-métacarpiennes. Il est d'usage en chirurgie, de donner au poignet des limites dépassant au moins de deux travers de doigt en haut et en bas l'interligne radio-carpien. Dans la région du poignet, les inflammations articulaires se propagent rapidement d'une articulation à l'articulation voisine. Il est facile d'en comprendre la raison en examinant la disposition des synoviales. Dans la moitié des cas environ, la séreuse radio-carpienne communique avec l'articulation radio-cubitale inférieure, assez fréquemment avec la synoviale commune au pyramidal et au pisiforme; et quoique la synoviale radio-carpienne soit indépendante des séreuses carpienne et carpo-métacarpiennes, leurs culs-de-sac sont cependant en rapport de voisinage assez intime, pour qu'une inflammation se propage facilement de l'une à l'autre.

La synoviale radio-carpienne forme en certains points, à travers la capsule fibreuse, de véritables hernies pouvant servir d'amorce aux fongosités qui tendent à devenir superficielles.

Le poignet est entouré de gaines synoviales tendineuses qui, vu leur faible éloignement des synoviales articulaires, se trouvent très exposées à être secondairement envahies.

Si l'on compare le nombre des ostéo-arthrites du poignet au nombre des ostéo-arthrites bacillaires considérées dans leur ensemble et en particulier, on constate que l'ostéo-synovite du poignet est relativement rare au cours des quinze premières années de la vie.

La tuberculose du poignet débute généralement dans le squelette et plus spécialement sur les os du carpe. C'est le grand os et l'os crochu qui sont le plus souvent primitivement atteints. Au cours d'une arthrotomie, il n'est pas rare de rencontrer un os carpien libre et entièrement séparé de ses voisins par une couche plus ou moins épaisse de tissu fongueux. L'évolution de l'ostéoarthrite tuberculeuse du poignet et l'envahissement progressif des tissus périarticulaires s'accomplit au poignet comme dans toutes les jointures. L'articulation se trouvant plus superficielle en arrière et sur les côtés, les abcès ont une tendance marquée à pointer dans les régions dorsale et latérale.

On observe dans l'ostéo-arthrite du poignet, les symptômes habituels à toute tumeur blanche : gêne, puis douleur spontanée et provoquée ; gonflement faisant disparaître les saillies et les gouttières périarticulaires et rendu plus manifeste par l'atrophie des muscles de l'avant-bras ; attitude vicieuse caractérisée par l'extension des doigts qui paraissent grêles et allongés, la flexion et la pronation de la main ; la diminution puis la suppression des mouvements ; des abcès, des fistules.

On doit se demander, lorsqu'on examine un poignet fongueux, si le mal occupe les articulations ou les gaines tendineuses ; dans ce dernier cas, la forme du gonflement rappelle celle de la gaine. Le plus souvent, lé mal occupe simultanément les jointures et les gaines tendineuses.

Certains auteurs considèrent la tuberculose du poignet comme s'accompagnant plus souvent que les autres ostéo-arthrites tuberculeuses, de lésions secondaires du squelette et des viscères. C'est là une particularité que nous n'avons pas eu l'occasion de vérifier. Elle aggraverait singulièrement le pronostic de la tumeur blanche du poignet.

TRAITEMENT. — Nous accordons au traitement général une influence prépondérante.

Dès que le diagnostic est nettement établi, au moyen d'un appareil plâtré, comprimez légèrement et immobilisez le poignet malade en bonne position (main en extension légère, faiblement inclinée en arrière, dans une situation intermédiaire entre la pronation et la supination). L'appareil qui remonte jusqu'au tiers supérieur de l'avant-bras, doit laisser libres l'articulation du coude ainsi que les doigts. Afin d'éviter leur ankylose, vous recommanderez au patient de faire exécuter aux doigts des mouvements actifs et passifs. Tous les deux mois, plus tôt si le malade souffre, l'appareil sera enlevé, le poignet examiné et mesuré. Ne supprimez l'appareil plâtré que lorsque que tout phénomène inflammatoire, toute douleur à la pression, aura disparu depuis trois mois au moins. Dans ce cas, prescrivez l'enveloppement compressif du poignet au moyen d'une bande en flanelle ou en crêpe Velpeau et conseillez à votre malade, de porter son avant-bras en écharpe, afin de le soustraire à tout traumatisme qui, même minime, pourrait occasionner une rechute.

Vu le peu de profondeur des fongosités, les injections sclérogènes du professeur Lannelongue seront d'exécution facile et rendront des services. Il n'en est pas de même de l'ignipuncture profonde qui exposerait à intéresser les tendons, les vaisseaux et les nerfs entourant le poignet.

Si, malgré un traitement bien conduit et une immobilisation correctement faite, les fongosités se développent notablement, a fortiori si l'articulation s'est fistulisée dans l'appareil, n'hésitez pas à pratiquer une arthrectomie complétée par une résection atypique portant sur les os du carpe libres de tout lien ligamenteux et noyés dans des masses fongueuses.

Dans l'ostéo-arthrite du poignet, nous sommes plus interventionniste que dans la plupart des ostéo-arthrites tuberculeuses. En effet, si l'on attend trop longtemps avant d'opérer, les tendons deviennent adhérents à leur gaine, les articulations des doigts s'ankylosent et même, dans les cas favorables, ou par une immobilisation prolongée, on a pu guérir les lésions du poignet, il n'est plus possible de rendre aux doigts leur souplesse primitive; les fonctions de la main sont alors définitivement perdues.

Quoiqu'un raccourcissement même considérable n'entraîne au membre supérieur que de légers troubles fonctionnels, la résection typique consistant dans la suppression du carpe et des extrémités osseuses antibrachiale et métacarpienne, ne doit être employée qu'exceptionnellement chez l'enfant. Elle trouvera son indication dans l'étendue et la diffusion des lésions tuberculeuses. Le plus souvent la résection atypique sera suffisante. Il n'en est pas de même chez l'adulte.

Lorsque, ce qui est le cas plus fréquent, le mal paraît limité à la nécrose d'un os ou d'un petit nombre d'os carpiens, bien isolés par une capsule fibro-caséeuse et que l'on sent nettement au stylet que ces os sont dénudés et mobiles, il faut pratiquer des opérations très économiques limitées à l'extraction de ces os. Pour cela, par une incision tracée sur la face dorsale du poignet, en plein foyer et parallèlement aux tendons extenseurs, on pénètre dans le clapier fongueux en passant dans un intervalle tendineux ; on enlève les parties séquestrées et, après s'être assuré qu'il ne se trouve pas dans le voisinage immédiat une artère ou un nerf important, on plonge le fer rouge dans la cavité carpienne. L'arthrectomie terminée, on immobilise le poignet en bonne position. En présence de lésions extrêmement étendues, on peut être obligé d'amputer le membre.

Ankyloses du poignet consécutives aux ostéo-arthrites.

Pour établir les indications opératoires dans le traitement des ankyloses du poignet, il faut tenir compte non seulement de l'état du poignet lui-même, mais se baser encore sur l'état de conservation plus ou moins complète du fonctionnement des doigts.

Ankylose en bonne position. — Dans la grande majorité des cas, il faut la respecter. Si cette ankylose entraîne une incapacité professionnelle chez le sujet qui en est porteur (pianiste, violoniste), on peut, après que tous les phénomènes inflammatoires seront complètement éteints, pratiquer la résection sous-périostée du poignet, suivant le procédé d'Ollier. On enlèvera le carpe et l'on respectera les os de l'avant-bras. Après cette résection orthopédique, dont on trouvera le manuel opératoire décrit, avec de très complets développements, dans le traité des résections d'Ollier [1], il faudra, par une mobilisation hâtive, éviter une nouvelle ankylose et rechercher la mobilité. Si les tendons et les articulations des doigts sont fixés par des adhérences, il est inutile d'intervenir pour mobiliser le poignet. En effet pour combattre les ankyloses anciennes des articulations des doigts et les adhérences de leurs tendons aux gaines synoviales, nous ne connaissons pas de méthode efficace, la mécanothérapie elle-même se montre impuissante. Or, nous ne voyons pas le bénéfice qui résulterait de la guérison d'une ankylose du poignet, si les doigts restent impotents.

Ankylose en mauvaise position. — Elle est justiciable de la résection orthopédique, à la condition que les doigts aient conservé une certaine mobilité.

Luxation progressive du poignet chez les adolescents (Kirmisson). Subluxation spontanée du poignet (Madelung).

Voyez : RACHITISME, DÉFORMATIONS RACHITIQUES DU MEMBRE SUPÉRIEUR.

POLYDACTYLIE

La polydactylie est une affection congénitale et héréditaire caractérisée par la présence de doigts surnuméraires. Comme la syndactylie, elle peut intéresser les orteils et les doigts. Ce vice de conformation, négligeable lorsqu'il siège sur le pied, présente, au contraire, par suite des troubles fonctionnels qu'il peut déterminer, une réelle importance au point de vue pratique, lorsqu'il intéresse la main.

1. Ollier, *Traité des résections et des opérations conservatrices qu'on peut pratiquer sur le système osseux*, Paris, Masson éditeur, 1888, t. II, page 448.

Syndactylie et polydactylie coexistent assez souvent.

Généralement, il n'existe qu'un doigt surnuméraire, mais on en a rencontré jusqu'à cinq et même six.

Nous distinguerons deux variétés principales de polydactylie :

1° Le ou les *doigts surnuméraires* sont conformés d'après le même type que les doigts normaux ; ils sont munis d'un squelette s'articulant avec un métacarpien supplémentaire ou avec un métacarpien voisin ; ils possèdent des tendons fléchisseurs et extenseurs qui assurent leur bon fonctionnement. Ces doigts ne déterminent aucune gêne fonctionnelle ;

2° *Appendices digitaux* (Kirmisson). — Dans cette seconde variété, les doigts surnuméraires diffèrent notablement d'un doigt normal au point de vue anatomique et physiologique. Ils sont inutiles ou nuisibles au bon fonctionnement de la main.

TRAITEMENT. — On peut ne pas intervenir dans la première catégorie, alors que les doigts surnuméraires sont conformés d'après un type normal.

Il n'en est pas de même quand on a affaire à des appendices digitaux. Il faut, dans ce cas, désarticuler le doigt surnuméraire. L'amputation donnerait un mauvais résultat ; en effet, l'épiphyse osseuse abandonnée serait susceptible de s'accroître ultérieurement. Pour pratiquer cette désarticulation, attendez que l'enfant ait au moins un an. Il n'y a aucune urgence, aucune raison pour intervenir plus tôt.

Quand l'appendice digital est relié à la main par un mince pédicule ne contenant pas de pièce squelettique, le mieux est de sectionner le pédicule au thermocautère.

Cette section, sans gravité, peut être pratiquée au cours des trois ou quatre premiers mois.

POLYPE FIBREUX NASO-PHARYNGIEN

Fibrome naso-pharyngien.

Le polype fibreux naso-pharyngien est plutôt une affection de l'adolescence que de l'enfance. On ne l'observe en effet que très rarement avant l'âge de quinze ans.

C'est un fibrome très vasculaire, rarement un fibro-sarcome qui prend naissance sur le périoste des os de la base du crâne et plus particulièrement sur la face inférieure de l'apophyse basilaire de l'occipital. On ne l'observe généralement que chez des sujets du sexe masculin.

Quoique de nature bénigne par sa structure histologique, il n'en est pas moins redoutable par suite du volume considérable qu'il peut atteindre. Le polype en effet ne reste point localisé dans la région où il a pris naissance. Il se développe d'abord dans le pharynx, puis envahit les fosses nasales, l'orbite, la fosse zygomatique à travers la fente ptérygo-maxillaire et comble peu à peu toutes les cavités de la face. Il peut même pénétrer dans le crâne.

Le fibrome naso-pharyngien se caractérise essentiellement au point de vue clinique, par une déformation de la face, de la gêne de la respiration et de la déglutition, enfin par des hémorragies. Celles-ci compliquent sérieusement tout acte opératoire.

Le début est insidieux et la marche lente.

TRAITEMENT. — Il est du plus haut intérêt de faire un diagnostic précoce. Il faut opérer dès le début et sans perdre de temps. En effet, quand la tumeur est peu volumineuse et qu'elle n'a pas encore envahi les cavités de la face, elle peut être détruite par les voies naturelles (*méthodes simples*). Quand au contraire, elle a acquis un grand développement, des opérations préliminaires ouvrant une large voie d'accès vers le néoplasme sont indispensables (*méthodes composées*). Vu l'intensité de l'hémorragie, ces larges interventions sont toujours dangereuses.

1° *Extirpation par les voies naturelles. Méthodes simples.* — Les procédés de choix sont l'*électrolyse* et l'ablation par l'*anse galvano-caustique*. L'arrachement est une méthode périlleuse par suite de l'écoulement sanguin et des délabrements osseux qu'il détermine. Doyen a combiné la rugination et l'arrachement. Il commence par détacher la tumeur de son point d'implantation par quelques coups de rugine puis il l'extrait par torsion et arrachement à l'aide d'une forte pince de Museux introduite par la bouche. Cette opération très délicate doit être exécutée avec une très grande rapidité.

2° *Extirpation après opérations préliminaires. Méthodes composées.* — Il est prudent de faire préalablement une trachéotomie et de placer dans la trachée la canule de Trendelenburg.

Les voies d'accès sont au nombre de trois : *voie palatine* (large fenêtre intéressant soit seulement la voûte palatine molle, soit à la fois la voûte palatine molle et la voûte palatine dure) ; *voie nasale* (détachement temporaire du nez) ; *voie faciale* (résection du maxillaire supérieur qui est partielle ou totale, temporaire ou définitive).

Le fibrome, une fois bien découvert, est enlevé par l'anse galvanique, l'arrachement, le morcellement ou par ces divers procédés combinés.

Nous ne pouvons exposer le manuel opératoire de ces graves interventions qui sont décrites dans tous les traités de médecine opératoire. Du reste, comme nous l'avons fait observer au début de ce chapitre, ce sont là des opérations qui ne trouveront que tout à fait exceptionnellement leurs indications chez l'enfant.

POLYPES DU RECTUM

Ce sont des tumeurs pédiculées, de nature bénigne, implantées sur la paroi rectale, le plus souvent sur sa partie postérieure au-dessus du sphincter.

On les divise en polypes *durs* (fibromes ou fibro-myomes) et en polypes mous (adénomes développés aux dépens de l'appareil glandulaire). Le plus souvent les polypes de l'enfance sont des polypes *mous*. Ceux-ci sont uniques ou multiples.

Au début, la tumeur est sessile, elle se pédiculise peu à peu. Le pédicule devient parfois très long et très grêle ; dans certains cas, il se rompt spontanément.

Un polype peut être la cause d'un prolapsus de la muqueuse rectale.

L'enfant présente des symptômes de dysenterie (perte de sang et de mucus glaireux, douleur en allant à la selle). Bien souvent les parents considèrent leur enfant comme atteint d'hémorroïdes.

On fait facilement le diagnostic par le toucher rectal qui permet de reconnaître une petite tumeur bien pédiculée.

TRAITEMENT. — Excisez la tumeur, après ligature de son pédicule. Si le point d'implantation de la tumeur est voisin de l'orifice anal, la dilatation forcée de l'anus n'est pas nécessaire. Dans le cas contraire, après avoir anesthésié l'enfant, pratiquez la dilatation forcée de l'anus afin de voir bien nettement le point d'implantation du polype.

PROLAPSUS DU RECTUM

Il faut distinguer, dans le prolapsus du rectum, deux variétés principales, justiciables d'un traitement différent et bien distinctes l'une de l'autre, au double point de vue de l'anatomie et de la clinique : le prolapsus *partiel* ou *muqueux* et le prolapsus *total*. Le prolapsus partiel ou muqueux est constitué par l'issue de la muqueuse *seule* qui glisse sur la tunique musculaire, grâce à la laxité du tissu sous-muqueux ; dans le prolapsus *total*, le rectum en entier sort de l'anus avec *toutes* ses tuniques. Les qualificatifs de *partiel* et de *total* n'indiquent donc pas la longueur des parties prolabées mais leur épaisseur.

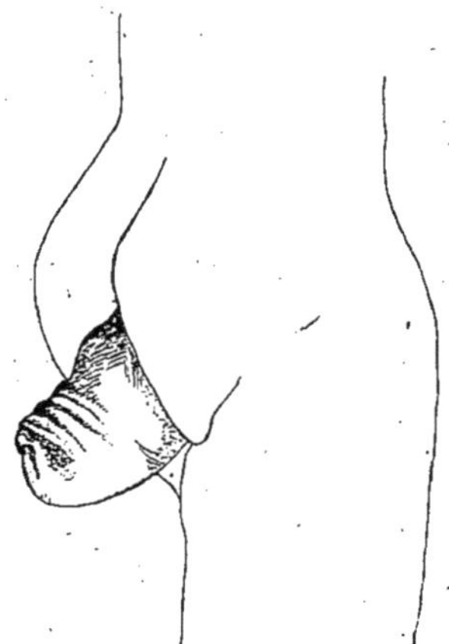

Fig. 141. — Invagination à trois cylindres.

Le prolapsus total, véritable invagination, peut être constitué par deux ou trois cylindres concentriques. Dans l'invagination à trois cylindres, le segment inférieur du rectum reste fixe et la partie invaginée se trouve séparée de la peau par un sillon circulaire (fig. 141).

La muqueuse est, au contraire, en continuité immédiate avec les téguments, dans le prolapsus total à deux cylindres et dans le prolapsus muqueux.

Le péritoine s'abaisse avec le rectum et, chez les enfants atteints de prolapsus total, le cul-de-sac péritonéal antérieur est, lui aussi, prolabé. C'est là, au point de vue opératoire, une disposition pathologique qu'il ne faut point oublier. Les anses grêles, en s'engageant dans le cul-de-sac abaissé, constituent une véritable hernie à laquelle on a donné le nom d'*hédrocèle*.

L'entérite aiguë ou chronique, par les efforts de défécation et la fréquence des évacuations qu'elle nécessite, joue, dans la production du prolapsus rectal, un rôle *pathogénique* très important.

Le prolapsus rectal constitue une tumeur turgescente à surface enflammée, infectée et recouverte de mucosités glaireuses, qui augmente de volume sous l'influence des efforts et des cris. Elle présente à son sommet un orifice. Cette tumeur, sauf dans certains cas peu fréquents d'étranglement, est réductible sous une assez forte pression.

Il est de la plus haute importance de différencier les variétés de prolapsus rectal. Rappelons que le prolapsus total à trois cylindres est caractérisé par l'existence d'un sillon circulaire. Pour distinguer le prolapsus muqueux du prolapsus total à deux cylindres, le mieux est d'introduire l'index de la main droite dans l'orifice situé au sommet de la tumeur et de la saisir entre ce doigt et le pouce placé à l'extérieur. L'épaisseur des tissus ainsi saisis, leur consistance, permettront de différencier ces deux variétés.

TRAITEMENT. — Il est *médical* et *chirurgical.*

A. Dans toutes les variétés de prolapsus du rectum, il faut tout d'abord prescrire un traitement *médical* qui est le traitement de l'entérite, cause habituelle du prolapsus. Si ce traitement médical échoue, intervenez ; mais, après l'opération, même lorsque le résultat paraîtra aussi satisfaisant que possible, vous reprendrez le traitement médical.

B. TRAITEMENT CHIRURGICAL. — Sauf pour certains cas d'étranglement fort rares à la vérité, la réduction est généralement facile. L'enfant étant couché sur le côté, il suffit d'exercer avec la main, une pression douce et continue sur la tumeur, pour qu'elle s'affaisse et se réduise. Malheureusement cette réduction n'est le plus souvent que temporaire et, peu après la réduction, sous l'influence d'un effort même minime, le prolapsus ne tarde pas à se reproduire.

Nous sommes persuadé que, dans la très grande majorité des cas, si un traitement médical, bien conduit, était institué dès l'apparition du prolapsus, il ne serait presque jamais nécessaire d'avoir recours au traitement chirurgical. Mais, comme dans la classe pauvre en particulier, on ne se décide parfois à consulter un médecin, que lorsque le prolapsus est depuis longtemps constitué, on est bien obligé de traiter par l'intervention sanglante, certains cas particulièrement rebelles. On emploiera, dans chaque variété de prolapsus du rectum, une opération différente.

a) Prolapsus muqueux. — Pour empêcher la descente de la muqueuse, le mieux est de déterminer artificiellement un rétrécissement du rectum, par la cautérisation ignée. Pour cela, tracez au thermocautère, sur le cylindre prolabé, en avant, en arrière et de chaque côté, une raie de feu longitudinale assez profonde pour détruire la muqueuse sur toute son épaisseur, puis réduisez. Après cette intervention, le malade sera constipé pendant huit jours. Les eschares une fois détachées, des brides cicatricielles se produiront, qui, par leur rétraction, maintiendront la muqueuse en bonne situation et empêcheront son glissement.

S'il survient une récidive, c'est que les cautérisations n'ont pas intéressé les tissus assez profondément ; il suffit alors de pratiquer de nouvelles raies de feu plus pénétrantes et plus nombreuses (six au lieu de quatre).

b) Prolapsus total a deux cylindres. (*La partie invaginée n'est pas séparée de la peau par un sillon circulaire*). *Recto-coccypexie* (*G. Marchant.*) 1er Temps. — Incision médiane, antéro-postérieure commençant à deux ou trois centimètres en arrière de l'anus, découvrant le sphincter externe sans l'intéresser et se terminant au niveau de l'articulation sacro-coccygienne. Si la peau de la région ano-coccygienne est très relâchée, au lieu de faire une seule incision, on pratique deux incisions elliptiques qui permettent de supprimer une partie des téguments.

2e Temps. *Libération de la paroi postérieure du rectum et de la face antérieure du coccyx.* — On dénude, avec les doigts ou un instrument mousse, la paroi postérieure du rectum et la face antérieure du coccyx. On peut réséquer la pointe de cet os, au cas où l'on n'a pas un jour suffisant pour bien libérer le rectum.

3e Temps. *Plissement transversal et longitudinal de la paroi postérieure du rectum.* — Introduisez dans l'anus

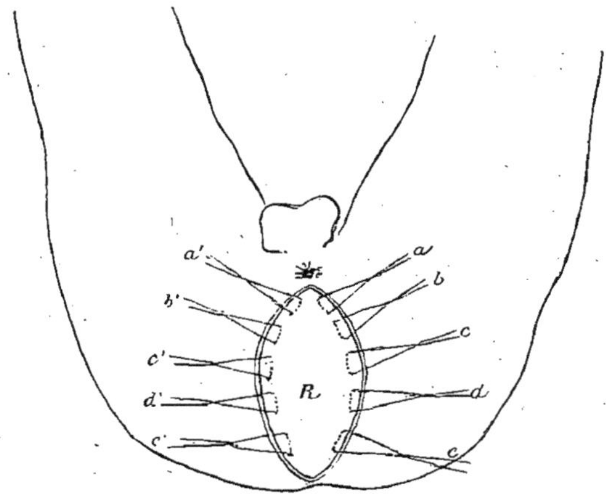

Fig. 142.

Les anses *abcd*, *a'b'c'd'* une fois serrées déterminent la plicature transversale ; R, rectum.

l'index gauche recouvert d'un protecteur, sa face palmaire regardant en arrière. Placez dans l'épaisseur de la paroi rectale à droite et à gauche des anses de catgut n'intéressant pas la muqueuse (voir le schéma 142). En liant les chefs des anses de catgut ainsi placées vous obtenez un plissement transversal. Pour obtenir un plissement longitudinal, vous n'avez qu'à réunir les chefs de chaque anse aux chefs de l'anse placée symétriquement du côté opposé.

4e Temps. *Fixation du rectum au coccyx et au sacrum.* — On place sur les parties latérales de l'ampoule rectale, des anses de fils suspenseurs n'intéressant pas la muqueuse, qui sont fixés d'autre part, en arrière et le plus haut possible au grand ligament sacro-sciatique et au tissu fibreux précoccygien.

5e Temps. *Rétrécissement de l'orifice anal.* — On rétrécit l'anus au moyen d'une suture en bourse. Un seul fil pénètre dans l'épaisseur du sphincter anal sans intéresser la muqueuse. Il comprend suivant les cas le quart ou la moitié postérieure de l'anus.

6e Temps. *Suture de la plaie.* — On réunit les parties profondes par une suture au catgut et la peau par une suture au crin de Florence.

c) Prolapsus total a trois cylindres. (*La partie invaginée est séparée de la peau par un sillon circulaire.*) *Résection du prolapsus.* — Le malade est placé dans la position de la taille.

L'opération comprend les temps suivants :

Fixation du boudin au moyen de deux pinces à forcipressure, placées à droite et à gauche, à l'extrémité du cylindre prolabé.

Incision transversale de la moitié antérieure du cylindre externe à un centimètre du rebord cutané. Cette incision doit être conduite lentement et avec prudence si l'on ne veut pas s'exposer à blesser le cul-de-sac péritonéal.

Recherche du cul-de-sac péritonéal et, au cas d'hédrocèle, réduction de l'anse herniée.

Section de la moitié antérieure du cylindre interne.

Réunion par une suture des deux lèvres des deux cylindres.

Incision transversale des deux demi-cylindres constituant la moitié postérieure du boudin prolabé.

Delorme a proposé une fort ingénieuse opération qui consiste dans la résection de toute la muqueuse des parties prolabées et la suture à la peau de la tranche de section muqueuse.

Cette opération est applicable aussi bien au prolapsus à deux cylindres qu'au prolapsus à trois cylindres. Elle présente l'avantage de ne pas exposer à l'ouverture du péritoine. Après l'excision de la muqueuse, dans le prolapsus à trois cylindres, le cylindre engainant avivé adhère au cylindre engainé ; le glissement n'est alors plus possible et l'épaisseur des tissus contractiles de la région sphinctérienne se trouve notablement augmentée. (Delorme, *Académie de médecine*, 8 mai 1900[1].)

Nous pensons que, même après l'opération la mieux conduite et la plus radicale, telle que la résection de la partie prolabée, une récidive peut survenir si le fonctionnement de l'appareil digestif n'est pas constamment surveillé.

PYLORE

Sténose congénitale.

Cette malformation se caractérise cliniquement « par des vomissements survenant même après ingestion d'une petite quantité d'aliments, par des mouvements péristaltiques visibles de l'estomac, par la perception d'une tumeur résistante au niveau de la région pylorique et, enfin, par une dilatation secondaire de l'estomac, celle-ci étant toutefois assez inconstante. Les vomissements commencent à se produire tantôt peu après la naissance, tantôt au bout d'un laps de temps plus ou moins long, pendant lequel l'enfant ne présente rien d'anormal. Le plus souvent, le lait ingéré par le nourrisson est aussitôt rendu. Un autre signe encore plus caractéristique, c'est l'*absence constante de bile dans les matières vomies*.

1. Nous avons opéré avec succès un cas par le procédé de Delorme.

En même temps, on constate que la diurèse et les selles deviennent moins abondantes, et bientôt on note une constipation opiniâtre. Les intestins étant tassés, l'abdomen n'est pas distendu et fait contraste avec la région épigastrique, qui bombe à cause de la dilatation de l'estomac[1] ».

La nature de ces sténoses n'est pas encore bien déterminée. Le syndrome clinique que nous venons d'indiquer peut être causé par un spasme du pylore ou par un épaississement fibreux. Quoi qu'il en soit, si, par un régime alimentaire soigneusement réglé, on n'arrive pas à atténuer ou à faire disparaître les accidents, le mieux est d'avoir recours, sans attendre que l'enfant soit par trop affaibli, à la gastro-entérostomie. Il ne faut pas se dissimuler la gravité d'une pareille intervention chez un tout jeune enfant.

RACHITISME

Le rachitisme est une maladie du système osseux, produisant le ramollissement et des déformations du squelette; qui atteint très souvent les enfants dont l'hygiène alimentaire est défectueuse. Le mot rachitisme indique la fréquence des lésions rachidiennes. C'est une maladie beaucoup plus rare dans la classe aisée que dans la classe pauvre.

On l'observe principalement au cours des trois premières années de la vie et plus particulièrement dans la deuxième. Le rachitisme *fœtal* ou *congénital* est exceptionnel. Le rachitisme *tardif*, se développant de quinze à dix-huit ans, n'est pas admis par tous les auteurs. On rencontre, avec une égale fréquence, les lésions rachitiques chez les garçons et chez les filles. Le sevrage prématuré, l'allaitement au biberon, surtout lorsque le récipient et le lait qu'il contient ne sont pas régu-

1. Dr L. Cheinisse, *La semaine médicale*, 12 août 1903, page 261.

lièrement soumis à la désinfection, l'allaitement au lait de femme lorsqu'il est mal réglé, l'usage précoce de la viande et des boissons irritantes (vin, alcool) constituent les causes essentielles du rachitisme. L'insalubrité des logements, le manque d'air et de soleil sont des causes de moindre importance. Les toxines résultant des fermentations alimentaires jouent un rôle prépondérant (Charrin et Gley)[1].

Par suite d'une nutrition vicieuse, les sels calcaires ne se fixant pas en quantité suffisante sur le système osseux, il se produit une décalcification qui entraîne un ramollissement du squelette. A la suite de ce ramollissement, apparaissent des incurvations diaphysaires et une fragilité anormale des os. Le rachitisme produit en outre, des hypertrophies épiphysaires connues sous le nom de *nouûres*. La nouûre est constituée par un épaississement de la couche *chrondroïde* (zone formée par du cartilage en prolifération et située à la partie profonde du cartilage conjugal) et par un épaississement de la couche ossiforme (mince couche interposée entre le cartilage et l'os). Cette couche ossiforme épaissie et altérée a reçu le nom de tissu *spongoïde*.

Les lésions du système osseux ne constituent pas, à elles seules, toute la maladie ; il faut tenir compte des altérations des muscles et des ligaments qui jouent un rôle incontestable dans la production des difformités (Kirmisson).

L'évolution du rachitisme comprend plusieurs étapes : 1° les lésions rachitiques sans déformations ; 2° les lésions rachitiques avec déformations ; 3° les lésions une fois constituées

1. Dans certains cas exceptionnels, le rachitisme n'est pas précédé de troubles gastro-intestinaux. V. Galippe et Mayet considèrent le rachitisme comme une maladie de dégénérescence. « Les causes de dégénérescence déterminant l'apparition du rachitisme sont des plus variées. Nous avons relevé des maladies du système nerveux, des maladies mentales, la tuberculose, la syphilis, l'alcoolisme et enfin le rachitisme lui-même, ainsi que la combinaison de toutes les causes de dégénérescence résultant du mariage des dégénérés entre eux. (*Académie de Médecine*, séance du 31 mars 1903).

qui peuvent se réparer complètement (reprise du processus normal de l'ossification consolidant les os et faisant disparaître les déformations), ou bien se répareront incomplètement (consolidation avec persistance des déformations rachitiques).

Lorsqu'on examine un rachitique, on est frappé par sa petite taille et par la disproportion qui existe entre la taille et le volume de la tête. L'augmentation de volume porte surtout sur le crâne. Son développement anormal est causé par la persistance des fontanelles et l'écartement des os qui le constituent. Ils sont amincis. Certaines parties du squelette crânien, au niveau de l'occipital en particulier, sont tellement amincies qu'elles se laissent déprimer par le doigt et donnent la sensation d'une membrane parcheminée (craniotabes). Les bosses pariétales sont très saillantes (crâne natiforme) ; le front est proéminent (front olympien). La face paraît atrophiée. La dentition est retardée. Les dents atrophiées dépolies ou cariées sont le siège d'érosions.

Sur le thorax, on observe le chapelet rachitique constitué par des nodosités siégeant à l'union des côtes et des cartilages costaux, un enfoncement circonférentiel situé au niveau des quatrième, cinquième, sixième, septième et huitième côtes, une saillie du sternum en avant (en carène de vaisseau; en poitrine de poulet). La colonne vertébrale présente des déviations (cyphose ou scoliose).

Les déformations thoraciques entraînent des troubles dans le fonctionnement de l'appareil respiratoire.

Le bassin est le siège de déformations qui pourront plus tard être des causes de dystocie.

Sur les membres, on voit des nouûres juxta-articulaires dont il a déjà été question et des courbures diaphysaires : courbure à concavité antérieure au niveau de l'avant-bras, à concavité interne sur l'humérus, à convexité antéro-externe sur le fémur. Les tibias sont en lame de sabre ; les genoux en varum ou en valgum.

Les muscles sont grêles et atrophiés. Les ligaments présentent un relâchement notable.

Ventre volumineux, flasque et étalé. Selles irrégulières ; périodes de diarrhée avec des périodes de constipation[1].

Le début est insidieux. Les parents ne peuvent généralement pas indiquer la date exacte de l'apparition des accidents. La marche est lente, on a le temps d'agir. Ajoutons que jusqu'à la sixième année, les déformations peuvent guérir spon-

1. Neurath a décrit un nouveau symptôme du rachitisme. *Sur un symptôme inédit du rachitisme.* (*Neurath, Wiener Klinische Wochenschrift*, 4 juin 1903, et Tribune médicale, 20 juin 1903, page 23.) « Ce symptôme, qui permet à l'auteur de poser à distance et avec certitude le diagnostic de rachitisme, consiste en une déformation particulière du squelette des trois phalanges, donnant aux doigts une forme caractéristique en fuseau : leur partie moyenne est épaissie, le voisinage de l'articulation conserve son volume normal et paraît enfoncé entre les phalanges hypertrophiées. En regardant la main de l'enfant à la lumière et de profil, le contour des doigts rappelle celui d'un *collier de perles*.

Cette hypertrophie porte sur la face dorsale ; la peau, à son voisinage, conserve son aspect normal, mais ses plis apparaissent difficilement, et elle apparaît comme tendue.

Plus rarement on peut observer d'autres déformations consistant tantôt en une déformation en forme de cône à base distale, de la phalange et de la phalangine, avec épaississement dorso-palmaire de la phalangette donnant au squelette du doigt la forme d'une *quille très déliée*, tantôt un épaississement radio-cubital de la phalangette amenant la déformation en baguette de tambour.

L'auteur n'a pu faire de constatations anatomiques, mais la radiographie, outre les limites irrégulières des larges zones d'ossification caractéristiques du rachitisme, lui a permis de constater l'absence d'altération du squelette dans les parties épaissies : l'hypertrophie tenant dès lors à des productions périostées.

Cette altération, spéciale aux rachitiques, est plus fréquente chez les enfants du premier âge, et est l'indice d'une forme grave et généralisée, s'accompagnant toujours d'une forte hypertrophie des épiphyses et des côtes.

On peut la confondre avec l'altération des phalanges qu'on rencontre chez les syphilitiques héréditaires, mais celle-ci n'est pas généralisée à toutes les phalanges, localisée seulement à la phalangette, et, de plus, elle revêt une forme tronc-conique et non fusiforme. L'altération rachitique ne peut guère être confondue avec le spina ventosa tuberculeux.

Cette déformation, comme toutes celles du rachitisme, subit un arrêt, ou même une légère amélioration sous l'influence du traitement (phosphore) ».

tanément ou sous l'influence d'un traitement hygiénique et médical.

TRAITEMENT. — Ne tentez aucune intervention chirurgicale avant la sixième année.

Hygiène alimentaire. — Conseillez l'allaitement maternel, tétées régulières. Si l'enfant est nourri au biberon, recommandez la stérilisation attentive du biberon et du lait. Sevrage au dix-huitième mois. L'enfant une fois sevré, l'alimentation se composera de lait, d'œufs et de purées. Afin d'éviter les fermentations intestinales prescrivez une cuillerée à dessert d'huile de ricin tous les huit jours.

Comme médicaments, conseillez l'huile de foie de morue en hiver, le phosphate de chaux en été, sous la forme de sirop de lacto-phosphate de chaux ou de chlorhydrophosphate de chaux à la dose d'une à quatre cuillerées à café par jour. Si l'huile de foie de morue n'est pas supportée remplacez-la par du sirop d'iodure de fer[1]. La cure marine constitue la médication la plus active. Jusqu'à l'âge de trois ans, on donnera le bain d'eau de mer chaude. Les eaux de Salies-de-Béarn, de Biarritz, de Dax donnent de très bons résultats. Si le malade ne peut être traité par le séjour prolongé au bord de la mer, ordonnez-lui des bains salés à domicile, un bain tous

1. *La valeur de la moelle osseuse dans le traitement du rachitisme.*
« Nous croyons utile de signaler les bons résultats que M. le Dr C. Amistani a obtenus, au moyen de cette substance, chez sept enfants rachitiques hospitalisés dans le service de M. le Dr V. Tedeschi, professeur extraordinaire de pédiatrie à la Faculté de médecine de Padoue, et, dont l'âge variait entre dix-huit mois et deux ans et demi. Sous l'influence de la moelle osseuse glycérinée, administrée par la voie gastrique à la dose de 15 à 20 grammes par jour, M. Amistani a noté, chez les petits malades en question une augmentation rapide du poids du corps et du taux de l'hémoglobine, en même temps que la dentition et l'apprentissage de la marche étaient nettement activés. Aussi, notre confrère estime-t-il que cette méthode opothérapique mériterait d'être employée, de préférence à tous les remèdes usuels, pour relever l'hématopoïèse et améliorer l'état général des enfants rachitiques, sans compter qu'elle présenterait l'avantage de faire disparaître les douleurs au niveau des épiphyses. » (*Semaine médicale*, 23 septembre 1903).

les deux jours à 35°, contenant 30 grammes de chlorure de sodium par litre.

Afin d'éviter l'exagération des courbures occupant les membres inférieurs, ne permettez pas la marche.

Contre les déviations rachitiques des enfants ayant dépassé l'âge de la correction spontanée (sixième année), il faut avoir recours aux méthodes chirurgicales. On peut corriger les déformations rachitiques par le redressement manuel, l'ostéoclasie ou l'ostéotomie. Nous sommes partisan de la section osseuse à ciel ouvert, de l'*ostéotomie*, qui, seule, permet de faire porter la section osseuse exactement au point voulu.

On trouvera décrit en détail, à propos de chacune d'elles, le traitement des difformités rachitiques. (Voir *scoliose*, *cyphose*, *coxa vara*, *genu valgum*, *déviations des tibias*).

Déformations rachitiques des membres.

1° Membre supérieur.

Les membres supérieurs, n'étant pas soumis, comme les membres inférieurs, à la pression exercée par le poids du corps, s'incurvent beaucoup plus rarement que ces derniers. On ne rencontre les incurvations rachitiques des membres supérieurs que dans le rachitisme généralisé à tout le squelette.

Dans les déformations de l'humérus, particulièrement rares, la convexité regarde soit en avant soit en dehors.

A l'avant-bras la convexité de l'incurvation fait généralement une saillie postérieure.

L'articulation du coude, comme celle du genou, peut se déformer sous l'influence du rachitisme (cubitus valgus; cubitus varus; cubitus recurvatus). Le cubitus valgus n'est que l'exagération d'une disposition normale. Chez les sujets atteints de cette déformation, l'angle ouvert en dehors formé par les deux segments du membre supérieur en extension complète, se trouve plus fermé qu'à l'état physiologique. On appelle cubitus varus une disposition inverse. Dans le cubitus recurvatus, l'avant-bras jouit de la propriété de se placer en hyperextension de manière à former avec le bras un angle ouvert en arrière.

Les déformations rachitiques du membre supérieur n'entraînant, dans la très grande majorité des cas, aucun trouble fonctionnel, n'exigent aucun *traitement local.* Cependant, si la déviation en varus ou valgus est très accentuée, il est indiqué de prescrire un appareil en cuir moulé, renforcé latéralement par deux barettes d'acier, s'articulant entre elles au niveau de l'interligne de l'articulation du coude.

Ce n'est que dans des circonstances tout à fait exceptionnelles, pour des déformations très considérables, qu'on est autorisé à pratiquer une ostéotomie transversale de l'extrémité inférieure de l'humérus. Il est bien entendu que cette opération ne pourra être tentée que vers l'âge de cinq à six ans et après une longue période de traitement médical. Nous ne nous déciderions à opérer en pareil cas, que sur la demande formelle des parents. En effet, une intervention qui n'a pas pour but de remédier à un trouble fonctionnel, peut être considérée comme une opération de complaisance.

On classe parmi les altérations rachitiques du membre supérieur, *la luxation progressive du poignet chez les adolescents* (Kirmisson)[1], la luxation spontanée du poignet de Madelung.

Cette affection, très rare, est caractérisée par une saillie de l'extrémité inférieure du cubitus, hypertrophiée et déviée du côté de la face dorsale de la main ; par une saillie anormale des os de la première rangée du carpe sur la face palmaire, soulevant les tendons fléchisseurs et par une légère déviation de la main sur le bord cubital.

1. *Les difformités acquises de l'appareil locomoteur pendant l'enfance et l'adolescence*, par E. Kirmisson, Paris, Masson éditeur, 1902, page 363.

Duplay a décrit une incurvation de l'extrémité inférieure du radius d'origine rachitique rappelant la maladie de Madelung et de Kirmisson. Delbet pense que l'affection décrite par Duplay et la luxation du poignet de Madelung sont une seule et même affection.

« La gêne fonctionnelle, la déformation, les douleurs, tels sont les trois grands caractères de l'affection. » (Kirmisson.)

TRAITEMENT. — « La réduction de la difformité ne s'obtient que difficilement et toujours d'une façon passagère »

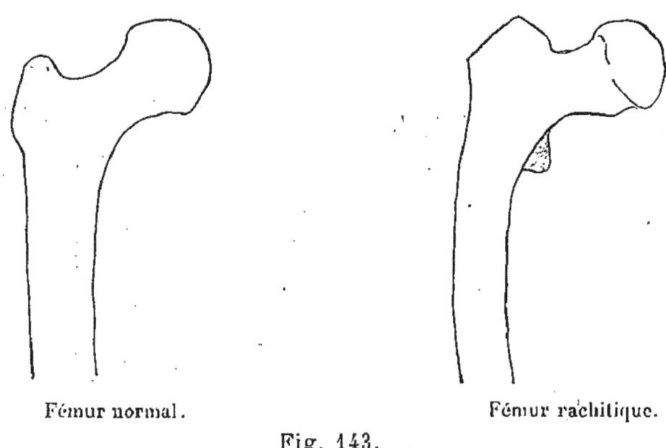

Fémur normal. Fémur rachitique.

Fig. 143.

(Kirmisson). Soutenez et immobilisez le poignet par un gantelet en cuir moulé laissant aux doigts leur mobilité. S'il existe une déviation de l'extrémité inférieure du radius (Duplay, Delbet), pratiquez l'ostéotomie de cet os. Duplay en a réglé le manuel opératoire, il utilise l'incision de la ligature de l'artère radiale.

2° Membre inférieur.

Les déviations rachitiques du *fémur* atteignent plus fréquemment les épiphyses que la diaphyse. Les lésions épiphysaires sont étudiées à propos de la coxa vara et du genu valgum. Quant aux incurvations diaphysaires du fémur, elles ne nécessitent pas de traitement spécial (fig. 143).

A la jambe au contraire, ce sont les diaphyses qui présentent les altérations les plus accentuées. Nous nous occuperons principalement des déformations du tibia. Celles-ci en effet jouent un rôle prépondérant, attendu qu'elles sont plus accentuées que celles du péroné et qu'elles opposent une plus grande résistance. Lorsque, par une intervention chirurgicale, on est arrivé à réduire la déformation du tibia, le péroné ne constitue pas un obstacle bien difficile à vaincre.

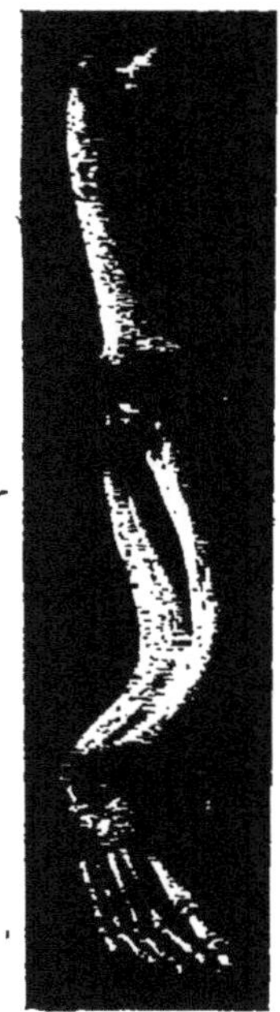

Fig. 144.

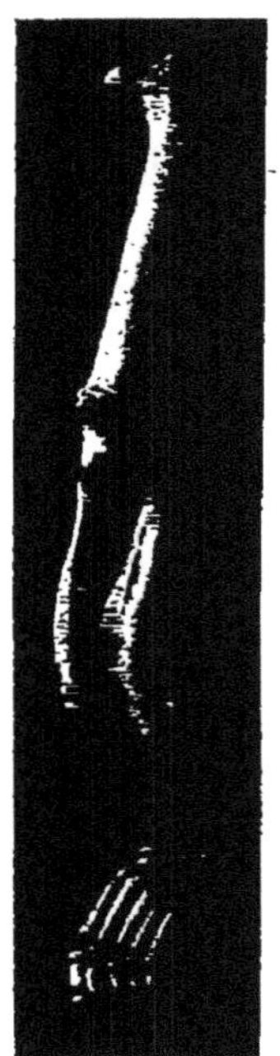

Fig. 145.

L'incurvation rachitique du tibia se rencontre avec une grande fréquence au cours de la deuxième et de la troisième années. Elle est généralement bilatérale.

Dans l'immense majorité des cas, la convexité regarde en dehors (189 fois sur 291 observations, Kirmisson). « Trente fois il y avait association d'une difformité antéro-postérieure à la difformité latérale, de telle sorte que la courbure du tibia affectait une direction à convexité antéro-externe [1]. » Dans le cas, où la convexité regarde en avant, le tibia est modifié non seulement dans sa direction mais dans sa forme, il est aplati dans le sens transversal (fig. 144 et 145). Telles sont les déviations habituelles. Le plus souvent, le sommet de l'angle formé

1. Kirmisson, *Ibidem*, page 451.
Abadie, *De la luxation progressive du poignet*, Revue d'orthopédie, 1er novembre 1903, p. 461.

par la flexion rachitique du tibia occupe un point situé à l'union du tiers inférieur avec les deux tiers supérieurs de la jambe.

La marche est disgracieuse, l'enfant vacille sur ses jambes et tombe souvent. Ces troubles fonctionnels sont dus non seulement aux déformations de la jambe mais au relâchement des articulations voisines et aux déviations secondaires du pied. Certains enfants, malgré des déformations considérables, marchent convenablement. En pareil cas il n'y a pas lieu d'intervenir.

TRAITEMENT. — Sous l'influence du repos, de l'hygiène et d'un traitement médical, dont la cure marine constitue l'agent le plus efficace, les altérations rachitiques du tibia disparaissent avec l'âge. Il est rare, chez le jeune enfant, que la déviation soit assez accentuée pour nécessiter l'emploi d'un appareil orthopédique ou plâtré.

On ne se décidera à opérer que vers l'âge de six ans.

C'est à l'ostéotomie du tibia complétée par une ostéoclasie du péroné qu'il faut avoir recours. Dans la grande majorité des cas, l'ostéotomie linéaire est suffisante.

Ostéotomie linéaire. — « Au niveau du maximum d'incurvation, pratiquer sur la face interne du tibia, une incision verticale de 10 à 15 millimètres, allant d'emblée jusqu'à l'os. Il n'y a qu'avantage à faire une incision plus longue qui permette d'opérer à ciel ouvert. Le périoste est sectionné perpendiculairement à l'incision cutanée et, au besoin, quelque peu décollé à la rugine. Avec des ciseaux de modèle décroissant pour éviter d'être serré entre les surfaces osseuses, l'os est divisé dans toute son épaisseur. En arrivant près de la face externe du tibia, il faut agir avec prudence de façon à ne pas léser les vaisseaux et nerfs tibiaux antérieurs. Le membre est immédiatement redressé. Dans ce mouvement de réduction le péroné se brisera[1]. »

1. Monod et Vanverts, *Traité de technique opératoire*, Paris, Masson, 1902, page 180.

Dans certains cas graves, on obtiendra un résultat satisfaisant, en pratiquant sur le même tibia, à des hauteurs différentes, plusieurs ostéotomies linéaires.

Après toute section osseuse, qu'elle soit unique ou multiple, on immobilise la jambe en bonne position, pendant deux mois, dans un appareil plâtré.

L'ostéotomie *cunéiforme* est une opération d'exception qui ne convient qu'à certaines déviations extrêmement accentuées. Elle est plus difficile que l'ostéotomie linéaire ; il faut, en effet, évaluer les dimensions du coin osseux à enlever et de plus la section doit porter sur les deux os de la jambe.

Faire au niveau de la partie la plus saillante de la convexité une incision longitudinale de 6 à 8 centimètres. « Disséquer les deux lèvres de l'incision linéaire puis attaquer l'os avec le ciseau. Cette section, surtout lorsque l'os est éburné, est loin d'être toujours facile... Le péroné est ensuite réséqué à la cisaille, à l'aide d'une incision des parties molles longue de 4 à 5 centimètres, au même niveau que le tibia[1]. »

RADIUS

Luxation par en bas ou par élongation.

Elle est assez commune surtout avant la troisième année, elle est exceptionnelle après la huitième. Sa cause habituelle est une traction brusque sur la main ou le poignet combinée à une pronation forcée de l'avant-bras. Cette brusque traction est généralement exercée dans le but d'empêcher un enfant de tomber, de le faire descendre d'un trottoir, de lui faire sauter un ruisseau.

Immédiatement, dès que la luxation s'est produite, le bras pend inerte et l'enfant refuse de s'en servir.

1. Monod et Vanverts, *Ibidem*, page 180.

Voici ce qui se passe en pareil cas : la tête du radius étant attirée en bas, le ligament annulaire normalement situé autour du col remonte sur la tête et se fixe sur le bord de la capsule (Pingaud).

On réduit en faisant exécuter à l'avant-bras un mouvement de supination. Un craquement avertit que la réduction s'est effectuée et les mouvements redeviennent immédiatement normaux.

Déformations rachitiques.

Voyez : RACHITISME. DÉFORMATIONS RACHITIQUES DU MEMBRE SUPÉRIEUR.

Luxation congénitale de la tête du radius

(Riss, *thèse de Paris*, 1902).

Les luxations unilatérales sont un peu plus fréquentes que les bilatérales. Les variétés sont, par ordre de fréquence, en arrière, en avant ou en dehors.

Il ne faut opérer que dans le cas de gêne fonctionnelle. Le procédé de choix est la résection de la tête radiale.

RECTUM

Malformations congénitales.

Voyez : ANUS ET RECTUM.

Polypes. Voyez : POLYPES DU RECTUM.

Prolapsus. Voyez : PROLAPSUS DU RECTUM.

REIN

Sarcome du rein.

Les tumeurs du rein sont un peu moins fréquentes chez l'enfant que chez l'adulte. « On peut admettre que près des trois quarts des néoplasmes rénaux chez l'enfant se montrent avant l'âge de quatre ans [1]. » Ce ne sont pas des sarcomes purs, mais des tumeurs mixtes ou adéno-sarcomes.

Généralement on n'observe ni douleur, ni hématurie et l'apparition d'une tumeur dans la région du rein résume toute l'histoire de la maladie.

TRAITEMENT. — Après ablation de la tumeur, la *possibilité* d'une survie très prolongée, sinon d'une guérison définitive, ne paraît pas douteuse. Mais il faut cependant avouer que les interventions pour sarcome du rein chez l'enfant sont extrêmement graves. La tumeur évoluant insidieusement, on ne se décide généralement à consulter un chirurgien que lorsqu'elle présente un volume considérable. Me basant sur ce que j'ai vu, (mort sur table ou récidive rapide) je ne suis pas partisan d'une intervention chirurgicale en pareil cas.

RHUMATISME TUBERCULEUX

(A. PONCET).

La tuberculose donne parfois naissance à des inflammations articulaires, sans tendance à la caséification et à la fistulisation, présentant une telle ressemblance avec les arthrites rhumatismales qu'on les a confondues avec ces dernières. M. A. Poncet, dans une série de travaux fort intéressants, a démontré non seulement l'existence du rhumatisme tuberculeux, mais il en a décrit les variétés cliniques, depuis la simple arthralgie fugace intermittente, jusqu'à l'arthrite déformante, en passant par l'arthrite aiguë, subaiguë, sèche et séreuse.

Le rhumatisme tuberculeux peut atteindre les gaines ten-

1. Albarran et Imbert, *Les tumeurs du rein*, Masson, Paris, 1903, page 414.

dineuses, les muscles, les nerfs, les os, les viscères (rhumatisme tuberculeux abarticulaire).

Il existe donc un *rhumatisme tuberculeux articulaire* et un *rhumatisme tuberculeux abarticulaire.*

Les travaux de M. Poncet, basés sur de nombreuses observations, ont été en outre inspirés par un grand principe de pathologie générale formulé par le professeur Bouchard : Toutes les maladies infectieuses peuvent présenter, parmi leurs manifestations contingentes, des déterminations articulaires distinctes du vrai rhumatisme, avec lequel elles se confondent cliniquement et relevant de l'infection générale de l'économie, que cette infection soit la maladie première ou une infection surajoutée [1].

L'hypothèse de M. Poncet est passible de certaines objections : C'est ainsi que, malgré l'incompatibilité assurément contestable, de la diathèse rhumatismale et de la diathèse tuberculeuse, incompatibilité affirmée autrefois par les cliniciens, on pourrait admettre la coexistence chez un même sujet de deux maladies indépendantes, le rhumatisme et la tuberculose. Mais, si l'on examine avec attention les documents cliniques sur lesquels s'appuie M. A. Poncet, on ne tarde pas à reconnaître que l'hypothèse d'un rhumatisme tuberculeux se trouve confirmée par les faits. Disons, sans citer tous les arguments favorables à la thèse de M. Poncet, que le pseudo-rhumatisme bacillaire n'est que faiblement ou nullement influencé par le salicylate de soude et l'antipyrine qui sont contre le rhumatisme articulaire aigu de puissants agents thérapeutiques.

Le rhumatisme tuberculeux apparaît tantôt chez un sujet jusque-là indemne de toute affection bacillaire (rhumatisme tuberculeux *primitif*), tantôt chez un individu ayant déjà

1. Thèse de Bourcy, Paris 1883.

présenté des lésions tuberculeuses indiscutables (rhumatisme tuberculeux *secondaire*). Dans le rhumatisme primitif, les arthropathies constituent le premier signe d'une infection bacillaire atténuée et généralement fugace, dont la nature sera confirmée dans la suite par de nouvelles localisations plus profondes et de spécificité non douteuse.

On distingue deux *formes* principales de rhumatisme tuberculeux : le rhumatisme aigu et la polyarthrite tuberculeuse déformante.

Rhumatisme aigu. — Il peut être primitif ou secondaire. Sa symptomatologie diffère peu de la symptomatologie du rhumatisme articulaire aigu non tuberculeux. Ses localisations sont multiples, fugaces et migratrices. « On voit souvent d'autres séreuses, d'autres articulations se prendre, quand la guérison se produit chez les premières frappées, et ces métastases sont également vraies pour les lésions viscérales. C'est ainsi que les mêmes phénomènes erratiques, ambulants, s'observent du côté de la plèvre, du poumon et d'autres organes [1]. »

Polyarthrite tuberculeuse déformante. — Elle est le plus souvent secondaire et survient généralement à la suite d'une ou plusieurs ostéo-arthrites des grandes articulations. Elle occupe les petites jointures. Tandis que le rhumatisme chronique déformant apparaît après quarante ans, l'âge moyen auquel on observe la polyarthrite tuberculeuse peut être placé vers la vingtième année.

Les lésions anatomiques que l'on rencontre dans la polyarthrite tuberculeuse ne sont pas semblables à celles du rhumatisme déformant. Ce dernier est caractérisé essentiellement par une déformation et une hypertrophie osseuse don-

1. A. Poncet, *Rhumatisme tuberculeux*. Gazette des hôpitaux, 20 janvier 1903.

nant au palper la sensation d'un corps dur. Dans la polyarthrite bacillaire, la radiographie montre que le gonflement, qui, au toucher produit la sensation de fausse fluctuation, est causé principalement par des lésions péri-articulaires. Ce n'est que tardivement que l'on constate la disparition du cartilage diarthrodial, l'engrènement des os, et à la longue, leur soudure avec disparition de l'interligne articulaire.

Début lent, insidieux, chronique d'emblée, par des douleurs revenant par poussées successives. Le gonflement est tardif.

Quand on observe, chez un enfant, des arthrites résistant au salicylate de soude et à l'antipyrine, on doit penser au rhumatisme tuberculeux.

TRAITEMENT. — Dans les deux formes, il faut ordonner le traitement médical et hygiénique qui convient à toute manifestation tuberculeuse. Localement, faites de la compression légère et de l'immobilisation dans le rhumatisme aigu; conseillez un massage très doux et interdisez toute mobilisation brutale dans la polyarthrite déformante[1].

1. Nous avons observé, chez un garçon de onze ans, un cas très net de rhumatisme tuberculeux aigu primitif et secondaire. Voici le résumé de son histoire :

Rhumatisme articulaire aigu généralisé en 1897, qui a duré quatre mois. (Rhumatisme tuberculeux primitif.)

Le 16 février 1898, arthrite de la hanche gauche à marche subaiguë.

L'enfant entre à l'hôpital le 6 juillet 1898. Il a de la fièvre et présente des signes très nets d'arthrite de la hanche gauche. A cause du rhumatisme de l'année précédente, nous ordonnons, sans aucun succès, du salicylate de soude puis de l'antipyrine du 6 au 28 juillet. Puis nous l'immobilisons.

Le 25 janvier 1899, nous trouvons un abcès froid sur la face externe de la cuisse. D'autres abcès se forment ensuite et malgré un traitement par l'éther iodoformé en injections la hanche se fistulise.

Le 8 juin 1901, l'enfant est envoyé à Balaruc. Dès son arrivée dans cette station balnéaire il est repris par une nouvelle poussée d'arthrites rhumatismales (rhumatisme tuberculeux aigu secondaire) à l'épaule, au coude et à la main gauches, au genou et au cou-de-pied droits. Ces arthropathies ont disparu sans laisser de trace.

L'enfant est aujourd'hui complètement guéri avec un raccourcissement du membre inférieur gauche de quatre centimètres.

ROTULE

Luxation congénitale.

Comme la luxation congénitale de la hanche, elle n'est généralement reconnue qu'au moment où l'enfant commence à marcher, vers l'âge de deux ans, ou même plus tard.

La rotule peut être luxée en dehors ou en dedans. La luxation peut être complète ou incomplète, intermittente ou permanente. Dans les luxations incomplètes, la rotule est située au-devant du condyle externe.

TRAITEMENT. — Dans la grande majorité des cas, on se contentera de prescrire une genouillère élastique. Dans les cas graves, entraînant une gêne fonctionnelle très notable, on tentera une réduction sanglante. Cette opération consiste, après avoir libéré la rotule par deux incisions latérales, à creuser la gouttière inter-condylienne qui s'est comblée et à fixer, au moyen de points de suture para-osseux, la rotule au condyle interne du fémur si elle est luxée en dehors, et au condyle externe si l'on a affaire à une luxation en dedans (Pollard, Kirmisson).

Absence congénitale.

Avec l'absence congénitale de la rotule, coexistent généralement d'autres malformations du squelette. Le genou est aplati. Sur sa face antérieure, les doigts pénètrent dans un espace creux compris entre le fémur et le tibia. Le quadriceps fémoral se perd dans la capsule articulaire et sur les aponévroses jambières. Dans le cas de Ménard, le fonctionnement du genou n'était pas sensiblement troublé. Il n'en est pas de même dans toutes les observations, et on a souvent noté un certain degré de laxité articulaire se traduisant par des mouvements de latéralité.

Contrôlez votre diagnostic par un examen radiographique, une rotule très atrophiée pouvant passer inaperçue.

TRAITEMENT. — Le massage et l'électricité, un appareil orthopédique de soutien, rendent de réels services et constituent généralement une thérapeutique suffisante. Dans le cas de genou ballant, l'arthrodèse est indiquée.

SACRO-COCCYGIENNE (RÉGION)

1° Tumeurs de la région sacro-coccygienne.

Ce sont des tumeurs congénitales, de structure complexe, de volume souvent considérable, de nature bénigne.

On les divise en trois variétés :

1° *Spina bifida*. On ne saurait mettre en doute le spina bifida de la région sacrée, il n'en est pas de même du spina bifida coccygien;

2° *Inclusions fœtales*. Tumeurs contenant des parties fœtales nettement reconnaissables. A côté des parties solides, on rencontre en disséquant ces néoplasmes, des productions kystiques à contenu athéromateux ou liquide ;

3° *Tumeurs diverses*. Lipomes, fibromes, sarcomes, cystosarcomes, tumeurs complexes renfermant en même temps que des kystes, les tissus les plus variés, adipeux, fibreux, cartilagineux, osseux, musculaire.

Ces tumeurs présentent souvent deux lobes principaux, l'un d'eux se développe en arrière du sacrum dans la région sacro-coccygienne et l'autre, en avant du sacrum, dans le pelvis. Ce dernier peut comprimer le rectum et la vessie. Avant d'opérer, on devra toujours rechercher, par le toucher rectal, ce prolongement intra-pelvien.

TRAITEMENT. — Sauf pour le cas de spina bifida, dans lequel les résultats opératoires sont fort précaires, c'est par l'extirpation qu'il faut traiter les tumeurs de la région sacro-coccygienne. La dissection du lobe intra-pelvien devra être conduite avec beaucoup de prudence. Faites une hémostase soignée du pédicule assez large qui est implanté sur le sacrum ou au sommet du coccyx. Ce pédicule reçoit des vaisseaux qui proviennent de l'artère sacrée moyenne. Nous pensons qu'il y a lieu d'éloigner le plus possible de l'orifice anal, la plaie opératoire. Dans ce but, nous avons, dans un cas personnel, entouré la demi-circonférence supérieure du large pédicule de la tumeur d'une incision courbe à concavité inférieure. La peau adhérente à la tumeur a été circonscrite par une seconde incision parallèle à la première et enlevée avec le néoplasme. Ces deux incisions nous ont permis d'enlever facilement un néoplasme assez volumineux. Il en est résulté un lambeau à base inférieure qui est venu, sans forte traction, recouvrir la surface cruentée.

Comme pansement, nous conseillons un pansement humide composé d'une plaque assez épaisse d'ouate hydrophile préalablement bouillie et chaude que l'on renouvelle toutes les deux ou trois heures. Si le pansement n'est pas fréquemment changé, l'infection de la plaie est à peu près fatale.

2° Fistules de la région sacro-coccygienne.

95 fois sur 130 sujets, Lannelongue a constaté l'existence d'une dépression cutanée dans la région sacro-coccygienne. Ces dépressions, tapissées par de la peau invaginée, siègent sur la ligne médiane. Si les glandes sébacées entraînées avec les téguments invaginés viennent à s'enflammer, il se forme un abcès qui, se vidant mal, donne naissance à un trajet fistuleux. Dans les cas ou la suppuration est abondante, le pus décolle les tissus voisins et produit des trajets fistuleux secondaires. Ces fistules peuvent alors être confondues avec des fistules ostéopathiques.

Il faut *traiter* les fistules qui ont pris naissance dans un infundibulum para-coccygien, par l'extirpation du foyer principal, toujours situé sur la ligne médiane et l'incision large des trajets secondaires.

SACRO-COXALGIE

On appelle sacro-coxalgie, l'ostéo-arthrite tuberculeuse de l'articulation sacro-coxale. La tuberculose se localise assez rarement dans cette articulation.

La sacro-coxalgie peut être primitive ou secondaire ; lorsqu'elle est secondaire, elle succède généralement à un mal de Pott.

On rencontre dans cette tumeur blanche, les lésions habituelles des ostéo-arthrites tuberculeuses. Les abcès ossifluents se divisent en antérieurs et postérieurs. Les antérieurs, les plus fréquents, suivent trois routes différentes : ils peuvent gagner la fosse iliaque, la fosse ischio-rectale, ou sortir du bassin par la grande échancrure sciatique et venir pointer sous le bord inférieur du grand fessier. Les postérieurs apparaissent au voisinage de leur point d'origine et se collectent souvent en formant deux nappes purulentes superposées et communiquant entre elles par un étroit pertuis aponévrotique (abcès en bouton de chemise). La poche superficielle siège sous la peau, la collection profonde est bridée par l'aponévrose.

L'enfant souffre au niveau de l'interligne articulaire et la douleur spontanée rappelle parfois celle de la névralgie sciatique. La pression pratiquée directement sur l'articulation, soit sur sa face postérieure, soit sur sa face antérieure (toucher rectal) provoque de la douleur. La pression exercée, au même moment, sur les deux crêtes iliaques et dans le sens transversal, détermine, elle aussi, des phénomènes douloureux, en rapprochant les surfaces articulaires. Comme dans toutes les tumeurs blanches, après la douleur, apparaît le gonflement, puis surviennent les abcès, les fistules.

La marche est difficile. Le membre inférieur est en flexion et en abduction légères.

Un examen attentif de l'articulation coxo-fémorale montrera son intégrité et permettra de distinguer facilement la sacro-coxalgie de la coxo-tuberculose.

TRAITEMENT[1]. — Une bonne hygiène, une médication tonique, l'immobilisation absolue et prolongée, comme dans le mal de Pott, au moyen de la gouttière de Bonnet, constituent la base du traitement de la sacro-coxalgie. Lorsque les abcès sont nettement collectés, ponctionnez-les et injectez de l'éther iodoformé à 5 p. 100. Répétez la ponction et l'injection si une première intervention n'a pas été suffisante pour tarir l'abcès. Ce n'est que dans des cas exceptionnels, que vous serez autorisés à pratiquer des ouvertures larges accompagnées d'évidements osseux, et de trépanation de l'os iliaque.

SARCOME

Quoique les sarcomes atteignent de préférence des sujets jeunes, ils ne sont pas cependant très fréquents dans les quinze premières années de la vie. Nous en avons observé chez l'enfant au niveau du rein, du testicule, de l'humérus, du maxillaire inférieur. « Les sarcomes forment des tumeurs charnues, généralement volumineuses, arrondies, bosselées et entourées d'une capsule fibreuse [2] ». Ce sont des tumeurs *malignes* formées de tissu conjonctif et de vaisseaux capillaires. Leur nature nous est encore inconnue. Ils se généra-

1. Voy. *Tumeurs blanches en général et ostéites tuberculeuses.*
2. Quénu. *Traité de chirurgie* de Duplay et Reclus, page 412.

lisent surtout par la voie sanguine et les tumeurs secondaires se localisent souvent dans l'appareil pleuro-pulmonaire.

Variétés. — En se basant sur la *structure histologique* des sarcomes, on en distingue un nombre de variétés assez considérable. Nous nous contenterons de citer les plus importantes et de rappeler leurs caractères principaux :

Sarcome globo-cellulaire. — Il est composé de cellules rondes à protoplasma peu abondant à noyau volumineux et de vaisseaux capillaires. Sa structure rappelle celle des bourgeons charnus.

Sarcome fuso-cellulaire, à cellules fusiformes. — Dans cette variété, des cellules effilées à leurs extrémités forment des faisceaux à direction variable qui dans une même coupe sont tantôt sectionnés perpendiculairement à leur direction, tantôt parallèlement. Des capillaires parcourent la masse néoplasique.

Sarcome à myéloplaxes. — Il siège généralement sur les mâchoires. Les myéloplaxes sont de grandes cellules polygonales contenant jusqu'à 50 ou 60 noyaux. Ces grandes cellules ne constituent pas à elles seules toute la tumeur, en même temps qu'elles, on distingue à la coupe, des cellules rondes, des cellules fusiformes et des vaisseaux.

Sarcome des os (ostéo-sarcome). — Le sarcome siège fréquemment sur le squelette. Il est dit ossifiant, lorsqu'entre les cellules sarcomateuses, apparaît un réseau de travées infiltrées de sels calcaires. Il débute soit par la moelle (sarcome central) soit par le périoste (sarcome périostique).

Le *sarcome ostéoïde* diffère du sarcome ossifiant en ce que les travées ossiformes ne sont pas infiltrées de sels calcaires

Le *sarcome mélanique* est caractérisé par l'apparition dans les cellules d'un pigment de couleur brune parfois franchement noir.

L'*endothéliome* est un sarcome dont la formation s'effectue aux dépens des endothéliums des vaisseaux lymphatiques.

Dans une même tumeur, le tissu sarcomateux est assez souvent associé à un autre tissu néoplasique de nature différente ; fibro-sarcome, chondrosarcome, myxosarcome, lymphosarcome quand la tumeur se développe primitivement dans les ganglions.

Caractères cliniques. — Le sarcome se présente généralement sous l'aspect d'une tumeur arrondie, nettement limitée, au niveau de laquelle la peau est sillonnée de veines très apparentes. Sa consistance est variable, elle peut être sur une même tumeur, dure en certains points, fluctuante en d'autres parties. Il est pulsatile lorsqu'il est très vascularisé. Il est généralement indolore. Dans les néoplasmes à marche rapide, on constate une élévation de la température locale. Au bout d'un certain temps, la peau s'enflamme, puis se perfore et livre passage à des bourgeons sarcomateux qui s'élèvent rapidement au-dessus de la surface cutanée. Ces bourgeons saignent facilement et dans les formes pulsatiles, donnent naissance sous l'influence du moindre contact, à de graves hémorragies.

La *marche* est irrégulière. Parfois après une période d'accroissement très lent, qui a duré plusieurs années, on voit en quelques mois la tumeur doubler de volume. Les sarcomes *mélaniques* progressent avec une extrême rapidité.

L'intégrité de l'articulation voisine, l'élévation de la température locale, les arborisations veineuses au niveau de la peau, signes appartenant au sarcome, permettent dans la majorité des cas, de le différencier des tumeurs blanches.

Le *pronostic* est particulièrement grave dans le sarcome mélanique, mais la mort survient fatalement, à des échéances plus ou moins rapprochées, dans toutes les formes du sarcome si l'on n'intervient pas. Le sarcome récidive souvent, mais contrairement à ce qui se produit dans les tumeurs épithéliales, contre ces récidives, l'action chirurgicale est efficace ; on a observé des survies très prolongées, obtenues après des opérations successives, pratiquées pour des récidives répétées.

TRAITEMENT. — Le seul traitement est l'ablation au bistouri, mais il ne faut opérer que lorsqu'on peut enlever tout le mal. Dans les tumeurs des parties molles, il ne faut pas se contenter d'une énucléation, il faut extirper la capsule en même temps que le néoplasme. Contre les sarcomes des os, la résection est exceptionnellement suffisante, on doit amputer ou désarticuler.

SCAPULALGIE

Tumeur blanche de l'articulation de l'épaule.

La tuberculose de l'épaule étant très rare chez l'enfant nous serons brefs à son sujet. Le plus souvent, on rencontre dans cette tumeur blanche, les formes habituelles de l'ostéo-arthrite bacillaire. Mais, dans certains cas, on se trouve en présence d'une forme particulière qui se localise spécialement sur l'articulation scapulo-humérale, c'est la *carie sèche* de Volkmann [1]. Celle-ci se caractérise cliniquement par une atrophie du moignon de l'épaule et des crises névralgiques occupant l'épaule et le membre supérieur.

TRAITEMENT. — Comme pour toutes les tumeurs blanches [2], un traitement médical hygiénique et l'immobilisation de l'épaule constituent la base du traitement. Les abcès froids seront traités par les injections d'éther iodoformé. Au cas de fistules nombreuses, on fera une résection atypique. Quoique, chez l'enfant, les résections typiques soient permises sur le membre

1. *Carie sèche de l'épaule* par MM. Kirmisson et C. Kuss. Revue d'orthopédie, 1901, page 193.
2. Voir *Tumeur blanche en général.* (Traitement.)

supérieur, le raccourcissement entraînant une gêne fonctionnelle bien moins accentuée que sur le membre inférieur, nous pensons que, dans le cas particulier, il faut être sobre de résection typique, le cartilage conjugal de l'extrémité supérieure de l'humérus étant un des plus fertiles de l'économie.

L'ankylose scapulo-humérale n'est pas très gênante, les articulations voisines suppléant à la longue, la jointure de l'épaule.

SCOLIOSES

On appelle scoliose une déviation latérale de la colonne vertébrale. Cette déviation pathologique n'est pas comme la lordose et la cyphose l'exagération d'une courbure normale : dans l'état physiologique en effet, le rachis ne présente aucune inflexion latérale.

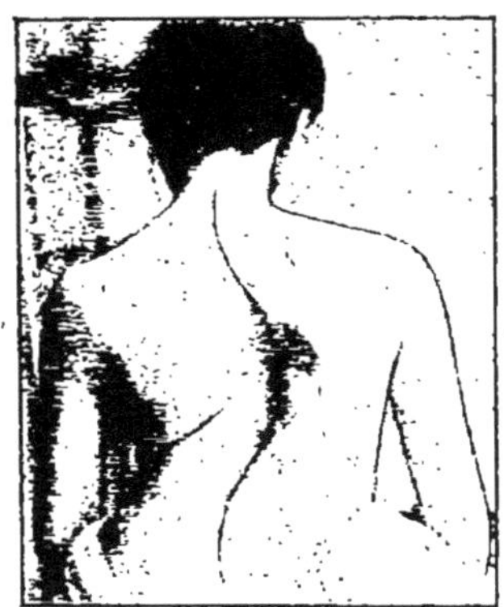

Fig. 146. — Scoliose des adolescents.

Il existe plusieurs variétés de scoliose : La scoliose *congénitale* s'accompagnant généralement d'autres malformations ; la scoliose *pleurétique* conséquence d'une inflammation ou d'une suppuration pleurales ; la scoliose *statique* résultant d'une différence dans la longueur des membres inférieurs, la scoliose *paralytique* due à la paralysie infantile, la scoliose *rachitique*, la *scoliose des adolescents* dite *primitive* ou *essentielle* (fig. 146).

Scoliose des adolescents primitive ou essentielle.

La scioliose idiopathique ou essentielle, affection chronique très difficile à guérir, est une déviation latérale de la colonne vertébrale, progressive et susceptible de devenir permanente, qui se produit chez des adolescents, le plus souvent du sexe féminin, dont la croissance est rapide, les muscles peu développés et la nutrition générale défectueuse.

Elle apparaît entre dix et quinze ans. Une attitude vicieuse habituelle, celle de l'école le plus souvent, en est la cause occasionnelle. Le rachitisme tardif en est peut-être la cause première.

Chez tout scoliotique, la déformation est constituée par une *déviation latérale* et une *torsion* de la colonne vertébrale autour de son axe vertical.

Dans la plupart des cas, l'inclinaison latérale siège dans la région dorsale, et la convexité regarde à droite. Au-dessus et au-dessous de la *courbure primitive* et principale, se produisent deux courbures, une supérieure et une inférieure, de sens inverse et moins marquées que la première, qui rétablissent l'équilibre du rachis. Elles portent le nom de *courbures de compensation*. Il existe des scolioses à courbure unique, elles sont rares et généralement peu accentuées.

En même temps que la déviation latérale, la colonne vertébrale présente, dans tous les cas, une déformation résultant d'un mouvement de *torsion* autour de son axe vertical. Ce mouvement de rotation détermine une saillie costale du côté de la convexité, saillie costale qui produit la gibbosité. Celle-ci, dans la région dorsale, est constituée par l'omoplate repoussée par les côtes. On dit que l'enfant a l'épaule droite un peu forte. Cette gibbosité est postérieure, mais il se produit simultanément comme l'indique la figure 147, une gibbosité antérieure moins accentuée et située du côté opposé.

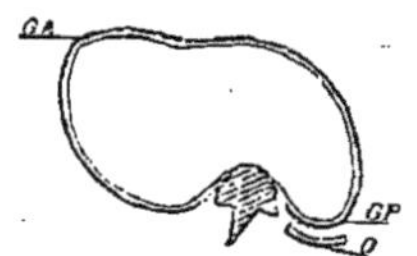

Fig. 147.

GA, gibbosité antérieure ; GP, gibbosité postérieure ; O. omoplate.

Inclinez fortement la colonne vertébrale d'un sujet sain dans le sens latéral, vous ne reproduirez pas la gibbosité scoliotique. C'est que vous n'aurez ainsi réalisé qu'un seul des facteurs de la scoliose, l'inclinaison latérale; il manque la torsion vertébrale.

Par suite du tassement du corps vertébral du côté de la concavité, la coupe du corps de la vertèbre qui correspond au sommet de la courbe, ainsi que la coupe du ménisque intervertébral, présentent la forme d'un coin au lieu d'avoir la forme d'un rectangle. De plus, par suite de la torsion, le corps vertébral regarde du côté de la convexité, tandis que l'apophyse épineuse regarde vers la concavité. L'axe de rotation passe par l'apophyse articulaire regardant la concavité.

Début lent et insidieux le plus souvent chez des enfants chloro-anémiques. Établissez avec soin le diagnostic différentiel entre la scoliose et le mal de Pott au début. Ce dernier, qui produit généralement une gibbosité médiane à saillie angulaire, peut déterminer parfois une déviation latérale. Dans le mal de Pott, la pression sur les apophyses épineuses est douloureuse. Ce diagnostic est de la plus haute importance car, les exercices de gymnastique, si efficaces chez les scoliotiques, donneraient chez les pottiques des résultats désastreux.

Examinez l'enfant debout, le dos placé en pleine lumière, les vêtements attachés au-dessous des crêtes iliaques, les cheveux relevés sur la nuque, les bras tombant naturellement, les talons rapprochés l'un de l'autre et les pointes en dehors. Soumettez-le ensuite à l'épreuve de la suspension. Si, dans la suspension, la gibbosité diminue très sensiblement ou disparaît, le pronostic est favorable, si elle ne se modifie pas le pronostic est fâcheux.

Il faut, avant de commencer un traitement, mesurer la courbure vertébrale. Dans ce but, des appareils de précision ont été imaginés; on ne les trouve que dans les cliniques ou dans les instituts orthopédiques[1]. Le praticien, dépourvu de cette instrumentation très spéciale, peut se contenter d'évaluer la déviation latérale et la torsion vertébrale de la façon suivante (fig. 148). Marquez, à l'encre ou avec un crayon dermographique, la série des apophyses épineuses, puis, réunissez par un trait, les points correspondant à chaque apophyse, vous obtiendrez une courbe régulière, un arc. Représentez la corde de cet arc au moyen d'un fil à plomb, le fil étant placé sur la ligne médiane du corps et tangent à la courbure dorsale. Mesurez enfin avec un mètre la distance maximum qui sépare l'arc de la corde, c'est-à-dire la flèche.

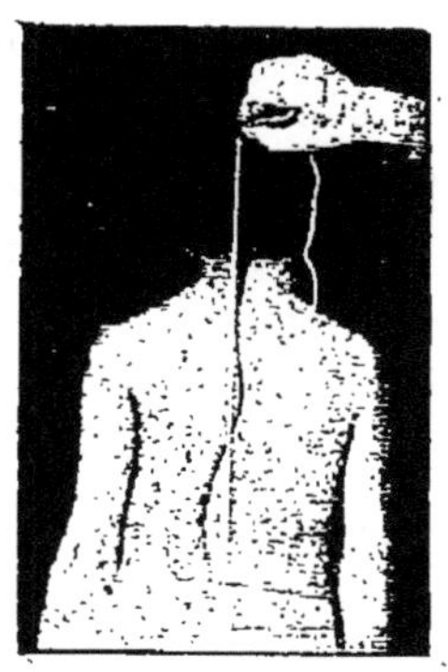

Fig. 148. — Évaluation de la torsion.

Regardez si les épines iliaques antérieures et supérieures sont situées sur une même ligne horizontale, si les hanches font une égale saillie et si les épaules sont au même niveau.

La saillie de l'omoplate, son éloignement de la ligne des apophyses épineuses, indiquent déjà le degré de torsion vertébrale ; mais cette torsion ne pourra être mesurée que par un appareil se moulant exactement sur le contour de la cage thoracique. Le cyrtomètre ou un ruban d'étain (Bernhardt Roth) s'appliquant exactement sur les contours du thorax peuvent en donner une évaluation approximative.

La photographie donne une bonne idée de la déviation scoliotique. Des photographies successives pourront indiquer les améliorations obtenues.

N'oubliez pas de mesurer les membres inférieurs. Une différence dans leur longueur entraîne une modification dans la statique du bassin et secondairement des courbures verté-

1. L'appareil de Schultess nous paraît le meilleur.

brales anormales (*Scoliose statique*). Cette scoliose, occupant la région lombaire, disparaîtra en plaçant une planchette sous le pied du malade et vous la guérirez en faisant ajouter une semelle en liège dans l'intérieur de la bottine.

TRAITEMENT. — Ne dites pas, quand un enfant commence à se dévier : « Ce n'est rien. » Il faut surveiller avec la plus grande attention l'attitude des enfants, surtout celle des jeunes filles, au moment de la puberté. Corrigez par des verres convenables, l'astigmatisme et la myopie qui obligent les enfants à courber la tête ou à s'incliner. Le traitement sera d'autant plus efficace qu'il sera plus précoce. Dans les cas invétérés, vous n'obtiendrez presque rien.

Hygiène du scoliotique. — Le scoliotique ne doit pas être interné dans un pensionnat, il doit vivre au grand air. Il passera en été un mois ou deux au bord de la mer et prendra des bains de mer[1] ; puis, un mois au moins à la montagne, à une altitude de sept ou huit cents mètres. C'est là, un idéal qui n'est malheureusement pas à la portée de la plupart des familles. En hiver, prescrivez de l'huile de foie de morue et ordonnez des bains salés à domicile : un bain tous les deux jours, d'une durée de dix minutes, à une température variant de 33 à 35°, avec cinq kilogrammes de sel de cuisine et une bouteille d'eaux mères de Salies-de-Béarn. Ce bain sera suivi d'une friction alcoolique sur tout le corps. Chez certaines malades très nerveuses on remplacera avec avantage les bains salés par l'hydrothérapie.

L'enfant doit rester au lit de dix à quinze heures sur vingt-quatre. Le lit doit être dur. On obtiendra un lit suffisamment résistant, en interposant une planche ayant les dimensions du lit, entre le matelas et le sommier. On supprimera les oreillers. La chambre sera bien aérée et, le matin de bonne

1. La natation est un bon exercice.

heure, on en ouvrira largement les fenêtres. Dans l'après-midi, le scoliotique restera étendu, pendant deux ou trois heures, sur une chaise longue ou mieux sur une planche faisant avec le sol un angle de 25 à 30 degrés, recouverte seulement d'une couverture, en plein air de préférence. Pour que le dos soit absolument au contact de la planche, il est bon de faire creuser dans cette planche, au niveau de la partie supérieure, un trou dans lequel la tête s'engagera. Elle sera retenue par un filet placé à la partie inférieure de la planche.

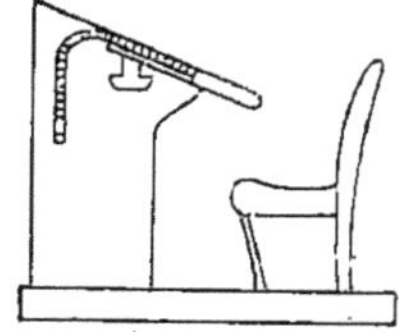

Fig. 149. — Banc d'école. Modèle de Hoffa.

Le scoliotique ne doit pas rester longtemps assis, surtout pour un travail scolaire. Il est bon d'interrompre la séance d'étude pour le faire étendre sur une chaise longue. On doit de plus veiller à ce qu'il soit pourvu d'un siège et d'un bureau convenables (fig. 149). La hauteur du siège doit être égale aux $\frac{2}{5}$ de la longueur du corps et la profondeur du siège à $\frac{1}{5}$. La distance verticale entre le bord postérieur du pupitre et le plan du siège sera égale à $\frac{1}{4}$ de la longueur du corps chez les garçons, un peu plus chez les filles. L'inclinaison du pupitre sera au moins de six centimètres sur trente-six, soit une inclinaison de 15° environ. La distance qui sépare le bord postérieur du pupitre du bord antérieur du siège sera égale à zéro ou même sera négative. Celle qui sépare le bord postérieur du pupitre de la face antérieure du dossier doit dépasser de peu l'épaisseur du corps au niveau de la région stomacale. Pendant les pauses, la distance entre le siège et le pupitre sera augmentée. Le mieux pour satisfaire à cette nécessité est d'adopter un pupitre mobile par glissement. *Il est absolument indispensable que le dos soit soutenu par un dossier* même pendant que l'enfant écrit. C'est un tort de croire que que les jeunes filles se tiennent plus droites quand on leur supprime tout espèce de dossier. Le dossier qui remonte au moins jusqu'à l'omoplate, présente à sa partie inférieure, une saillie correspondant à la lordose lombaire normale et dans sa partie supérieure, une dépression correspondant à la cyphose thoracique normale.

Il existe un assez grand nombre de sièges orthopédiques, permettant au scoliotique, de conserver pendant la lecture une attitude qui prévient ou combat la scoliose : la chaise de Schultess dont le siège est incliné d'avant en arrière permet le travail le dos étant appuyé en réclinaison ; le siège et pupitre de Lorenz, les bancs d'école de Wackenroder, de Scheiber et Klein, de Küffel, de Kretschmar, de Lenoir, de Schenk et quelques autres répondent aux mêmes indications.

Traitement curatif. — *A.* EXERCICES DE GYMNASTIQUE (Après chaque exercice, le scoliotique devra s'étendre pendant quelques minutes). — Nous les diviserons en deux catégories, ceux qui peuvent être exécutés au moyen d'appareils simples et peu coûteux, à la portée de tous les médecins et de tous les malades, et ceux qui nécessitent un outillage très compliqué, d'un prix très élevé, que l'on ne trouve que dans des instituts orthopédiques construits sur le modèle de ceux de Zander et de Schultess. Assurément, les résultats orthopédiques obtenus dans ces instituts, dont il serait désirable de voir le nombre se multiplier, seront toujours plus parfaits ; mais, comme ces instituts ne sont abordables que pour une

1. Appareils et exercices de gymnastique sont excessivement nombreux et rien n'est plus propre à montrer les difficultés du traitement de la scoliose que le nombre considérable des appareils qui sont simultanément employés dans la plupart des instituts orthopédiques. Nous indiquerons principalement les moyens qui sont à la portée de tout praticien. Il est juste de déclarer qu'avec une instrumentation perfectionnée, on obtient des résultats supérieurs à ceux que donnent les procédés que nous allons indiquer, mais il faut aussi reconnaître que, même avec une instrumentation très perfectionnée et très variée, les résultats obtenus, dans les scolioses invétérées, sont souvent peu apparents.

minorité et que nous désirons être surtout utile au praticien non spécialisé en orthopédie, nous décrirons surtout les exer-

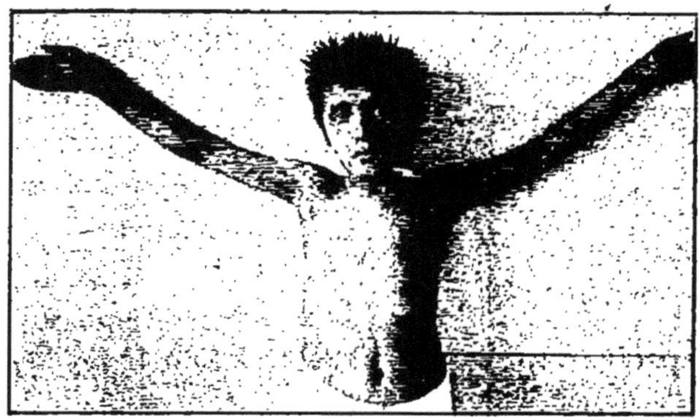

Fig. 150. — Extension forcée de la colonne vertébrale.

cices qui peuvent être conseillés par tous les praticiens à tous les malades.

Apprenez d'abord aux enfants à faire des inspirations

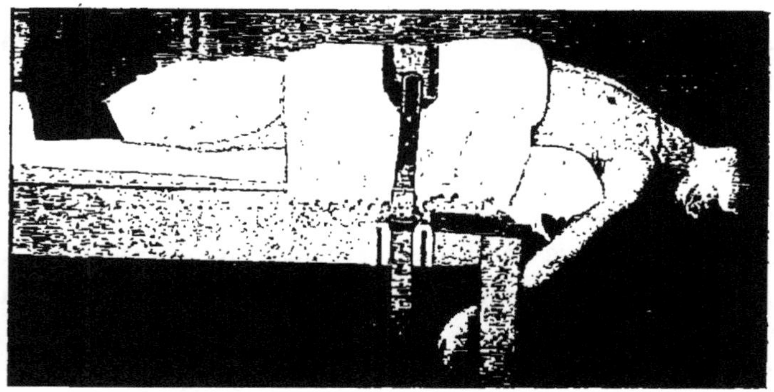

Fig. 151. — Extension forcée de la colonne vertébrale.

amples et profondes et rappelez-leur à tout instant de garder une attitude correcte.

Dans le traitement de la scoliose, les exercices de gymnastique constituent les moyens les plus efficaces. — Ils ont pour but de combattre les deux lésions essentielles de toute scoliose, la flexion et la torsion vertébrales; ils ont de plus une action indiscutable sur l'atrophie musculaire. *A la flexion latérale, on oppose l'extension* qui est généralement obtenue par des tractions, par la suspension ou par la position donnée au malade (decubitus dans l'extension forcée). Quant à la torsion, on s'efforce de la réduire par des *pressions directes* le plus souvent manuelles portant sur la gibbosité et imprimant au thorax un mouvement inverse de la torsion scoliotique. On fait de la « détorsion » en pressant sur la gibbosité.

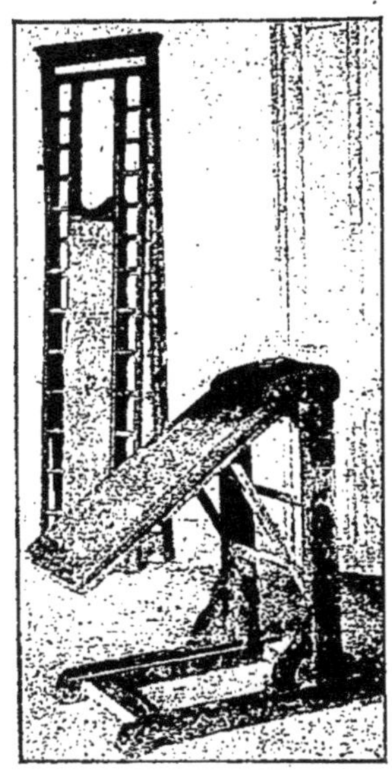

Fig. 152. — Appareil de Redard pour correction par suspension oblique et pression latérale.

Exercices ayant pour but de placer la colonne vertébrale en extension forcée. — *a*) Faites marcher votre malade les bras élevés verticalement, complètement étendus, les doigts se rejoignant au-dessus de la tête par leurs extrémités palmaires, vous obtiendrez déjà un certain degré de redressement.

b) Conseillez l'exercice de Golding Bird connu sous le nom d'exercice de la porte, exercice qui détermine, sans le secours d'aucun appareil, une extension notable de la colonne vertébrale. Le malade est placé debout, les talons réunis, le dos appuyé à une porte ou à un mur. La tête et les épaules restant en contact avec le mur et les talons ne quittant pas le sol, il s'efforce par une sorte de mouvement de reptation d'atteindre la position la plus élevée possible. Les bras d'abord pendants le long du corps sont progressivement élevés, complètement étendus, jusqu'à ce que les mains arrivent à se rejoindre au-dessus de la tête. Ils sont ensuite lentement ramenés à la position de repos. Après une courte pause, l'exercice est répété pendant cinq à dix minutes. On peut avec avantage placer dans chaque main un poids léger (fig. 150).

c) Faites étendre le patient sur une table, dans le décubitus dorsal, le corps ne reposant sur la table que par les fesses et

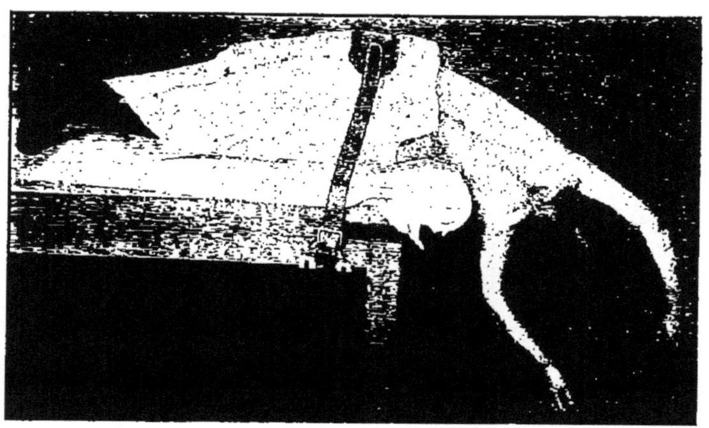

Fig. 153.

les membres inférieurs. Après avoir solidement fixé à la table le bassin et les cuisses, au moyen d'une sangle, ordonnez-lui de se laisser aller de façon que la tête se rapproche le plus possible du sol et que la colonne vertébrale se place en extension forcée (fig. 151).

d) Ordonnez la suspension : suspension par les mains à la barre fixe ou bien à l'échelon d'une échelle sur laquelle repose la partie postérieure du corps. Suspension par la tête au moyen de l'appareil de Sayre en ayant soin de surveiller que les orteils ne perdent jamais le contact du sol.

Exercices ayant pour but de combattre la torsion. — a) La torsion est plus difficile à corriger que l'inclinaison. Faites

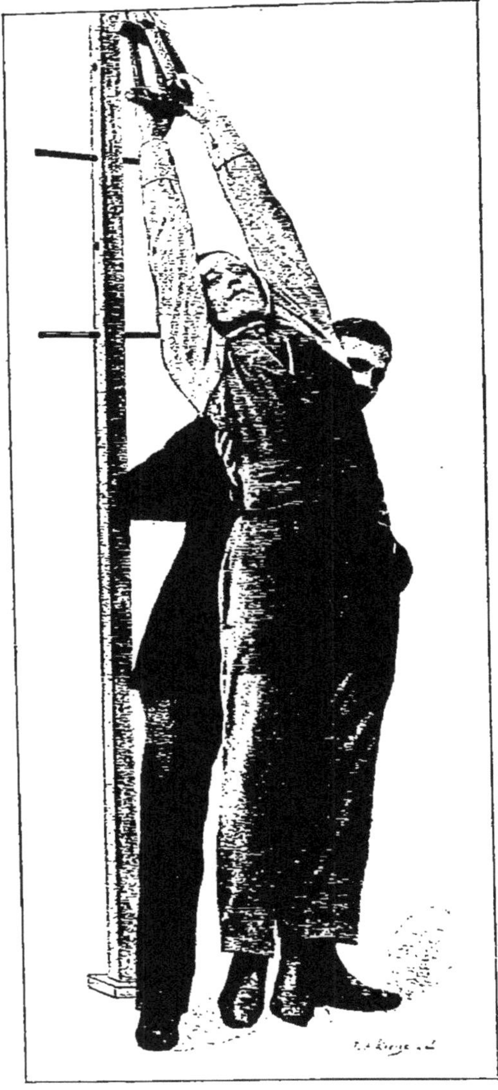

Fig. 154. — Correction par suspension verticale et pression latérale (Lagrange).

marcher l'enfant, après avoir placé transversalement dans son dos, au niveau de la gibbosité, une planchette qu'il maintient en croisant les bras au-devant de la poitrine.

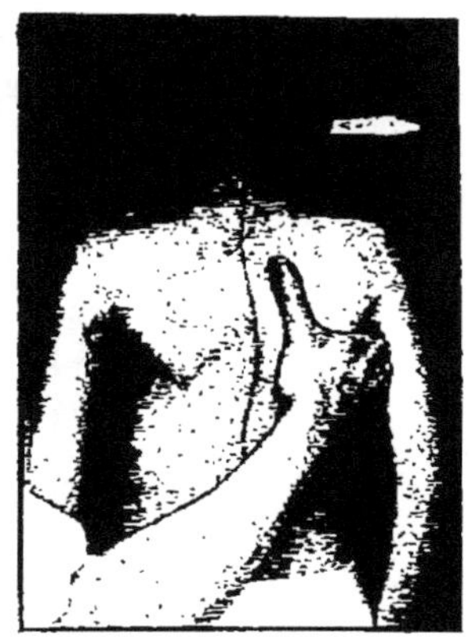

Fig. 155. — Correction par suspension verticale et pression latérale.

b) Pendant que l'enfant est suspendu à l'appareil de Sayre, imprimez à la colonne vertébrale un mouvement de « détorsion » en pressant avec une main sur la gibbosité et en repoussant dans une direction inverse l'épaule du côté opposé à la gibbosité (fig. 154 et 155).

Ce mouvement de « détorsion » peut aussi être pratiqué sur un scoliotique placé sur une table dans le décubitus ventral, la colonne vertébrale étant en extension soit par des tractions manuelles, soit au moyen d'un treuil prenant son point d'action sur la tête, la contre-extension étant faite sur les membres inférieurs.

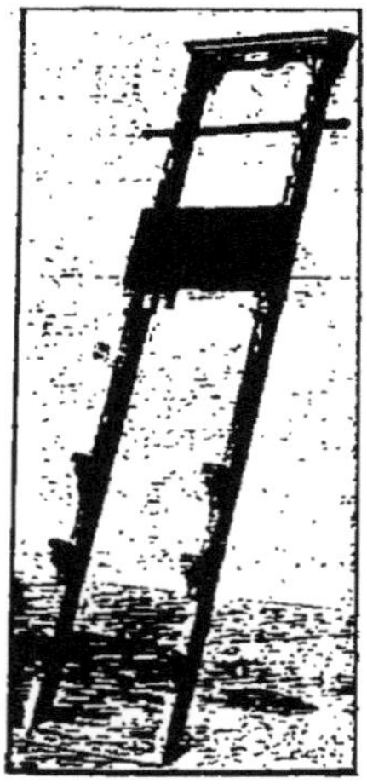

Fig. 156.

c) Suspendez par les mains le scoliotique à une échelle munie d'un coussin qui presse directement sur la gibbosité (fig. 156).

d) Faites-le étendre dans le décubitus latéral sur une table recouverte d'une couverture, la gibbosité portant exactement sur l'angle formé par l'extrémité de la table, puis après avoir fixé les cuisses au moyen d'une sangle, ordonnez à l'enfant de se laisser aller le plus bas possible (fig. 152-153).

Pour arriver à un résultat, il est de toute nécessité, de faire exécuter à l'enfant, tous les jours et pendant plusieurs années, tous les exercices que nous venons d'énumérer [1].

B. CORSETS. — Parmi les moyens dont nous disposons pour combattre la scoliose, le *corset* est assurément le moins efficace. Nous n'employons pas les corsets de redressement, nous ne conseillons que les corsets de contention et de soutien. Le corset doit être léger, il ne sera porté que pendant

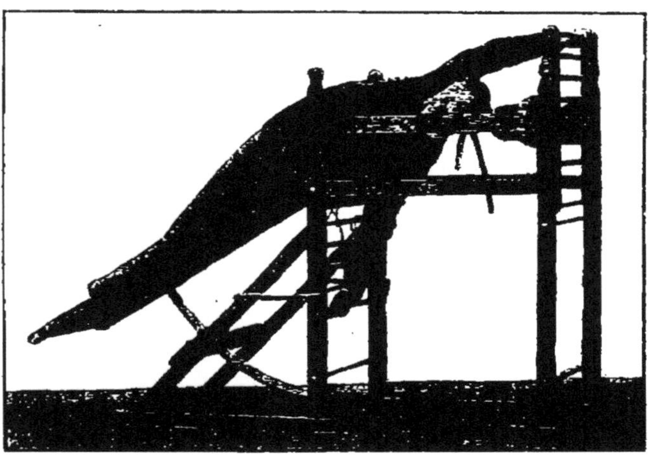

Fig. 157. — Correction par suspension oblique et pression latérale (Zander).

le jour, en dehors des heures de décubitus sur la planche et des exercices de gymnastique. Un corset léger en cuir perforé avec béquillons et renforcé latéralement par des barettes d'acier prenant point d'appui sur les hanches nous paraît suffisant. Ce corset doit être construit d'après un moulage en plâtre pris pendant la suspension.

Dans les scolioses *très graves*, il faut avoir recours au

1. Lorsque l'enfant exécutera ces divers exercices sous la surveillance d'un professeur de gymnastique, on aura soin de bien recommander à ce dernier, de ne pas ordonner d'autres exercices. En effet, il aura généralement une tendance à conseiller des exercices de gymnastique pure qui n'ont aucune action orthopédique et peuvent être nuisibles.

redressement forcé manuel ou instrumental et appliquer, après réduction, un corset plâtré. Ce n'est point là une opération à la portée du praticien. Les résultats ne sont pas du reste très brillants.

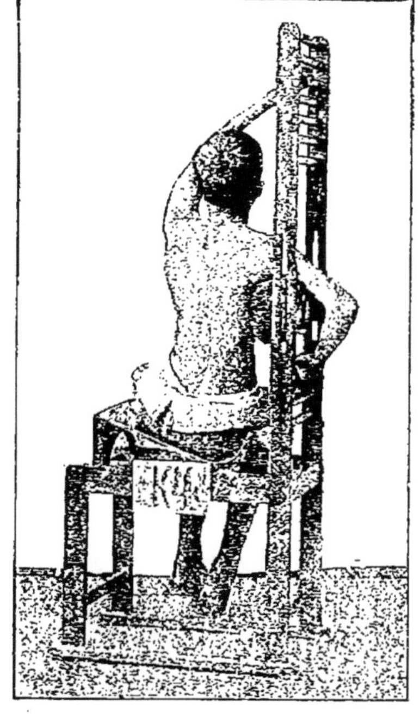

Fig. 158. — Chaise orthopédique de Zander.

Scoliose paralytique.

La paralysie infantile, en frappant les muscles du tronc et de l'abdomen, peut donner naissance à des déviations vertébrales, lordose, cyphose, scoliose. On traitera ces déformations par l'électrisation, l'hydrothérapie, le massage, la gymnastique. Un corset en cuir moulé, léger mais solide, prenant point d'appui sur le bassin, est indispensable pour maintenir la colonne vertébrale qui n'est pas soutenue par la contractilité musculaire.

Scoliose rachitique. Scoliose des jeunes enfants.

Elle est fréquente de cinq à dix ans. On observe en même temps que cette scoliose, d'autres malformations osseuses de nature rachitique.

L'importance du traitement général est capitale. (Voir rachitisme.) Quant au traitement local il sera sensiblement le même que dans la scoliose essentielle. On comptera moins sur l'efficacité des exercices de gymnastique, difficilement exécutés par un enfant qui est trop jeune pour bien comprendre ce qu'on exige de lui. On insistera sur la nécessité du repos prolongé dans le décubitus horizontal.

SCROTUM

Kystes dermoïdes du... Voyez : Kystes dermoïdes.

SILLONS CONGÉNITAUX

On peut les considérer comme le premier degré de l'amputation congénitale. Le sillon circulaire est situé sur un plan perpendiculaire ou oblique au grand axe du membre. Il présente une profondeur variable. Quand le sillon est très accentué, il détermine des troubles trophiques dans la partie du membre située au-dessous de lui (pied bot, main bote). Parfois les deux segments du membre ne sont réunis que par un mince pédicule.

Dans les cas où le sillon très profond a produit une atrophie compromettant définitivement la fonction du membre, le mieux est d'amputer la partie atrophiée. L'ablation du sillon n'a pas donné de bons résultats.

SPINA-BIFIDA. — HYDRORACHIS

« On donne le nom de spina-bifida ou hydrorachis à un vice de conformation caractérisé par une fissure des arcs vertébraux à travers laquelle fait hernie la moelle et ses enveloppes accompagnées d'une quantité variable de liquide. » (Kirmisson). Le mot spina-bifida indique une bifidité de la ligne épineuse; par hydrorachis, on désigne un épanchement intra-rachidien. Spina-bifida et hydrorachis coexistent le plus souvent.

Cette difformité est incompatible avec l'existence lorsqu'elle siège au niveau des régions antérieure et latérale de la colonne vertébrale. Elle est au contraire compatible avec l'existence lorsqu'elle occupe, ce qui est le cas habituel, la face postérieure du rachis. Le plus souvent, elle siège sur les régions dorso-lombaires ou lombo-sacrées, plus rarement on l'observe sur la région cervicale, exceptionnellement à la région dorsale.

C'est une tumeur sessile ou faiblement pédiculée, de forme arrondie, presque médiane, qui présente un volume variable, ne dépassant pas d'ordinaire, celui d'une mandarine ou d'une tomate. La peau qui la recouvre, mince, blanchâtre, d'aspect cicatriciel, parfois tapissée de bourgeons charnus dans la partie centrale et saillante de la tumeur, est épaisse au contraire à la périphérie. Le spina-bifida, fluctuant lorsqu'il est constitué par une poche à peu près exclusivement remplie par du liquide, est de consistance pâteuse, quand la moelle entre dans sa constitution. La tumeur augmente de volume lorsque l'enfant crie, elle diminue sous l'influence de la pression manuelle et sa réduction, généralement partielle, s'accompagne parfois de convulsions.

Comme les symptômes locaux, les troubles fonctionnels sont aussi très variables. Dans les cas graves, on constate de la paraplégie, de l'incontinence d'urine et des matières fécales, tandis que dans les cas légers, l'attention n'est attirée que par des troubles trophiques peu accentués occupant les membres inférieurs. Il faut alors rechercher le spina-bifida qui, ne se présentant plus sous la forme d'une tumeur ou d'une simple fente, échappe à un examen superficiel.

Tous les spina-bifida n'ont pas la même structure et c'est là la raison de la diversité des symptômes. En se basant sur leur constitution anatomique, Recklinghausen en a distingué plusieurs variétés.

1° *Myélo-méningocèle.* — Dans cette première variété, la moelle, par suite d'un arrêt de développement, affecte la forme d'une gouttière. Elle fait partie de la paroi de la tumeur dont elle occupe la partie médiane et postérieure, mince et parfois ulcérée. Le liquide est situé au-devant de la moelle;

2° *Myélo-cystocèle.* — Le liquide occupe le canal central de la moelle, il est intra-médullaire;

3° *Méningocèle.* — L'épanchement est rétro-médullaire. Le sac bien pédiculé, nettement fluctuant, indépendant de la moelle, ne contient aucun élément nerveux ou ne renferme que quelques filets rachidiens.

La mort, *terminaison* fréquente du spina-bifida, est généralement consécutive à une méningite causée par la rupture de la poche. Elle résulte aussi, mais plus rarement, d'un épuisement progressif, d'une cachexie résultant de l'incontinence des urines et des matières fécales, ainsi que de l'infection chronique qui a sa porte d'entrée dans les ulcérations trophiques des membres inférieurs.

TRAITEMENT. — Par des pansements fréquents et soigneusement faits, protégez la tumeur contre les chocs extérieurs et mettez-là à l'abri de l'infection. Nous n'admettons l'intervention chirurgicale que pour la *méningocèle*. Dans les autres formes, elle ne nous a donné que des résultats déplorables; la mort ou l'hydrocéphalie en ont été les conséquences constantes.

La *méningocèle* peut être traitée par la ponction.

Ponction. — Ponctionnez la tumeur sur ses parties latérales. Laissez écouler quelques gouttes de liquide, puis après avoir comprimé le pédicule pour supprimer toute communication avec le canal rachidien, injectez trois à quatre grammes de la solution suivante :

Iode	0 gr. 50
Iodure de potassium	1 » 50
Glycérine.	30 »

Retirez ensuite la canule; le pédicule devra être encore comprimé pendant quelques instants. Pansement au collodion. En cas d'échec, l'injection peut être renouvelée plusieurs fois.

SYNDACTYLIE

La syndactylie est une affection congénitale, souvent d'origine héréditaire, constituée par l'adhérence plus ou moins intime des doigts entre eux, au niveau de leurs faces latérales.

Suivant que la fusion est plus ou moins intime, on distingue trois variétés de syndactylie.

1° **Syndactylie membraneuse (main palmée).** — Dans cette première variété, les doigts sont reliés entre eux par une membrane interdigitale assez étendue, assez lâche pour leur permettre un certain degré d'écartement et leur laisser quelque indépendance. Cette mince membrane est constituée par deux feuillets cutanés;

2° **Syndactylie sans membrane interdigitale.** — Les doigts sont engainés dans une même enveloppe cutanée. Quoique leurs squelettes ne soient pas fusionnés, les doigts ainsi accolés se meuvent simultanément, mais en imprimant, au même moment, à chaque doigt, des mouvements passifs et de direction inverse, on peut reconnaître l'indépendance de leurs squelettes. En cas de doute, on s'adresserait à la radiographie;

3° **Syndactylie avec synostose ou syndactylie osseuse.** — Dans cette variété, les squelettes des deux doigts se trouvent fusionnés soit, sur toute leur étendue, soit partiellement et c'est alors au niveau de l'extrémité terminale des doigts que siège la synostose.

C'est la syndactylie membraneuse qui offre le moins de

gravité. La syndactylie osseuse qui est la variété la plus grave, ne doit pas être opérée.

TRAITEMENT. — N'opérez pas avant l'âge de trois ou quatre ans.

La récidive, la reproduction de l'adhérence, au niveau de la commissure interdigitale, est l'écueil que l'on doit éviter. Dans ce but, il faut rejeter tous les procédés opératoires donnant, après section de la palmure, deux surfaces cruentées situées en face l'une de l'autre et sur un même plan.

1° SYNDACTYLIE MEMBRANEUSE. — Taillez, sur la face dorsale ou palmaire de l'adhérence un lambeau cutané dont la base correspond à la commissure des doigts et la pointe à son bord libre. Disséquez-le et relevez-le (*procédé de Zeller*).

Sectionnez ce qui reste de la membrane interdigitale, sur sa partie médiane depuis son extrémité inférieure jusqu'à l'articulation métacarpo-phalangienne.

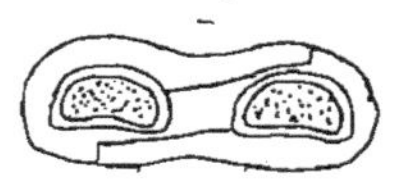

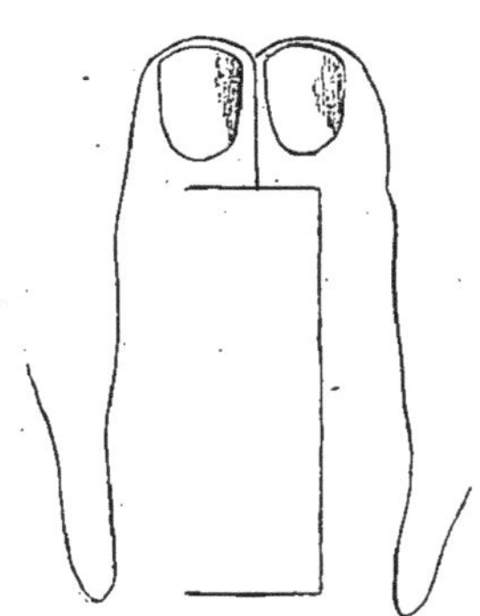

Fig. 159. — Syndactylie, procédé de Didot.

Rabattez le lambeau entre les deux doigts écartés afin de reconstituer la commissure.

Faites sur les parties latérales des doigts une suture aussi exacte que possible.

1° SYNDACTYLIE SANS MEMBRANE INTERDIGITALE. — *Le procédé de Didot* (de Liége) est le procédé de choix. Il permet de recouvrir les surfaces cruentées, au moyen de deux lambeaux rectangulaires, presque aussi longs que les doigts et taillés, l'un sur la face dorsale de l'un des doigts, l'autre sur la face palmaire de l'autre doigt. Les doigts, une fois séparés, les lambeaux sont soigneusement suturés (fig. 159). Ce procédé a été heureusement modifié par Forgue et Jeanbrau. Pour recouvrir plus complètement les surfaces cruentées, Forgue emprunte à la face dorsale de la main, un lambeau qu'il fait pivoter autour de son pédicule suivant la méthode indienne.

Le *procédé de Pétroff* que je n'ai jamais employé est très ingénieux et me paraît rationnel. Il consiste, comme le montre

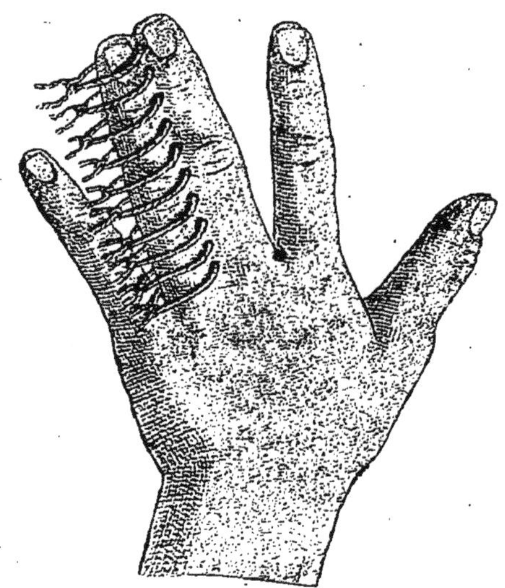

Fig. 160. — Syndactylie, procédé de Pétroff.

la figure ci-jointe, empruntée au mémoire de Pétroff, à traverser la membrane unissante, par une série de fils qui sont laissés en place jusqu'à épidermisation des parties avec lesquelles ils sont en contact (fig. 160).

Quinze jours après que les fils ont été placés, on coupe le premier pont, avec des ciseaux, en commençant par les extrémités des doigts : quatre ou cinq jours après, on incise le second pont et ainsi de suite jusqu'à la commissure inter-

1. *Note sur le traitement de la syndactylie par le procédé de Didot perfectionné, Technique de M. le Pr Forgue*, par le Dr L. Jeanbrau, Revue d'orthopédie, 1901, page 39.

digitale. Après chaque incision, on interpose entre les doigts de la gaze iodoformée. La guérison complète demande un temps assez prolongé.

SURÉLÉVATION DE L'OMOPLATE

Voyez : OMOPLATE

SYPHILIS HÉRÉDITAIRE

C'est la syphilis reçue par l'enfant, de parents en état de syphilis, au moment même de la procréation (A. Fournier). Nous n'aborderons pas, dans ce court résumé, l'étude des nombreuses théories invoquées pour élucider la pathogénie de la syphilis congénitale. Nous ne nous occuperons pas non plus de toutes les manifestations de la syphilis héréditaire. C'est ainsi que nous passerons sous silence la syphilis congénitale *embryonnaire* caractérisée par un signe unique, l'avortement ; et la syphilis congénitale *fœtale* qui produit l'hydramnios, l'accouchement prématuré, des lésions placentaires, la mort du fœtus avant terme ou immédiatement après la naissance.

1° Syphilis héréditaire précoce. *A.* SYPHILIS DU NOUVEAU-NÉ. — La période au cours de laquelle ses manifestations apparaissent s'étend du moment de la naissance à la chute du cordon. Elle peut tuer l'enfant dans les premiers jours (syphilis viscérale), le plus souvent c'est à la suite d'hémorragies multiples. Quand elle laisse vivre le nouveau-né, elle détermine, au niveau des téguments de la paume des mains et de la plante des pieds, l'apparition d'une affection bulleuse spéciale désignée sous le nom de *pemphigus*. Le pemphigus, constitué par des bulles de dimension variant de 2 à 3 millimètres à 1 centimètre ou 1 centimètre et demi, résulte du soulèvement de l'épiderme par un liquide sanguinolent ou purulent. Il existe déjà, dans la plupart des cas, au moment de la naissance. Les vésicules se rompent au bout de quelques jours et sont remplacées par une croûte brunâtre.

B. SYPHILIS INFANTILE PROPREMENT DITE. — a) *Cachexie syphilitique.* — Elle est caractérisée par un amaigrissement extrême, un état d'anémie et de déchéance profondes. La peau est ridée, elle a perdu sa transparence et présente une coloration terreuse. L'enfant ressemble à un petit vieillard.

b) *Lésions locales.* — Nous nous contenterons d'énumérer simplement les principales lésions que l'on rencontre au cours de la syphilis infantile proprement dite : coryza, fissures labiales, palpébrales, anogénitales ; conjonctivites, kératites, ophtalmies purulentes ; syphilides érythémateuses maculeuses, érythémato-papuleuses, gommeuses, ulcéreuses ; onyxis syphilitiques, adénopathies, hypertrophie de la rate[1]. Nous n'insisterons que sur les lésions osseuses.

1. *De l'hypertrophie chronique de la rate dans la syphilis héréditaire précoce, et de sa haute valeur pour le diagnostic de cette maladie*, par A. Marfan. *Revue des Maladies de l'enfance*, mai 1903, et Tribune médicale. 20 juin 1903, page 23.

« L'auteur attire l'attention sur ce fait déjà constaté par de nombreux auteurs, mais auquel il donne une haute signification diagnostique. Son travail se divise en deux parties :

Dans la première, il étudie la splénomégalie en elle-même au point de vue fréquence, anatomie pathologique, degré, moyen de constatation.

Au point de vue *fréquence*, chez le fœtus et l'enfant âgé de quelques jours, la syphilis détermine toujours l'intumescence, chez le nourrisson dans près de la moitié des cas.

Les *lésions* consistent en une splénite interstitielle avec transformation fibreuse, portant sur les artères et les corpuscules de Malpighi. Il s'y joint une périsplénite adhésive. Les gommes sont rares.

Pour rechercher l'hypertrophie *seule*, *la palpation* donne des résultats rapides et sûrs : coucher l'enfant sur le dos, et légèrement incliné sur le côté droit, se placer à gauche vers la tête et avec les doigts en crochet de bas en haut, déprimer l'abdomen en cherchant à pénétrer sous les fausses côtes. On perçoit l'hypertrophie, qui, en moyenne, fait descendre la rate de deux à trois travers de doigt, et l'induration de l'organe. Se méfier des déformations thoraciques rachitiques, des affections de voisinage qui peuvent déplacer la rate sans qu'elle soit augmentée de volume.

Les signes concomitants les plus fréquents, outre les signes ordinaires

Lésions du squelette. — Les altérations portent sur le crâne et sur les os longs. Les lésions du *crâne* les plus fréquentes sont de deux ordres : *ulcéreuses* ou *ostéophytiques*.

La forme ulcéreuse est caractérisée par de véritables érosions osseuses pouvant aboutir à la perforation de la boîte cranienne. Les ostéophytes modifient la forme du crâne : le front est dit *olympien* lorsque les bosses frontales font une saillie anormale, en *carène* lorsque la saillie frontale occupe la ligne médiane, *natiforme* quand les bosses pariétales sont développées au point que les sutures sont enfoncées dans de véritables sillons.

Les altérations qui occupent les *os longs* (tuméfactions diffuses, périostoses, hyperostoses siégeant le plus souvent sur le tibia, le cubitus, le radius, l'humérus, le fémur) sont variables, au point de vue de leurs lésions élémentaires, suivant que l'évolution syphilitique se trouve plus ou moins avancée. On divise leur étude en trois périodes, trois degrés en se basant sur l'ordre chronologique de leur apparition :

Dans le premier degré on rencontre deux altérations prin-

de la vérole, sont : les *adénopathies* et l'*anémie*, dont l'intensité paraît en rapport avec celui de l'intumescence. Elle est caractérisée, dans la forme grave, par la présence d'éléments myélogènes en plus grande abondance dans le sang, la présence d'hématies nucléées, etc. Cet état n'est pas différent de l'*anémie splénique pseudo-leucémique* des nourrissons, de von Jacks.

L'infection syphilitique peut ne se manifester que par l'hypertrophie de la rate et l'anémie. Cette forme est plutôt grave, aboutissant à la cachexie, et le traitement n'a de chance de réussir qu'autant qu'il est institué d'une façon précoce.

Dans la seconde partie, M. Marfan discute la valeur du symptôme attribué par les auteurs à de multiples causes. Il en écarte la plupart comme extrêmement rares et ne retient que le rachitisme, la syphilis et l'anémie splénique pseudo-leucémique.

Le rachitisme peut amener la splénomégalie, mais dans les deux tiers des cas il y avait coexistence de syphilis, et l'auteur se demande si celle-ci ne doit pas être invoquée comme le facteur principal, discutant ainsi l'existence d'un rachitisme syphilitique.

Il en est de même de l'anémie pseudo-leucémique, puisque, en pareil cas, on peut retrouver des indices de syphilis certaine ou probable dans un cas sur deux. »

cipales, à *l'extérieur* périostogenèse constituée par la formation d'une couche ostéoïde sous le périoste épaissi, à *l'intérieur*, épaississement de la couche spongoïde de Broca située entre le cartilage conjugal et la région juxta-épiphysaire.

Le *deuxième degré* est caractérisé par l'apparition d'un tissu gélatineux dans le tissu spongieux juxta-épiphysaire, par une dégénérescence gélatiniforme qui modifie la solidité des os et prépare les fractures spontanées.

Dans le *troisième degré*, on constate une médullisation et une décalcification du tissu osseux.

2° Syphilis héréditaire tardive. — *Stigmates de l'hérédo-syphilis :* Habitus extérieur (petitesse de la taille et gracilité des formes), cicatrices tégumentaires, lésions du squelette, triade d'Hutchinson. Celle-ci est constituée par un ensemble de signes qui, pris individuellement, ne présentent pas une grande valeur diagnostique et qui sont tirés de l'examen des yeux, des oreilles et des dents.

Les désordres déterminés par la syphilis héréditaire tardive peuvent apparaître parfois après la vingtième année, mais ils se produisent avec un maximum de fréquence entre la sixième et la douzième année. Les lésions osseuses qui seules nous intéressent ressemblent beaucoup à celles de la syphilis acquise et ne peuvent dans certains cas, être que très difficilement différenciées de la maladie de Paget.

3° Affections para-syphilitiques. — « Les affections para-syphilitiques sont des affections qui, reconnaissant la syphilis comme cause originelle habituelle, mais non exclusive, ne sont pas influencées par le mercure et l'iodure de potassium, comme le sont les affections de nature syphilitique » (A. Fournier).

TRAITEMENT. — C'est avant tout un traitement mercuriel.

Les enfants tolèrent très bien le mercure. Les frictions mercurielles avec de l'onguent napolitain constituent le procédé de choix. Avant de faire la friction, on lave, à l'eau chaude et au savon, le point qui sera frictionné. La friction une fois faite, on applique une couche d'ouate hydrophile. La friction portera chaque jour sur des régions différentes : faces latérales du thorax et de l'abdomen, face interne des membres. Même chez le nouveau-né, on doit faire une friction quotidienne, d'une durée de cinq minutes, avec deux grammes d'onguent. Le traitement peut être continué pendant des mois. L'enfant n'a jamais de stomatite.

On emploie l'iodure de potassium, à la dose de 20 centigrammes par année (Comby), après la disparition des accidents aigus.

TARSE

Tuberculose des os du tarse.

La tuberculose des os du tarse qui débute généralement sur le calcanéum ou l'astragale, sera traitée suivant les règles thérapeutiques que l'on trouvera indiquées au chapitre des tumeurs blanches en général. Une médication tonique et hygiénique, l'immobilisation en bonne position constituent la base de ce traitement. Lorsque, malgré une hygiène convenable et le repos absolu, les fongosités s'amassent et deviennent superficielles, on fera bien de s'adresser à l'ignipuncture profonde. Celle-ci nous paraît particulièrement indiquée dans la bacillose du tarse. La peau devra être au préalable très soigneusement aseptisée afin d'éviter les phénomènes d'infection, qui pourraient prendre naissance au niveau des eschares. On emploiera la fine pointe du thermocautère. Les pointes de feu pénétreront à deux, trois ou quatre centimètres dans l'épaisseur du pied, elles seront espacées l'une de l'autre de deux centimètres environ. On aura soin d'éviter les tendons et les vaisseaux principaux (artères pédieuse et tibiale postérieure). On immobilisera ensuite le pied dans un appareil plâtré. Chez l'enfant, cette méthode réussira souvent.

En présence d'une tuberculose du tarse *récemment fistulisée*, on pourra essayer d'injecter dans les trajets fistuleux des liquides caustiques tels que chlorure de zinc à $\frac{1}{10}$, éther iodoformé à $\frac{10}{100}$, teinture d'iode à $\frac{1}{3}$, permanganate de potasse à $\frac{1}{100}$.

On ne se décidera à pratiquer de larges évidements osseux que dans les cas de *fistules persistantes*. Pour la résection du calcanéum on adoptera toujours la méthode sous-périoste. En conservant le périoste, il ne faut pas s'attendre à obtenir la reproduction d'un calcanéum de forme et de dimensions normales, mais on peut compter, dans tous les cas, sur la reproduction d'un noyau osseux, utile au bon fonctionnement du pied.

Pour extirper le calcanéum, Ollier conseille une incision de forme coudée, constituée par une portion verticale qui suit le bord externe du tendon d'Achille et commence à trois centimètres environ au-dessus de la pointe de la malléole externe et par une portion horizontale qui suit le bord externe du pied, jusqu'à l'extrémité postérieure du cinquième métatarsien. On attaque le calcanéum par sa face externe et on le dépouille, avec la rugine et le détache-tendon, de sa gaine fibro-périostique. Quand les lésions sont localisées à une partie de l'os, on limite l'intervention à une résection partielle du calcanéum. Une résection typique ne sera chez l'enfant que très rarement indiquée. Ollier conseille, à juste titre, toutes les fois que l'étendue des lésions le permet, la conservation d'une bande osseuse inférieure correspondant au plancher de l'os et d'une bande osseuse verticale sur laquelle s'insère le tendon d'Achille. Ces deux bandes constituent par leur réunion ce qu'il a appelé l'*anse calcanéenne*.

L'incision que nous venons d'indiquer pour la résection du calcanéum, à la condition d'être prolongée en avant de façon qu'elle empiète de deux centimètres environ, sur le cinquième métatarsien, permettra, dans la grande majorité des cas, d'enlever le cuboïde, le scaphoïde et les cunéiformes. Les os, privés de la plupart de leurs ligaments, sont faciles à extraire et se trouvent déjà mobilisés par le tissu fongueux qui les entoure.

Après ces résections, généralement incomplètes et atypiques chez l'enfant, deux drains peu pénétrants, ayant été placés dans les parties déclives, on immobilisera le pied dans une gouttière en fil de fer bien garnie d'ouate. On renouvellera le pansement toutes les fois qu'il sera extérieurement souillé. La cicatrisation une fois obtenue, on immobilisera le pied dans un appareil plâtré.

Que la tuberculose du tarse ait nécessité une intervention chirurgicale, ou que la guérison ait été obtenue par la simple immobilisation, il ne faut permettre la marche que lorsque tout phénomène inflammatoire aura complètement disparu depuis plusieurs mois. Ce sera d'abord la marche avec des béquilles, le pied sain étant chaussé d'une bottine munie d'une semelle épaisse de cinq centimètres et le pied malade se trouvant ainsi ballant et éloigné du sol ; puis la marche avec des béquilles, les semelles étant à droite et à gauche de même épaisseur ; enfin s'il ne survient aucune rechute, la marche avec des cannes.

Pendant longtemps et même lorsque la guérison paraîtra complète, conseillez l'enveloppement et la compression légère du pied et du cou-de-pied au moyen d'une bande de flanelle ou de crêpe Velpeau ; vous préviendrez ainsi les entorses et dans une certaine mesure les récidives.

TESTICULE

Tumeurs dermoïdes. Voyez : KYSTES DERMOÏDES.

THORAX

Abcès froids du thorax.

On en distingue trois variétés principales.	Abcès ayant pris naissance dans la peau ou le tissu cellulaire (gommes cutanées ou sous-cutanées) (voyez tuberculose de la peau).	
	Abcès d'origine osseuse.	Tuberculose vertébrale (voy. mal de Pott). Tuberculose costale (voy. côtes). Tuberculose sternale.
	Abcès d'origine pleurale.	Pleurite externe, suppuration du tissu cellulaire sous-pleural (voy. côtes). Pleurésie tuberculeuse (voy. pleurésies).

Anomalies des parois thoraciques.

1° **Poitrine en entonnoir** [1]. — Dans la poitrine en entonnoir, le sternum est affaissé au niveau de sa partie moyenne, tandis que les articulations chondro-sternales sont saillantes. Cette déformation sternale, caractérisée par un sillon médian et deux bourrelets latéraux, a pour conséquence une diminution du diamètre antéro-postérieur du thorax. La poitrine en entonnoir peut coexister avec d'autres malformations congénitales.

Il ne faut pas la confondre avec les déformations acquises de nature rachitique.

2° **Absence congénitale des muscles pectoraux.** — C'est une anomalie très rare.

1. Lucien Picqué et Colombani. *Revue d'orthopédie*, 1er mais 1900, p. 157, P. E. Launois et Küss. *Revue d'orthopédie*, 1901, p. 227.

3° Hernie congénitale du poumon. — Elle est généralement consécutive à un arrêt de développement de la paroi thoracique.

Les kystes séreux du thorax peuvent, à un examen rapide et superficiel, être confondus avec la hernie du poumon.

4° Fissures congénitales du sternum. — Elles se compliquent d'ectopie cardiaque.

5° Anomalies des côtes. — Les côtes peuvent manquer, se souder entre elles ou être plus nombreuses qu'à l'état normal. On a rapporté des observations de compression du plexus brachial par des côtes surnuméraires de la région cervicale; en pareil cas, une résection est indiquée.

TIBIA

Absence congénitale.

Plus rare que l'absence congénitale du péroné, elle est, avec une fréquence à peu près égale, partielle ou totale. Dans l'absence partielle, c'est l'extrémité inférieure qui manque.

Du côté du fémur, le segment terminal est incomplètement développé lorsque le tibia entier est absent. Le péroné qui présente une incurvation très accentuée à convexité dirigée en arrière et en dehors, est plus épais qu'à l'état normal. Il s'articule avec le condyle externe du fémur. La rotule manque parfois.

La jambe très atrophiée est en flexion forcée et permanente sur la cuisse, le pied est placé en varus ou en varus équin très accentué. L'articulation du genou manque de solidité. On constate assez souvent de la polydactylie ou l'absence d'un ou plusieurs orteils.

TRAITEMENT. — On est autorisé à amputer un membre tellement atrophié qu'il est inutile et gênant.

Le plus souvent, la prothèse est la seule ressource. Si le membre n'est pas très atrophié, on peut imiter la conduite d'Albert (de Vienne) qui fixa le péroné au fémur dans un avivement osseux taillé aux dépens de la fossette intercondylienne. Après une pareille intervention, il reste généralement de la mobilité qui nécessite l'emploi d'un appareil prothétique. Il faut ensuite redresser le pied bot et le fixer en bonne position au moyen de l'arthrodèse. N'opérez pas avant l'âge de deux ans.

Déformations rachitiques.

Voyez : Rachitisme. Déformations du membre inférieur.

TORTICOLIS CONGÉNITAL

Inclinaison latérale, permanente de la tête et du cou d'origine musculaire que l'on observe dans la première enfance. On ne constate presque jamais de torticolis au moment de la naissance (fig. 161).

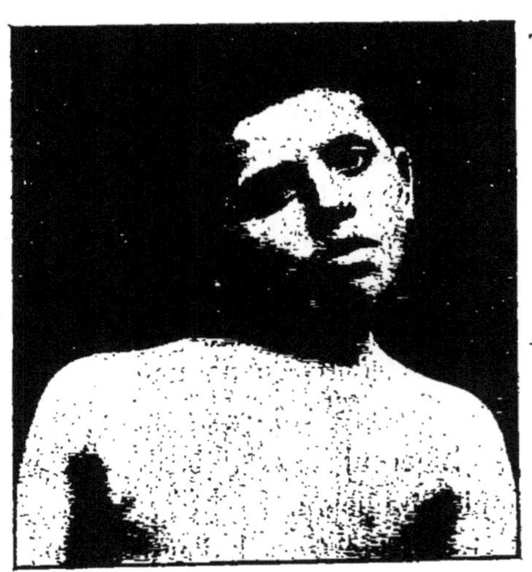

Fig. 161. — Torticolis.

La pathogénie de cette affection n'est point encore élucidée, mais la théorie de Stromeyer qui la considère comme consécutive à un traumatisme obstétrical (myosite scléreuse succédant à un hématome intramusculaire) est généralement admise quoique n'expliquant pas tous les cas.

Le torticolis porte le plus souvent sur le sterno-cléido-mastoïdien. La tête est légèrement fléchie, elle s'incline nettement d'un côté tandis que la face regarde de l'autre. L'attitude vicieuse résulte de la flexion de l'inclinaison et de la rotation combinées.

Le muscle qui détermine l'attitude vicieuse (sterno-cléido-mastoïdien) plus court que le muscle symétrique, plus dur à la coupe, est atteint de dégénérescence fibreuse, de myosite scléreuse interstitielle. La sclérose peut être partielle et se présenter sous forme de noyaux. En certains points, les fibres musculaires ont complètement disparu. La gaine du muscle elle-même est adhérente et rétractée.

Le sterno-mastoïdien constitue une corde saillante dont on augmente le relief lorsqu'on cherche à placer la tête en position normale. Le faisceau sternal forme une bride plus apparente que celle qui résulte de la rétraction du chef claviculaire. Quand le muscle est envahi en totalité, il y a inclinaison et rotation; lorsque le faisceau claviculaire se trouve seul atteint, l'inclinaison domine. La colonne cervicale présente une courbure dont la convexité apparaît du côté opposé à l'inclinaison. Du côté du muscle rétracté, la face est nettement atrophiée.

Il est de la plus haute importance de ne pas confondre un torticolis musculaire congénital avec une déviation de la tête consécutive à un mal de Pott cervical. La douleur à la pression sur les apophyses épineuses, constante dans le cas de tuberculose vertébrale, permettra d'éviter cette regrettable confusion.

Le *pronostic* est d'autant plus grave que l'on opère plus tardivement. A la longue, la déformation de la face s'accentue; on ne peut rien contre cette atrophie faciale.

TRAITEMENT. — Il se divise en deux périodes distinctes constituées par des manœuvres différentes : 1° Supprimer par la ténotomie l'obstacle à la réduction; 2° maintenir la réduction par des appareils.

1° Réduction. — La ténotomie doit être faite à ciel ouvert.

A. *Section du chef sternal.* — Le malade est anesthésié. La tête est placée de façon à exagérer la saillie tendineuse. Faites, le long du tendon en relief, une incision de 2 centimètres environ, commençant à 2 ou 3 centimètres au-dessus de la clavicule. Isolez le tendon, chargez-le sur une sonde cannelée et coupez-le sur la sonde. Si, après section, quelques brides persistent, sectionnez-les aussi sur la sonde cannelée. Suturez la peau au crin de Florence.

B. *Section du chef claviculaire.* — Incision horizontale longue de 3 centimètres, parallèle à la clavicule et située à un travers de doigt au-dessus d'elle. Respectez la jugulaire externe, quoique sa blessure ne présente qu'une minime importance. Sectionnez le muscle sur la sonde cannelée.

Ce n'est que dans des cas exceptionnels, qu'il sera indiqué de *réséquer le sterno-mastoïdien* (opération de Mikulicz). « Incision longitudinale de 3 à 4 centimètres entre les deux chefs inférieurs du sterno-mastoïdien. Libération de ces deux faisceaux au niveau de leur face antérieure et postérieure, à l'aide du doigt ou d'un instrument mousse, et réclinement de la veine jugulaire externe. Section du muscle au niveau de ses insertions au sternum et à la clavicule. Traction sur les deux chefs solidement saisis avec une pince. On amène ainsi progressivement dans la plaie la totalité du muscle, que l'on décolle au fur et à mesure avec précaution des organes qui l'entourent. Il ne reste plus qu'à le sectionner au niveau de son extrémité supérieure. Pour respecter le spinal, on ne réséquera pas sa portion postéro-supérieure. Suture de la peau avec ou sans drainage[1]. »

1. Monod et Vanverts, *Traité de technique opératoire*, t. I, Paris, Masson, 1902, page 829.

2° Maintenir la réduction. Nous ne conseillons ni les minerves ni l'appareil plâtré. Les appareils de Sayre (fig. 162), de Kirmisson et de Forgue, très efficaces et peu coûteux, nous paraissent les appareils de choix. Forgue fixe autour de la tête, au moyen de bandes plâtrées, une bande en toile sur laquelle on a préalablement cousu de petits anneaux de cuivre placés sur une même ligne horizontale. Il fixe ensuite autour du thorax et par le même moyen, une seconde bande munie, elle aussi, de petits anneaux. Ces deux bandes sont reliées par un ou plusieurs tubes en caoutchouc qui maintiennent la tête en bonne position.

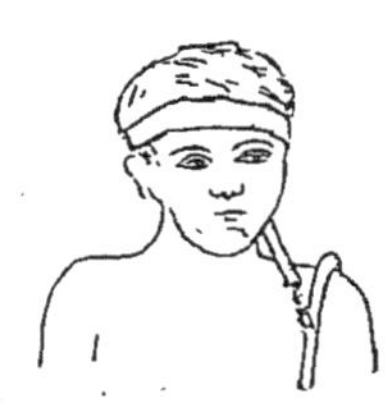

Fig. 162. — Appareil à traction élastique de Sayre.

On fera bien, pour éviter la production d'excoriations, de placer un petit coussinet d'ouate, au-dessus de l'oreille située du côté de la traction.

Nous n'enlevons pas l'appareil avant deux mois.

TUBERCULOSES CHIRURGICALES. — Généralités

Deux conditions sont nécessaires pour qu'une tuberculose soit considérée comme *chirurgicale* : qu'elle siège en un point où l'intervention est possible, qu'elle constitue le foyer principal de l'infection tuberculeuse. Vous ne ferez pas une arthrectomie chez un sujet atteint de cavernes pulmonaires, parce que la lésion pulmonaire domine par son importance la lésion articulaire, mais vous opérerez une tumeur blanche, chez un sujet faiblement atteint du côté du poumon, parce que, dans ce second cas, la lésion articulaire est prépondérante.

Chez l'enfant, les tuberculoses chirurgicales sont extrêmement fréquentes. Quelle que soit la clinique chirurgicale infantile que l'on visite, on est frappé du grand nombre de tuberculeux qui s'y trouvent. Dans les premières années de la vie, les os, les articulations, les synoviales tendineuses, les ganglions lymphatiques, la peau, les organes génitaux, le péritoine sont fréquemment atteints par le bacille de Koch. On est frappé de plus par la multiplicité des lésions tuberculeuses qui se rencontrent parfois chez un même sujet, ou par le nombre des cicatrices indiquant d'anciennes lésions bacillaires.

Les tuberculoses chirurgicales sont chroniques, de très longue durée et pendant longtemps respectent les viscères. Depuis longtemps, Lannelongue a remarqué qu'on observe souvent, chez l'enfant, des localisations articulaires graves et multiples, les viscères étant absolument indemnes. Mais cependant, si le malade n'est pas rationnellement soigné, la mort survient. Elle est causée soit par généralisation de la tuberculose aux viscères, soit par suite de leur dégénérescence amyloïde. L'envahissement des organes par la tuberculose peut s'effectuer de proche en proche lorsque par exemple un abcès froid s'ouvre dans une cavité viscérale, mais le plus souvent, c'est une véritable généralisation à distance du foyer initial qui se produit. Parmi les complications viscérales, la plus fréquente et la plus redoutable est la *méningite tuberculeuse*. La dégénérescence amyloïde n'a rien de spécifique. Elle apparaît dans beaucoup de maladies cachectisantes. La matière amyloïde est albuminoïde, c'est un corps quaternaire azoté. Cette dégénérescence, qui peut occuper divers viscères, la rate, les capsules surrénales, le foie, le pancréas, les ganglions lymphatiques, se localise souvent dans le rein. Elle marche lentement et sans bruit, et se traduit par un symptôme qu'il faut rechercher, la présence de l'albumine dans l'urine. Quand l'évolution de la maladie est avancée, la quantité d'albumine peut atteindre 10 à 12 grammes par vingt-quatre heures. La dégénérescence amyloïde est une maladie incurable.

Pour s'opposer à cette marche cachectisante de la tuberculose conduisant lentement, mais sûrement à la mort par généralisation ou dégénérescence amyloïde, il faut instituer un traitement aussi *précoce* que possible et s'efforcer d'éteindre le foyer initial. Nous ne sommes plus au temps où l'on redoutait les répercussions et où l'on considérait les suppurations chroniques comme des émonctoires salutaires.

Le traitement est *local* et *général*. Le traitement *local* varie avec le siège de l'affection et nous l'étudions à propos de chaque localisation. Nous pensons que, chez l'enfant, à la condition de soigner la maladie dès le début, on peut, presque dans tous les cas, non seulement guérir la lésion mais éviter une intervention chirurgicale. Le traitement local consiste essentiellement dans l'immobilisation, la compression, l'ignipuncture et les injections d'éther iodoformé dans les abcès froids.

Traitement général. — Il n'est pas sensiblement différent du traitement général de la phtisie et nous adoptons, avec quelques modifications, les règles générales formulées par Marfan, dans le traité de médecine, à propos de la phtisie pulmonaire.

Régime de vie. Repos et aération permanente. — « Le repos est le seul moyen d'entraver l'usure organique et souvent aussi le seul moyen de faire disparaître la fièvre. Le repos ne doit pas être seulement physique, mais aussi intellectuel et autant que possible moral. Mais le repos n'est efficace que si le malade est à l'air libre[1] ». Le tuberculeux ne souffrira pas du froid s'il est suffisamment couvert. On est étonné de voir

1. Marfan, *Traité de médecine*, t. VII, page 347.

combien les petits scrofuleux, emprisonnés dans des gouttières, s'acclimatent facilement au plein air; combien ils se plaignent peu du froid et combien ils s'enrhument rarement, alors que leur immobilité devrait les rendre particulièrement frileux.

Le repos à l'air libre sera surtout profitable, si le malade vit à la montagne ou au bord de la mer. L'air des climats d'altitude est pur, l'air marin est pur et tonique, il contient en effet de l'ozone, du chlorure de sodium, du brome, de l'iode. Le séjour au bord de la mer, à la condition qu'il soit suffisamment prolongé (cinq à six mois au moins), produit chez les scrofuleux, des effets merveilleux. Il est surtout avantageux si le petit malade est soumis à la discipline d'un sanatorium. Sous l'influence du climat marin, les fonctions digestives se raniment et il se produit peu à peu une transformation radicale de l'organisme.

Lorsque ce sera possible, envoyez le scrofuleux au bord de la mer pendant la plus grande partie de l'année, et, pendant les mois de juillet et d'août, installez-le à la montagne à une altitude de mille mètres environ. Utilisez aussi, pendant la convalescence, les eaux chlorurées sodiques fortes telles que Salies-de-Béarn, Biarritz, Salins, Balaruc. Elles ont contre la scrofulose une efficacité indiscutable. Envoyez dans ces stations tous les malades pour lesquels l'immobilisation absolue n'est pas de rigueur. Les scrofuleux particulièrement anémiques se trouveront bien d'une saison à La Bourboule. Ces règles hygiéniques ne sont malheureusement réalisables que pour les riches et il est à désirer que les sanatoria pour tuberculeux pauvres, soit à la mer soit à la montagne, deviennent plus nombreux.

Régime alimentaire. — Je ne suis pas d'avis de suralimenter les enfants atteints de tuberculoses chirurgicales. Les œufs, le lait, les purées, les graisses, la viande constitueront la base de leur alimentation. Le vin en petite quantité n'est pas nuisible. Surveillez les fonctions intestinales, la constipation est fréquente chez les sujets immobilisés.

Médicaments. — Donnez-en fort peu; l'*huile de foie de morue* est utile quand elle est facilement supportée. Elle agit comme aliment gras et parce qu'elle contient des composés phosphorés. Employez de préférence les huiles fauves ou blondes. Commencez par une cuillerée à soupe et augmentez peu à peu la dose si l'estomac n'en souffre pas. Au premier signe d'intolérance stomacale, supprimez-la. C'est un médicament qu'on ne peut prescrire qu'en hiver.

En été l'*arsenic* remplacera avec avantage l'huile de foie de morue, administrez-le sous forme de cacodylate de soude par la bouche, par le rectum ou de préférence par la voie sous-cutanée, ou bien sous forme de méthylarsinate. Quand on constate que sous l'influence du repos au grand air, la santé générale s'améliore régulièrement il est absolument inutile de donner un médicament quel qu'il soit.

TUMEURS BLANCHES (En général)

Ostéo-arthrites tuberculeuses. Arthrites tuberculeuses.

On appelle tumeur blanche une arthrite causée par le bacille de Koch.

La tuberculose articulaire atteint très souvent les enfants. Les articulations le plus fréquemment envahies sont, chez l'enfant, la hanche, le genou, le cou-de-pied, le coude, le tarse, le carpe, etc. La tumeur blanche de l'articulation scapulo-humérale (scapulalgie) est exceptionnelle au cours des quinze premières années de la vie.

Dans l'immense majorité des cas, l'ostéo-arthrite tuberculeuse est due à la contagion. C'est par la voie sanguine que les bacilles de Koch sont amenés jusque dans l'article.

Une cause générale, l'hygiène défectueuse; une cause locale, le traumatisme (entorse négligée), exercent une influence indiscutable sur l'apparition et le développement des arthrites tuberculeuses.

Dans toute tumeur blanche, la lésion initiale peut prendre naissance soit sur *l'os*, soit sur la *synoviale*. Le plus souvent, l'épiphyse est la première frappée. Lorsque la lésion primitive est osseuse, les fongosités contaminent généralement la synoviale, au niveau de ses culs-de-sac; rarement l'article est envahi par une véritable effraction du cartilage diarthrodial. Les lésions synoviales, qu'elles soient primitives ou secondaires à une tuberculose épiphysaire, sont différentes suivant que l'arthrite tuberculeuse est récente ou ancienne, suivant que la virulence du bacille est faible ou intense. On distingue une *synovite congestive* caractérisée par de l'hyperhémie, une synovite avec épanchement de liquide séreux (hydrops tuberculosus), une *synovite fongueuse*, la plus fréquente, dans laquelle la synoviale est recouverte de bourgeons pâles, translucides, hémorragiques en certains points, qui sont en voie de dégénérescence caséeuse.

Une articulation fongueuse présente, en allant de la périphérie vers la cavité articulaire, (Chandelux) trois zones : une couche de tissu lardacé parasynovial, une zone vasculaire située au-dessous de la première constituée essentiellement par des vaisseaux de nouvelle formation, et une couche de tissu fongueux proprement dit.

Quel que soit leur point de départ, si le mal n'est pas enrayé par un traitement approprié, les fongosités décollent les cartilages diarthrodiaux, dissocient et détruisent les ligaments, gagnent la périphérie, traversent les muscles et les aponévroses puis le tissu cellulaire sous-cutané et la peau et établissent des trajets fistuleux communiquant avec l'extérieur. Ceux-ci une fois ouverts, ne tardent pas à être contaminés par des *infections secondaires*. Les extrémités osseuses s'altèrent de plus en plus, non seulement à cause de l'extension des altérations bacillaires, mais par suite de véritables *ulcérations compressives*, favorisées par l'ostéite raréfiante et dues à la pression exactement et constamment localisée sur un même point des surfaces articulaires, par les attitudes vicieuses.

La tumeur blanche est une arthrite dont le *début, particulièrement lent et insidieux*, échappe souvent à l'attention des parents et même à l'examen du médecin. Il est cependant indispensable, pour obtenir un résultat satisfaisant, de diagnostiquer le mal dès son origine. Un diagnostic précoce et un traitement rationnel immédiatement institué, permettent, presque toujours d'éviter, la formation d'abcès froids et de fistules, complication particulièrement redoutable, à cause des phénomènes d'infection secondaire dont les trajets fistuleux deviennent fatalement le siège.

Une *douleur spontanée*, calmée par le repos, exagérée par la fatigue, une *douleur provoquée* par la pression sur les épiphyses; une légère claudication; une faible diminution dans l'amplitude des mouvements articulaires sont les signes du *début*.

Peu à peu ces symptômes, d'abord à peine caractérisés, deviennent plus nets. La *contracture* musculaire détermine des attitudes vicieuses constantes pour chaque jointure. Puis l'articulation, change de forme et devient globuleuse. Le gonflement articulaire est mis en valeur par l'*atrophie musculaire*. Les *ganglions lymphatiques* de la région s'engorgent. Apparaissent ensuite les *abcès*, les *fistules* et les *subluxations* ou *luxations pathologiques*, résultant de la destruction des liens articulaires, du ramollissement osseux et des ulcérations compressives.

Lorsqu'une tumeur blanche est arrivée à la période d'état, la santé générale souffre toujours. Elle s'altère de plus en plus, à mesure que l'ostéo-arthrite évolue vers la fistulisation, et elle devient généralement mauvaise, quand les foyers sont ouverts. Inversement, on observe une amélioration de l'état général, quand les lésions locales évoluent vers la sclérose et l'ankylose.

Pour éviter des erreurs de *diagnostic*, mettez l'enfant à nu. Ne vous contentez pas de porter vos investigations sur le seul point suspect, passez en revue toutes les articulations; examinez toujours comparativement l'articulation malade et l'articulation saine symétrique.

Chez l'enfant, le *pronostic* de la tumeur blanche est moins grave que chez l'adulte. La guérison s'obtient plus facilement que chez ce dernier et presque toujours, par des procédés non sanglants, si le traitement a été bien conduit. Dans la plupart des cas qui se terminent par une amputation ou par une généralisation et la mort, on peut accuser le médecin qui n'a pas employé un traitement précoce et rationnel.

Quoi qu'il en soit et malgré l'efficacité des méthodes thérapeutiques, la tumeur blanche doit être considérée comme une affection grave, susceptible de se compliquer de *méningite tuberculeuse* et qui compromet plus ou moins, mais dans tous les cas, le fonctionnement normal de l'articulation atteinte.

TRAITEMENT. — Parmi les nombreuses méthodes qui ont été proposées comme traitement des tumeurs blanches, il faut, à quelque période que soit arrivée l'ostéo-arthrite, accorder une importance prépondérante au traitement général, essentiellement constitué par le plein air et plus particulièrement par le séjour au bord de la mer. Nous avons une pleine confiance dans l'efficacité de la cure marine.

Le traitement *local* varie avec chaque période de la maladie; mais, nous devons déclarer tout d'abord, que l'immobilisation absolue, en bonne position, en est la règle capitale.

a. *Première période.* — Elle est caractérisée par de la paresse et une légère douleur accentuée par la fatigue, pas d'attitude vicieuse. Sans perdre de temps, dès que le diagnostic est posé, immobilisez en bonne position, c'est-à-dire dans la position qui permettrait au membre malade de rendre, s'il s'ankylosait, le maximum de services (hanche en extension avec légère abduction et rotation externe, genou en extension, pied à angle droit sur la jambe, coude un peu plus fléchi que l'angle droit pouce en haut, poignet en extension).

Les nombreux appareils qui peuvent assurer l'immobilisation, varient suivant la région qui est atteinte et la situation de fortune du malade. Chez les pauvres gens, c'est à un appareil plâtré que l'on a le plus souvent recours. Tous les deux ou trois mois, il faut examiner la jointure malade.

A l'immobilisation, on associe souvent l'extension continue empêchant l'apparition des attitudes vicieuses, prévenant les ulcérations compressives et les déplacements pathologiques qui en sont la conséquence. Nombreux sont les appareils destinés à réaliser l'extension continue. Nous les étudions à propos des tumeurs blanches en particulier. Ils présentent souvent l'inconvénient de produire des eschares au niveau du tendon d'Achille et des malléoles.

Il est très rare, qu'on immobilise une articulation trop longtemps ; il est au contraire très fréquent, d'observer des rechutes causées par une immobilisation insuffisamment prolongée. Il faut, avant de supprimer l'immobilisation, s'assurer que tout phénomène inflammatoire que toute douleur spontanée ou provoquée ont complètement disparu depuis trois mois au moins. Il faut que l'articulation tuméfiée et globuleuse ait repris ses reliefs et ses gouttières, qu'au lieu de présenter un volume supérieur à celui de l'articulation symétrique, elle soit au contraire plus petite que cette dernière. Si vous traitez une tumeur blanche des membres inférieurs, ne permettez la marche, au sortir de l'appareil immobilisateur, qu'à la condition expresse que le patient se serve de béquilles et que le membre atteint ne repose pas sur le sol. Pour cela, faites porter du côté sain une semelle de six centimètres d'épaisseur. Au bout de trois à quatre mois, autorisez la marche avec des béquilles sans chaussures spéciales ; trois ou quatre mois plus tard, laissez marcher avec deux cannes. Au moindre signe de réaction inflammatoire, immobilisez de nouveau, pendant trois ou quatre mois.

b) *Deuxième période.* — Elle est caractérisée par du gonflement (fongosités), de la douleur, de la gêne fonctionnelle et de la contracture musculaire déterminant des attitudes vicieuses.

Avant d'immobiliser le membre, il faut le placer en bonne position et dans le cas ou l'articulation est distendue par une grande quantité de liquide (hydrops tuberculosus) la ponctionner aseptiquement et injecter dans la cavité articulaire de l'huile ou de la glycérine iodoformée.

Pour redresser le membre, l'anesthésie générale sera inutile, si l'attitude vicieuse est récente, nécessaire au contraire si la position vicieuse est relativement ancienne. Nous conseillons le redressement manuel brusque, pratiqué en une seule séance, et immédiatement suivi de l'immobilisation. Ce redressement préliminaire, qu'on ne peut éviter, détermine parfois, comme tout traumatisme, une nouvelle poussée inflammatoire.

c) *Troisième période.* — En même temps que les symptômes précédents, il existe un abcès.

Dès qu'un abcès est nettement collecté, il ne faut plus compter sur la possibilité de sa résorption spontanée. Ponctionnez-le, sous le couvert de la plus rigoureuse antisepsie, avec un trocart assez volumineux pour que des grumeaux caséeux ne puissent en obturer la canule et injectez dans la cavité de l'éther iodoformé, en vous conformant à la technique que nous avons maintes fois indiquée. Après cette intervention sans gravité, pansement compressif et immobilisation. Si l'abcès se reforme, nouvelle injection d'éther iodoformé.

d) *Quatrième période.* — L'articulation est fistulisée.

Plongez profondément, dans les trajets, la fine pointe du thermocautère, puis, les eschares une fois détachées, injectez dans les trajets fistuleux des liquides caustiques tels que teinture d'iode à $\frac{1}{3}$, éther iodoformé à $\frac{5}{100}$, chlorure de zinc à $\frac{1}{10}$. Adoptez un appareil, ce sera généralement une gouttière, assurant l'immobilisation et permettant des pansements fréquents. Renouvelez le pansement dès qu'il sera taché extérieurement.

Si l'état de l'articulation ne s'améliore pas, au bout de quelques semaines, pratiquez l'arthrectomie.

L'arthrectomie est aussi indiquée dans les cas de tumeurs blanches non fistulisées qui s'aggravent malgré l'immobilisation.

Arthrectomie. Ostéo-arthrectomie. — L'arthrectomie a pour objet la destruction intégrale de toutes les parties molles d'une articulation, ligaments et synoviale, à l'exclusion des os (Volkmann) [1]. Elle est souvent complétée par le curettage et la désinfection au fer rouge de petits foyers osseux circonscrits ; elle devient alors une ostéo-arthrectomie.

Manuel opératoire. — Anesthésie générale. Le tube d'Esmarch facilite la recherche des foyers bacillaires.

Ouvrez largement l'articulation de façon qu'il vous soit aisé de porter votre examen dans tous les diverticules articulaires et de pratiquer un nettoyage complet.

Excisez les trajets fistuleux et si leur ablation intégrale

1. Monod et Vanverts, *Traité de technique opératoire*, t. I, page 246.

n'est pas possible, à cause de leurs sinuosités, détruisez ce que vous n'avez pu enlever, d'abord à la curette tranchante, puis au fer rouge.

Traitez de même, par l'excision aussi poussée que possible, les ligaments et la synoviale et détruisez de la même façon ce que vous n'aurez pas pu enlever.

Attaquez les foyers osseux avec la curette tranchante et le fer rouge.

Cautérisez tout le champ opératoire, au moyen de tampons largement imbibés de liquides caustiques (chlorure de zinc, teinture d'iode, naphtol camphré. Lavez ensuite au moyen d'un courant antiseptique pour entraîner les débris.

Suture partielle des lèvres de la plaie. Drainage dans les parties déclives au moyen de tubes de caoutchouc ne pénétrant dans la jointure que sur une étendue d'un centimètre environ.

Pansement compressif. Immobilisation. Renouvelez le pansement dès qu'il sera souillé.

Résection typique. — Par suite du raccourcissement ultérieur que détermine la suppression des cartilages conjugaux, la résection typique qui consiste à enlever sur une étendue plus ou moins considérable, toute l'extrémité d'un os, ne sera permise chez l'enfant que dans les tumeurs blanches du *membre supérieur*.

L'amputation[1] ne sera indiquée qu'en présence de désordres très étendus et chez des sujets, dont l'état général précaire, fait redouter une généralisation de la tuberculose. Cette *ultima ratio* ne s'imposera jamais chez des malades, qui dès le début de leur tumeur blanche, ont été rationnellement traités[2].

1. Par suite de l'allongement physiologique des os l'enfant est plus exposé que l'adulte à la conicité des moignons.

2. M. Louis Mencière (de Reims) a proposé le traitement suivant dont je n'ai personnellement aucune expérience :

Période de début et période d'état. — Injections interstitielles d'éther iodo-

VÉGÉTATIONS ADÉNOIDES DU PHARYNX NASAL

Les végétations adénoïdes occupent l'amygdale pharyngienne (glande de Luschka), qui est située dans le naso-pharynx, sur la ligne médiane, entre les orifices des deux trompes d'Eustache (fig. 163). C'est une affection très fréquente chez l'enfant. Comme elle n'est pas douloureuse, elle peut rester, pendant une longue période, latente et ignorée.

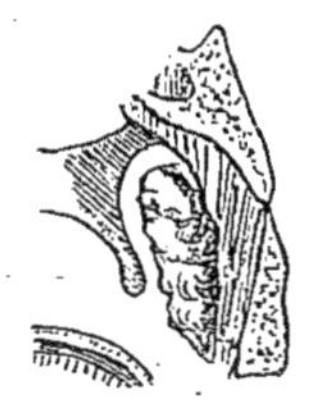

Fig. 163. — Végétations adénoïdes.

Les végétations adénoïdes se caractérisent cependant par un ensemble de symptômes assez significatifs. La respiration nasale est à peu près impossible ; l'enfant ronfle la nuit ; la voix est nasonnée ; l'enfant s'enrhume souvent ; il entend mal ; son développement est insuffisant ; sa poitrine étroite et déprimée.

Le toucher digital peut permettre à lui seul de faire le diagnostic[1] : « placez-vous à la droite et en arrière de l'enfant,

formé unies à la phéno-puncture. La phéno-puncture est une opération qui consiste à déposer, au moyen d'une instrumentation spéciale, une certaine quantité d'acide phénique pur, au centre des épiphyses.

Période avancée. — Ouverture large de l'articulation. Résection atypique suivie d'un attouchement de toutes les parties malades à l'acide phénique pur (méthode de Phelps de New-York). Pour aider la dissolution de l'acide phénique on ajoute quelques gouttes de glycérine.

Période de guérison et d'ankylose. — Rétablissement d'une partie des mouvements et de la fonction par l'emploi méthodique de la mécanothérapie.

Phelps (de New-York) traite les arthrites tuberculeuses et purulentes par le drainage avec des tubes de verre et par l'acide phénique pur. — *Revue d'orthopédie*, 1901, page 3.

Dans le cours de ces dernières années, un assez grand nombre de cas de tuberculose pulmonaire ont été traités par l'*effluve de haute fréquence*; quelques tentatives ont été également faites pour appliquer les hautes fréquences à la thérapeutique des tuberculoses chirurgicales. Chez trois malades traités par cette méthode, Léon Imbert et Denoyés, ont obtenu une guérison pour une arthro-synovite tuberculeuse du poignet et deux améliorations très prononcées pour une adénopathie tuberculeuse du cou et une diaphysite tuberculeuse de l'humérus. (Léon Imbert et Denoyés, *Annales d'électrobiologie*, t. V, mars-avril 1902.)

1. Forgue, *Précis de pathologie externe*, Collection Testut, page 135.

et, de votre bras gauche fixez sa tête ; dites-lui d'ouvrir largement la bouche; poussez l'index, les deux dernières phalanges fléchies, face palmaire en haut, jusqu'en arrière du voile du palais. Si l'enfant est porteur de végétations adénoïdes, vous sentirez une masse molle et mamelonnée, formée par un tissu fongueux et mou, qui donne au doigt une impression comparable à celle de la substance cérébrale ou d'un amas de vers de terre; ce toucher cause souvent une

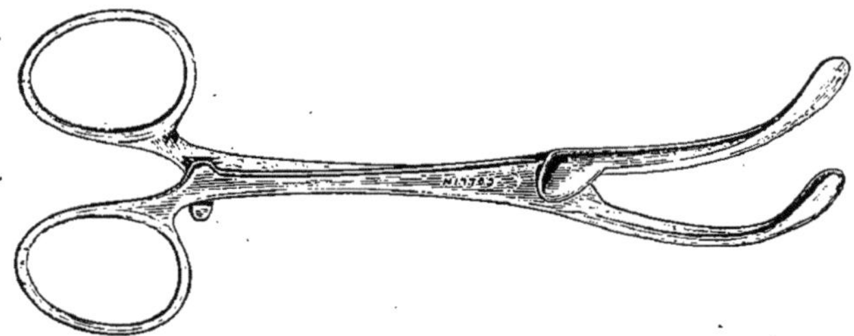

Fig. 164. — Ouvre-bouche de Legroux.

légère hémorragie et l'index revient un peu rougi. Pour compléter l'exploration, examinez les oreilles souvent atteintes d'otite ».

Manuel opératoire [1]. — Anesthésie au bromure d'éthyle. Cet agent permet d'opérer l'enfant assis. « Un aide s'assoit en face du médecin, place l'enfant sur ses genoux et emprisonne les jambes de celui-ci entre les siennes, en évitant que les pieds touchent le sol où ils pourraient prendre un point d'appui. Il passe alors son bras gauche autour du corps de l'enfant et saisit de sa main gauche le bras droit à la hauteur du coude, immobilisant ainsi les deux membres supérieurs; puis de sa main droite, appliquée à plat sur le front du patient, il maintient la tête verticale et appuyée contre son épaule droite. » (Lermoyez). On enlève les végétations adénoïdes par

1. Monod et Vanverts, *Traité de technique opératoire*, Paris, Masson, 1902, page 784.

la voie buccale. On les sectionne avec un couteau spécial (couteau de Goltstein, modèle de Lermoyez) (fig. 165).

1er Temps. — Le chirurgien introduit l'abaisse-langue et s'il existe du trismus place préalablement l'ouvre-bouche de Legroux (fig. 164).

2e Temps. — La curette est introduite dans la bouche, l'anneau couché de côté. « Dès qu'elle a doublé l'isthme du gosier, on redresse l'anneau verticalement et on le pousse sur la

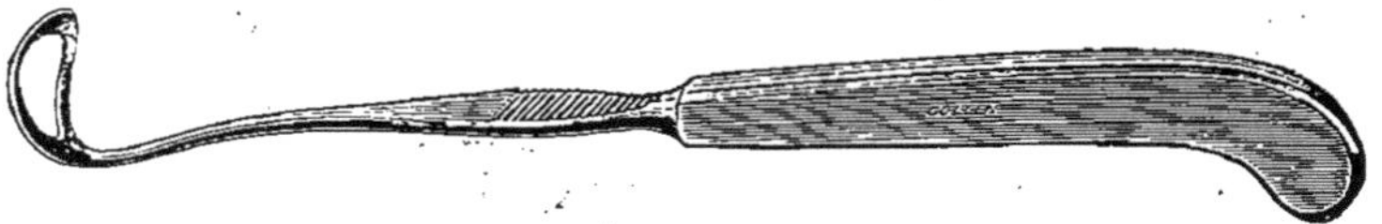

Fig. 165. — Curette de Lermoyez.

ligne médiane le plus haut possible jusqu'à la voûte du pharynx, en abaissant la main »[1].

3e Temps. — On abaisse ensuite le couteau en rasant la paroi pharyngienne postérieure et on détache ainsi la plus grande partie des végétations. Pour compléter l'opération on donne d'après les mêmes règles, c'est-à-dire de haut en bas, deux coups latéraux.

Dès le premier coup de couteau, apparaît par la bouche et le nez, un écoulement sanguin assez abondant. Cette hémorragie s'arrête spontanément. « Pour faciliter l'hémostase, on ordonne à l'enfant qui se réveille, de se moucher, en lui bouchant une des narines puis l'autre, pour éviter la pénétration possible du sang dans la trompe. On lui fait en outre avaler si on le peut de la glace pilée.

Dès que l'hémorragie est arrêtée, on introduit l'abaisse-langue, et si l'on aperçoit quelque végétation incomplètement détachée, on l'enlève avec une pince »[2].

1. Monod et Vanverts. *Ibidem*, page 785.
2. Monod et Vanverts. *Ibidem*, page 787.

Soins consécutifs. — « Le malade est couché tête basse et maintenu toute la journée à la diète absolue. On peut permettre un peu de glace aromatisée, mais en faible quantité et seulement trois ou quatre heures après l'opération. Le lendemain, lait et bouillon froid. Dès le surlendemain, alimentation ordinaire en évitant les boissons chaudes. Le deuxième ou le troisième jour, l'opéré peut quitter le lit, mais il garde la chambre de quatre à sept jours suivant la saison.

Le pansement se borne à des insufflations dans les narines d'une poudre antiseptique et à l'introduction d'un peu de vaseline stérilisée pendant cinq à six jours seulement.

TABLE ALPHABÉTIQUE

DES NOMS D'AUTEURS

TABLE ALPHABÉTIQUE DES MATIÈRES

ÉVREUX, IMPRIMERIE DE CHARLES HÉRISSEY

FÉLIX ALCAN, Éditeur
ANCIENNE LIBRAIRIE GERMER BAILLIÈRE ET Cie

MÉDECINE — SCIENCES

CATALOGUE
DES
Livres de Fonds

TABLE DES MATIÈRES

On peut se procurer tous les ouvrages qui se trouvent dans ce Catalogue par l'intermédiaire des libraires de France et de l'Étranger.

On peut également les recevoir franco *par la poste, sans augmentation des prix désignés, en joignant à la demande des* TIMBRES-POSTE FRANÇAIS *ou un* MANDAT *sur Paris.*

108, BOULEVARD SAINT-GERMAIN, 108
Au coin de la rue Hautefeuille
PARIS, 6e

MAI 1904

COLLECTION MÉDICALE

Volumes in-16, cartonnés à l'anglaise, à 4 et à 3 francs

Naissance et mort. *Etude de socio-biologie et de médecine légale,* par le Dr G. MORACHE, prof. de médecine légale à l'Univ. de Bordeaux, associé de l'Académie de médecine... **4 fr.**

Grossesse et accouchement. *Etude de socio-biologie et de médecine légale,* par *le même.* **4 fr.**

Le mariage. *Etude de socio-biologie et de médecine légale,* par *le même*............ **4 fr.**

La profession médicale. *Ses droits, ses devoirs,* par *le même*.................. **4 fr.**

Les nouveaux traitements, par le Dr J. LAUMONIER. 2e édit..................... **4 fr.**

Manuel d'électrothérapie et d'électrodiagnostic, par le Dr E. ALBERT-WEIL. avec 80 gravures... **4 fr.**

L'hystérie et son traitement, par le Dr PAUL SOLLIER.......................... **4 fr.**

Manuel de psychiatrie, par le Dr J. ROGUES DE FURSAC, médecin adjoint à l'asile de Clermont (Oise)... **4 fr.**

L'instinct sexuel. *Évolution, dissolution,* par le Dr Ch. FÉRÉ, médecin de Bicêtre, 2e éd. **4 fr.**

L'intubation du larynx chez l'enfant et l'adulte, par le Dr A. BONAIN, avec 42 gr. **4 fr.**

Les maladies de l'urèthre et de la vessie chez la femme, par le Dr KOLISCHER, professeur de gynécologie à Chicago Clinical School. Traduit de l'allemand par le Dr *Beuttner,* privat-docent à l'Université de Genève, avec gravures........................ **4 fr.**

L'éducation rationnelle de la volonté. *Son emploi thérapeutique,* par le Dr P.-E. LÉVY, préface de M. le *Professeur Bernheim.* 3e édition.......................... **4 fr.**

Manuel théorique et pratique d'accouchements, par le Dr A. POZZI, professeur à l'École de médecine de Reims, avec 138 gravures. 4e édition.................. **4 fr.**

Eléments d'anatomie et de physiologie génitales et obstétricales, par *le même,* avec 219 gravures... **4 fr.**

La mort réelle et la mort apparente. Nouveaux procédés de diagnostic et traitement de la mort apparente, par le Dr S. ICARD, avec gravures. (*Ouvrage récompensé par l'Institut.*) **4 fr.**

La fatigue et l'entraînement physique, par le Dr PH. TISSIÉ, préface de M. le *Professeur Bouchard,* avec gravures. 2e édition.............................. **4 fr.**

Morphinisme et morphinomanie, par le Dr P. RODET. (*Ouvrage couronné par l'Académie de médecine.*)... **4 fr.**

Hygiène de l'alimentation dans l'état de santé et de maladie, par le Dr J. LAUMONIER, avec gravures. 3e édition................................... **4 fr.**

L'alimentation des nouveau-nés. *Hygiène de l'allaitement artificiel,* par le Dr S. ICARD, avec 60 gravures. (*Ouvrage couronné par l'Académie de médecine.*)............ **4 fr.**

L'hygiène sexuelle et ses conséquences morales, par le Dr S. RIBBING, professeur à l'Université de Lund (Suède). 2e édition.................................. **4 fr.**

Hygiène de l'exercice chez les enfants et les jeunes gens, par le Dr F. LAGRANGE, lauréat de l'Institut, 7e édition.. **4 fr.**

L'exercice chez les adultes, par *le même.* 4e édition.......................... **4 fr.**

Hygiène des gens nerveux, par le Dr LEVILLAIN. 4e édition...................... **4 fr.**

L'Idiotie. *Psychologie et éducation de l'idiot,* par le Dr J. VOISIN, médecin de la Salpêtrière, avec gravures... **4 fr.**

La famille névropathique. *Hérédité, prédisposition morbide, dégénérescence,* par le Dr CH. FÉRÉ, médecin de Bicêtre, avec gravures. 2e édition................... **4 fr.**

L'éducation physique de la jeunesse, par A. MOSSO, professeur à l'Université de Turin... **4 fr.**

Manuel de percussion et d'auscultation, par le Dr P. SIMON, professeur à la Faculté de médecine de Nancy, avec gravures................................. **4 fr.**

Le traitement des aliénés dans les familles, par le Dr CH. FÉRÉ, médecin de Bicêtre. 2e édition... **3 fr.**

Dans la même Collection :

MÉDECINE OPÉRATOIRE

par M. le Professeur FÉLIX TERRIER

Membre de l'Académie de médecine,
Professeur de clinique chirurgicale à la Faculté de médecine de Paris.

Petit manuel d'anesthésie chirurgicale, par les Drs FÉLIX TERRIER et M. PÉRAIRE, avec 37 gravures... **3 fr.**

Petit manuel d'antisepsie et d'asepsie chirurgicales, par *les mêmes,* avec 70 gravures... **3 fr.**

L'opération du trépan, par *les mêmes,* avec 222 gravures..................... **4 fr.**

Chirurgie de la face, par les Drs FÉLIX TERRIER, GUILLEMAIN, chirurgien des hôpitaux, et MALHERBE, avec 214 gravures..................................... **4 fr.**

Chirurgie du cou, par *les mêmes,* avec 101 gravures............................ **4 fr.**

Chirurgie de la plèvre et du poumon, par les Drs FÉLIX TERRIER et E. REYMOND, avec 67 gravures... **4 fr.**

Chirurgie du cœur et du péricarde, par *les mêmes,* avec 79 gravures............ **3 fr.**

RÉCENTES PUBLICATIONS
MÉDICALES ET SCIENTIFIQUES

Pathologie et thérapeutique médicales.

ALBERT-WEIL (E.), chargé du service d'électrothérapie de la Clinique chirurgicale infantile de l'hôpital Tenon. **Manuel d'électrothérapie et d'électrodiagnostic.** 1902. In-16, avec 80 fig. Cart. à l'angl. 4 fr.

BONAIN (A.), chirurgien de l'hôpital civil de Brest. **Traité de l'intubation du larynx chez l'enfant et chez l'adulte.** 1902. 1 vol. in-18, avec 50 fig. Cartonné à l'anglaise. 4 fr.

BOUCHUT ET DESPRÈS, professeurs agrégés à la Faculté de médecine de Paris. **Dictionnaire de médecine et de thérapeutique médicale et chirurgicale,** comprenant le résumé de la médecine et de la chirurgie, les indications thérapeutiques de chaque maladie, la médecine opératoire, les accouchements, l'oculistique, l'odontotechnie, les maladies d'oreille, l'électrisation, la matière médicale, les eaux minérales, et un formulaire spécial pour chaque maladie. 6e édit., très augmentée, 1895. 1 vol. in-4, avec 1001 figures dans le texte et 3 cartes : broché. 25 fr. — Relié. 30 fr.

CORNIL (V.), membre de l'Académie de médecine, professeur à la Faculté de médecine de Paris et BABES, professeur à la Faculté de médecine de Bucarest. **Les bactéries,** leur rôle dans l'histologie pathologique des maladies infectieuses. 2 vol. gr. in-8, contenant la description des méthodes de bactériologie. 3e édit., 1890, avec 385 fig. en noir et en couleurs dans le texte et 12 planches hors texte. 40 fr.

CORNIL (V.), RANVIER (L.), BRAULT et LETULLE. **Manuel d'histologie pathologique.** Tome I, 1901. 1 vol. grand in-8, avec gravures en noir et en couleurs. 3e édit., 25 fr. — Tome II, 1902, 1 vol. grand in-8, avec gravures en noir et en couleurs, 25 fr. (Voir détails page 2.)

DAVID, chirurgien-dentiste des hôpitaux de Paris. **Les microbes de la bouche.** 1 vol. in-8, avec 113 gravures en noir et couleurs, lettre-préface de M. PASTEUR. 10 fr.

FÉRÉ (Ch.), médecin de Bicêtre. **L'instinct sexuel.** *Évolution. Dissolution.* 2e édit. 1902. 1 vol. in-12, cart. 4 fr.

FINGER (Ernest), professeur à l'Université de Vienne. **La syphilis et les maladies vénériennes,** traduit de l'allemand, avec notes, par les docteurs DOYON et SPILLMAN. 2e édit., 1900. 1 vol. in-8, avec 6 pl. en chromolithographie hors texte. 12 fr.

GLÉNARD, correspondant de l'Académie de médecine. **Les Ptoses viscérales.** 1899. 1 fort vol. in-8. 20 fr.

HÉRARD, CORNIL et HANOT. **La phtisie pulmonaire,** étude anatomo-pathologique et clinique. 2e édit. 1 vol. in-8, avec 65 fig. en noir et en couleurs et 2 planches. 20 fr.

ICARD (S.). **La femme pendant la période menstruelle,** étude de psychologie morbide et de médecine légale. 1 vol. in-8. 6 fr.

KOLISCHER, professeur de gynécologie à Chicago Clinical School. **Les maladies de l'urètre et de la vessie chez la femme,** traduit de l'allemand par le Dr BEUTTNER. 1900. 1 vol. in-12, avec grav. Cartonné à l'anglaise. 4 fr.

LABADIE-LAGRAVE, médecin de la Charité, et LEGUEU, professeur agrégé à la Faculté de médecine de Paris, chirurgien des hôpitaux. **Traité médico-chirurgical de gynécologie.** 1 vol. gr. in-8. avec 378 gr. dans le texte, cart. à l'angl. 3e édit., 1904. (*Couronné par l'Académie des sciences et par l'Académie de médecine*). 25 fr.

LABORDE (J.-V.), de l'Académie de médecine. **Les tractions rythmées de la langue** (traitement physiologique de la mort). 2e éd., 1897. 1 vol. in-12, avec gravures. 5 fr.

LAGRANGE (Fernand), lauréat de l'Académie des sciences et de l'Académie de médecine. **La médication par l'exercice.** 2e éd., 1904. 1 fort vol. in-8, avec 69 gravures dans le texte et une carte coloriée hors texte. 12 fr.

— **Les Mouvements méthodiques et la « mécanothérapie ».** 1899. 1 vol. grand in-8, avec 57 gravures. 10 fr.

— **Le traitement des affections du cœur par l'exercice et le mouvement.** 1903. 1 vol. in-8, avec figures dans le texte et une carte coloriée hors texte 6 fr.

LAUMONIER (J.). **Les nouveaux traitements.** 2e édit. 1904. 1 vol. in-16, cartonné à l'anglaise. 4 fr.

LEGUEU (Voir plus haut : LABADIE-LAGRAVE).

MARVAUD (A.), médecin inspecteur de l'armée, professeur agrégé au Val-de-Grâce. **Les maladies du soldat,** étude étiologique, épidémiologique, clinique et prophylactique. 1 vol. in-8. 1894. (*Ouvrage couronné par l'Académie des sciences*). 20 fr.

MOSSÉ (A.), professeur de clinique médicale à l'Université de Toulouse. **Le diabète et l'alimentation aux pommes de terre.** 1903. 1 vol. grand in-8, avec graphiques. 5 fr.

RILLIET et BARTHEZ. **Traité clinique et pratique des maladies des enfants.** 3e édition, refondue et augmentée par BARTHEZ et SANNÉ. — TOME Ier. *Maladies du système nerveux, maladies de l'appareil respiratoire.* 1 fort vol. gr. in-8. 16 fr.

TOME II. *Maladies de l'appareil circulatoire, de l'appareil digestif et de ses annexes, de l'appareil génito-urinaire, de l'appareil de l'ouïe, maladies de la peau.* 1 fort vol. gr. in-8. 14 fr.

TOME III, terminant l'ouvrage. *Maladies spécifiques, maladies générales constitutionnelles.* 1 fort vol. gr. in-8. 25 fr.

SIMON (P.). professeur à la Faculté de médecine de Nancy. **Manuel de percussion et d'auscultation.** 1895. 1 vol. in-12, avec gravures, cartonné à l'anglaise. 4 fr.

SPRINGER. **La croissance.** Son rôle en pathologie. Essai de pathologie générale. 1 vol. in-8. 1890. 6 fr.

WIDE (A.), directeur de l'Institut orthopédique de l'État à Stockholm. **Traité de gymnastique médicale suédoise,** traduit, annoté et augmenté par le Dr BOURCARD, préface du Dr F. LAGRANGE. 1 vol. gr. in-8, avec 128 grav. dans le texte. 1898. 12 fr. 50

Revue de Médecine. Directeurs, MM. BOUCHARD, CHAUVEAU, LANDOUZY et LÉPINE ; Rédacteurs en chef, MM. LANDOUZY et LÉPINE ; Secrétaire de la rédaction, Dr JEAN LÉPINE (v. p. 30).

Maladies nerveuses et mentales

BERNARD-LEROY. **L'illusion de fausse reconnaissance.** 1 vol. in-8. 1898. 4 fr.

BINET. **Les altérations de la personnalité.** 2e édit. In-8, cart. 6 fr.

CAMUS (J.) et PAGNIEZ (Ph.). **Isolement et psychothérapie.** *Traitement de l'hystérie et de la neurasthénie, pratique de la rééducation morale et physique.* Préface de M. le Pr DEJERINE. 1904. 1 vol. gr. in-8. 9 fr.

DAREL. **La Folie.** *Ses causes. Sa thérapeutique.* 1 v. in-8. 1901. 4 fr.

DEGA (Mlle G.). **Essai sur la cure préventive de l'hystérie féminine par l'éducation.** 1 vol. in-8. 1898. 3 fr.

DUMAS, chargé du cours de psychologie expérimentale à la Sorbonne. **La tristesse et la joie.** 1 vol. in-8. 1900. 7 fr. 50

FÉRÉ (Ch.), médecin de Bicêtre. **Le traitement des aliénés dans les familles.** 1 vol. in-18. 2e éd. Cart. à l'angl. 3 fr.

— **Les épilepsies et les épileptiques.** 1 vol. gr. in-8, avec 67 gravures et 12 planches hors texte. 20 fr.

— **Pathologie des émotions,** études cliniques et physiologiques. 1 vol. grand in-8, avec fig. 12 fr.

— **La Famille névropathique.** Théorie tératologique de l'hérédité et de la prédisposition morbides et de la dégénérescence. 1 vol. in-12. 2e éd., 1898, avec 25 grav. dans le texte, cart. à l'angl. 4 fr.

— **Dégénérescence et criminalité.** 1 vol. in-12. 3e édit. 1895. 2 fr. 50

FLEURY (Maurice de). **Introduction à la médecine de l'esprit.** 1 vol. in-8, avec fig. 6e éd., 1901. (*Couronné par l'Académie française et par l'Académie des sciences*).

— **Les grands symptômes neurasthéniques.** *Pathogénie et traitement.* 2e éd., 1902. 1 vol. in-8, avec figures. 7 fr. 50

— **Manuel pour l'étude des maladies du système nerveux.** 1904. 1 vol. gr. in-8, avec 133 grav. en noir et en couleurs, cart. à l'anglaise. 25 fr.

GRASSET, professeur de la Faculté de médecine de Montpellier. **Les maladies de l'orientation et de l'équilibre.** 1901. 1 vol. in-8, avec grav., cart. à l'angl. 6 fr.

ICARD (S.). **La femme pendant la période menstruelle,** étude de psychologie morbide et de médecine légale. 1 vol. in-8. 6 fr.

JANET (Pierre), professeur au Collège de France, et RAYMOND (F.), professeur de la clinique des maladies nerveuses à la Salpêtrière. **Névroses et idées fixes.** — I. *Études expérimentales sur les troubles de la volonté, de l'attention, de la mémoire, sur les émotions, les idées obsédantes et leur traitement,* par P. JANET. 1 vol. gr. in-8, avec 92 fig. 2e édit. 1904. 12 fr.

II. — *Névroses, maladies produites par les émotions, les idées obsédantes et leur traitement,* par F. RAYMOND et Pierre JANET. 1899. 1 vol. gr. in-8, avec 97 grav. 14 fr.

(*Ouvrage couronné par l'Académie des sciences et par l'Académie de médecine.*)

— **Les obsessions de la psychasthénie.** I — *Études cliniques et expérimentales sur les idées obsédantes, les impulsions, les manies mentales, la folie du doute, les tics, les agitatures, les phobies, les délires du contact, les angoisses, les sentiments d'incomplétude, la neurasthénie, les modificatures des sentiments du réel, leur pathogénie et leur traitement.* 1903. 1 vol. grand in-8, avec gravures. 18 fr.

II. — *États neurasthéniques, aboulies, incomplétude, agitations et angoisses diffuses, algies, phobies, délires du contact, tics, manies mentales, folies du doute, idées obsédantes, impulsions.* 1903. 1 vol. grand in-8, avec gravures. 14 fr.

LANGE, professeur à l'Université de Copenhague **Les émotions.** Étude psychophysiologique, traduit de l'allemand par G. DUMAS. 2e édit., 1902. 1 vol. in-12. 2 fr. 50

LÉVY (P.-E.) **L'Éducation rationnelle de la volonté,** *son emploi thérapeutique.* Préface de M. le Prof. BERNHEIM. 4e édit., 1902. 1 vol. in-12, cart. à l'angl. 4 fr.

MAUDSLEY. **Le crime et la folie.** 1 vol. in-8. 6e édit. Cart. 6 fr.

RAYMOND (Le prof. F.). Voyez JANET (Pierre) et RAYMOND, ci-dessus.

RODET (P.) **Morphinisme et morphinomanie.** 1 vol. in-12, cart. à l'angl. (*Couronné par l'Académie de médecine.*) 4 fr.

ROGUES DE FURSAC (J.), ancien chef de clinique à la Faculté de Médecine de Paris. **Manuel de psychiatrie.** 1903. 1 vol. in-16, cartonné à l'anglaise. 4 fr.

SOLLIER (P.). **Genèse et nature de l'hystérie.** 2 vol. in-8. 1897. 20 fr.
— **L'hystérie et son traitement.** 1 vol. in-12, cart. 1901. 4 fr.
TISSIÉ (Ph.). **Les rêves**, pathologie, physiologie. 1 v. in-18. 2 fr. 50
VOISIN (Jules), médecin de la Salpêtrière. **L'idiotie**, *psychologie et éducation de l'idiot*. 1893. 1 vol. in-12. 4 fr.
— **L'Epilepsie.** 1 vol. gr. in-8. 1897 (*Cour. par l'Acad. de méd.*). 6 fr.

Psychologie expérimentale.

BINET (Alfred), directeur du laboratoire de psychologie physiologique à la Sorbonne. **La psychologie du raisonnement.** *Recherches expérimentales par l'hypnotisme*. 3e édit., 1903. 1 vol. in-18. 2 fr. 50
CRÉPIEUX-JAMIN (J.). **L'écriture et le caractère.** 4e édit., 1896. 1 vol. in-8. 7 fr. 50
DANVILLE (Gaston). **Psychologie de l'amour.** 3e édit., 1903. 1 vol. in-18. 2 fr. 50
EGGER (V.), professeur adjoint à la Sorbonne. **La parole intérieure.** 2e édit., 1904. 1 vol. in-8. 5 fr.
GLEY (E.), professeur agrégé de la Faculté de Médecine de Paris. **Etudes de psychologie physiologique et pathologique.** 1903. 1 vol. in-8. 5 fr.
GODFERNAUX (A.). **Le sentiment et la pensée et leurs principaux aspects physiologiques.** 1894. 1 vol. in-8. 5 fr.
HOFFDING, professeur à l'université de Copenhague. **Esquisse d'une psychologie fondée sur l'expérience**, trad. POITEVIN, préface de PIERRE-JANET. 2e édit. 1903. 1 vol. in-8. 7 fr. 50
JAMES (William). **La théorie de l'émotion.** 1903. Trad. de l'anglais. Introd. par G. DUMAS, prof. à la Sorbonne. 1 vol. in-18. 2 fr. 50
JANET (Pierre), professeur au Collège de France. **L'automatisme psychologique.** 4e édit., 1904. 1 vol. in-8. 7 fr. 50.
MALAPERT (P.). **Les éléments du caractère et leurs lois de combinaison.** 1897. 1 vol. in-8. 5 fr.
MOSSO, professeur à l'Université de Turin. **La peur.** *Étude psycho-physiologique*. 2e édit., 1902. 1 vol. in-18, avec grav. 2 fr. 50
— **La fatigue intellectuelle et physique**, traduit de l'italien par P. LANGLOIS. 3e édit., 1903. 1 vol. in-18, avec grav. 2 fr. 50
PHILIPPE (J.), chef des travaux au laboratoire de psychologie physiologique à la Sorbonne. **L'image mentale.** 1903. 1 vol. in-18, avec figures. 2 fr. 50
PIDERIT. **La mimique et la physiognomonie**, traduit de l'allemand par M. GIROT. 1888. 1 vol. in-8, avec 100 grav. 5 fr.
RIBOT (Th.), de l'Institut, directeur de la *Revue philosophique*. **La psychologie de l'attention.** 6e édit., 1903. 1 vol. in-18. 2 fr. 50
— **L'hérédité psychologique.** 7e édit., 1904. 1 vol. in-8. 7 fr. 50
— **La psychologie des sentiments.** 4e édit., 1904. 1 vol. in-8. 7 fr. 50
SAINT-PAUL (G.), médecin-major de l'armée. **Le langage intérieur et les paraphasies** (*la fonction endophasique*). 1904. 1 vol. in-8. 5 fr.
SERGI, professeur à l'Université de Rome. **Éléments de psychologie.** 1888. 1 vol. in-8. avec grav. 7 fr. 50
SOLLIER (P.). **Le problème de la mémoire.** *Essai de psycho-mécanique*. 1900. 1 vol in-8. 3 fr. 75
— **Les phénomènes d'autoscopie.** 1903. 1 vol. in-18, avec gravures. 2 fr. 50
TARDIEU (Emile). **L'ennui.** *Etude psychologique*. 1903. 1 vol. in-8. 5 fr.
THOMAS (P.-F.). **La suggestion**, *son rôle dans l'éducation*. 1895. 1 vol. in-18. 2 fr. 50

WUNDT. **Hypnotisme et suggestion**, traduit de l'allemand par E. KELLER. 2e édit., 1902. 1 vol. in-18. 2 fr. 50

Journal de psychologie normale et pathologique, par les professeurs PIERRE JANET et G. DUMAS. (Voir page 31.)

Psychologie pathologique.

DUPRAT. **L'instabilité mentale**, essai sur les données de la psycho-pathologie. 1 vol. in-8. 1899. 5 fr.

— **Les causes sociales de la folie**. 1900. 1 vol. in-12. 2 fr. 50

DURKHEIM (Em.), chargé de cours à la Sorbonne. **Le suicide**. 1 vol. in-8. 1897. 7 fr. 50

GURNEY, MYERS et PODMORE. **Les hallucinations télépathiques**, adaptation de l'anglais par L. MARILLIER, avec préface de M. Ch. RICHET 3e édit., 1899. 1 vol. in-8. 7 fr. 50

MURISIER, professeur à l'Université de Neufchâtel. **Les maladies du sentiment religieux**. 2 vol. in-12. 1903. 2 fr. 50

NORDAU (Max). **Dégénérescence**. 2 vol. in-8, 6e édit., 1903. 17 fr. 50

RIBOT (Th.), de l'Institut. **Les maladies de la mémoire**. 17e édit., 1903. 1 vol. in-18. 2 fr. 50

— **Les maladies de la volonté**. 19e édit., 1904. In-18. 2 fr. 50

— **Les maladies de la personnalité**. 10e édit., 1903. In-18. 2 fr. 50

SOLLIER (P.). **Psychologie de l'idiot et de l'imbécile**. 2e édit., 1901, 1 vol. in-8, avec planches. 5 fr.

Hygiène. — Thérapeutique. — Pharmacie.

BOSSU. **Petit compendium médical**. Quintessence de pathologie, thérapeutique et médecine usuelle. 6e éd, 1901. 1 vol. in-32, cart. à l'angl. 1 fr. 25

BOUCHARDAT (A.) et (G.), membres de l'Académie de médecine. **Nouveau Formulaire magistral**, 1904, 33e édition, revue et augmentée de formules nouvelles, d'une *Note sur l'alimentation dans le diabète sucré* et de la *Liste complète des mets permis aux glycosuriques*. 1 vol. in-18, cartonné à l'anglaise. 4 fr.

BOUCHARDAT (A.) et DESOUBRY. **Nouveau formulaire vétérinaire**, 6e édit. conforme au nouveau Codex, revue et augmentée. 1904. 1 vol. in-18, cartonné à l'anglaise. 4 fr.

BOUCHARDAT (A.). **De la glycosurie ou diabète sucré**, son traitement hygiénique. 2e édition. 1 vol. grand in-8, suivi de notes et documents sur la nature et le traitement de la goutte, la gravelle urique, sur l'oligurie, le diabète insipide avec excès d'urée, l'hippurie, la pimélorrhée, etc. 15 fr.

— **Traité d'hygiène publique et privée** basée sur l'étiologie. 3e édition, 1 fort vol. gr. in-8. 18 fr.

DEMENY (G.), professeur du cours d'éducation physique de la Ville de Paris et de gymnastique appliquée à l'école de gymnastique militaire de Joinville-le-Pont. **Les bases scientifiques de l'éducation physique**. 2e édition, 1903. 1 vol. in-8, avec 198 fig. Cart. 6 fr.

— **Mécanisme et éducation des mouvements**. 2e édit., 1904. 1 vol. in-8, avec 565 figures, cartonné à l'anglaise. 9 fr.

DUFOUR (L.), pharmacien de 1re classe. **Manuel de pharmacie pratique**. 2e édit., 1903. 1 vol. in-18. 3 fr. 50

ICARD (S.). **L'alimentation des nouveau-nés**. Hygiène de l'allaitement artificiel. 1894. 1 vol. in-12, cart. à l'angl., avec 60 grav. 4 fr.

LAGRANGE (F.). **L'hygiène de l'exercice chez les enfants et les jeunes gens**. 7e éd., 1901. 1 vol. in-12, cartonné à l'angl. 4 fr.

— **De l'exercice chez les adultes**. 5e édit., 1904, 1 volume in-12, cart. à l'angl. 4 fr.

LAUMONIER (J.). **Hygiène de l'alimentation dans l'état de santé et de maladie.** 1 vol. in-12, 3e édit. 1904, cart. à l'angl., avec grav. 4 fr.

LAYET, professeur à la Faculté de médecine de Bordeaux. **Traité pratique de la vaccination animale,** préface du prof. BROUARDEL. 1 vol. gr. in-8, avec 22 pl. hors texte. 12 fr.

LEVILLAIN. **Hygiène des gens nerveux,** 1 vol. in-12. 4e éd., 1901, cart. à l'angl. 4 fr.

MACÉ, professeur à l'École de pharmacie de Rennes. **Traité pratique et raisonné de pharmacie galénique.** 1 vol. in-8. 6 fr.

Manuel d'hygiène athlétique, à l'usage des lycéens et des jeunes gens des associations athlétiques. 1 broch. in-32. 1895. 50 c.

MOSSO, professeur à l'Université de Turin. **L'éducation physique de la jeunesse.** 1 vol. in-12, cart. à l'angl. 1895. 4 fr.

— **Les exercices physiques et le développement intellectuel.** 1904. 1 vol. in-8°. Cartonné. 6 fr.

POSKIN (A.), ex-médecin de la Cie des Chemins de fer du Congo. **L'Afrique équatoriale,** climatologie, nosologie, hygiène. 1 vol. in-8, avec fig. 1898. 12 fr.

RIBBING, prof. à l'Univ. de Lund (Suède). **L'hygiène sexuelle et ses conséquences morales.** 2e éd., 1901. In-12, cart. 4 fr.

TISSIÉ (Ph.). **La fatigue et l'entraînement physique.** 2e édit., 1 vol. in-12, cart. à l'angl. 1904. *(Couronné par l'Acad. de méd.)* 4 fr.

WEBER. **Climatothérapie,** traduit de l'allemand par MM. les docteurs DOYON et SPILLMANN. 1 vol. in-8. 6 fr.

YVERT (A.), médecin principal de l'armée en retraite. **Causeries sanitaires.** Tome I. 1903. 1 vol. in-8. 5 fr.

Pathologie et thérapeutique chirurgicales.

BŒCKEL (Jules). **De l'ablation de l'estomac.** 1903. 1 vol. in-8, avec planches. 3 fr. 50

CHAUVEL, de l'Académie de médecine. **Études ophtalmologiques.** 1 vol., in-8, 1896. 5 fr.

CORNET. **Pratique de la Chirurgie courante.** Préface du professeur OLLIER. 1 fort vol. in-12, avec 111 gravures. 1900. 6 fr.

DE BOVIS, professeur à l'École de médecine de Reims. **Le cancer du gros intestin,** *rectum excepté.* 1901. 1 vol. in-8. 5 fr.

DELBET, professeur agrégé de la Fac. de méd. de Paris, chirurgien des hôpitaux. **Du traitement des anévrysmes.** 1 vol. in-8. 5 fr.

DELORME, médecin inspecteur de l'armée, directeur du Val-de-Grâce. **Traité de chirurgie de guerre.** — I. *Histoire de la chirurgie militaire française, plaies par armes à feu des parties molles.* 1 vol. gr. in-8, avec 95 fig. dans le texte et 1 planche hors texte. 16 fr.

II. *Lésions des os par les armes de guerre. — Blessures des régions. — Service de santé en campagne.* 1 fort vol. grand in-8, avec 397 gravures dans le texte. 26 fr.

(Ouvrage couronné par l'Académie des sciences.)

ESTOR (L.), professeur à la Faculté de médecine de Montpellier. **Guide pratique de chirurgie infantile.** 1904. 1 vol. in-8, avec gravures. 10 fr.

FRAISSE. **Principes du diagnostic gynécologique.** 1901. 1 vol. in-12, avec gravures. 5 fr.

GAYME (L.). **Essai sur la maladie de Basedow.** Gr. in-8. 6 fr.

LABADIE-LAGRAVE, médecin des hôpitaux de Paris, et LEGUEU, prof. agrégé à la Fac. de méd. de Paris, chirurgien des hôpitaux. **Traité médico-chirurgical de gynécologie.** 1 vol. gr. in-8, avec 387 gravures dans le texte. 3e édit., 1904. Cart. à l'anglaise. *(Couronné par l'Académie des sciences et par l'Académie de médecine.)* 25 fr.

LE FORT (Léon), professeur à la Faculté de médecine de Paris. **Œuvres complètes**, publiées par le Dr LEJARS (1895-1896). Tome I : *Hygiène hospitalière, démographie, hygiène publique*. 1 vol in-8, 20 fr.
Tome II : *Chirurgie militaire, enseignement*. 1 vol. in-8, 20 fr.
Tome III : *Chirurgie*. 1 vol. in-8. 20 fr.

LEGUEU (Félix), professeur agrégé à la Faculté de médecine de Paris, chirurgien des hôpitaux. **Leçons de clinique chirurgicale**. 1902. 1 vol. grand in-8, avec gravures. 12 fr.

LEGUEU (voir ci-dessus LABADIE-LAGRAVE).

MALGAIGNE et LE FORT, professeurs à la Faculté de médecine de Paris. **Manuel de médecine opératoire**. 9e édit. 2 vol. gr. in-18, avec 787 fig. dans le texte. 16 fr. Cart. à l'anglaise. 17 fr. 50

NIMIER (H.), médecin principal de l'armée, professeur au Val-de-Grâce. *Chirurgie nerveuse*. **Blessures du crâne et de l'encéphale par coup de feu**. 1904. 1 vol. gr. in-8, avec 158 grav. 15 fr.

NIMIER, médecin principal de l'armée, professeur au Val-de-Grâce, et DESPAGNET. **Traité élémentaire d'ophtalmologie**. 1894. 1 vol. gr. in-8, avec 432 gravures, cart. à l'angl. 20 fr.

NIMIER, médecin principal de l'armée, professeur au Val-de-Grâce, et LAVAL. **Les projectiles des armes de guerre**. *Leur action et leurs effets vulnérants*. 1898. 1 vol. in-12, avec gravures. 3 fr.

— **Les explosifs, les poudres, les projectiles d'exercice**, *leur action vulnérante*. 1899. 1 vol. in-12, avec gravures. 3 fr.

— **Les armes blanches**. *Leur action et leurs effets vulnérants*. 1899. 1 fort vol. in-12, avec gravures. 6 fr.

(*Ces trois volumes ont été couronnés par l'Académie des sciences.*)

— **De l'infection en chirurgie d'armée**. *Évolution des blessures de guerre*. 1900. 1 fort vol. in-12, avec gravures. 6 fr.

— **Traitement des blessures de guerre**. 1901. 1 fort vol. in-12, avec gravures. 6 fr.

(*Ces cinq volumes ont été récompensés par l'Académie de médecine. — Prix Laborie.*)

POZZI (A.), professeur à l'École de médecine de Reims. **Manuel théorique et pratique d'accouchements**. 4e édit., 1904. 1 vol. in-12, avec 136 grav., cart. à l'angl. 4 fr.

REBLAUB (Th.). **Des cystites non tuberculeuses chez la femme** (étiologie et pathogénie). 1 vol. in-8. 1892. 4 fr.

TERRIER (F.), professeur à la Faculté de médecine de Paris, et PÉRAIRE. **Manuel de petite chirurgie de Jamain**. 8e éd., refondue. 1901. 1 vol. gr. in-18, avec 572 fig., cart. à l'angl. 8 fr.

— **Petit Manuel d'antisepsie et d'asepsie chirurgicales**. 1 vol. in-18, avec 70 grav., cart. à l'angl. 1893. 3 fr.

— **Petit manuel d'anesthésie chirurgicale**. 1 vol. in-18, avec grav., cart. à l'angl. 1893. 3 fr.

— **L'opération du trépan**. 1 vol. in-12, avec 222 grav., cart. à l'angl. 1895. 4 fr.

TERRIER (F.) et E. REYMOND. **Chirurgie de la plèvre et du poumon**. 1 vol. in-12, avec 67 gravures, cart. à l'anglaise. 1899. 4 fr.

— **Chirurgie du cœur et du péricarde**. 1 vol. in-12, avec 79 grav., cart. à l'anglaise. 1898. 3 fr.

TERRIER (F.), GUILLEMAIN, chir. des hôp., et MALHERBE. **Chirurgie du cou**. 1 vol. in-12, avec 101 grav., cart. à l'angl. 1898. 4 fr.

— **Chirurgie de la face**. 1 vol. in-12, avec 214 grav., cart. à l'angl. 1896. 4 fr.

TERRIER (F.) et AUVRAY, prof. agrégé à la Faculté de médecine de Paris. **Chirurgie du foie et des voies biliaires**. *Traumatismes du foie et des voies biliaires. — Foie mobile. — Tumeurs du foie et des voies biliaires*. 1901. 1 vol. gr. in-8, avec 50 gravures. 10 fr.

VALOIS. **Blessures par grains de plomb de l'organe de la vision.** 1896. 1 vol. in-8. 3 fr.

VIALET. **Les centres cérébraux de la vision et l'appareil nerveux visuel extra-cérébral.** Avec figures. In-8. 15 fr.

Congrès français de Chirurgie. *Procès-verbaux, mémoires et discussions*, publiés sous la direction de MM. S. Pozzi et Picqué, secrétaires généraux (Chaque session forme un vol. in-8, avec figures).

1re session, 1885, 14 fr.; 2e session, 1886, 14 fr.; 3e session, 1888, 14 fr.; 4e session, 1889, 16 fr.; 5e session, 1891, 14 fr.; 6e session, 1892, 16 fr.; 7e session, 1893, 18 fr.; 8e session, 1894, 20 fr.; 9e session, 1895, 20 fr.; 10e session, 1896, 20 fr.; 11e session, 1897, 20 fr.; 12e session, 1898, 20 fr.; 13e session, 1899, 20 fr. 14e session, 1901, 20 fr.; 15e session, 1902, 20 fr.; 16e session, 1903, 20 fr.

Revue de Chirurgie. Directeurs : MM. F. Terrier, Berger, Quenu, Poncet; Rédacteur en chef : M. F. Terrier. (Voir p. 30.)

Anatomie. — Physiologie

ALEZAIS, professeur à l'École de médecine de Marseille. **Contribution à la myologie des rongeurs.** 1 vol. gr. in-8, avec grav. 10 fr.

— **Études anatomiques sur le cobaye.** 1903. 1 vol. grand in-8, avec figures. 8 fr.

ARLOING, professeur à la Faculté de médecine de Lyon. **Les virus.** 1 vol. in-8, avec grav., cart. 6 fr.

BEAUNIS (H.), professeur à la Faculté de médecine de Nancy. **Les sensations internes.** 1 vol. in-8, cart. 6 fr.

BERNSTEIN. **Les sens.** 1 vol. in-8, avec 91 fig., 5e édit., cart. 6 fr.

BERT (A.) et PELLANDA. **La nomenclature anatomique et ses origines.** *Explication des termes anciens employés de nos jours.* 1904. 1 vol. in-8. 2 fr.

BOURDEAU (L.). **Le problème de la mort.** 3e édit., 1900. 1 vol. in-8. 5 fr.

— **Le problème de la vie.** 1901. 1 vol. in-8. 7 fr. 50

CHARLTON BASTIAN. **Le cerveau.** 2 vol. in-8, avec grav. cart. 12 fr.

CORNIL, professeur à la Fac. de méd. de Paris, RANVIER, de l'Institut, professeur au Collège de France, BRAULT et LETULLE. **Manuel d'histologie pathologique.** 3e édit. entièrement refondue.

Tome I. *Généralités. — Inflammations. — Tumeurs. — Bactéries. Lésions des os, des tissus, des membranes séreuses*, par MM. Ranvier, Cornil, Brault, F. Bezançon, M. Cazin. 1 vol. gr. in-8, avec 369 grav. en noir et en couleurs. 1900. 25 fr.

Tome II. *Muscles. — Sang et hématopoïèse. — Cerveau et moelle — Nerfs*, par MM. Durante, Joly, Dominici, Gombault, Philippe. 1 vol. gr. in-8, avec grav. en noir et en couleurs. 1902. 25 fr.

L'ouvrage complet formera 4 volumes.

CORNIL et BABES, professeur à la Faculté de médecine de Bucarest. **Les bactéries** et leur rôle dans l'histologie pathologique des maladies infectieuses. 2 vol. gr. in-8, contenant la description des méthodes de bactériologie. 3e édit., 1890, avec 385 figures en noir et en coul. dans le texte, et 10 pl. hors texte. 40 fr.

DEBIERRE (Ch.), professeur à la Faculté de médecine de Lille. **Traité élémentaire d'anatomie de l'homme** (anatomie descriptive et dissection, avec notions d'organogénie et d'embryologie générale). 2 vol. grand in-8, avec 965 grav. en noir et en couleurs dans le texte. 1890-91. (*Couronné par l'Académie des sciences*). 40 fr.

On vend séparément :

Tome I. Manuel de l'amphithéâtre : *Système locomoteur, système vasculaire, nerfs périphériques.* 1 vol. in-8, avec 450 fig. 1890. 20 fr.

Tome II. *Système nerveux central, organes des sens, splanchno-*

logie, système vasculaire, système nerveux périphérique. 1 vol. in-8, avec 515 gravures, 1891. 20 fr.

Les mêmes, en cart. anglais, 1 fr. 50 de plus par volume.

DEBIERRE (Ch.), professeur à la Faculté de Lille. **Atlas d'ostéologie,** comprenant les articulations des os et les insertions musculaires. 1 vol. in-4, avec 253 grav. en noir et couleurs, cart., 1895. 12 fr.

— **Leçons sur le péritoine.** 1900. 1 vol. in-8, avec 58 figures. 4 fr.

— **L'embryologie en quelques leçons.** 1902. 1 vol. in-8, avec figures. 4 fr.

DUVAL (Mathias), de l'Académie de médecine, prof., à la Fac. de méd. de Paris. **Le placenta des rongeurs.** 1 fort vol. in-4, avec 106 fig. dans le texte et un atlas de 22 pl. en taille-douce hors texte. 1893. 40 fr.

— **Le placenta des carnassiers.** 1 fort vol. in-4, avec 46 grav. dans le texte et un atlas de 13 planches en taille-douce. 1895. 25 fr.

— **Études sur l'embryologie des cheiroptères.** *L'ovule, la gastrula, le blastoderme et l'origine des annexes chez le murin.* 1 fort vol. in-8, avec 29 fig. dans le texte et 5 pl. en taille-douce, 1899. 15 fr.

FAU. **Anatomie des formes du corps humain,** à l'usage des peintres et des sculpteurs. 1 atlas in-folio de 25 planches, avec texte explicatif. Prix : fig. noires. 15 fr. — Figures coloriées. 30 fr.

FÉRÉ (Ch.), médecin de Bicêtre. **Travail et plaisir.** *Études expérimentales de psycho-mécanique,* 1904. 1 fort vol. gr. in-8, avec 200 figures. 12 fr.

GALIPPE (V.), de l'Académie de Médecine. **Étude sur l'hérédité des anomalies des maxillaires et des dents.** 1902. 1 vol. in-8. 1 fr. 50

GELLÉ (E.-M.), membre de la Société de biologie. **L'audition et ses organes.** 1 vol. in-8, avec grav., cart. à l'angl. 1899. 6 fr.

HERZEN. **Causeries physiologiques.** 1899. 1 vol. in-12. 3 fr. 50

KŒNIG (C.-J.). **Contribution à l'étude expérimentale des canaux semi-circulaires.** 1 vol. in-8. 1897. 3 fr. 50

LAGRANGE (F.), lauréat de l'Institut. **Physiologie des exercices du corps.** 1 vol. in-8. 7e édition, cart. à l'angl. 6 fr.

LANGLOIS (P.), professeur agrégé à la Faculté de médecine de Paris. **Les capsules surrénales.** 1 vol. in-8. 1897. 4 fr.

LE DANTEC (F.), chargé du cours d'embryologie générale à la Sorbonne. **Traité de biologie.** 1904. 1 fort vol. gr. in-8, avec 101 figures. 15 fr.

LIEBREICH (R.). **Atlas d'ophtalmoscopie.** 1 atlas in-4, avec 12 pl. en chromolithographie et texte explicatif. 3e édition. 40 fr.

MAYER (A.), **Essai sur la soif.** 1900. 1 vol. in-8. 3 fr.

NOÉ (Dr Joseph). **Recherches sur la vie oscillante.** *Étude de biodynamique.* 1903. 1 vol. in-8, avec figures. 7 fr.

POZZI (A.), professeur à l'École de médecine de Reims. **Éléments d'anatomie et de physiologie génitales et obstétricales,** à l'usage des sages-femmes. 1 vol. in-12, av. 219 grav. 1894. Cart. 4 fr.

PREYER, professeur à l'Université d'Iéna. **Éléments de physiologie générale,** traduit de l'allemand par M. Jules Soury. 1 vol. in-8. 5 fr.

— **Physiologie spéciale de l'embryon.** 1 vol. in-8, avec fig. et 9 pl. hors texte. 7 fr. 50

RICHET (Ch.), professeur à la Faculté de médecine de Paris. **La chaleur animale.** 1 vol. in-8, avec fig, cart. 6 fr.

— **Physiologie,** travaux du laboratoire du prof. Ch. Richet.

Tome I. *Système nerveux, Chaleur animale.* (Épuisé.)

Tome II. *Chimie physiologique, Toxicologie.* In-8, avec 129 grav. dans le texte. 1893. 12 fr.

Tome III. *Chloralose, Sérothérapie,* etc. In-8, avec grav. 1894. 12 fr.

Tome IV. *Appareils glandulaires, nerfs et muscles, sérothérapie, chloroforme.* In-8, avec gravures. 1898. 12 fr.

Tome V. *Muscles et nerfs, Épilepsie, Zomothérapie, Réflexes psychiques.* In-8, avec gravures. 1902. 12 fr.

RICHET (Ch.), professeur à la Faculté de médecine de Paris. **Dictionnaire de physiologie**, publié avec le concours de savants français et étrangers. Formera 8 à 10 volumes gr. in-8, se composant chacun de 3 fascicules; chaque volume, 25 fr.; chaque fascicule, 8 fr. 50. 6 volumes parus.

Tome I (*A-Bac*). — Tome II (*Bac-Cer*). — Tome III (*Cer-Cob*). — Tome IV (*Coc-Dig*). — Tome V (*Dig-Coc*). — Tome VI (*Fiam-Gal.*).

SNELLEN. **Échelle typographique** pour mesurer l'acuité de la vision, 17e éd., 1904. 4 fr.

TOURNEUX (F.), prof. à la Faculté de médecine de Toulouse. **Atlas d'embryologie des organes génito-urinaires.** 1 vol. in-4. 40 fr.

Journal de l'anatomie et de la physiologie normales et pathologiques de l'homme et des animaux, dirigé par les prof. MATHIAS, DUVAL, RETTERER et TOURNEUX. (Voir p. 30.)

Physique. — Chimie.

BERTHELOT, de l'Institut. **La synthèse chimique.** 1 vol. in-8. 8e édit., cart. 6 fr.

— **La Révolution chimique, Lavoisier.** 1 vol. in-8, 2e éd., cart. 6 fr.

BLASERNA, prof. à l'Univ. de Rome, et HELMHOLTZ, prof. à l'Univ. de Berlin. **Le son et la musique.** 5e édit. 1 vol. in-8, avec fig., cart. 6 fr.

FUCHS. **Les volcans et les tremblements de terre.** 1 vol. in-8, avec fig. et 1 carte en couleurs. 6e édit., cart. 6 fr.

GRIMAUX, de l'Institut. **Chimie organique élémentaire.** 8e édit., 1901. 1 vol. in-12, avec figures, cart. 5 fr. 50

— **Chimie inorganique élémentaire.** 8e édit., 1901. 1 vol. in-12, avec figures, cart. 5 fr. 50

GUILLEMAIN, professeur de physique à l'Éc. de méd. d'Alger. **Génération de la voix et du timbre.** Préface de J. VIOLLE, de l'Institut, 2e édition, avec 122 gravures, 1 vol. in-8. 10 fr.

— **Les premiers éléments de l'acoustique musicale.** 1904. 1 vol. in-8, avec 53 gravures. 10 fr.

MALMEJAC (F.), pharmacien de l'armée. **L'eau dans l'alimentation.** 1902. 1 vol. in-8, avec figures, cartonné à l'anglaise. 6 fr.

PISANI. **Traité pratique d'analyse chimique qualitative et quantitative,** suivi d'un *traité d'Analyse au chalumeau.* 5e éd., 1900. 1 vol. in-12. 3 fr. 50

PISANI et DIRVELL. **La chimie du laboratoire.** 1 v. in-12, avec fig. dans le texte. 2e édit. revue. 1893. 4 fr.

ROOD, professeur à Columbian-College, de New-York. **Théorie scientifique des couleurs.** 1 vol. in-8, avec figures et une planche en couleurs hors texte. 2e édit. Cart. 6 fr.

SCHUTZENBERGER, de l'Institut. **Les fermentations,** avec figures dans le texte 1 vol. in-8. 6e édit., 1895. Cart. 6 fr.

STALLO. **La matière et la physique moderne.** In-8. 3e éd. Cart. 6 fr.

TYNDALL. **Les glaciers et les transformations de l'eau,** avec fig. 1 vol. in-8. 7e édit. Cart. 6 fr.

WURTZ, de l'Institut. **La théorie atomique.** In-8. 9e édit. Cart. 6 fr.

Botanique. — Géologie

BERTRAND (C.-Eg.), professeur à la Faculté des sciences de Lille. **Remarques sur le Lepidodendron Hartcourtii de Wittham.** 1 vol. in-8, avec planches. 10 fr.

CANDOLLE (de), correspondant de l'Institut. **L'origine des plantes cultivées.** 1 vol. in-8. 3e édition. Cart. 6 fr.

COOKE et BERKELEY. **Les champignons**, avec 110 figures dans le texte. 1 vol. in-8. 4e édit. Cart. 6 fr.

COSTANTIN (J.), professeur au Muséum d'histoire naturelle. **Les végétaux et les milieux cosmiques.** (Adaptation, évolution). 1 vol. in-8, avec 171 grav., cart. à l'angl. 1898. 6 fr.

— **La nature tropicale.** 1 vol. in-8, avec 166 gravures. Cartonné à l'angl. 1899. 6 fr.

DAUBRÉE, de l'Institut. **Les régions invisibles du globe et des espaces célestes.** In-8, avec 89 fig. 2e éd. 6 fr.

HALLEZ (Paul), professeur à la Faculté de médecine de Lille. **Morphologie générale et affinités des tubellariées.** 1 vol. in-8. 2 fr.

HOUDAILLE, prof. à l'école d'agriculture de Montpellier. **Minéralogie agricole.** 1 vol. in-12, avec gravures. 3 fr. 50

DE LANESSAN, professeur agrégé à la Faculté de médecine de Paris. **Introduction à la botanique** (*le Sapin*). 1 vol. in-8, avec fig. 2e édit., 1898. Cart. 6 fr.

MEUNIER (Stanislas), professeur au Muséum d'histoire naturelle. **La géologie comparée.** 1 vol. in-8, avec grav. 1895. Cart. à l'angl. 6 fr.

— **La géologie expérimentale.** 1 vol. in-8, avec grav. 2e édit. 1904. Cart. à l'angl. 6 fr.

— **La géologie générale.** In-8, avec 36 grav. Cart. à l'angl. 6 fr.

MOUILLEFERT (P.), professeur de sylviculture à l'Ecole nationale d'agriculture de Grignon. **Traité de sylviculture.** I. *Principales essences forestières.* 1903. 1 vol. in-12, avec 630 gravures. 7 fr.

— II. *Exploitation et aménagement des forêts.* 1904. 1 vol. in-12, avec 100 gravures. 6 fr.

DE SAPORTA, correspondant de l'Institut, et MARION, professeur à la Faculté des sciences de Marseille. **L'évolution du règne végétal.** TOME I : *Les Cryptogames.* In-8, avec 85 fig., 6 fr. TOMES II et III : *Les Phanérogames.* 2 vol. in-8, avec 136 fig. 12 fr.

TROUESSART. **Les microbes, les ferments et les moisissures.** 1 vol. in-8, avec 107 fig. 2e édit. revue. Cart. 6 fr.

Histoire naturelle de l'homme et des animaux

BELZUNG, professeur agrégé des sciences naturelles au Lycée Charlemagne, docteur ès sciences. **Anatomie et physiologie animales.** 1 vol. in-8, avec 540 figures. 10e édit., 1904. 6 fr.

— **Anatomie et physiologie végétales.** 1900. 1 fort vol. in-8, avec 1700 gravures dans le texte. 20 fr.

— **Précis d'anatomie et physiologie végétales.** 1 vol. in-8, avec 730 grav. 1904. 6 fr.

GRASSET, professeur à la Faculté de médecine de Montpellier. **Les limites de la biologie.** 1 vol. in-16. 2e édit. 1903. 2 fr. 50

HERBERT SPENCER. **Principes de biologie.** 2 vol. in-8. 20 fr.

HUXLEY (Th.), de la Société royale de Londres. **L'écrevisse**, introduction à l'étude de la zoologie. 1 vol. in-8, avec 89 fig. 2e éd. Cart. 6 fr.

LE DANTEC (F.), chargé du cours d'embryologie générale à la Sorbonne. **Traité de biologie.** 1904. 1 vol. gr. in-8, avec 101 grav. 15 fr.

LUBBOCK (Sir John). **Les sens et l'instinct chez les animaux**, principalement chez les insectes. 1 vol in-8, avec grav. Cart. 6 fr.

PERRIER, de l'Institut, directeur du Muséum d'histoire naturelle de Paris. **La philosophie zoologique avant Darwin.** 1 vol. in-8. 2e édit. Cart. 6 fr.

QUATREFAGES (de), de l'Institut. **L'espèce humaine**. 1 vol. in-8. 10e édit. Cart. 6 fr.

— **Darwin et ses précurseurs français**. 1 vol. in-8. 2e édit., 1892. Cart. 6 fr.

— **Les Émules de Darwin**, avec préface de MM. PERRIER et HAMY, de l'Institut. 1893. 2 vol. in-8. Cart. 12 fr.

ROCHÉ (G.), inspecteur général des Pêches maritimes. **La culture des mers en Europe**. 1898. 1 vol. in-8, avec 81 gr., cart. à l'angl. 6 fr.

ROMANES. **L'intelligence des animaux**. 2 vol. in-8. 3e édit., avec préface de M. Ed. PERRIER, de l'Institut. Cart. 12 fr.

SCHMIDT (O.), professeur à l'Université de Strasbourg. **La descendance de l'homme et le darwinisme** In-8, 5e édit. Cart. 6 fr.

— **Les mammifères dans leurs rapports avec leurs ancêtres géologiques**. 1887. 1 vol. in-8, avec 51 fig. Cart. 6 fr.

VAN BENEDEN, professeur à l'Université de Louvain. **Les commensaux et les parasites dans le règne animal**. 1 vol. in-8, avec figures. 4e édit. Cart. 6 fr.

VIANNA DE LIMA. **L'homme selon le transformisme**. In-12. 2 fr. 50

Anthropologie.

BRUNACHE. **Le centre de l'Afrique**. *Autour du Tchad*. 1 vol. in-8, avec gravures. Cart. 6 fr.

CARTAILHAC. **La France préhistorique**. 1 vol. in-8, avec 162 gravures. 2e édit., 1895. Cart. 6 fr.

GROSSE. **Les débuts de l'art**. 1901. 1 vol. in-8, avec gravures et planches. Cart. 6 fr.

LUBBOCK (Sir John). **L'homme préhistorique**, avec 256 fig. 4e édit., 1898. 2 vol. in-8. Cart. 12 fr.

MORACHE (G.), professeur à la Faculté de médecine de Bordeaux. **Le mariage**, étude de socio-biologie et de médecine légale. 1 vol. in-12. Cartonné. 4 fr.

— **Grossesse et accouchement**. 1903. 1 vol. in-16. Cartonné. 4 fr.

— **Naissance et mort**. 1 vol. in-16. Cartonné. 4 fr.

MORTILLET (G. de), professeur à l'École d'anthropologie. **La formation de la nation française**. 2e édit., 1900. 1 vol. in-8, avec 150 grav. et 18 cartes. Cartonné à l'angl. 6 fr.

PIÉTREMENT. **Les chevaux dans les temps historiques et préhistoriques**. 1 vol. gr. in-8. 6 fr.

TOPINARD. **L'homme dans la nature**. 1 vol. in-8, avec grav. 1891. Cart. 6 fr.

Revue de l'École d'anthropologie. (Voir p. 30).

Anthropologie criminelle.

AUBRY (Dr P.). **La contagion du meurtre**. 3e édit., 1896. Préface de M. le Docteur CORRE. 1 vol. in-8. 5 fr.

FÉRÉ (Ch.), médecin de Bicêtre. **Dégénérescence et criminalité**. 2e édit., 1895. 1 vol. in-18, avec 21 graphiques. 2 fr. 50

FLEURY (Dr Maurice de). **L'Ame du criminel**. In-18. 1898. 2 fr. 50

FOREL (A.), ancien professeur à l'Université, et MAHAIM, professeur à l'Université de Lausanne. **Crime et anomalies mentales constitutionnelles**. 1902. 1 vol. in-8. 5 fr.

GAROFALO, président à la Cour d'appel de Naples. **La criminologie**. 1 vol. in-8, 4e édit., 1895. 7 fr. 50

LOMBROSO, professeur à l'Université de Turin. **Nouvelles recherches de psychiatrie et d'anthropologie criminelle**. In-18. 2 fr. 50

LOMBROSO, professeur à l'Université de Turin. **Les applications de l'anthropologie criminelle.** 1 vol. in-18. 2 fr. 50

— **L'anthropologie criminelle et ses récents progrès.** 5e éd., 1904. 1 vol. in-18. 2 fr. 50

— **L'homme criminel** (criminel-né, fou-moral, épileptique). 2e édit., 1895. 2 vol. in-8, avec atlas. 36 fr.

— et FERRERO. **La femme, criminelle et la prostituée.** 1 vol. in-8, avec 13 pl. hors texte. 15 fr.

— et LASCHI. **Le crime politique et les révolutions.** 2 vol. in-8, avec planches hors texte. 15 fr.

PROAL (Louis), conseiller à la Cour de Paris. **La criminalité politique.** 1895. 1 vol. in-8. 5 fr.

— **Le crime et la peine.** 3e édit., 1899. 1 vol. in-8. 10 fr.

— **Le crime et le suicide passionnels.** 1900. 1 vol. in-8. 10 fr.

SIGHELE, professeur à l'Université libre de Bruxelles. **La foule criminelle.** 2e édit., 1901. 1 vol. in-8. 5 fr.

TARDE (G.), de l'Institut. **La criminalité comparée.** 5e édit., 1902. 1 vol. in-18. 2 fr. 50

Hypnotisme et magnétisme. — Sciences occultes.

AZAM, professeur à la Faculté de médecine de Bordeaux. **Hypnotisme et double conscience**, avec préfaces et lettres de MM. PAUL BERT, CHARCOT et RIBOT. 1893. 1 vol. in-8. 9 fr.

BINET. **La psychologie du raisonnement**, étude expérimentale par l'hypnotisme. 3e édit. 1903. 1 vol. in-18. 2 fr. 50

— et FÉRÉ. **Le magnétisme animal.** 4e éd., 1894. 1 vol. in-8, avec fig. Cartonné. 6 fr.

CAHAGNET. **Méditations d'un penseur**, 2 vol. in-18. 10 fr.

DELBŒUF (J.), professeur à l'Université de Liège. **Le magnétisme animal.** In-8, 1889. 2 fr. 50

— **Magnétiseurs et médecins.** 1 broch. in-8, 1890. 2 fr.

DU POTET. **Traité complet de magnétisme**, cours en douze leçons. 5e édition. 1 vol. in-8. 8 fr.

— **Manuel de l'étudiant magnétiseur**, ou Nouvelle instruction pratique sur le magnétisme, fondée sur *trente années* d'expériences et d'observations. 4e édit. 1 vol. gr. in-18. 3 fr. 50

— **Le magnétisme opposé à la médecine.** In-8. 6 fr.

DURAND DE GROS. **Le Merveilleux scientifique.** Mesmérisme, Braidisme, Fario-Grimisme. 1894. 1 vol. grand in-8. 6 fr.

— **Les mystères de la suggestion.** 1 br. in-8. 1896. 1 fr.

ELIPHAS LEVI. **Histoire de la magie**, avec une exposition de ses procédés, de ses rites et de ses mystères. In-8, avec 90 fig. 2e éd. 12 fr.

— **La clef des grands mystères**, suivant Hénoch, Abraham, Hermès Trismégiste et Salomon. 1 vol. in-8. 12 fr.

— **Dogme et rituel de la haute magie.** 2e édit. 2 vol. in-8, avec 24 fig. 18 fr.

— **La science des esprits**, révélation du dogme secret des cabalistes, esprit occulte des Évangiles, appréciations des doctrines et des phénomènes spirites. 1 vol. in-8. 7 fr.

ENCAUSSE (Papus). **L'occultisme et le spiritualisme.** 2e édit. 1903. 1 vol. in-16. 2 fr. 50

GYEL (E.). **L'être subconscient.** 1 vol. in-8. 1898. 4 fr.

JANET (Pierre), professeur au Collège de France. **L'automatisme psychologique.** 1 vol. in-8. 4e édit. 1904. 7 fr. 50

LAFONTAINE. **L'art de magnétiser**, ou le magnétisme vital au point de vue théorique, pratique et thérapeutique. 7e édit. in-8. 5 fr.

— **Mémoires d'un magnétiseur.** 2 vol. in-18. 7 fr.

MAXWELL (J.), docteur en médecine, avocat général à la Cour d'appel de Bordeaux. **Les phénomènes psychiques.** Recherches, observations, méthodes. Préface du professeur Ch. RICHET. 2e édit. 1904. 1 vol. in-8. 5 fr.

MESMER. **Mémoires et aphorismes**, suivis des procédés de d'Eslon. Nouv. édit. avec des notes par J.-J.-A. Ricard. In-18. 2 fr. 50

NIZET (A.). **L'Hypnotisme**, étude critique. 1 vol. in-12, 2e éd. 2 fr. 50

SAGE (M.). **Le sommeil naturel et l'hypnose.** 1904. In-18. 3 fr. 50

WUNDT. **Hypnotisme et suggestion.** 2e éd. 1902. 1 vol. in-18. 2 fr. 50

Histoire des sciences.

ALEZAIS, professeur à l'École de médecine de Marseille. **Les anciens chirurgiens et barbiers de Marseille.** 1900. 1 vol. in-8. 3 fr. 50

BOUCHUT, prof. agrégé à la Fac. de méd. de Paris. **Histoire de la médecine et des doctrines médicales.** 2 vol. in-8. 16 fr.

FERRARI (Dr). **Une chaire de médecine au XVe siècle à l'Université de Pavie.** 1 vol. in-8. 8 fr.

FIGARD (L.), docteur ès lettres. **Un médecin philosophe au XVIe siècle.** *Jean Fernel.* 1903. 1 vol. in-8. 7 fr. 50

GRIMAUX (Ed.), de l'Institut. **Lavoisier (1743-1794)**, d'après sa correspondance, ses manuscrits, ses papiers de famille et d'autres documents inédits. 3e édit., 1899. 1 beau vol. grand in-8, avec 10 gravures hors texte, en taille-douce et en typographie. 15 fr.

MAINDRON (E.). **L'Académie des sciences.** *Histoire de l'Académie; fondation de l'Institut national; Bonaparte, membre de l'Institut.* 1 fort vol. grand in-8, avec 53 gravures dans le texte, portraits, plans, etc., 8 planches hors texte et 2 autographes. 12 fr.

NICAISE, de l'Académie de médecine. **La grande Chirurgie de Guy de Chauliac**, chirurgien, maître en médecine de l'Université de Montpellier, composée en l'an 1363, *revue et collationnée sur les manuscrits et imprimés latins et français*, ornée de gravures avec notes, une introduction sur le moyen âge, sur la vie et les œuvres de Guy de Chauliac, un glossaire et une table alphabétique, par E. NICAISE. 1 fort vol. grand in-8. 1891. 28 fr.

— **Traité de chirurgie de Henri de Mondeville**, revu et collationné d'après les manuscrits du XIVe siècle. 1 vol. grand in-8, avec introduction et notes, par E. NICAISE. 1892. 28 fr.

— **Chirurgie de Pierre Franco de Turriers en Provence**, composée en 1561, nouvelle édition, avec une introduction historique, une biographie et l'histoire du collège de chirurgie, par E. NICAISE. 1 vol. gr. in-8, avec grav. 1894. 20 fr.

TANNERY (P.). **Pour la science hellène**, de Thalès à Empédocle. 1 vol. in-8. 7 fr. 50

TRIAIRE (P.). **Bretonneau et ses correspondants**, ouvrage comprenant la correspondance de TROUSSEAU et de VELPEAU avec BRETONNEAU, et une introduction du Dr LEREBOULLET. 2 beaux volumes in-8. 25 fr.

BIBLIOTHÈQUE SCIENTIFIQUE
INTERNATIONALE

Publiée sous la direction de M. Émile ALGLAVE

Les titres marqués d'un astérisque * sont adoptés par le *Ministère de l'Instruction publique de France* pour les bibliothèques des lycées et des collèges.

LISTE DES OUVRAGES

102 VOLUMES IN-8, CARTONNÉS A L'ANGLAISE, OUVRAGES A 6, 9 ET 12 FR.

1. TYNDALL (J.). * **Les Glaciers et les Transformations de l'eau**, avec figures. 1 vol. in-8. 7e édition. 6 fr.
2. BAGEHOT. * **Lois scientifiques du développement des nations** dans leurs rapports avec les principes de la sélection naturelle et de l'hérédité. 1 vol. in-8. 6e édition. 6 fr.
3. MAREY. * **La Machine animale**, locomotion terrestre et aérienne, avec de nombreuses fig. 1 vol. in-8. 6e édit. augmentée. 6 fr.
4. BAIN. * **L'Esprit et le Corps**. 1 vol. in-8. 6e édition. 6 fr.
5. PETTIGREW. * **La Locomotion chez les animaux**, marche, natation et vol. 1 vol. in-8, avec figures. 2e édit. 6 fr.
6. HERBERT SPENCER. * **La Science sociale**. 1 v. in-8. 13e édit. 6 fr.
7. SCHMIDT (O.). * **La Descendance de l'homme et le Darwinisme**. 1 vol. in-8, avec fig. 6e édition. 6 fr.
8. MAUDSLEY. * **Le Crime et la Folie**. 1 vol. in-8. 7e édit. 6 fr.
9. VAN BENEDEN. * **Les Commensaux et les Parasites dans le règne animal**. 1 vol. in-8, avec figures. 4e édit. 6 fr.
10. BALFOUR STEWART. * **La Conservation de l'énergie**, suivi d'une *Étude sur la nature de la force*, par M. P. de SAINT-ROBERT, avec figures. 1 vol. in-8. 6e édition. 6 fr.
11. DRAPER. **Les Conflits de la science et de la religion**. 1 vol. in-8. 10e édition. 6 fr.
12. L. DUMONT. * **Théorie scientifique de la sensibilité. Le plaisir et la douleur**. 1 vol. in-8. 4e édition. 6 fr.
13. SCHUTZENBERGER. * **Les Fermentations**. 1 vol. in-8, avec fig. 6e édit. 6 fr.
14. WHITNEY. * **La Vie du langage**. 1 vol. in-8. 4e édit. 6 fr.
15. COOKE et BERKELEY. * **Les Champignons**. 1 vol. in-8, avec figures. 4e édition. 6 fr.
16. BERNSTEIN. * **Les Sens**. 1 vol. in-8, avec 91 fig. 5e édit. 6 fr.
17. BERTHELOT. * **La Synthèse chimique**. 1 vol. in-8. 8e édit. 6 fr.
18. NIEWENGLOWSKI (H.). * **La photographie et la photochimie**. 1 vol. in-8, avec gravures et une planche hors texte. 6 fr.
19. LUYS. * **Le Cerveau et ses fonctions**, avec fig. 1 v. in-8. 7e édit. 6 fr.
20. STANLEY JEVONS. * **La Monnaie et le Mécanisme de l'échange**. 1 vol. in-8. 5e édition. 6 fr.
21. FUCHS. * **Les Volcans et les Tremblements de terre**. 1 vol. in-8, avec figures et une carte en couleurs. 5e édition. 6 fr.
22. GÉNÉRAL BRIALMONT. * **Les Camps retranchés et leur rôle dans la défense des États**, avec fig. dans le texte et 2 planches hors texte. 3e édit. *Épuisé.*
23. DE QUATREFAGES. * **L'Espèce humaine**. 1 v. in-8. 13e édit. 6 fr.

24. BLASERNA et HELMHOLTZ. * **Le Son et la Musique.** 1 vol. in-8, avec figures. 5e édition. 6 fr.
25. ROSENTHAL. * **Les Nerfs et les Muscles.** 1 vol. in-8, avec 75 figures. 3e édition. *Epuisé.*
26. BRUCKE et HELMHOLTZ. * **Principes scientifiques des beaux-arts.** 1 vol. in-8, avec 39 figures. 4e édition. 6 fr.
27. WURTZ. * **La Théorie atomique.** 1 vol. in-8. 8e édition. 6 fr.
28-29. SECCHI (le père). * **Les Étoiles.** 2 vol. in-8, avec 63 figures dans le texte et 17 pl. en noir et en couleurs hors texte. 3e édit. 12 fr.
30. JOLY. * **L'Homme avant les métaux.** 1 v. in-8, avec fig. 4e éd. *Épuisé.*
31. A. BAIN. * **La Science de l'éducation.** 1 vol. in-8. 9e édit. 6 fr.
32-33. THURSTON (R.). * **Histoire de la machine à vapeur,** précédée d'une Introduction par M. HIRSCH. 2 vol. in-8, avec 140 figures dans le texte et 16 planches hors texte. 3e édition. 12 fr.
34. HARTMANN (R.). * **Les Peuples de l'Afrique.** 1 vol. in-8, avec figures. 2e édition. *Épuisé.*
35. HERBERT SPENCER. * **Les Bases de la morale évolutionniste.** 1 vol. in-8. 6e édition. 6 fr.
36. HUXLEY. * **L'Écrevisse,** introduction à l'étude de la zoologie. 1 vol. in-8, avec figures. 2e édition. 6 fr.
37. DE ROBERTY. * **La Sociologie.** 1 vol. in-8. 3e édition. 6 fr.
38. ROOD. * **Théorie scientifique des couleurs.** 1 vol. in-8, avec figures et une planche en couleurs hors texte. 2e édition. 6 fr.
39. DE SAPORTA et MARION. * **L'Évolution du règne végétal** (les Cryptogames). 1 vol. in-8, avec figures. 6 fr.
40-41. CHARLTON BASTIAN. * **Le Cerveau, organe de la pensée chez l'homme et chez les animaux.** 2 vol. in-8, avec figures. 2e éd. 12 fr.
42. JAMES SULLY. * **Les Illusions des sens et de l'esprit.** 1 vol. in-8, avec figures. 3e édit. 6 fr.
43. YOUNG. * **Le Soleil.** 1 vol. in-8, avec figures. *Épuisé.*
44. DE CANDOLLE. * **L'Origine des plantes cultivées.** 4e éd. 1 v. in-8. 6 fr.
45-46. SIR JOHN LUBBOCK. * **Fourmis, abeilles et guêpes.** 2 vol. in-8, avec 65 figures dans le texte et 13 planches hors texte, dont 5 coloriées. *Épuisé.*
47. PERRIER (Edm.). **La Philosophie zoologique avant Darwin.** 1 vol. in-8. 3e édition. 6 fr.
48. STALLO. * **La Matière et la Physique moderne.** 1 vol. in-8. 3e éd., précédé d'une Introduction par CH. FRIEDEL. 6 fr.
49. MANTEGAZZA. **La Physionomie et l'Expression des sentiments.** 1 vol. in-8. 3e édit., avec huit planches hors texte. 6 fr.
50. DE MEYER. * **Les Organes de la parole et leur emploi pour la formation des sons du langage.** 1 vol. in-8, avec 51 figures, précédé d'une Introd. par M. O. CLAVEAU. 6 fr.
51. DE LANESSAN. * **Introduction à l'Étude de la botanique** (le Sapin). 1 vol. in-8. 2e édit., avec 143 figures. 6 fr.
52-53. DE SAPORTA et MARION. * **L'Évolution du règne végétal** (les Phanérogames). 2 vol. in-8, avec 136 figures. 12 fr.
54. TROUESSART. * **Les Microbes, les Ferments et les Moisissures.** 1 vol. in-8. 2e édit., avec 107 figures. 6 fr.
55. HARTMANN (R.). * **Les Singes anthropoïdes, et leur organisation comparée à celle de l'homme.** 1 vol. in-8, avec figures. 6 fr.
56. SCHMIDT (O.). * **Les Mammifères dans leurs rapports avec leurs ancêtres géologiques.** 1 vol. in-8, avec 51 figures. 6 fr.
57. BINET et FÉRÉ. **Le Magnétisme animal.** 1 vol. in-8. 4e édit. 6 fr.
58-59. ROMANES. * **L'Intelligence des animaux.** 2 v. in-8. 3e édit. 12 fr.
60. LAGRANGE (F.). **Physiol. des exerc. du corps.** 1 v. in-8 7e éd. 6 fr.
61. DREYFUS. * **Évol. des mondes et des sociétés.** 1 v. in-8 3e édit. 6 fr.
62. DAUBRÉE. * **Les Régions invisibles du globe et des espaces célestes.** 1 vol. in-8, avec 85 fig. dans le texte. 2e édit. 6 fr.

63-64. SIR JOHN LUBBOCK. * **L'Homme préhistorique.** 2 vol. in-8, avec 228 figures dans le texte. 4e édit. 12 fr.
65. RICHET (CH.). **La Chaleur animale.** 1 vol. in-8, avec figures. 6 fr.
66. FALSAN (A.). ***La Période glaciaire.** 1 vol. in-8, avec 105 figures et 2 cartes. *Épuisé.*
67. BEAUNIS (H.). **Les Sensations internes.** 1 vol. in-8. 6 fr.
68. CARTAILHAC (E.). **La France préhistorique,** d'après les sépultures et les monuments. 1 vol. in-8, avec 162 figures. 2e édit. 6 fr.
69. BERTHELOT. ***La Révol. chimique, Lavoisier.** 1 vol. in-8. 2e éd. 6 fr.
70. SIR JOHN LUBBOCK. * **Les Sens et l'instinct chez les animaux,** principalement chez les insectes. 1 vol. in-8, avec 150 figures. 6 fr.
71. STARCKE. ***La Famille primitive.** 1 vol. in-8. 6 fr.
72. ARLOING. * **Les Virus.** 1 vol. in-8, avec figures. 6 fr.
73. TOPINARD. * **L'Homme dans la Nature.** 1 vol. in-8, avec fig. 6 fr.
74. BINET (Alf.). ***Les Altérations de la personnalité.** 1 vol. in-8, avec figures. 2e édit. 6 fr.
75. DE QUATREFAGES (A.). ***Darwin et ses précurseurs français.** 1 vol. in-8. 2e édition refondue. 6 fr.
76. LEFÈVRE (A.). * **Les Races et les langues.** 1 vol. in-8. 6 fr.
77-78. DE QUATREFAGES (A.). ***Les Emules de Darwin.** 2 vol. in-8, avec préfaces de MM. E. PERRIER et HAMY. 12 fr.
79. BRUNACHE (P.). ***Le Centre de l'Afrique. Autour du Tchad.** 1 vol. in-8, avec figures. 6 fr.
80. ANGOT (A.). ***Les Aurores polaires.** 1 vol. in-8, avec figures. 6 fr.
81. JACCARD. ***Le pétrole, le bitume et l'asphalte au point de vue géologique.** 1 vol. in-8, avec figures. 6 fr.
82. MEUNIER (Stan.). ***La Géologie comparée.** 2e éd. In-8, avec fig. 6 fr.
83. LE DANTEC. ***Théorie nouvelle de la vie.** 3e éd. 1 v. in-8, avec fig. 6 fr.
84. DE LANESSAN. ***Principes de colonisation.** 1 vol. in-8. 6 fr.
85. DEMOOR, MASSART et VANDERVELDE. ***L'évolution régressive en biologie et en sociologie.** 1 vol. in-8, avec gravures. 6 fr.
86. MORTILLET (G. de). ***Formation de la Nation française.** 2e édit. 1 vol. in-8, avec 150 gravures et 18 cartes. 6 fr.
87. ROCHÉ (G.). ***La Culture des Mers** (piscifacture, pisciculture, ostréiculture). 1 vol. in-8, avec 81 gravures. 6 fr.
88. COSTANTIN (J.). ***Les Végétaux et les Milieux cosmiques** (adaptation, évolution). 1 vol. in-8, avec 171 gravures. 6 fr.
89. LE DANTEC. **L'évolution individuelle et l'hérédité.** 1 vol. in-8. 6 fr.
90. GUIGNET et GARNIER. ***La Céramique ancienne et moderne.** 1 vol., avec grav. 6 fr.
91. GELLÉ (E.-M.). * **L'audition et ses organes.** 1 v. in-8, avec gr. 6 fr.
92. MEUNIER (St.). ***La Géologie expérimentale.** 2e éd. In-8, av. gr. 6 fr.
93. COSTANTIN (J.). ***La Nature tropicale.** 1 vol. in-8, avec grav. 6 fr.
94. GROSSE (E.). ***Les débuts de l'art.** Introduction de L. MARILLIER. 1 vol in-8, avec 32 gravures dans le texte et 3 pl. hors texte. 6 fr.
95. GRASSET (J.). **Les Maladies de l'orientation et de l'équilibre.** 1 vol. in-8, avec gravures. 6 fr.
96. DEMENŸ (G.). ***Les bases scientifiques de l'éducation physique.** 1 vol. in-8, avec 198 gravures. 2e édit. 6 fr.
97. MALMÉJAC (F.). ***L'eau dans l'alimentation.** 1 v. in-8, av. grav. 6 fr.
98. MEUNIER (Stan.). ***La géologie générale.** 1 v. in-8, av. grav. 6 fr.
99. DEMENŸ (G.). **Mécanisme et éducation des mouvements.** 2e édit. 1 vol. in-8, avec 565 gravures. 9 fr.
100. BOURDEAU (L.). **Histoire de l'habillement et de la parure.** 1 vol. in-8. 6 fr.
101. MOSSO (A.). **Les exercices physiques et le développement intellectuel.** 1 vol. in-8. 6 fr.
102. LE DANTEC. **Les lois naturelles.** 1 vol. in-8, avec gravures. 6 fr.

LISTE PAR ORDRE DE MATIÈRES

DES 102 VOLUMES PUBLIÉS

DE LA BIBLIOTHÈQUE SCIENTIFIQUE INTERNATIONALE

Volumes in-8, cartonnés à l'anglaise à 6, 9 et 12 francs.

SCIENCES SOCIALES

* **Introd. à la science sociale**, par HERBERT SPENCER. 1 vol. in-8 13e éd. 6 fr.
* **Les Bases de la morale évolutionniste**, par HERBERT SPENCER. 1 vol. in-8. 6e édit. 6 fr.

Les Conflits de la science et de la religion, par DRAPER, professeur à l'Université de New-York. 1 vol. in-8. 10e édit. 6 fr.

* **Le Crime et la Folie**, par H. MAUDSLEY, professeur de médecine légale à l'Université de Londres. 1 vol. in-8. 7e édit. 6 fr.
* **La Monnaie et le Mécanisme de l'échange**, par W. STANLEY JEVONS, professeur à l'Université de Londres. 1 vol. in-8. 5e édit. 6 fr.
* **La Sociologie**, par DE ROBERTY. 1 vol. in-8. 3e édit. 6 fr.
* **La Science de l'éducation**, par Alex. BAIN, professeur à l'Université d'Aberdeen (Écosse). 1 vol. in-8. 9e édit. 6 fr.
* **Lois scientifiques du développement des nations**, par W. BAGEHOT. 1 vol. in-8. 6e édit. 6 fr.
* **La Vie du langage**, par D. WHITNEY, professeur de philologie comparée à Yale-College de Boston (États-Unis). 1 vol. in-8. 3e édit. 6 fr.
* **La Famille primitive**, par J. STARCKE, prof. à l'Univ. de Copenhague. 1 vol. in-8. 6 fr.
* Principes de colonisation, par J.-L. de LANESSAN, prof. à la Faculté de médecine de Paris, ancien gouverneur de l'Indo-Chine. 1 vol. in-8. 6 fr.

PHYSIOLOGIE

* **Les Illusions des sens et de l'esprit**, par James SULLY. 1 v. in-8. 2e édit. 6 fr.
* **La Locomotion chez les animaux** (marche, natation et vol), par J.-B. PETTIGREW, professeur au Collège royal de chirurgie d'Édimbourg (Écosse). 1 vol. in-8, avec 140 figures dans le texte. 2e édit. 6 fr.
* **La Machine animale**, par E.-J. MAREY, membre de l'Institut, prof. au Collège de France. 1 vol. in-8, avec 117 figures. 6e édit. 6 fr.
* **Les Sens**, par BERNSTEIN, professeur de physiologie à l'Université de Halle (Prusse). 1 vol. in-8, avec 91 figures dans le texte. 4e édit. 6 fr.
* **Les Organes de la parole**, par H. DE MEYER, professeur à l'Université de Zurich, traduit de l'allemand et précédé d'une introduction sur l'*Enseignement de la parole aux sourds-muets*, par O. CLAVEAU, inspecteur général des établissements de bienfaisance. 1 vol. in-8, avec 51 grav. 6 fr.

La Physionomie et l'Expression des sentiments, par P. MANTEGAZZA, professeur au Muséum d'histoire naturelle de Florence. 1 vol. in-8, avec figures et 8 planches hors texte. 3e édit. 6 fr.

* **Physiologie des exercices du corps**, par le docteur F. LAGRANGE. 1 vol. in-8. 7e édit. (Ouvrage couronné par l'Institut.) 6 fr.

La Chaleur animale, par CH. RICHET, professeur de physiologie à la Faculté de médecine de Paris. 1 vol. in-8, avec figures dans le texte. 6 fr.

Les Sensations internes, par H. BEAUNIS. 1 vol. in-8. 6 fr.

* **Les Virus**, par M. ARLOING, professeur à la Faculté de médecine de Lyon, directeur de l'Ecole vétérinaire. 1 vol. in-8, avec fig. 6 fr.
* **Théorie nouvelle de la vie**, par F. LE DANTEC, chargé du cours d'embryologie générale à la Sorbonne. 3e édit. 1 vol in-8, avec figures 6 fr.

L'évolution individuelle et l'hérédité, par *le même*. 1 vol. in-8. 6 fr.

* **L'audition et ses organes**, par le Dr E.-M. GELLÉ, membre de la Société de biologie. 1 vol. in-8, avec grav. 6 fr.
* **Les bases scientifiques de l'éducation physique**, par G. DEMENY, chargé du cours d'éducation physique de la Ville de Paris, professeur à l'École de gymnastique militaire de Joinville-le-Pont. 1 v. in-8, av. 196 gr. 2e édit. 6 fr.

Mécanisme et éducation des mouvements, par *le même*. 1 vol. in-8, avec 565 gravures. 2e édit. 9 fr.

Les exercices physiques et le développement intellectuel, par A. MOSSO, professeur à l'Université de Turin. 1 vol. in-8. 6 fr.

PHILOSOPHIE SCIENTIFIQUE

* **Le Cerveau et ses fonctions**, par J. LUYS, membre de l'Académie de médecine, médecin de la Charité. 1 vol. in-8, avec fig. 7e édit. 6 fr.
* **Le Cerveau et la Pensée chez l'homme et les animaux**, par CHARLTON BASTIAN, prof. à l'Univ. de Londres. 2 v. in-8, av. 184 fig. 2e édit. 12 fr.

Les Maladies de l'orientation et de l'équilibre, par J. GRASSET, professeur à la Faculté de médecine de Montpellier. 1 vol. in-8, avec gravures. 6 fr.

***Le Crime et la Folie**, par H. MAUDSLEY, prof. à l'Univ. de Londres. In-8, 6e éd. 6 fr.

***L'Esprit et le Corps**, considérés au point de vue de leurs relations, suivi d'études sur les *Erreurs généralement répandues au sujet de l'esprit*, par Alex. BAIN, prof. à l'Université d'Aberdeen (Écosse). 1 v. in-8. 6e éd. 6 fr.

***Théorie scientifique de la sensibilité** : *le Plaisir et la Douleur*, par Léon DUMONT. 1 vol. in-8. 3e édit. 6 fr.

***La Matière et la Physique moderne**, par STALLO, précédé d'une préface par M. Ch. FRIEDEL, de l'Institut. 1 vol. in-8. 2e édit. 6 fr.

Le Magnétisme animal, par Alf. BINET et Ch. FÉRÉ. 1 vol. in-8, avec figures dans le texte. 4e édit. 6 fr.

***L'Intelligence des animaux**, par ROMANES. 2 v. in-8. 2e éd. précédée d'une préface de M. E. PERRIER, directeur du Muséum d'histoire naturelle. 12 fr.

***L'Évolution des mondes et des sociétés**, par C. DREYFUS. In-8. 6 fr.

***L'Évolution régressive en biologie et en sociologie**, par DEMOOR, MASSART et VANDERVELDE, prof. des Univ. de Bruxelles. 1 v. in-8, avec grav. 6 fr.

***Les Altérations de la personnalité**, par Alf. BINET, directeur du laboratoire de psychologie à la Sorbonne. In-8, avec gravures. 6 fr.

Les lois naturelles, *réflexions d'un biologiste sur les sciences*, par F. LE DANTEC, chargé du cours d'embryologie générale à la Sorbonne. 1 vol. in-8, avec gravures. 6 fr.

ANTHROPOLOGIE

* **L'Espèce humaine**, par A. DE QUATREFAGES, de l'Institut, professeur au Muséum d'histoire naturelle de Paris. 1 vol. in-8. 12e édit. 6 fr.

* **Ch. Darwin et ses précurseurs français**, par A. DE QUATREFAGES. 1 v. in-8. 2e édition. 6 fr.

* **Les Émules de Darwin**, par A. DE QUATREFAGES, avec une préface de M. EDM. PERRIER, de l'Institut, et une notice sur la vie et les travaux de l'auteur par E.-T. HAMY, de l'Institut. 2 vol. in-8. 12 fr.

* **Les Singes anthropoïdes et leur organisation comparée à celle de l'homme**, par R. HARTMANN, prof. à l'Univ. de Berlin. 1 vol. in-8, avec 63 fig. 6 fr.

* **L'Homme préhistorique**, par SIR JOHN LUBBOCK, membre de la Société royale de Londres. 2 vol. in-8, avec 228 gravures dans le texte. 3e édit. 12 fr.

La France préhistorique, par E. CARTAILHAC. In-8, avec 150 gr. 2e édit. 6 fr.

* **L'Homme dans la Nature**, par TOPINARD, ancien secrétaire général de la Société d'anthropologie de Paris. 1 vol. in-8, avec 101 gravures. 6 fr.

* **Les Races et les Langues**, par André LEFÈVRE, professeur à l'École d'anthropologie de Paris. 1 vol. in-8. 6 fr.

* **Le centre de l'Afrique. Autour du Tchad**, par P. BRUNACHE, administrateur à Aïn-Fezza (Algérie). 1 vol. in-8, avec gravures. 6 fr.

* **Formation de la Nation française**, par G. de MORTILLET, professeur à l'Ecole d'anthropologie. In-8, avec 150 grav. et 18 cartes. 2e édit. 6 fr.

ZOOLOGIE

***La Descendance de l'homme et le Darwinisme**, par O. SCHMIDT, professeur à l'Université de Strasbourg. 1 vol. in-8, avec figures. 6e édit. 6 fr.

***Les Mammifères dans leurs rapports avec leurs ancêtres géologiques**, par O. SCHMIDT. 1 vol. in-8, avec 51 figures dans le texte. 6 fr.

***Les Sens et l'instinct chez les animaux**, et principalement chez les insectes, par Sir JOHN LUBBOCK. 1 vol. in-8, avec grav. 6 fr.

***L'Écrevisse**, introduction à l'étude de la zoologie, par Th.-H. HUXLEY, membre de la Société royale de Londres. 1 vol. in-8, avec 82 grav. 6 fr.

* **Les Commensaux et les Parasites** dans le règne animal, par P.-J. VAN BENEDEN, professeur à l'Université de Louvain (Belgique). 1 vol. in-8, avec 82 figures dans le texte. 3e édit. 6 fr.

***La Philosophie zoologique avant Darwin**, par EDMOND PERRIER, de l'Institut, directeur du Muséum. 1 vol. in-8. 2e édit. 6 fr.

***Darwin et ses précurseurs français**, par A. de QUATREFAGES, de l'Institut. 1 vol. in-8. 2e édit. 6 fr.

***La Culture des mers en Europe** (Pisciculture, piscifacture, ostréiculture), par G. ROCHÉ, insp. gén. des pêches maritimes. In-8, avec 81 grav. 6 fr.

BOTANIQUE — GÉOLOGIE

* **L'Évolution du règne végétal**, par G. DE SAPORTA et MARION, prof. à la Faculté des sciences de Marseille :

* I. *Les Cryptogames*. 1 vol. in-8, avec 85 figures dans le texte. 6 fr.

II. *Les Phanérogames*. 2 vol. in-8, avec 136 fig. dans le texte. 12 fr.

* **Les Champignons**, par COOKE et BERKELEY. 1 v. in-8, avec 110 fig. 4ᵉ éd. 6 fr.
* **Les Volcans et les Tremblements de terre**, par FUCHS, prof. à l'Univ. de Heidelberg. 1 vol. in-8, avec 36 fig. 5ᵉ éd. et une carte en couleurs. 6 fr.
* **La Période glaciaire**, principalement en France et en Suisse, par A. FALSAN. 1 vol. in-8, avec 105 gravures et 2 cartes hors texte. *Épuisé.*
* **Les Régions invisibles du globe et des espaces célestes**, par A. DAUBRÉE, de l'Institut. 1 vol. in-8, 2ᵉ édit., avec 89 gravures. 6 fr.
* **Le Pétrole, le Bitume et l'Asphalte**, par M. JACCARD, professeur à l'Académie de Neuchâtel (Suisse). 1 vol. in-8, avec figures. 6 fr.
* **L'Origine des plantes cultivées**, par A. DE CANDOLLE, correspondant de l'Institut. 1 vol. in-8. 4ᵉ édit. 6 fr.
* **Introduction à l'étude de la botanique** (*le Sapin*), par J. DE LANESSAN, professeur agrégé à la Faculté de médecine de Paris. 1 vol. in-8. 2ᵉ édit., avec figures dans le texte. 6 fr.
* **Microbes, Ferments et Moisissures**, par le docteur L. TROUESSART. 1 vol. in-8, avec 108 figures dans le texte. 2ᵉ édit. 6 fr.
* **La Géologie comparée**, par STANISLAS MEUNIER, professeur au Muséum. 1 vol. in-8, avec figures. 6 fr.
* **La Géologie expérimentale**, par *le même*. 1 vol. in-8, avec fig. 6 fr.
* **La Géologie générale**, par *le même*. 1 vol. in-8, avec fig. 6 fr.
* **Les Végétaux et les milieux cosmiques** (adaptation, évolution), par J. COSTANTIN, prof. au Muséum. 1 vol in-8, avec 171 figures. 6 fr.
* **La Nature tropicale**, par *le même*. 1 vol. in-8, avec fig. 6 fr.

CHIMIE

* **Les Fermentations**, par P. SCHUTZENBERGER, memb. de l'Institut. 1 v. in-8, avec fig. 6ᵉ édit. 6 fr.
* **La Synthèse chimique**, par M. BERTHELOT, secrétaire perpétuel de l'Académie des sciences. 1 vol. in-8. 8ᵉ édit. 6 fr.
* **La Théorie atomique**, par Ad. WURTZ, membre de l'Institut. 1 vol. in-8. 8ᵉ édit., précédée d'une introduction sur *la Vie et les Travaux* de l'auteur, par M. Ch. FRIEDEL, de l'Institut. 6 fr.
* **La Révolution chimique** (*Lavoisier*), par M. BERTHELOT. 1 v. in-8. 2ᵉ éd. 6 fr.
* **La Photographie et la Photochimie**, par H. NIEWENGLOWSKI. 1 vol., avec gravures et une planche hors texte. 6 fr.
* **L'eau dans l'alimentation**, par le Dʳ F. MALMÉJAC. 1 v. in-8, av. grav. 6 fr.

ASTRONOMIE — MÉCANIQUE

* **Histoire de la Machine à vapeur, de la Locomotive et des Bateaux à vapeur**, par R. THURSTON, professeur à l'Institut technique de Hoboken, près de New-York, revue, annotée et augmentée d'une introduction par M. HIRSCH, professeur à l'École des ponts et chaussées de Paris. 2 vol. in-8, avec 160 figures et 16 planches hors texte. 3ᵉ édit. 12 fr.
* **Les Étoiles**, par le P. A. SECCHI, directeur de l'Observatoire du Collège romain. 2 vol. in-8, avec 68 figures et 16 planches. 2ᵉ édit. 12 fr.
* **Les Aurores polaires**, par A. ANGOT, membre du Bureau central météorologique de France. 1 vol. in-8, avec figures. 6 fr.

PHYSIQUE

La Conservation de l'énergie, par BALFOUR STEWART, prof. de physique au collège Owens de Manchester (Angleterre). 1 vol. in-8, avec fig. 6ᵉ édit. 6 fr.

* **Les Glaciers et les Transformations de l'eau**, par J. TYNDALL. 1 vol. in-8, avec fig. et 8 planches hors texte. 5ᵉ édit. 6 fr.
* **La Matière et la Physique moderne**, par STALLO, précédé d'une préface par Ch. FRIEDEL, membre de l'Institut. 1 vol. in-8. 3ᵉ édit. 6 fr.

THÉORIE DES BEAUX-ARTS

* **Les Débuts de l'art**, par E. GROSSE. Traduit de l'allemand par A. DIRR. Préface de L. MARILLIER, 1 vol. in-8, avec gravures. 6 fr.
* **Le Son et la Musique**, par P. BLASERNA, prof. à l'Université de Rome, suivi d'une étude sur le même sujet, par HELMHOLTZ, prof. à l'Université de Berlin. 1 vol. in-8, avec 41 fig 5ᵉ éd. 6 fr.
* **Principes scientifiques des Beaux-Arts**, par E. BRUCKE, professeur à l'Université de Vienne. 1 vol. in-8, avec fig. 4ᵉ édit. 6 fr.
* **Théorie scientifique des couleurs** et leurs applications aux arts et à l'industrie, par O. N. ROOD, professeur à Colombia-Collège de New-York. 1 vol. in-8, avec 130 figures et une planche en couleurs. 6 fr.
* **La Céramique ancienne et moderne**, par MM. GUIGNET, directeur des teintures à la Manufacture des Gobelins, et GARNIER, directeur du Musée de la Manufacture de Sèvres. 1 vol. in-8, avec grav. 6 fr.

Histoire de l'habillement et de la parure, par L. BOURDEAU. 1 v. in-8. 6 fr.

LIVRES SCIENTIFIQUES

(par ordre alphabétique de noms d'auteurs)

NON CLASSÉS DANS LES SÉRIES PRÉCÉDENTES

(MÉDECINE — SCIENCES)

AGASSIZ. **De l'espèce et des classifications en zoologie.** 1 vol. in-8. 5 fr.

ANTHEAUME (A.). **De la toxicité des alcools,** prophylaxie de l'alcoolisme. 1 vol. in-8. 1897. 3 fr. 50

ARMAIGNAC. **Études cliniques et anatomo-pathologiques sur les ophtalmoplégies.** In-8. 1 fr. 50

— **Mémoires et observations d'ophtalmologie pratique.** 1 vol. in-8, avec gravures. 12 fr.

AVIRAGNET. **De la tuberculose chez les enfants.** in-8. 4 fr.

AXENFELD et HUCHARD. **Traité des névroses.** 2e édition, par HENRI HUCHARD, médecin des hôpitaux. 1 fort vol. in-8. 1882. 20 fr.

BARTELS. **Les maladies des reins,** préface et notes du professeur LÉPINE. 1 vol. in-8, avec fig. 7 fr. 50

BEAUREGARD (H.). **Les insectes vésicants.** 1 vol. gr. in-8, avec 34 planches et 44 gravures. 25 fr.

BELZUNG. **Recherches sur l'ergot de seigle.** In-8. 1 fr. 50

BÉRAUD (B.-J.). **Atlas complet d'anatomie chirurgicale topographique,** composé de 109 planches sur acier, avec texte. In-4. 1886 Prix : fig. noires, relié. 60 fr. — Fig. color. relié. 120 fr.

BERNARD (Claude). **Les propriétés des tissus vivants.** In-8. 2 fr. 50

BERTAUX (A.). **L'humérus et le fémur,** considérés dans les espèces, dans les races humaines, selon le sexe et selon l'âge. 1 vol. in-8, avec 89 figures en noir et en couleurs dans le texte. 1891. 8 fr.

BŒCKEL (Jules). **Sur les kystes hydatiques du rein au point de vue chirurgical.** 1 vol. in-8. 2 fr.

— **Des kystes du pancréas.** In-8. 1891. 3 fr.

— **Considérations sur la résection du genou,** d'après 140 opérations. 1 br. in-8. 1892. 1 fr. 25

BOREL (V.). **Nervosisme et neurasthénie.** 1894. 1 vol. in-8. 3 fr.

BOURDEAU (Louis). **Théorie des sciences.** 2 vol. in-8. 20 fr.

— **La conquête du monde animal.** In-8. 5 fr.

— **La conquête du monde végétal.** In-8. 5 fr.

BOURDET (Eug.). **Des maladies du caractère.** In-8. 5 fr.

— **Principes d'éducation positive.** In-18. 3 fr. 50

— **Vocabulaire des principaux termes de la philosophie positive.** 1 vol. in-18. 3 fr. 50

BOUSREZ (L.). **L'Anjou aux âges de la pierre et du bronze.** Grand in-8, avec pl. hors texte. 1897. 3 fr. 50

BRAULT. **Contribution à l'étude des néphrites.** In-8. 2 fr.

BRIERRE DE BOISMONT. **Du suicide et de la folie-suicide.** 2e édition. 1 vol. in-8. 2 fr. 25

BUNGE (C.-O.). **Principes de psychologie individuelle et sociale.** 1903. 1 vol. in-16. 3 fr.

BURDON-SANDERSON, FOSTER et LAUDER BRUNTON. **Manuel du laboratoire de physiologie.** In-8, avec 184 figures. 7 fr.

CHARCOT ET CORNIL. **Contributions à l'étude des altérations anatomiques de la goutte.** In-8, avec pl. 1 fr. 50

CORNIL (V.). **Découvertes de Pasteur et leurs applications à l'anatomie et à l'histologie pathologique.** In-8. 1 fr.

— **Des différentes espèces de néphrites.** In-8. 3 fr. 50

— **Leçons d'anatomie pathologique,** professées pendant le premier semestre de l'année 1883-1884. 1 vol. in-8. 4 fr.

COURMONT (Fr.). **Le cervelet et ses fonctions.** 1 vol. in-8. 12 fr. *Récomp. par l'Acad. des Sciences* (Prix Mège), 1891, *et par l'Acad. de Méd*, 1892.
— **Le cervelet**, organe psychique et sensitif. In-8. 1 fr. 50
DALLEMAGNE (J.). **Dégénérés et déséquilibrés.** In-8. 12 fr.
DAMASCHINO. **Les maladies des voies digestives** In-8. 1888. 14 fr.
DÉJERINE. **Sur l'atrophie musculaire des ataxiques** (névrite périphérique des ataxiques), étude clinique et anat.-path. In-8. 3 fr.
DÉJERINE-KLUMPKE (Mme). **Des polynévrites et des paralysies et atrophies saturnines**, étude clinique et anat.-path. In-8, av. gr. 6 fr.
DEMANGE. **Etude clinique et anatomo-pathologique sur la vieillesse.** 1 vol. in-8, avec 5 planches hors texte. 4 fr.
DESCHAMPS (d'Avallon). **Compendium de pharmacie pratique.** Guide du pharmacien établi et de l'élève en cours d'études. 20 fr.
DESPAUX (A.), Inspecteur divisionnaire du travail. **Cause des énergies attractives.** *Magnétisme, Electricité, Gravitation.* 1902. 1 vol. in-8. 5 fr.
— **Genèse de la matière et de l'énergie.** *Formation et fin d'un monde.* 1900. 1 vol. in-8. 4 fr.
DESPRÉS. **Traité théorique et pratique de la syphilis**, ou infection purulente syphilitique. 1 vol. in-8. 7 fr.
DUCKWORTH (Sir Dyce). **La goutte**, hygiène et traitement, traduit de l'anglais par le Dr RODET. Gr. in-8, avec grav. 10 fr.
DURAND DE GROS. **L'idée et le fait en biologie.** In-8. 1 fr. 50
— **Physiologie philosophique.** 1 vol. in-8. 8 fr.
— **Ontologie et psychologie physiologique.** In-18. 3 fr. 50
— **De l'hérédité dans l'épilepsie.** 50 c.
— **Les origines animales de l'homme.** 1 vol. in-8. 5 fr.
— **Genèse naturelle des formes animales.** In-8. 1 fr. 25
DURAND-FARDEL. **Traité pratique des maladies chroniques.** 2 vol. gr. in-8. 20 fr.
— **Traité des eaux minérales** de la France et de l'étranger, et les maladies chroniques. 3e édition. In-8. 10 fr.
FERRIER. **Les fonctions du cerveau.** 1 vol. in-8, traduit de l'anglais par M. H.-C. de VARIGNY, avec 68 fig. dans le texte. 3 fr.
— **De la localisation des maladies cérébrales**, traduit de l'anglais par M. H.-C. DE VARIGNY, suivi d'un mémoire de MM. CHARCOT et PITRES sur *les Localisations motrices dans les hémisphères de l'écorce du cerveau.* 1 vol. in-8 et 67 fig. dans le texte. 2 fr.
FERRIÈRE. **L'âme est la fonction du cerveau.** 2 vol. in-12. 7 fr.
— **La matière et l'énergie.** 1 vol. in-12. 4 fr. 50
— **La vie et l'âme.** 1 vol. in-12. 4 fr. 50
— **Les mythes de la Bible.** 1 vol. in-12. 1893. 3 fr. 50
— **Plantes médicinales de la Bourgogne**, emploi et doses. 1892. 1 br. in-18. 1 fr. 75
FIAUX (Louis), ancien membre du Conseil municipal de Paris. **La prostitution cloîtrée.** 1902. 1 vol. in-18. 3 fr.
GALEZOWSKI. **Desmarres**, sa vie et ses œuvres. In-8. 2 fr.
— **Les troubles oculaires dans l'ataxie locomotrice.** In-8. 1 fr. 50
— **Sur l'emploi de l'aimant pour l'extraction des corps étrangers métalliques de l'œil.** In-8. 2 fr.
GILBERT (Dr V.). **Pourquoi et comment on devient phtisique.** 1 vol. in-12. 1896. 5 fr.
GIRARD (H.). **Le chlorure d'éthyle en anesthésie générale.** In-8 1 fr. 50
GLATZ (P.). **Dyspepsie nerveuse et neurasthénie.** In-12. 4 fr.
GOLDSCHMIDT (D.). **De la vaccine animale.** In-8. 1 fr.
HERRERA (A.-L.). **Recueil des lois de la biologie générale.** 1 br. in-8. 1898. 2 fr.

HIRIGOYEN. **De l'influence des déviations de la colonne vertébrale sur la conformation du bassin.** In-8. 4 fr.

HIRTH (G.). **Les localisations cérébrales en psychologie.** *Pourquoi sommes-nous distraits?* 1 vol. in-18. 1895. 2 fr.

— **La vue plastique, fonction de l'écorce cérébrale**, trad. de l'all. par L. ARRÉAT. Gr. in-8, avec fig. et 34 pl. hors texte. 8 fr.

Hommage à M. Chevreul à l'occasion de son centenaire (31 août 1886). In-4, contenant sept mémoires de MM. BERTHELOT, DEMARÇAY, DUJARDIN-BEAUMETZ, A. GAUTIER, GRIMAUX, Georges POUCHET et Ch. RICHET. 1 fr. 50

HUCHARD (H.). **Étude critique sur la pathogénie de la mort subite dans la fièvre typhoïde.** 1 br. in-8. 1 fr. 25

HUXLEY. **La physiographie**, introduction à l'étude de la nature, traduit et adapté par M. G. LAMY. 1 vol. in-8, avec figures dans le texte et 2 planches en couleurs, broché. 2e édition. 8 fr.

JACQUES. **L'intubation du larynx.** In-8. 2 fr. 50

JAMAIN et F. TERRIER. **Manuel de pathologie et de clinique chirurgicales.** 3e édition.

TOME PREMIER. 1 fort vol. in-18. 8 fr. — *Maladies qui peuvent se montrer dans toutes ou presque toutes les parties du corps*: lésions inflammatoires, traumatiques; lésions consécutives au traumatisme ou à l'inflammation. Maladies virulentes. Tumeurs. — *Affections des divers tissus et systèmes organiques.* Affections du tissu cellulaire, maladies des bourses séreuses. Affections de la peau, des veines, des artères, des ganglions lymphatiques, des nerfs, des muscles, des tendons, des os.

TOME DEUXIÈME. 1 vol. in-18. 8 fr. — Maladies des articulations. — *Affections des régions et appareils organiques*: affections du crâne et du cerveau, du rachis, maladies de l'appareil olfactif, de l'appareil auditif, de l'appareil de la vision.

TOME TROISIÈME, p. MM. TERRIER, BROCA et HARTMANN. 1 vol. in-18. 8 fr. Malad. de l'appareil de la vision (suite), de la face, des lèvres, des dents.

TOME QUATRIÈME, par MM. TERRIER, BROCA et HARTMANN. 1 vol. in-18. 8 fr. — Maladies des gencives, des maxillaires, de la langue, de la région parotidienne, des amygdales, de l'œsophage, des voies aériennes, du larynx, de la trachée, du corps thyroïde, du cou, de la poitrine, du sein, de la mamelle, etc.

JANOT. **Contribution à l'étude des rapports morbides de l'œil et de l'utérus, œil utérin.** 1892. 1 br. in-8. 2 fr. 50

KOVALEVSKY. **L'ivrognerie**, causes, traitement. In-8. 1 fr. 50

LANCEREAUX. **Traité historique et pratique de la syphilis.** 2e édition. 1 vol. gr. in-8, avec fig. et planches coloriées. 17 fr.

LEFEBVRE. **Des déformations ostéo-articulaires**, consécutives à des maladies de l'appareil pleuro-pulmonaire (ostéo-arthropathie hypertrophiante de Marie). 1 vol. in-8, avec gravures. 1891. 4 fr. 50

LE FORT. **La chirurgie militaire** et les Sociétés de secours en France et à l'étranger. In-8, avec gravures. 10 fr.

LE NOIR. **Histoire naturelle élémentaire.** In-12, avec grav. 5 fr.

LÉPINE. **Le ferment glycolitique et la pathogénie du diabète.** In-8. 1891. 1 fr.

MAC CORMAC. **Manuel de chirurgie antiseptique**, traduit de l'anglais par le docteur LUTAUD. 1 fort vol. in-8. 2 fr.

MANNHEIMER (M.). **Le gâtisme au cours des états psychopathiques.** 1 vol. in-8. 1897. 3 fr. 50

MAREY. **Du mouvement dans les fonctions de la vie.** 1 vol. in-8, avec 200 figures dans le texte. 3 fr.

MARREL (Dr Paul). **Les phobies**, essai sur la psychologie pathologique de la peur. 1 vol. in-8. 1895. 1 fr. 50

MENIÈRE. **Cicéron médecin.** Étude médico-littéraire. In-18. 4 fr. 50

— **Les consultations de madame de Sévigné.** Étude médico-littéraire. 1 vol. in-8. 3 fr.

— **Du traitement de l'otorrhée purulente chronique,** considérations sur la maladie de Menière. In-18. 1 fr. 25

— **Les moyens thérapeutiques employés dans les maladies de l'oreille.** Gr. in-8. 2 fr.

MOREL. **Traité des champignons.** In-18, avec grav. col. 8 fr.

MORIN (Ch.). **Structure anatomique et nature des individualités du système nerveux, causes réflexes physio-psychiques.** 1892. 1 vol. in-8. 4 fr. 50

MOURAO-PITTA. **Madère,** station médicale fixe. In-8, cart. 2 fr.

MURCHISON. **De la fièvre typhoïde.** 1 vol. in-8. 3 fr.

NÉLATON. **Éléments de pathologie chirurgicale,** par A. Nélaton, membre de l'Institut, prof. de clinique à la Faculté de médecine, etc. *Seconde édition complètement remaniée* par MM. les docteurs Jamain, Péan, Després, Gillette et Horteloup, chirurgiens des hôpitaux. Ouvrage complet en 6 vol. gr. in-8, avec 795 fig. dans le texte. 32 fr.

On vend séparément les volumes :

Tome premier, revu par le docteur Jamain. *Considérations générales sur les opérations. — Affections pouvant se montrer dans toutes les parties du corps et dans les divers tissus.* 1 fort v. gr. in-8. 3 fr.

Tome deuxième, revu par le docteur Péan. *Affections des os et des articulations.* 1 fort vol. gr. in-8, avec 288 fig. dans le texte. 5 fr.

Tome troisième, revu par le docteur Péan. *Affections des articulations* (suite), *affections de la tête, des organes de l'olfaction.* 1 vol. gr. in-8, avec 148 figures. 4 fr. 50

Tome quatrième, revu par le docteur Péan. *Affections des appareils de l'ouïe et de la vision, de la bouche, du cou, du corps thyroïde, du larynx, de la trachée et de l'œsophage.* 1 vol. gr. in-8, avec 208 figures dans le texte. — Ne se vend pas séparément.

Tome cinquième, revu par les docteurs Péan et Després. *Affections de la poitrine, de l'abdomen, de l'anus, du rectum et de la région sacro-coccygienne.* 1 vol. gr. in-8, avec 61 fig. dans le texte. 4 fr. 50

Tome sixième, par les docteurs Després, Gillette et Horteloup. *Affections des organes génito-urinaires de l'homme. — Affections des organes génito-urinaires de la femme. — Affections des membres.* 1 vol. gr. in-8, avec 90 figures. 10 fr.

NICAISE. **Des lésions de l'intestin dans les hernies.** In-8. 3 fr.

ONIMUS et LEGROS. **Traité d'électricité médicale.** 1 fort vol. in-8, avec 275 fig. dans le texte. 2e éd. par le Dr Onimus. 17 fr.

PAGET (Sir James). **Leçons de clinique chirurgicale.** Introduction du prof. Verneuil. 1 vol. gr. in-8. 8 fr.

PANSIER. **Les manifestations oculaires de l'hystérie, œil hystérique.** 1892. 1 vol. in-8, 3 pl. hors texte. 4 fr.

PARISOT (P.). **Études d'hygiène sur Nancy** et le département de Meurthe-et-Moselle. 1893. In-8, avec 2 pl. 1 fr. 50

PETIT (L.-H.). **Des tumeurs gazeuses du cou.** 1 vol. in-8. 3 fr.

PETIT (Raymond). **De la tuberculose des ganglions du cou.** 1 vol. in-8. 1897. 4 fr.

PHILIPS (J.-P.) (Durand de Gros). **Influence réciproque de la pensée, de la sensation et des mouvements végétatifs.** In-8. 1 fr.

PONCET. **De l'hématocèle péri-utérine.** In-8 (thèse d'agr. 1878). 4 fr.

PORAK (Ch.). **Sur l'ictère des nouveau-nés** et le moment où il faut pratiquer la ligature du cordon ombilical. In-8. 2 fr.

— **De l'influence réciproque de la grossesse et des maladies de cœur.** 1 vol. in-8. 4 fr.

POSKIN (A.). **Préjugés populaires relatifs à la médecine et à l'hygiène.** In-18. 1898. 1 fr. 50

POUCHET (G.). **Charles Robin, sa vie et son œuvre.** In-8. 3 fr. 50

— **La biologie aristotélique.** 1 vol. in-8. 3 fr. 50

PRÉAUBERT (E.), professeur au lycée d'Angers. **La vie, mode de mouvement.** 1 vol. in-8. 1897. 5 fr.

RETTERER (Ed.). **Développement du squelette des extrémités et des productions cornées chez les mammifères.** 1 vol. in-8, avec 4 pl. hors texte. 4 fr.

RICHARD. **Pratique journalière de la chirurgie.** 1 vol. gr. in-8, avec 215 grav. 2e édit. 5 fr.

RICHET (Ch.). **Structure des circonvolutions cérébrales** (Thèse d'agrégation, 1878). In-8. 5 fr.

RIETSCH. **Reproduction des cryptogames.** In-8, avec fig. 5 fr.

ROISEL. **Les Atlantes.** Études antéhistoriques. In-8. 7 fr.

ROMIÉE. **De l'amblyopie alcoolique.** In-8. 2 fr.

SABOURIN (Ch.). **Anatomie normale et pathologique de la glande biliaire de l'homme.** In-8, avec 233 figures. 8 fr.

SANNÉ. **Étude sur le croup après la trachéotomie,** évolution normale, soins consécutifs, complications. In-8. 4 fr.

SERGUEYEFF. **Physiologie de la veille et du sommeil,** le sommeil et le système nerveux. 2 forts vol. in-8. 20 fr.

SIMON (P.). **Des fractures spontanées.** 1 vol. in-8. 4 fr.

SŒLBERG-WELLS. **Traité pratique des maladies des yeux.** 1 fort vol. gr. in-8, avec figures. Traduit de l'anglais. 4 fr. 50

TARDIEU. **Manuel de pathologie et de clinique médicales.** 4e édition, corrigée et augmentée. 1 vol. gr. in-18. 2 fr. 50

TAYLOR. **Traité de médecine légale,** traduit sur la 7e édition anglaise, par M. le docteur HENRI COUTAGNE. 1 vol. gr. in-8. 4 fr. 50

TERRIER (F.). **De l'œsophagotomie externe.** In-8. 3 fr. 50

— **Des anévrismes cirsoïdes.** In-8. 3 fr.

— **Éléments de pathologie chirurgicale générale.** 1er fascicule: *Lésions traumatiques et leurs complications.* 1 v. in-8. 7 fr. 2e fascicule: *Complications des lésions traumatiques. Lésions inflammatoires.* 1 vol. in-8. 6 fr.

THÉVENIN et DE VARIGNY. **Dictionnaire abrégé des sciences physiques et naturelles.** In-18. 5 fr.

THULIÉ. **La manie raisonnante du docteur Campagne.** In-8. 2 fr.

TRUC. **Essai sur la chirurgie du poumon.** 1 vol. in-8. 2 fr. 50

VARIGNY (H. de). **Recherches expérimentales sur l'excitabilité électrique des circonvolutions cérébrales et sur la période d'excitation latente du cerveau.** In-8. 2 fr.

VASLIN (L.). **Études sur les plaies par armes à feu.** 1 vol. gr. in-8 de 225 pages, accompagné de 22 pl. en lithogr. 6 fr.

VIRCHOW. **Pathologie des tumeurs.** TOME I, grand in-8, avec 106 fig. 3 fr. 75. — TOME II, avec 74 fig. 3 fr. 75. — TOME III, avec 49 fig. 3 fr. 75. — TOME IV (1er fasc.), avec fig. 1 fr. 50

WIET. **De l'élongation des nerfs.** In-8, avec figures. 4 fr.

YVERT. **Traité pratique et clinique des blessures du globe de l'œil.** Introduction du Dr GALEZOWSKI. 1 vol. gr. in-8. 12 fr.

PUBLICATIONS PÉRIODIQUES

Les Abonnements partent du 1er Janvier

Revue de médecine

Directeurs : MM. les Professeurs BOUCHARD, de l'Institut ;
CHAUVEAU, de l'Institut ; LANDOUZY ; LÉPINE, correspondant de l'Institut.
Rédacteurs en chef : MM. LANDOUZY et LÉPINE.
Secrétaire de la rédaction : Dr JEAN LÉPINE.

Revue de chirurgie

Directeurs : MM. les Professeurs FÉLIX TERRIER, BERGER, PONCET et QUÉNU.
Rédacteur en chef : M. FÉLIX TERRIER.

24e année, 1904

La *Revue de médecine* et la *Revue de chirurgie*, qui constituent la 2e série de la *Revue mensuelle de médecine et de chirurgie*, paraissent tous les mois; chaque livraison de la *Revue de médecine* contient de 5 à 6 feuilles grand in-8 ; chaque livraison de la *Revue de chirurgie* contient de 8 à 9 feuilles grand in-8.

PRIX D'ABONNEMENT :

Pour la Revue de Médecine		Pour la Revue de Chirurgie	
Un an, Paris	**20** fr.	Un an, Paris	**30** fr.
Un an, départements et étranger	**23** fr.	Un an, départements et étranger	**33** fr.
La livraison : 2 francs		La livraison : 3 francs	

Les **deux Revues** réunies : un an, Paris, **45** francs ; départements et étranger, **50** francs.

Les quatre années de la *Revue mensuelle de médecine et de chirurgie* (1877, 1878, 1879 et 1880) se vendent chacune séparément **20** francs ; la livraison, **2** francs.

Les années écoulées de la *Revue de médecine* se vendent **20** francs chacune ; les dix-huit premières années de la *Revue de chirurgie* se vendent le même prix et, à partir de l'année 1899, **30** francs chacune.

Journal de l'Anatomie et de la Physiologie normales et pathologiques

DE L'HOMME ET DES ANIMAUX

Fondé par Ch. ROBIN, continué par Georges POUCHET
Dirigé par MATHIAS DUVAL,
Membre de l'Académie de médecine, Professeur à la Faculté de médecine de Paris.
Avec le concours de MM. les Professeurs RETTERER et TOURNEUX.

40e année, 1904

Ce journal paraît tous les deux mois et a pour objet : la *tératologie*, la *chimie organique*, *l'hygiène*, la *toxicologie* et la *médecine légale* dans leurs rapports avec l'anatomie et la physiologie, les applications de l'anatomie et de la physiologie à la *pratique de la médecine*, *de la chirurgie et de l'obstétrique*.

Il forme à la fin de l'année un beau volume grand in-8, de 700 pages environ, avec de nombreuses gravures dans le texte et des planches lithographiées en noir et en couleur hors texte.

Un an : pour Paris, **30** francs ; pour les départements et l'étranger, **33** francs. — La livraison, **6** francs.

La première année, 1864, est épuisée ; les suivantes, 1865 à 1869, 1870-71, 1872 à 1877, sont en vente au prix de **20** francs l'année, et de **3** fr. **50** la livraison. Les années ultérieures, depuis 1878, coûtent **30** francs chacune, la livraison, **6** francs.

Revue de l'École d'Anthropologie de Paris

RECUEIL MENSUEL PUBLIÉ PAR LES PROFESSEURS

(14e année, 1904)

La **Revue de l'École d'Anthropologie de Paris** paraît le 15 de chaque mois. Chaque livraison forme un cahier de deux feuilles in-8 raisin de 32 pages.

Abonnement : Un an (à partir du 15 janvier), pour tous pays, **10** francs ; la livraison, **1** franc.

TABLE ALPHABÉTIQUE DES NOMS D'AUTEURS

14104. — L.-Imprimeries réunies, 7, rue Saint-Benoit, Paris.

503-04. — Coulommiers. Imp. PAUL BRODARD — 6-04.

www.ingramcontent.com/pod-product-compliance
Ingram Content Group UK Ltd.
Pitfield, Milton Keynes, MK11 3LW, UK
UKHW020150250726
13967UKWH00002B/978